U0295104

现代精神专科医院管理制度建设指南

顾　问　刘　谦　高解春

主　编　徐一峰

副主编　陆　林　刘　明　谢　飞

编写委员会委员（以姓氏笔画为序）

王　刚　宁玉萍　刘　明　李　洁

李　毅　李小松　杨甫德　汪　辉

沙春阳　张　青　陆　林　陈致宇

郝庆美　姚　辉　栗克清　徐一峰

谢　飞

人民卫生出版社

图书在版编目（CIP）数据

现代精神专科医院管理制度建设指南／徐一峰主编
.—北京：人民卫生出版社，2019
ISBN 978-7-117-28202-4

Ⅰ.①现… Ⅱ.①徐… Ⅲ.①精神病医院－管理－中
国－指南 Ⅳ.①R197.5-62

中国版本图书馆 CIP 数据核字（2019）第 036368 号

人卫智网	www.ipmph.com	医学教育、学术、考试、健康，
		购书智慧智能综合服务平台
人卫官网	www.pmph.com	人卫官方资讯发布平台

版权所有，侵权必究！

现代精神专科医院管理制度建设指南

主　　编：徐一峰
出版发行：人民卫生出版社（中继线 010-59780011）
地　　址：北京市朝阳区潘家园南里 19 号
邮　　编：100021
E - mail：pmph @ pmph.com
购书热线：010-59787592　010-59787584　010-65264830
印　　刷：北京盛通印刷股份有限公司
经　　销：新华书店
开　　本：889×1194　1/32　**印张**：23
字　　数：583 千字
版　　次：2019 年 3 月第 1 版　2019 年 3 月第 1 版第 1 次印刷
标准书号：ISBN 978-7-117-28202-4
定　　价：190.00 元

打击盗版举报电话：010-59787491　E-mail：WQ @ pmph.com
（凡属印装质量问题请与本社市场营销中心联系退换）

编　者（以姓氏笔画为序）

王　帅（上海波明医学咨询）

王　刚（首都医科大学附属北京安定医院）

王　健（温州康宁医院）

王志仁（北京回龙观医院）

王路达（新乡医学院第二附属医院）

邓奇坚（中南大学湘雅二医院）

付文彬（湖南省脑科医院）

宁玉萍（广州市惠爱医院）

邢金水（山东省精神卫生中心）

刘　明（哈尔滨市第一专科医院）

刘　蕾（哈尔滨市第一专科医院）

李　洁（天津市安定医院）

李　毅（武汉市精神卫生中心）

李小兵（重庆市精神卫生中心）

李小松（湖南省脑科医院）

李晓虹（首都医科大学附属北京安定医院）

杨甫德（北京回龙观医院）

何卫宁（广州市惠爱医院）

汪　辉（四川省精神卫生中心）

沙春阳（新乡医学院第二附属医院）

张　青（上海交通大学医学院附属精神卫生中心）

张　霞（北京大学第六医院）

陆　林（北京大学第六医院）

陈　征（天津市安定医院）

陈致宇（杭州市第七人民医院）

郝庆美（山东省精神卫生中心）

施忠英（上海交通大学医学院附属精神卫生中心）

姜　民（武汉市精神卫生中心）

姚　辉（南京脑科医院）

栗克清（河北省精神卫生中心）

徐一峰（上海交通大学医学院附属精神卫生中心）

徐国建（深圳市康宁医院）

徐国彬（南京脑科医院）

陶有庆（杭州市第七人民医院）

黄宣银（四川省精神卫生中心）

崔彦龙（河北省精神卫生中心）

谢　飞（上海交通大学医学院附属精神卫生中心）

谢大航（吉林省神经精神病医院）

主编简介

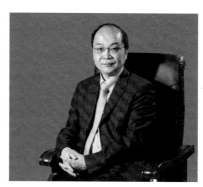

徐一峰

主任医师，教授，专业技术二级。现任上海交通大学医学院附属精神卫生中心（上海市精神卫生中心）院长。上海交通大学医学院精神卫生学系主任，上海市重性精神病重点实验室主任，上海交通大学 Bio-X 研究院特聘教授，世界银行-世界卫生组织促进精神卫生顾问团成员，世界卫生组织/上海精神卫生研究与培训合作中心主任，中国医师协会精神科医师分会前任会长，中国医院协会精神病医院管理分会主任委员，*Journal of Neurology、Neurosurgery & Psychiatry*（中文版）顾问，《临床精神医学杂志》副主编，《中华精神科杂志》《上海交通大学学报》（医学版）编委。

从事精神疾病临床、科研、教学和管理工作 30 年，主要研究方向为重性精神障碍的生物学及社会医学研究。主持有国家和上海市自然科学基金项目、WHO 双年度国家项目、上海市精神疾病临床医学中心重点项目等，是国家"十五"攻关项目、科技部"重大新药创制"科技重大专项主要参与者和子项目负责人。主编、参编各类学术专著、高等院校统编教材二十余种，在国内外专业期刊发表论文两百余篇，其中 SCI 论文 90 篇。

序

　　国务院办公厅印发的《关于建立现代医院管理制度的指导意见》指出，现代医院管理制度是中国特色基本医疗卫生制度的重要组成部分。到 2020 年，基本建立权责清晰、管理科学、治理完善、运行高效、监督有力的现代医院管理制度。当前，深化医药卫生体制改革正在由形成框架转向制度建设，现代医院管理制度和综合监管制度建设正在深入推进。改革举措的落实需要行业管理规范作为指引。为进一步明确新时代精神专科医院内部管理制度的概念、内涵、实施路径，建立科学系统、适宜适用的精神专科医院管理规范，我会精神病医院管理分会组织编写了这本《现代精神专科医院管理制度建设指南》（以下简称《指南》）。

　　中国医院协会是我国医院的行业组织，制定和发布行业规范是应尽之责。《指南》力求紧贴国家宏观卫生政策，立足现代精神专科医院管理制度建设，针对精神专科医院管理实际需要，指导精神专科医院科学化、规范化和制度化管理，提升管理制度建设的实践水平。其编写遵循规范性、严谨性、指导性和实用性的基本原则。

　　为确保《指南》的权威性和代表性，中国医院协会精神病医院管理分会邀请全国知名精神专科医院管理专家参与本书的编写和审定工作，由复旦大学医院管理研究所给予顾问支持。在此，向各位编委和审稿专家为此项工作付出的辛勤努力表示衷心感谢！

　　诚然，《指南》难以做到面面俱到，不完善处在所难免。我们本着负责任的态度编写这部行业指南，希望能够对精神专科医院管理实践提供一些指导和帮助。随着国内外医院管理科学的发展和现代医院管理制度建设的深入推进，我们还将对本书进行修订和完善，使其成为对精神专科医院管理者有指导价值的参考书。

中国医院协会会长

2018 年 11 月于北京

前　言

　　《现代精神专科医院管理制度建设指南》是根据国务院《关于建立现代医院管理制度的指导意见》要求，在中国医院协会指导下，中国医院协会精神病医院管理分会集合全国各地不同级别精神专科医院管理者的集体智慧，就如何建立适合精神专科医院发展的管理制度，系统完整地阐述在"互联网+医学健康"新时代下精神专科医院内部管理制度构建的概念、内涵、实施路径、现状及未来发展趋势，特别结合最新的管理理念、互联网技术、大数据平台、医联体等当前一线管理和医院发展实践中的热点，因地制宜，突破创新，建立符合实际的现代精神专科医院管理制度的一次开创性尝试。

　　本书邀请全国知名精神专科医院一线管理者参与章节撰写及案例编写，历时近一年，创新性地引入大中华地区及欧美国家精神专科医院的管理实践，并由复旦大学医院管理研究所给予顾问支持，从医院管理制度建设的实践、到"以患者为中心"注重医学人文关怀、做大做强精神专科医院等多个维度，全面细致剖析管理制度建设中的一般问题、焦点问题、难点问题和未来趋势。

　　全书共十六章，第一章、第二章涉及概念与医院核心制度建设总论，第三章至第十一章是医院内部治理核心制度建设，第十二章至第十六章论述了医院管理实践中的热点问题和未来发展趋势。除了理论阐述，本书以

1/4篇幅对具体的代表性案例进行解析，由医院院长从管理领导者的角度进行案例点评。

本书紧贴国家宏观卫生政策，立足精神专科医院管理制度建设这一根本任务，以提升管理制度建设的实践水平为核心目的，不仅限于权威医院管理政策的解读，更是结合最新管理前沿发展及具体案例，为精神专科医院中层及以上管理人员定标自身医院发展，以高水平的医院管理能力，全面提高医院核心竞争力，完善和构建符合医院地区实际和特点的现代医院管理制度。

《现代精神专科医院管理制度建设指南》是一本旨在建设具备时代先进性、为人民大众提供更为完善和人性化服务的精神卫生机构应具有的标准和特性的指导性书籍。应该说明，本书不是医院现有规章制度的汇编，不是对精神卫生机构管理现状的全面描述，而是为医院管理者提供的一种符精神卫生服务发展的使命和愿景的路线图。正如世界卫生组织发布的"有质量的权利工具包"所言，"在世界范围内，精神疾病、智能障碍和物质滥用患者接受的都是低质量的保健服务，而且他们的人权经常受到侵害。精神卫生服务至今未能将循证治疗和临床实践融为一体，从而导致患者预后欠佳。对机构进行综合全面的评估能够帮助使用者发现卫生保健实践中的问题，从而规划有效的措施以保证能够提供高质量的卫生保健服务、尊重人权、响应服务使用者的需求并促进其自主性、尊严和自决权。"

我们认为，在我国，分级分类建设一流精神卫生服务机构是发展的主流和主线，改革医院经营管理模式是发展壮大的不竭动力，政府主导、回归社会、全社会支持是发展的必由之路。不谋发展，不足以谋生存。本书的出版契合"健康中国2030"国家战略，将帮助医院各级管理者拓展思路，转变理念，集思广益，立足国内，全球视野，探索新型管理模式，医教研防并举，提升软实力，最终形成国家、社会、病家和机构各方共赢的大好局面。

中国医院协会精神病医院管理分会　主任委员
上海交通大学医学院附属精神卫生中心　院长

2018 年 12 月

目　录

第一章

现代医院管理
制度建设

本章要点：简要阐述现代医院管理制度的发展历史与演变，国内外医院管理的主要流派与理论方法；介绍当今医院管理与制度建设实践的现状以及面临的主要挑战和热点问题。近年来，精神疾病越发受到全社会关注，对精神专科医院规范管理也提出了更高的要求。本章也将介绍现代医院管理制度在精神专科医院的实践历程，分析精神专科医院现代管理制度建设现状，并提出管理制度建设建议。

第一节　概念、发展及
基本原则

一、现代医院管理制度的概念与发展历程

建立现代医院管理制度是公立医院改革的直接目标和核心要义，是解决人民群众看病就医现实问题的重要保证，是建设健康中国的重大战略举措。2011 年 2 月，国务院办公厅印发的《医药卫生体制五项重点改革2011 年度主要工作安排》首次提出了"积极推进现代医院管理制度"的改革任务。2016 年 8 月，习近平总书记在全国卫生与健康大会上强调，要将现代医院管理制度建设作为基本医疗卫生制度建设的重要领域和

1

关键环节。2017 年 4 月，中央全面深化改革领导小组第三十四次会议审议通过了国务院办公厅《关于建立现代医院管理制度的指导意见》（以下简称《指导意见》），为推动医院管理科学化、现代化提供了明确的、应遵循的思路。

（一）现代医院管理制度的定义与概念

现代医院管理制度是指医院在新型公共治理框架下形成的，政府和所有者代表与医院之间责任和权力关系的一系列制度安排，包括宏观层面的政府治理制度和微观层面的医院内部管理制度（图 1-1、图 1-2）。

现代医院管理制度具有 4 方面特征：①突出多主体参与；②覆盖的范围与传统医院管理不同；③重视治理结构或框架的设计；④强调良法善治。

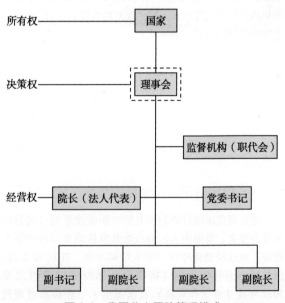

图 1-1　我国公立医院管理模式

1

现代医院管理vs传统医院管理

| 多主体：重视多个治理主体，强调鼓励和支持利益相关各方面的参与 | 参与主体 | 强调政府的管控和医院管理层的经营管理活动 |

| 改善医疗环境，健全患者安全体系 | 覆盖范围 | 无所不包：涵盖的领域涉及医院经营的方方面面 |

| 关注医院或临床决策和决策执行涉及的各种利益相关人员权责与利益风险的设计与安排 | 治理结构框架设计 | 传统行政管理或医技管理路径 |

| 良法善治：运用法治思维、善治思维和法治方式化解各种医患矛盾，改善医患关系 | 管理方式 | 往往是处于应付的状态 |

图 1-2　现代医院管理与传统医院管理的区别

（二）中国现代医院管理制度的发展历程

1979—1989 年，"搞活"阶段。在这 10 年间，政府运用经济手段管理卫生事业，目的在于提高医疗行业的热情和基础建设。1990—2000 年，我国公立医院改革进入了"内涵建设和改革创新阶段"。2001—2011年，公立医院改革进入"自我反思阶段"，政府、职能部门和医院自身都希望通过不断探索与尝试，从根本上解决广大人民群众"看病难、看病贵"的问题。2015 年，国务院办公厅颁布《关于城市公立医院综合改革试点的指导意见》以及《关于全面推开县级公立医院综合改革的实施意见》，意味着公立医院管理模式进入现代医院管理阶段。2017 年，中央全面深化改革领导小组第三十四次会议审议通过了《指导意见》，为推动医院管理科学化、现代化提供了明确的、应遵循的

1

思路。

（三）印发《关于建立现代医院管理制度的指导意见》和《关于加强公立医院党的建设工作的意见》

2017年4月，中央全面深化改革领导小组审议通过的《指导意见》就全面深化公立医院综合改革，建立现代医院管理制度作出部署。2018年6月，中共中央办公厅印发了《关于加强公立医院党的建设工作的意见》。

现代医院管理制度是基本医疗卫生制度"立柱架梁"的关键制度安排。可见，现代医院管理制度对医改的深化至关重要。《指导意见》指出，现代医院管理制度是中国特色基本医疗卫生制度的重要组成部分。对于主要目标，《指导意见》明确，到2020年，基本形成维护公益性、调动积极性、保障可持续的公立医院运行新机制和决策、执行、监督相互协调、相互制衡、相互促进的治理机制，促进社会办医健康发展，推动各级各类医院管理规范化、精细化、科学化，基本建立权责清晰、管理科学、治理完善、运行高效、监督有力的现代医院管理制度。

对于完善医院管理制度，《指导意见》提出，要从三个方面推进现代医院管理制度建设。

1. 完善医院管理制度　制定医院章程，规范内部治理结构和权力运行规则，提高医院运行效率。健全医院决策机制，保证党组织意图在决策中得到充分体现，发挥专家治院作用。健全民主管理制度，职工参与民主决策、民主管理和民主监督。健全医院医疗质量安全、人力资源、财务资产、绩效考核、人才培养培训、科研、后勤、信息等管理制度，提高医院科学管理水平。加强医院文化建设，塑造行业清风正气。全面开展便民惠民服务，构建和谐医患关系。

2. 建立健全医院治理体系　明确政府对公立医院的举办职能，积极探索公立医院管办分开的多种有效实现形式，统筹履行政府办医职责。明确政府对医院的监管职能，建立综合监管制度，强化卫生计生行政部门医疗服务监管职能，发挥医保对医疗服务行为和费用的调控引导与监督制约作用。落实公立医院经营管理自主权，依法依规进行经营管理和提供医疗服务，行使内部人事管理、机构设置、中层干部聘任、人员招聘和人才引进、内部绩效考核与薪酬分配、年度预算执行等经营管理自主权。加强社会监督和行业自律，探索建立第三方评价机制。

3. 加强医院党的建设 《指导意见》要求充分发挥公立医院党委的领导作用，确立了公立医院实行党委领导下的院长负责制的管理体制，明确了公立医院党委职责，要求把党建工作要求写入医院章程。同时，《指导意见》也强调指出，加强医院党建工作，充分发挥公立医院党委的领导核心作用，全面加强公立医院基层党建工作，加强社会办医院党组织建设。

通过梳理《指导意见》的核心内容不难发现，现代医院管理制度的构建围绕医院自身运行以及医疗人才管理和医疗服务行为的提供展开，其目的就是要充分调动医疗各方的自主积极性，保障可持续的公立医院运行新机制和决策、执行、监督相互协调、相互制衡、相互促进的治理机制。其中，管办分开的受关注度堪称重中之重。毕竟，作为衡量现代医院管理制度的核心内容，管办分开涉及诊疗行为的规范性和提供服务的公平性。

在《指导意见》发布之前，各地方对于管办分开的探索早已展开。北京、上海、江苏都曾以"医院管理局"或完全独立于卫生行政部门之外的医疗管理部门设置等形式实施。可以肯定的是，管办分开作为现代医院管理制度的重点内容之一，本身可以杜绝公立医院普遍存在的追逐利润、漠视医治职责、行政垄断之下滋生腐败、缺乏有效竞争、服务质量低下等诸多备受社会诟病的问题。

当然，医疗卫生管理涉及多方面的复杂情况，但无

1

论从哪个角度理解，作为深化医改的重要举措，全面推进迈出管办分开的步子都值得肯定，尤其要认清管办分开对深化医改进一步推进的积极意义。正如国家卫健委有关负责人所言，《指导意见》理顺了政府和公立医院之间的关系，解决了长期困扰我国医药卫生体制改革的核心问题。

二、建立与完善现代医院管理制度的核心内容

（一）制定医院章程

各级各类医院应制定章程。医院章程应包括医院性质、办医宗旨、功能定位、办医方向、管理体制、经费来源、组织结构、决策机制、管理制度、监督机制、文化建设、党的建设、群团建设，以及办医主体、医院和职工的权利义务等内容。

（二）健全医院决策机制

公立医院实行党委集体决策，个人分工负责的决策机制，即在重大决策事项，重要人事任免事项，重大项目安排事项和大额资金使用事项方面，以及涉及医务人员切身利益的重要问题，由党委会议集体讨论决定，党委书记召集并主持党委会议。院长全面负责医疗、教学、科研、行政管理工作。院长办公会议是公立医院行政、业务议事决策机构，对讨论研究事项做出决定。其讨论与决策范围主要包括：讨论通过拟由党委会议讨论决定的重大决策、重大项目安排和大额度资金使用事项的方案，具体部署落实党委会决议的有关措施。讨论决定职称评聘、常规晋升晋级及日常人员招用、解聘、调动等医院人事工作的事项，招生培训、一线岗位人才引进等医院人才培养工作的事项。讨论决定医院医疗、教学、科研和行政管理中其他需要集体决策的事项。院长召集并主持院长办公会议。要充分发挥专家作用，医院应组建医疗质量安全管理、药事管理等专业委员会，对专业性、技术性强的决策事项提供技术咨询和可行性

论证。

资产多元化的非营利医院决策权在理事会，但包含国有资产的医院，要把党的领导融入医院治理结构之中。

营利性医院的决策权在董事会或股东代表大会。

（三）健全民主管理制度

健全以职工代表大会为基本形式的民主管理制度。工会依法组织职工参与医院的民主决策、民主管理和民主监督。

（四）健全医疗质量安全管理制度

院长是医院依法执业和医疗质量安全的第一责任人，落实医疗质量安全院、科两级责任制。建立全员参与、覆盖临床诊疗服务全过程的医疗质量管理与控制工作制度，严格落实首诊负责、三级查房、分级护理、手术分级管理、抗菌药物分级管理、临床用血安全等医疗质量安全核心制度。

（五）健全人力资源管理制度

建立健全人员聘用管理、岗位管理、职称管理、执业医师管理、护理人员管理、收入分配管理等制度。公立医院在核定的薪酬总量内进行自主分配，体现岗位差异，兼顾学科平衡，做到多劳多得、优绩优酬。按照有关规定，医院可以探索实行目标年薪制和协议薪酬制。

（六）健全财务资产管理制度

财务收支、预算决算、会计核算、成本管理、价格管理、资产管理等必须纳入医院财务部门统一管理。建立健全全面的预算管理、成本管理、财务报告、第三方审计和信息公开机制，确保经济活动合法合规，提高资金资产使用效益。

（七）健全绩效考核制度

将政府、举办主体对医院的绩效考核落实到科室和医务人员，对不同岗位、不同职级医务人员实行分类考核。建立健全绩效考核指标体系，突出岗位职责履行、

1

工作量、服务质量、行为规范、医疗质量安全、医疗费用控制、医德医风和患者满意度等指标。

（八）健全人才培养培训管理制度

落实住院医师规范化培训、专科医师规范化培训和继续医学教育制度，做好医学生培养工作。加强临床重点专科、学科建设，提升医院核心竞争力。

（九）健全科研管理制度

加强临床医学研究，加快诊疗技术创新、突破和应用，大力开展适宜技术推广和普及，加强和规范药物临床试验研究，提高医疗技术水平。

（十）健全后勤管理制度

强化医院发展建设规划编制和项目前期论证，落实基本建设项目法人责任制、招标投标制、合同管理制、工程监理制、质量责任终身制等。探索医院"后勤一站式"服务模式，推进医院后勤服务社会化。

（十一）健全信息管理制度

强化医院信息系统标准化和规范化建设，与医保、预算管理、药品电子监管等系统有效对接。加强医院网络和信息安全建设管理，完善患者个人信息保护制度和技术措施。

（十二）加强医院文化建设

树立正确的办院理念，弘扬"敬佑生命、救死扶伤、甘于奉献、大爱无疆"的职业精神。恪守服务宗旨，增强服务意识，提高服务质量，全心全意为人民健康服务。

（十三）全面开展便民惠民服务

三级公立医院要全部参与医疗联合体建设并发挥引领作用。进一步改善医疗服务，优化就医流程，合理布局诊区设施，科学实施预约诊疗，推行日间手术、远程医疗、多学科联合诊疗模式。

关于建立与完善现代医院管理制度的十三项核心内容的框架如图1-3所示。

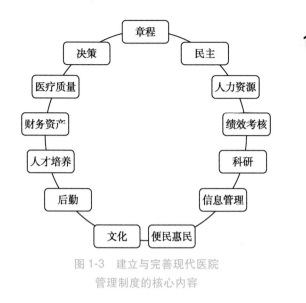

图 1-3　建立与完善现代医院
管理制度的核心内容

第二节　精神专科医院管理
制度建设历程

一、近现代精神专科医院发展及历史背景

（一）我国西式医院与精神专科医院的起兴

近代以来，西方医学渐次传入中国。1835 年美国传教士医生伯驾在广州十三行创办眼科医局，这便是中国近代最早的西式医院博济医院的前身（现今中山大学孙逸仙纪念医院）。在随后的数十年中，仁济医院（1844年，现今上海交通大学医学院附属仁济医院）、福州圣教医院（1860 年与成立于 1877 年的福州马高爱医院合并，现今福建医科大学附属协和医院）、天津市肿瘤医院（1861 年）、公济医院（1864 年，现今上海交通大学附属第一人民医院）等一批西式医院在近代中国纷纷成立，由此逐步形成当今西式医院为主体医疗服务机构的

1

发展模式。

中国首家精神病院由美国医生嘉约翰（John Glasgow Kerr）在广州筹建，建院资金来源于自筹经费，据《走过120年的老字号广州惠爱医院》一书记载，该院1898年正式开院接收患者，第一年医院共收治11名患者，后来逐年递增。患者来自于全国各处，主要是广东省内、广西、云南和湖南，也有来自中国香港和新加坡等东南亚地区。成立初期医院靠募捐及患者家属缴纳的费用。

（二）创立精神病院的时代背景及特点

十九世纪末疯癫患者的结局十分悲惨，要么被锁在家中，要么被投入监狱，患者常被粗暴对待。据嘉约翰在1880年创立的《西医新报》第一期上发表《论医癫狂症》的文章指出："凡人怪异之病殊多，为最酷烈难治者莫如癫狂之症，有缓有急，或初起而操刀杀人，或病后而妄言诞语，或哭或笑，其状难以尽述"。嘉约翰一方面指出精神疾病的社会危害性，多次呼吁成立精神病院，以医治癫疯患者；另一方面也介绍当时美国较大的省份设有专门的癫狂医院，且英、俄、法等国都有各自的体系，提出按照此类方法设立癫疯医院。但是他的倡议并没有得到教会的支持，也未得到当时清政府的支持。后经几多辗转，终于通过自筹资金、募捐的方式将惠爱医院建院开业。但在开业的最初几年中，医院经营资金一直显得困顿，直到1903年，医院开始接收广州府送来的精神病患者并获得政府资助，由此才缓解了医院的部分经济压力。

（三）早期精神病院管理要点和最初的制度设计

随着十九世纪末社会经济文化和医学科学技术的发展，西医院逐渐与宗教分裂，并呈现出：①分科化，即临床科室与医疗辅助部门的分工；②正规化，医疗业务和各项管理制度化；③普及化，即医院实现以医疗活动为主体地位的医疗方式。精神专科医院发展早期，管理也同样具有这些特征，但亦有一定的特殊性。首先，在医院筹资方面，起初以自筹资金、募捐及向患者收取治疗费用为主，但这造成医院经营发展困难，直到政府意识到精神疾病患者治疗对于减少肇事的积极意义之后，给予政府经费支持，医院资金来源才得到较为可靠的保障。在早年创立的如广州惠爱医院、上海普慈疗养院（1935 年落成，现今为上海市精神卫生中心）都是由创办者募集资金而建，后续方得到政府支持，才得以快速发展；其次，在科室设立上，上海普慈疗养院最初设立时下设医务部、社会服务部及农村医药服务部，设病床300 张，当时仅有医师 2 名，正式护士 2 名，药师兼职检验员各 1 名。院内病房分为四等，以住院对象的社会地位、经济条件分等收治，患者大多来源于开设在广慈医院（现瑞金医院）的精神科门诊以及旧市卫生局和收容机构；最后，在患者管理上，对患者采取灵活的医疗手法，尽量采取劝说的手法，必要时才采用强力管理；给患者以自由，必要时才进行监禁管束；对狂暴患者，则施以约束和药物镇静，对拒食的患者采用鼻饲；同时要求医院工作人员需要语言温和和行动轻巧。

二、不同时期精神专科医院管理制度特点

1949 年全国精神病院不足 10 所，医师 50 ~ 60 人，总床位仅 1000 张。有学者将新中国成立后 70 年精神卫生事业发展分为 3 个时期①恢复发展期（1950—1966年）：各省、市相继建立卫生系统的精神病防治院。同时许多原属部队编制的荣军医院大多改为民政系统的精神病院（1964 年全国民政系统精神病院已达 203 所，收容精神病患者 18 000 余人）；②"文革"破坏期（1966—1978 年）：我国精神卫生事业遭受严重破坏，精神病院数量减少一半。"文革"结束时全国仅有各类精神病院 161 所，床位 20 000 张；③改革发展期（1978 年至今）：精神专科医院走上改革开放的道路，党和政府提出了"预防为主、防治结合、重点干预、广泛覆盖、

1

依法管理"的精神卫生发展原则。

（一）新中国成立后精神专科医院发展特点

新中国成立后，医院陆续收归国有，医院的卫生事业经费由政府予以保障，卫生技术人员也得到逐年补充扩编。以上海为例，1954—1956 年私立医院改为公立，虹桥疗养院精神科、中国疯病院、上海精神病疗养院等私人精神专科医院先后汇集至上海市立精神病医院。此时，上海市立精神病医院已有专科医师 20 余人，护士（包括助理护士）近百人，成为上海精神卫生事业中一支重要的专业队伍。1958 年全国精神病防治工作会议在南京召开，是新中国成立以来的第一次精神卫生工作会议。会上时任上海精神病防治院院长粟宗华介绍了上海市精神病防治经验，介绍了上海开展的由卫生、公安、民政三部门合办的精神病防治网经验（后来被推广为"上海模式"的防治）。会议提出了"积极防治，就地管理，重点收容，开放治疗"的方针，提出精神病三级防治网极大促进了精神卫生理念认知、服务体系、防治水平的发展。

（二）改革开放以来精神专科医院发展特点

改革开放以来，随着社会经济的快速发展，医疗卫生事业得到发展的同时，精神卫生事业也取得了一定的发展。但相对于综合性医院的发展，精神专科医院的发展却相对滞后，甚至生存和发展都面临着危机。据文献报道，二十世纪九十年代，某省精神专科医院病床使用率不足 60%，服务区患者就诊率不足 20%。导致这一现状的原因：首先从时代背景看，经济发展的同时，医疗费用也有所上升，导致精神疾病患者治疗的疾病经济负担加重，但当时医疗保障制度仍处于转轨时期，对于精神疾病的保障不完善，同时许多精神患者家庭经济状况又比较差；此外，随着国有企业改制，大批原先"国家铁饭碗"的国有企业职工下岗或加入其他所有制企业，原先医疗福利也随之减少，这进一步导致精神疾病患者得不到规范长期的治疗。因此，在从计划经济转向

1

中国特色的社会主义经济制度转型过程，改革开放初期，由于历史思维惯性，精神专科医院发展，未能全然适应经济运作规律，国家医疗保障制度探索建设尚不成熟，导致了改革初期精神专科医院发展的困难。

随着改革的深入，精神专科医院发展确保社会效益的同时，日益关注经济效益，开始为关注不同层次服务对象提供多样性的医疗服务，逐渐发展形成以精神专业为主导，由单纯的治疗转向预防、治疗、康复、培训和回归社会五位一体的服务提供模式；在患者管理上，由封闭关锁式管理向半开放和部分开放管理方式过渡，由单纯为重症精神病患者治疗，向覆盖区域内全人口精神健康服务。在这一时期，精神专科医院服务模式、对医疗质量和安全管理理念都有了长足的发展。

在精神专科人才培养方面，改革开发初期，由于十年动乱导致人才断档的问题短时间内无法弥补，医学院校招收精神医学专业本科学生又相对不足，导致精神卫生专业队伍基本素质相对薄弱。

全国第二次精神卫生工作会议（1986 年，上海）之后，精神病院在规模和数量上得到迅速发展，但仍存在诸多问题，主要表现在：精神专科业务量不足；缺乏合理、有效的补偿；内涵建设滞后、竞争能力较弱等情况。

在学科发展上，改革开放初期，不少精神病院提出"大专科、小综合"的设想，在做好精神科的基础上，摸索开展内外综合科，希望利用综合科的技术、经济优势来补救精神科的经济不足，但实践表明大部分未能取得实质性进展，处于停滞或失败的局面。

从多部门管理的角度看，精神专科医院常分属于公安、民政、卫生等不同部门，有人从合理卫生资源规划的角度，提出不同部门管理的精神专科医院通过精简机构，合并成立精神卫生中心。另一方面，在全国建立社区精神卫生服务体系，以防治精神疾病，对精神分裂症等慢性精神病残疾病实施社区康复治疗，也是精神疾病

1

患者综合管理的重要内容。

精神卫生机构的筹资以及医疗保险一直是机构发展和医疗服务提供的重要内容。在 1986 年全国第二次精神卫生工作会议后的十几年中，各级政府根据当地经济发展实际，采取各种措施对精神疾病患者和其家庭进行生活救济和医疗救助。医疗保险通过对于严重精神疾病适当降低自付比例，提供专项救助等方式，拓展筹资渠道，保障精神卫生工作的开展。

（三）近年来精神专科医院管理制度建设

二十世纪九十年代以来，原卫生部先后颁布了《精神专科医院建设标准》《精神专科医院评审标准》，极大促进了精神卫生专业机构规范化管理，推动了各医院建立和健全各项规章制度、诊疗护理常规、技术操作规程以及医疗护理质量检查和考核标准等。尽管如此，我国的精神专业机构布局仍存在工作条件差等不合理现象，在专科人才方面，专业人才缺乏，基层专业队伍薄弱，这些都限制了精神专科医院的发展。新世纪初，全国 600 多家精神专科医院治疗管理 1600 多万精神病（精神分裂症、情感障碍、精神发育迟滞与老年性痴呆）患者，但仅 5%～10% 入院治疗，其中 90% 终身不入院治疗。患者拒绝到精神专科医院求治，辗转于综合医院各科门诊，从而形成了全国县及以上几千个综合医院心理科和精神科专业人员成为精神专科体系重要的补充，这也推动了精神专科医院开展联络会诊、与社区防治体系的对接和职能定位拓展，以满足新的时代需求。

从国际经验看，二十世纪五六十年代到八十年代，诸多国家精神专科医院床位大幅减少（英国 56%，意大利 65%，美国 78%），发起患者回归社区的运动，这被认为有助于减少精神衰退，减轻疾病负担，每年费用可减少 50%～80%。在《全国精神卫生工作规划（2015—2020 年）》中进一步强调了要健全省、市、县三级精神卫生专业机构，服务人口多且地市级机构覆盖不到的县

14

（市、区）可根据需要建设精神卫生专业机构，其他县（市、区）至少在一所符合条件的综合性医院设立精神科。同时强调要进一步完善精神障碍社区康复服务体系，推动开放式的精神障碍和精神残疾康复模式，建立完善医疗康复和社区康复相衔接的服务机制。

三、发展历程对当今精神专科医院管理的启示

纵观近现代以来精神专科医院的发展，精神专科医院作为由西方传教士引进建立起来的，针对特殊疾病患者的医疗机构，与其他类型医院一样，经历了被公众初识、质疑、最终逐渐接受的过程。精神专科医院管理制度的发展始终围绕着三个最为关键的因素：医生、患者、保障制度。精神专科医生配置不足，是困扰医院发展、服务提供能力的重要因素，培训与继续教育制度安排、人才吸引与培养机制，在提高既有从业者素质的基础上，引进优秀的有志于精神卫生事业的青年医务工作者，是医院发展长期的命题；关于患者，精神疾病患者因为疾病本身及社会历史原因，从清朝末年第一个精神疾病患者被五花大绑架到医院接受治疗，到如今《中华人民共和国精神卫生法》明确界定和限制"强制入院"的法条，对疾病病耻感的逐渐消减，对患者作为人的存在的理解和关照，凝集成当今医疗质量与安全管理制度考量的重要因素；集合预防、治疗、康复为一体的多层次精神病患者救助防治体系，这是从精神专科医院发展历程中，可以得出的必然的启示；最后，在医院筹资与保障制度方面的管理制度发展演进看，任何国家都无法承担几乎无限增长的医疗需求。精神疾病治疗不及时导致迁延不愈，成为慢性病，更是严重拖累家庭，恶化全社会的疾病经济负担，并具有明显的负外溢效应，甚至影响社会稳定和谐，因此需要为精神疾病的预防、治疗和康复提供必要的医疗保障，为公立精神专科医院的筹资提供政府兜底保障，以避免精神

1

专科医院为生存而过于谋求经济利益导向，导致精神疾病治疗的可及性降低。

此外，在疾病群防群治社区干预方面，我国向来有很好的历史经验。开展社区防治，完善三级精神病防治网，建立市、区（县）、街道（乡）三级精神病防治网，是我国精神卫生事业的一大特色。在新时代需进一步探索和优化，如加强心理治疗和职业康复训练，组织开展心理热线、危机干预等面向非重性精神疾病的患者，甚至是对于一般心理问题人士的心理支持，持续努力消除病耻感，这些都将为精神专科医院的发展和制度建设，提供重要的方向指引。

第三节　现代精神专科医院管理制度建设面临的问题与挑战

一、现代精神专科医院管理制度存在的问题

我国当前的现代医院管理制度在建立过程中还存在较多问题：如医院公益性界定模糊、定位不准确，影响医院的科学发展；管理体系上存在管办不分、政事不分的现状使医院缺乏真正的经营自主权；医院内部治理结构不清晰、日常运行和管理效率低下；与医院管理相关的法律体系不健全、依法治院缺乏法律依据等。

精神健康是公众健康不可或缺的重要组成部分，精神卫生事业的发展是社会文明进步的重要标志。随着社会经济的快速发展，精神卫生问题不仅已成为全球国家或地区所关注的重大公共卫生问题，而且也已成为影响人类社会和谐发展的重大社会问题。现代精神专科医院管理制度建设亟须从外部治理体系和内部管理制度体系两个方面加强。

（一）外部治理体系

公立精神专科医院由国家举办，理应由政府进行管

理，但政府受限于自身规模无法事无巨细地参与所有领域的管理。新公共管理理论注重如何最有效利用资源，认为政府有责任举办公立医院，但无须介入具体的日常管理，强调政府"掌舵者"的角色，反对大包大揽参与所有事务管理；并强调政治和管理角色分离，在"小政府、大市场"的理念下，政府只作为"守夜人"出现。而在实践中，政府对医院的治理体系或多或少存在着一些问题。

1. 建立现代医院管理制度的法律缺失　目前，虽然在一些卫生相关的法律法规中能找到医院管理过程中一些法律依据，如《中华人民共和国执业医师法》《医疗机构管理条例》等，但是上述法律法规只针对于医疗机构某一方面的行为；《中华人民共和国精神卫生法》《上海市精神卫生条例》等针对精神卫生行业的法律法规，也仅仅在规范精神卫生服务，维护精神障碍患者的合法权益等方面做出的规定。目前尚没有一部专门的医院管理相关的法律。由于法律法规不健全，公立医院性质模糊，定位不明确，从根本上导致建立现代医院管理制度的"上位法"缺失，导致在实际操作中"无法可依、无章可循"。

2. 管办不分，医院运行监管不到位　按照监管内容的不同，可将对医院的监管分为行业监管和运行监管。行业监管主要包括医疗机构和从业人员准入、医疗服务价格的确定、医疗服务质量控制等，是根据市场机制，对整个医疗行业进行的干预与控制。运行监管主要包括医院资产管理、院长选拔任用、经济运行与财务监管、医院绩效考核等，是通过对公立医院内部运行情况的监管，进而干预医疗服务提供者的行为。新医改实施以来，公立医院改革一直强调管办分开，但实际上，政府作为公立医院所有者，对行业监管和运行监管所有职能采取"一手抓"，政府权力集中，没有真正做到管办分开。从监管效果来看，政府主要对医院进行日常的行业监管，但缺乏以财务与经济运行为重点的运行

1

监管。

3. 精神卫生机构主办部门众多，协调不力 包括政府部门、企业、个人、事业单位和社会团体及组织等。其中政府部门又涉及卫生管理部门、民政、公安、司法、教育等多个部门。这种精神卫生服务资源的条块分割状，精神专科医院经营各自为政，可能导致精神卫生服务资源缺乏有机结合，无法充分利用，亦可导致资源配置、患者分级诊疗等方面协调不力。

4. 补偿机制不健全 现行的财政补助模式对提升医院管理水平来说较为不利，基于差额补助模式，医院在越少的收入下，将会付出越高的成本，从而能够得到越高的补助，这样会极大地损害医院增收节支动力。在不同级别、情形和地区的医院中，补助也缺乏灵活和差异性。另外，政府融资渠道过于单一，对精神专科医院投入比例过低，如上海市精神卫生中心 2017 年财政补助金额仅占机构总收入的 9.48%。再则，物价部门严格管制基本医疗服务费用标准，医务人员的技术劳务所得跟不上市场经济发展的步伐，并长期维持在低于成本的水平。现行公立医院改革实行医药分开，破除"以药补医"，取消原有的药品加成，补偿途径缩减为财政补助和服务收费两个渠道。但是国家财力有限，政府短时间内难以明显的加大对公立医院的投入，医务人员医疗技术服务的定价机制仍未完善，补偿机制与保障机制改革没有同步进行，医院趋利性增强，公益性减弱，将严重制约现代医院管理制度的建立和完善。

5. 公立医院地位垄断，民营资本进入缓慢 近年来，我国出台了多项政策，鼓励民营资本进入医疗市场，但是目前民营医疗机构仍然以小型专科医院为主，市场占有率较低，如温州康宁医院。我国公立医院与民营医院虽然机构数量基本相当，但公立医院拥有 80% 以上的医疗资源，提供 85% 以上的卫生服务量，在整个医疗市场中，公立医院占有主导地位。目前，我国公立功能定位不明确，大型医院规模过大，同时由于政策不明晰以及对社会资本的偏见，多元化办医和社会资本进入医疗市场进展十分缓慢。

6. 医院相关利益方制度不完善　医保制度方面：医保付费改革进展缓慢，医保机构缺乏专业人才。医保机构与医疗机构之间的谈判机制尚未普遍形成，医保付费支付设计不当导致医疗机构行为扭曲。药品供应保障体系方面：目前我国公立医院推行以省为单位的药品集中招标采购制度，以期能够降低药品招标价格，从而控制医疗费用增长。但由于招标设计不合理、流程不规范，公立医院药品供应保障体系寻租问题普遍，导致招标价格高、供给可靠性低、药品质量得不到保障等问题。医疗、医保、医药体制改革一直是卫生体制改革的核心问题，医疗保障体制改革更是世界性的难题，如何建立健全医院相关利益方的制度建设，外部治理体系完善将是精神专科医院发展的关键推动因素。

（二）内部管理制度体系

1. 法人治理尚未真正建立起来，医院缺乏部分经营自主权　医院法人治理结构是国家治理体系现代化的重要组成部分，医院法人治理机制是国家治理能力现代化的具体体现。我国公立医院政事不分、管办不分现象依然存在，医院体制改革和产权变更也仅处于部分地区试点阶段，仍争议不断。另外，目前我国部分已实施法人治理的医院，内部权力制衡体系大多形同虚设，没有真正发挥决策和监督作用。政府对公立医院实行大包大揽和直接干预，导致医院没有成为真正独立的法人主体，没有自主经营权。医院对于自身运营中所涉及的人、财、物等没有实际的管理权，例如岗位设置、院长选拔、内部收益分配等多方面均受到卫生行政部门、人事部门的监管，法人自主权均未落实，导致医院在日常运行和管理中存在效率低下等问题。

2. 取消编制尚未落实，现有人事编制制度制约了医院发展　一方面，事业单位编制被编制内的员工当

1

做"铁饭碗",非编制的员工与其工资待遇悬殊,不利于调动工作积极性;另一方面,编制制度束缚了人才的流动,不能适应市场化需求。近年来,我国事业单位也开始改革,推行取消编制,但进展缓慢,大部分地区和公立医院尚未落实到位。医院内部的岗位设置、人员晋升等制度相对落后,医院招人与用人机制不灵活,影响医院人事制度改革,继而影响医疗行业人才队伍的建设。

3. 薪酬制度不合理,无法调动医务人员积极性 我国公立医院薪酬制度设计不合理,医疗服务价格的制定不能体现医务人员的劳动价值,精神专科医院尤为如此。如在上海市,精神卫生机构薪酬核定标准偏低,精神卫生专科医院的人均薪酬水平仅为市、区同级别综合性医院平均水平的70%左右,同时亦缺乏合理的薪酬增长机制。另外,目前公立医院绩效考核与绩效评价指标体系不完善,绩效考核中绩效工资的发放与医务人员工作量与业务收入挂钩,导致医务人员过分追求患者就诊量,患者满意度较低,开大处方行为普遍存在,不利于调动医务人员积极性。

4. 医疗质量与安全管理存在诸多问题 医疗质量与安全一直以来都是医疗服务的核心。医疗质量的指标可以分为两方面:医疗技术质量和医疗服务质量。近年来,我国医疗卫生事业发展迅速,医学研究与医疗器械的开发逐渐达到世界先进水平,医疗技术质量与安全水平有了很大的提高;但在医疗服务质量方面,我国公立医院远远落后于欧美发达国家水平,医务人员和医院把过多的精力集中于疾病的诊治,而忽略了医疗服务和患者的主观感受。长久以来,我国公立医院因不具备法人自主权,缺乏医院营运权和自主权,经营管理者不能调动积极性有效发挥其管理的职能作用。在医院管理中完全依靠政府部门的行政干预,这样的管理模式不再能适应宏观经济环境的要求,故在医疗卫生体制变革过程中对公立医院的管理制度建设要制定适合的要求和任务。

1

　　在新医改背景下，改革中遇到的问题主要是如何解决管办分开和政事分开。管办分开的实质是政府职能的转变，由行政隶属转换为行政监管，但是目前一切仅存在于形式上，尚且不能真正做到管办分开。在法人治理结构上也仅在议事上可以体现，却不是最终的决策性机构。此外，本来是行政管理的职能，现实中却以事业单位的面目出现，既然有行政管理的职能，就应该政事分开，让行政职能回归行政机构。因此需要政府多部门间统筹合作，不断优化、完善政策体系，确保公立医院改革稳步、持续推进。

二、建立现代精神专科医院管理制度的思路与途径

　　建立现代医院管理制度，要整合政府相关部门的权力，使各部门能够有效合作，承担公立医院发展规划、重大项目决策、院长聘任、财政投入、运行监管和绩效考核等权责。政府加快职能转变，减少对公立医院的直接管控，变直接管理为行业管理。同时，建立现代医院管理制度还要完善法人治理结构和治理机制。改革要通过制度安排合理配置政府和院长的权责，将微观运行管理权下放给医院，落实独立法人地位和自主经营管理权，调动院长的积极性。形成有效约束机制，保证院长"有权不任性"。在此基础上，要激励公立医院加强内部管理，有效调动医务人员积极性，持续改善服务质量，满足患者需求。此外，还需要建立符合医疗行业特点的人事薪酬制度。

　　现代医院管理制度建设要紧扣三项原则。一是坚持党的领导和政府主导。这既是基于我国资源配置和供给的现实国情，也是应对医院管理复杂性的必然要求。现代医院管理制度建设是有目的、有组织的行动，必须有强有力的组织协调和工作机构，才能终结"九龙治水"的局面。"放管服"是政府管理职能的一场革命，现代医院管理制度建设必须与这场革命同步推进。二是坚

1

持人民群众广泛参与。一方面，要制定真正发挥医务人员民主决策、民主管理和民主监督作用的医院管理章程，建立相关决策机制，避免形式主义走过场；另一方面，要创新人民群众参与医院管理的方式方法，通过广泛收集民意，不断改进医院管理方式，提升群众满意度。医院是专业技术机构，但它同时又是面向社会大众的服务机构，医院管理质量优劣最终必须由群众来评判。三是坚持法制建设开路。2017年2月，原国家卫计委发布了《关于修改〈医疗机构管理条例实施细则〉的决定》，但以现代医院管理制度建设的要求看，还应加快制定"医院法"，方可建立真正意义上的现代医院管理制度。

（一）构建以政府为核心的外部治理体系

政府治理，即通过明确权责边界，实施宏观调控和规划，实现资源优化配置，政事分开、管办分开、医药分开、营利与非营利分开等政策设计，都能够保障政府治理全面有效。

有研究通过对公立医院推进现代医院管理制度建设的利益相关者进行矩阵分析及社会网络分析，辨析公立医院在机制改革之路所面临的各利益相关者的利益诉求及利益影响程度，结果显示在利益矩阵分布中，以卫生行政部门、医保部门及司法机构为主要代表的政府部门处于支持立场，且卫生行政部门在利益相关者网络中处于中心地位，说明为推进现代医院管理制度的落实，首先要明确公立医院的政府举办职能。由政府牵头，组建医院规划发展小组对医院的重大项目决策、财政的投入等进行规划，从而形成建立起协调、统一、高效的办医体制。目前上海市公立医院外部治理模式主要分为三大类，包括申康模式、复旦治理模式与传统的行政治理模式。其中申康模式应用在上海市市级医院，复旦治理模式主要应用在上海市辖区范围内的部属医院，传统的行政治理模式主要应用于区级医院；申康模式与复旦治理模式的实质都是管办分离模式，其治理模式均取得了很

1

好的效果。

1. 完善相关法律法规 完善的法律法规体系是公立医院运行监管的重要保障，应着力建立并完善我国公立医院运行监管相关法律法规，将各方面政策文件上升到法律层面，对公立医院运行目的进行重新界定，强调公立医院运行效率，明确各个卫生行政部门的权责分配，强调国家卫计委履行国有资产出资人职责，强化公立医院公益性，使现代医院管理制度建设中有法可依、有章可循。

2. 加快转变政府职能 有限政府的治理理念是现代医院管理制度运行的基础，政府在公立医院管理中牵涉过多会造成高成本低效率的局面，既浪费政府的精力，又影响公立医院自主权的实现。美国和德国由政府负责举办公立医院，制定规范化的制度框架，释放足够的事务管理权，这一做法值得借鉴。目前的新医改尚未实现政事、管办分开，在有限政府的治理理念下，政府须加快转变职能，将公立医院的所有权与经营权分离，放眼卫生事业的整体布局和宏观管理；主导公立医院改革，系统制定适合健康发展的长、短期规划；对不适当的经济干预和行政干预进行制度约束，创造宽松的制度环境。

3. 实施管办分开，明确各方监管职能 "管办分开"在理论上讲，就是要推进公立医院行业监管和运行监管分开。在组织机构上讲，就是要设立专门机构（如管理局、管委会、医管中心等）代表政府履行部分职责。因此，建议卫生行政部门主要负责对医院的行业监管，医院管理中心等专门机构主要负责对医院的运行监管。加强以公立医院财务安全与经济运行为重点的运行监管，建议实施全成本核算、派驻总会计师、第三方会计审计监督等制度，强化审计监督，促进国有资产的保值增效。

上海申康医院发展中心作为上海市 38 家三级医院的办医主体，经过十余年的探索实践，把现代医院管理制

1

度的内涵概括为 20 个字：公益方向、管办分开、政事分开、权责明晰、监管科学。①公益方向，公立医院始终要把维护人民群众健康权益放在首位，形成以公益性为核心的公立医院管理模式。②管办分开、政事分开，政府行使医疗卫生全行业管理的职能与投资举办的公立医院分开，履行公立医院国有资产出资人职能分开，政府行使行政管理职能与公立医院经营管理职能分开。③权责明晰，办医主体出资人代表行使国有资产所有权与公立医院事业法人经营管理自主权适度分离，各就其位，各管其责。④监管科学，充分运用现代信息技术和专业化、精细化、规范化管理方法，既激发公立医院活力，又促使其规范运行。

4. 明晰医院产权，建立多元化办医格局　随着公私合营（public-private-partnership，PPP）模式在医疗市场的应用，公立医院产权制度改革也逐步推进，随之而来的是医院内部治理结构的进一步完善。未来，公立医院可以探索产权制度变更，做到"归属清晰、权责明确、保护严格、流转顺畅"。通过引入社会资本，对医院进行融资，建立公私合营的股份制公立医院。促进医院产权制度改革，推动多种产权形式共存的多元化办医格局的形成。卫生计生行政部门制定行业管理政策，为公立医院和其他产权形式的医疗机构创造公平竞争的市场环境。

5. 加大财政扶持力度，健全补偿机制　现代医院的补偿机制，政府应承担主要的责任。补偿机制的建立健全应全方位考虑政府、医院、患者、社会等各方利益，以全民医保为支撑，加大资金投入，既充分调动医务人员的积极性，又保持医院的公益性，形成降低成本、价格调控、财政补助、医保基金支持的组合驱动模式，对财政补助的方向、额度等，进行合理的规划。有效保证医院人员的保险经费和政策性亏损补助等，进一步规范医保结算方式，努力解决欠费问题，国家出资、多渠道筹资共同承担应对自然灾害、重大意外事故、特困患者、

"三无人员"实施医疗救助造成的欠费问题。在地方医疗事业发展中，应形成良好的社会融资机制，大力吸收社会、企业的捐助。针对医院成本核算，应建立相应的补偿机制，继续实施积极的财政政策并适当加大力度。对医疗服务价格，也应相应的进行调整，对医疗服务成本及医务人员技术价值加以体现。对于现代医院建设的历史债务，应通过医院收支结余和财政补助的方式共同解决，逐步消化，使医院的收益得到优化和提升，从而更好地保障现代医院管理制度。

6. 积极推动"三医联动"机制　从加强三医联动的角度做好医改顶层设计，加强"医疗、医保、医药"有效衔接，相互制约。医保作为患者医疗费用支付方，要发挥好主动权，加强医保对医疗服务行为的引导与监管，推进多种支付方式改革。鼓励医院、医保与医药企业三者间进行谈判与合作，引导合理用药和适宜治疗，控制医疗费用过快上涨，提高医保基金使用效率，进而逐步提高保障绩效。

（二）完善以法人治理为核心的医院内部管理制度

法人治理，即以权力分工、相互制衡、效率与责任并重为理念，使医院的决策权、监督权、经营权得到有效行使。因此，改革院长管理体制，在管理层聘任、薪酬、考核等方面采取有力措施，将公立医院的内部运行管理权归还给医院，政府则专注于宏观管理和行业监督，对院长的定位趋向职业化、专业化的管理者，对管理层的控制力达到较高的程度，从而促进经营权的有效行使。在聘任制度上，明确干部管理权限和责任内容。建立利益相关者参与治理的制度，同时充分发挥行业互律监督，逐步实现公立医院法人治理科学管理模式。

1. 制定医院章程　2017年7月25日，国务院办公厅印发《关于建立现代医院管理制度的指导意见》（国办发〔2017〕67号），这是我国深化医药卫生体制改革的重大制度创新，首次提出各级各类医院应制定章程，

1

医院要以章程为统领，规范内部治理结构和权力运行规则，提高医院运行效率。公立医院章程一般由理事会负责拟定，经举办单位审核后，报主管部门审查，审查通过后再报卫生计生行政部门核准备案，从而成为名副其实的治理纲领，并向社会公开。公立医院章程明确提出加强党的领导和党的建设等具体要求，明确医院基本情况、医院的法人治理结构和组织框架，理事会、管理层、监事会的职责、构成、权利义务、产生方式和议事规则，以及内部决策运行机制和章程的修订、解释权属等内容（详见第二章内容）。医院章程是现代医院管理制度建设中必不可少的内容，同时也是医院管理的重要组成部分。医院应当从立足国情、分析院情出发，深度挖掘本医院的特色和价值追求，以各项法律法规为依据，制定权威、有效、正确的医院章程，让医院章程行之有效地指导医院的科学化、精细化发展，使医院准确地发挥其在医疗卫生系统中的功能，从而确保医院公益性的实现。

2. 完善医院法人治理制度 法人治理结构是现代医院管理制度的核心。虽然公立医院和现代企业之间存在差异，但仍有比较与研究相通之处。借鉴法人治理结构，追求管理技术和手段上的创新，可以赋予公立医院更多自主权，实现自身价值。具体而言，可以参照国外公立医院的做法：首先，我国公立医院出资方是政府。法人治理通过对政府及院长的权利责任进行明确划分，在医院重大决策中形成商议机制，在医院的权利行使范围内，政府部门进行有效的监管，在法人治理下形成与政府机构相互制衡，在落实医院法人地位与自主经营权的基础上，充分调动医院的积极性，激励公立医院按照政府规划的目标进行健康发展。

3. 优化医院内部运行管理 内部管理，即医院通过激励约束、信息化等手段，对医院的人力、物力、财力进行充分调动，实现医院运行效率和医疗安全质量的提升。通过全面创新激励约束机制，抓住医务人员和患者这两大主体，提升管理能效，提高运营水平，改善患者体验。同时多管齐下，规范医生医疗行为，积极创新，开展便民惠民措施。坚持医疗业务与专业管理相结合，提高医疗技术和服务水平，确保医疗质量和安全是公立医院的第一要务。医院要牢固树立"以患者为中心、以质量为核心"的服务理念，不断强化质量意识、服务意识、安全意识和依法执业意识。采取有力措施，严格执行医疗安全核心制度，严格执行医院感染管理制度、医疗质量内部公示制度、医疗质量安全考核奖惩等制度。加强重点科室、重点环节、重点区域、重点技术的质量安全管理。努力提高医疗服务质量的标准化、规范化、制度化和信息化建设管理水平。与此同时，医院加强各项专业管理，建立健全全面预算管理体系、财务制度体系、成本控制体系、财务内控体系、资产管理体系。进一步健全人力资源管理制度、绩效考核制度、人才培养培训管理制度。建立健全合同管理制度、审计监察管理制度和全面风险管理体系。夯实管理基础，切实做到严格管理、严格标准、严格执行，明确目标，分解责任，刚性约束，奖罚分明，使各项管理措施真正落到实处、取得实效。通过推进管理标准化、规范化、专业化、精益化、信息化，不断提高管理的科学化水平。

4. 引进现代管理理念，加强医疗质量与安全监管

由于医患双方信息不对称，医疗服务质量需要严格监管。受传统思维的影响，我国大部分医院管理者对医院的管理缺乏长远规划，注重短期利益，未树立起医疗质量安全监管理念。因此，为加强医疗质量与安全监管，应着重引进现代医院管理理念，强化医院管理者质量安全意识，确保医院可持续发展。政府可授权专业机构进行医疗质量与安全评价工作，使医院监管与决策分开；遵循 SMART 原则，即在实施目标管理中，遵循具体的（special）、可衡量的（measurable）、可达成的（achievable）、相关的（relevant）、有时间限的（time-

1

bound）。基于此原则，制定医疗质量监管标准，加强对医疗日常行为的监管，强化医疗卫生质量监督员的监督能力，提高医院管理者的自身素质并完善医疗质量监管的基本法制体系。

（1）加强基础质量管理，落实医疗质量与安全的核心制度，规范诊疗行为，实施临床路径和单病种质量管理，保证医疗质量。

（2）重点加强医疗服务质量，以患者为中心加强医院内部管理，切实改善患者就医体验，提升患者满意度。

（3）完善医院内部医疗质量与安全的考核制度，健全质量监控考评体系，建立多部门协调管理机制，保证医疗质量持续改进。

（4）政府应鼓励公立医院通过提高医疗质量与安全水平达到国际医疗卫生机构认证联合委员会（Joint Commission International，JCI）、德国医疗透明管理制度与标准委员会（Kooperation für Transparenz und Qualität，KTQ）国际医疗认证标准，成为现代化与国际化医院。

5. 改革医院人事制度 人事制度改革应该从公立医院编制改革、完善岗位设置和相关法律等方面入手。一方面，推进公立医院编制改革，创新公立医院编制管理方式，探索编制备案制，弱化编制集中管理，强化分级和动态管理，最终逐步取消编制。另一方面，完善岗位设置，变编制身份管理为岗位管理，推行医院全员聘用合同制，通过公开自主招聘、考核上岗，形成能上能下、能出能进的灵活用人机制。对人员准入与管理相关法律法规进行及时修订，从而规范医院人事管理，加强医疗行业人才队伍的建设。

6. 探索科学合理的精神专科医院薪酬制度 以调动医务人员积极性为宗旨，以完成社会公益目标任务为前提，以工作岗位、风险度、工作量和强度等因素科学合理地确定薪酬等级，建立适应行业特点的、科学合理的薪酬制度。一是建立稳定的薪酬投入保障制度，逐渐提高医院薪酬水平，建议精神卫生专科医院的人均薪酬水平不低于所在市、区同级别综合性医院的平均水平，并建立合理的薪酬增长机制，充分体现医务人员劳动价值；二是改进医务人员工资结构，打破按职称、按级别管理的工资制度，改为岗位工资制度；三是以公益性为导向，完善公立医院绩效考核制度和绩效评价指标体系。

7. 引入第三方监督　目前我国公立医院亟须由趋利型价值转向顾客服务型。在公立医院的标准化监管中引入第三方机构且注重患者满意度，保证公立医院的医疗服务质量。一方面在监督机制中加大医院文化的权重。制定文化建设规划，从宏观上规划医院文化的目标和方向，全面塑造形象文化、行为文化、价值文化。另一方面，在监督中引入第三方专业机构，重视"顾客服务"导向。第三方监督机构中专业人员的专业性可以降低信息不对称的影响，在监督中注重公立医院的反应性，通过科学的评价指标体系，量化并公布各医院的医疗质量和水平，倒逼医院改进医疗服务。

目前，我国医药卫生体制改革已经进入"深水区"，迫在眉睫的是要建立一个城乡结合、上下结合、急慢结合、防治结合的医疗卫生服务体系，在这个医疗卫生服务体系中，必须要建立中国特色现代医院管理制度。精神专科医院建立现代化管理制度，管理理念也要随之发生变化，要主动学习先进的经营理念和管理经验，提升科学的决策水平以及运行效率，发挥医院管理的作用，创造出良好的社会效益和经济效益，更好地推动我国精神卫生事业的进一步发展。

（徐一峰　谢飞　张青　王帅）

参考文献

［1］秦银河. 现代公立医院管理制度的理论探索［J］. 中国研究型医院. 2016，（3）：1-7.

［2］钟东波. 现代医院管理制度建设的两个基本问题

[J]. 中国卫生资源. 2017, 20 (2)：83-87.

[3] 李雯，饶克勤. 谈现代医院管理制度建设 [J]. 中国卫生人才. 2015, (1)：16-19.

[4] 黄清华. 现代医院制度有何特质 [N]. 健康报. 2016 (3).

[5] 宋林子，杨敬，赵国光. 现代医院管理制度下医院学科建设初探 [J]. 中国医院. 2017, 21 (10)：43-45.

[6] 陈一鸣. 我国精神专科医院发展和改革中的若干问题 [J]. 临床精神医学杂志. 2009, 19 (1)：68-69.

[7] 王明石. 我国精神病专科医院发展对策 [J]. 中国医院管理. 1998, (3)：52-53.

[8] 沈渔邨. 21世纪中国面临的精神卫生挑战 [J]. 中华精神科杂志. 1996, 29 (1)：6-9.

[9] 殷大奎. 齐心协力脚踏实地全面推进新世纪精神卫生工作 [J]. 中国心理卫生杂志. 2002, 16 (1)：4-8.

[10] 杨德森. 本世纪初我国社区精神卫生工作发展展望 [J]. 上海精神医学. 2002, 14 (2)：104-106.

[11] 刘炳伦，卢传华，杨德森. 当前精神病专科医院的发展机遇 [J]. 精神医学杂志. 2007, 20 (2)：119-120.

[12] 谢世堂，沈慧，曹桂. 我国公立医院公益性内涵发展的思考 [J]. 中国医院管理. 2017, 37 (9)：1-6.

[13] 饶克勤. 建设符合我国国情的现代医院管理制度研究 [J]. 中华医院管理杂志. 2016, 32 (10)：721-724.

[14] 陆家玉，徐爱军，施燕吉，等. 医院治理结构与社会责任关系的实证研究 [J]. 中华医院管理杂志. 2015, 31 (4)：295-299.

[15] 欧文·E·休斯. 公共管理导论 [M]. 张成福，马士博等，译. 北京：中国人民大学出版社，2004.

1

［16］ Riccucci, Norma M., F. J. Thompson. The New Public Management, Homeland Security, and the Politics of Civil Service Reform. Public Administration Review. 2008, 5 (68): 877-890.

［17］ 方鹏骞, 苏敏, 闵锐, 等. 中国特色现代医院管理制度的问题与对策研究 ［J］. 中国医院管理. 2016, 36 (11): 4-7.

［18］ 孙杨, 方鹏骞. 监管内涵辨析: 我国医院监管体系现状与改革 ［J］. 医学与社会. 2011, 24 (5): 43-45.

［19］ 张贤明, 田玉麒. 论国家治理现代化的法治意蕴 ［J］. 上海行政学院学报. 2015, 16 (2): 20-27.

［20］ 方子, 谢俏丽, 张凤帆, 等. 我国现代医院管理制度中的运行监管与行业监管策略 ［J］. 中国医院管理. 2015, 35 (1): 7-9.

［21］ 顾昕. 不平衡: 三年医改政策执行的特征 ［J］. 中国医疗保险. 2011 (12): 29.

［22］ 吴登丰. 公立医院药品供应模式研究 ［D］. 武汉: 武汉理工大学出版社, 2011.

［23］ 闵锐, 汪琼, 张霄艳, 等. 我国现代医院管理制度的保障机制研究 ［J］. 中国医院管理. 2014, 34 (10): 10-12.

［24］ 王元元, 丁宏. 安徽省城市公立医院人事制度改革路径的探讨与分析 ［J］. 包头医学院学报. 2015 (3): 122-123.

［25］ 窦蕾, 陈春, 赵蓉, 等. 我国公立医院改革国家层面政策分析 ［J］. 中国医院管理. 2015, 35 (9): 1-4.

［26］ 王莹, 倪紫菱, 周利华, 等. 基于利益相关者分析的现代医院管理制度实施策略 ［J］. 中国医院管理. 2018 (07): 5-7.

［27］ 李德成, 戚克维. 美德两国现代医院管理制度实践对我国的启示 ［J］. 行政管理改革. 2018 (06):

1

73-77.

[28] 逯君. 国有企业产权制度创新探索 [D]. 呼和浩特：内蒙古大学出版社，2006.

[29] 方鹏骞，李璐. 把握现代医院管理制度的关键点 [J]. 中国卫生. 2017（05）：106.

[30] 吴明. 建立高效的政府办医体制 [J]. 中国卫生. 2015（6）：35-36.

[31] 林章，吴群红，梁立波，等. 公立医院质量规制现况、问题及其影响因素研究 [J]. 中国医院管理. 2013，33（8）：20-22.

[32] 脱雨陇，丁晓彤. 关于医院管理制度建设中的卫生管理体制改革分析 [J]. 中国卫生标准管理. 2017，8（28）：19-20.

第二章

医院核心管理
制度建设

第一节 概 论

本章要点：章程，是组织、社团经特定程序制定的关于组织规程和办事规则的规范性文书，是一种根本性规章制度。本章介绍医院章程制定的现状及规范流程，重点阐述精神专科医院章程制定及核心管理制度建设，探讨精神专科医院核心管理制度不同于综合医院或其他专科医院的特殊方面，以明确精神专科医院核心管理制度的内容。案例介绍医院在构建核心管理制度方面的实践探索，亦可以就遇到的问题或困惑提出讨论。

一、医院核心管理制度基本概念、发展和现状

（一）医院核心管理制度基本概念

1. 医院核心管理制度概念　在新医改政策推行下的医疗机构逐步转变社会定位，淡化行业工作的行政色彩，突出业务的主导地位。医院以为患者服务的满意度为核心，围绕职工诉求，以服务于患者为理念制定管理制度。医院核心管理制度是指为高效地达成医院组织目标，围绕医院的功能与定位而建立的一系列规章

制度。

1994年，国务院颁布的《医疗机构管理条例》界定了我国医院是"以救死扶伤，防病治病，为公民的健康服务为宗旨"。医院的功能与任务可归纳为医疗服务、疾病预防和社区服务、教育培训、科学研究、康复功能等五个方面。医院的三大运行系统包括：诊疗部门、辅助诊疗部门和行政后勤部门。这三大运行系统中的核心工作主要是医疗服务、疾病预防和社区服务、行政后勤保障。

医疗服务是医院的中心工作，也是最重要的功能。加强医疗服务能力建设，提高医疗管理水平是医院的核心工作。医疗管理是一项涉及面广的管理工作，涵盖急诊、门诊、住院、康复、医技、重点患者等医疗工作全过程，以及人、财、物、时间、信息等各要素管理和控制。医疗管理包括医疗质量与医疗安全管理、医疗技术发展与应用管理、医疗费用控制管理、医院感控管理、医院药事和器材管理、医疗服务与流程管理等多项工作内容。医疗管理的核心工作就是医疗质量管理，因为医疗质量管理是医疗管理的出发点和落脚点，更是医院生存和发展的根本和原动力。加强医疗管理最关键的就是强化医疗质量管理与控制。

现代医疗质量观强调坚持"以人为本"的科学发展观和"以患者为中心"的服务宗旨，把追求社会效益、维护群众利益以及构建和谐社会、和谐医患关系放在第一位；强调医疗质量，包括基础（结构）质量、环节质量、终末质量、医疗技术质量和服务质量等五个方面。围绕着强化医疗质量管理与控制而建立的制度就是医疗管理的核心。

疾病的预防和社区服务是未来医疗卫生服务的发展方向。这部分工作就是医院以社区居民为服务对象，关心其身心健康和生活、劳动等环境，并在此基础上形成的综合医疗卫生服务体系。

精神卫生保健是基本医疗卫生服务的重要组成部

2

分，进一步加强精神障碍的防治和社区服务，对于提高人群整体健康水平具有重大意义，是实现公共卫生服务公平性的具体体现。各医院应根据各地区精神卫生工作现状，建立适合本地区的精神卫生社区服务模式，明确精神专科医院在精神病防治体系中的任务和作用，并建立相应的服务规范和标准，制定相应制度。制度应涵盖医院社区卫生工作制度、社区精神病防治和康复技术指导工作制度、精神卫生工作督导制度、严重精神障碍患者发病报告信息报送制度、全程培训制度等内容。

行政后勤保障是医院三大运行系统中重要的支持和保障系统，是医疗质量与医疗安全的基本要素。开展行政后勤保障工作时，需依据保障项目的具体特点，着重强化保障系统内的安全管理与质量控制。这不仅应涵盖应急预案安全管理、设备系统安全管理与安全策略管理，还应包含设备操作安全管理及安全技术层次管理等内容。作为医院管理者，需强化自身在医院行政后勤保障的职能作用，构建完备的医院后勤管理安全保障工作体系。通过建立健全相关制度，责任落实到人，不断强化全院职工的安全意识与质量意识，制订突发事件的处理预案，构建适合现代医院运行的行政后勤保障体系和机制。

2. 医院核心管理制度内容　医疗管理核心制度的制定应结合医院等级评审标准和《医院管理评价指南（2008版）》等规范要求，并建立健全医院-职能科室-科室-个人"四级"医疗管理体系。医疗管理核心制度应包括医疗18项核心制度以及病案管理、优质护理、整体护理等相关制度。精神专科医院的医疗服务核心制度还应包括患者非自愿住院管理，风险评估，医疗性约束，跌倒、噎食等意外事件处置、无抽搐电休克治疗风险评估制度。精神专科医院预防和社区服务核心制度应包括对口支援和重性精神疾病管理、治疗等制度。后勤保障部门肩负着很重要的服务与管理职能，工作质量与安全影响并制约医院安全，核心制度应包括应急管理、灾害脆弱性分析、"三重一大"管理、消防安全、水电气保障、急救和生命支持类设备管理等相关制度。

（二）医院核心管理工作的发展与现状

1. 国内外医院核心管理的发展与现状 医院的核心竞争力研究源于对企业的核心竞争力的研究，Prahalad和Hamel提出了判断企业核心竞争力的三个标准：①核心竞争力必须为市场所认可，即能够提供进入相关潜在市场的机会；②核心竞争力必须给客户创造价值来扩大客户的利益；③核心竞争力必须是竞争对手难以模仿的。此外，核心竞争力应当是难以替代的，核心竞争力应当是异质的，以及核心竞争力须具有较强的延展性等也是其评判标准。

医院核心竞争力是能够使医院在某一或某些领域实现持续竞争优势的一系列互补的技术和知识的组合，是通过优秀文化与医务实践融合而形成的一种医院独有的能力。国外多采用实证研究的方法，如涉及医院管理团队成员的异质性是如何对组织发生支持或阻碍作用；还有用循证战略管理的方法，如美国得克萨斯州的MEDICAL CENTER HOSPITAL（MCH）通过重新评估其战略计划和市场，重新引进人才，调整服务线、服务产品，将MCH定位为区域第三的转诊中心；还有用实证分析的方法研究医院的X-效率与医院的质量，检测医院的价值取向。国外医院核心能力的构成要素几乎涵盖战略管理、技术创新、组织文化、组织学习能力、人力资源结构、信息技术的应用、品牌，也包括医院的社会责任。

目前，医院核心管理尚存在以下五个问题：①构成核心竞争力的各个要素与医院绩效的关系实证研究很少，管理的难度大；②构建医院的核心竞争力是否可成为实现服务对象、医院和社会三方共赢的纽带；③适合自身医院实际的核心竞争力的建构实践研究很少，国内几乎

2

空白；④缺乏权威的医院核心竞争力各个构成要素的测量工具与评估指标；⑤缺乏医院核心竞争力的综合测评的方法及相关的实证研究。

2. 国外精神专科医院核心管理的发展与现状　在医院已有基础外部因素的构建的基础上，核心竞争力强调医院的内部因素比其外部因素更具有决定性的作用，核心竞争力的本质为：超越竞争对手的，内在的能力，是医院独有的、强于竞争对手的、持久性的某种优势。国外医院的核心管理研究很早便将企业化的管理经营思路运用于医院的运营管理，并逐渐形成了一套较为成熟的、适用于医院的核心管理体系，相关研究的成果被直接运用于精神专科医院的核心管理，但实际上关于精神专科医院开展的核心管理的研究较少。

3. 国内精神专科医院核心管理的发展与现状　国内医院有关核心管理的研究多为理论性研究，例如，徐建洋等基于一所神经科、精神科、心理科为主、兼有内外妇儿科的三级精神专科医院开展的关于精神专科医院医疗质量改进的实践分享。在核心制度的建立上，以传统医疗管理 18 项核心制度以及病案管理、优质护理、整体护理等相关为基础，精神专科医院还将患者非自愿住院管理、风险评估、保护性约束、患者跌倒、噎食等意外事件处置、无抽搐电休克治疗风险评估、对口支援、重性精神疾病管理治疗等制度纳入了核心制度的管理范畴。目前精神专科医院核心管理的经验有如下四点：

（1）定位合理，突出特色：医院应根据自身规模等级、技术水平、设备优势以及服务范围，对本区域内卫生资源总体状况、配置及利用情况进行综合分析，对潜在的卫生需求市场进行合理预测，开展精神卫生联盟，汇集区域内及周边的精神卫生资源，输出本院的管理与技术，开展精神卫生领域技术及管理创新，并采取自主创新和联合创新相结合，加大科研经费的投入，逐步建立和完善激励机制，逐步形成自己的核心技术和能力，

2

确立普通精神科、老年精神科、慢性精神科、中医精神科、神经科、物质依赖、社区精神科、精神药理等特色专科。在设备上尽量做到"人无我有，人有我优"。进一步拉开与同级医院之间的差距，通过投资主体多元化、资金来源多渠道、投资方式多样化等机制，建设高、中、低端病房，适度增加高精尖医疗设备的投入，与时俱进，形成自身独特的竞争优势。

（2）人才培养，梯队建设：以人为本，采取"走出去，请进来，自主培养与人才引进相结合"的办法，每年安排骨干员工外出参加进修、深造，交流活动，大胆引进人才，并且要懂得培养和使用人才，开发、利用和留住人才。稳定一线职工队伍，调动全院各类人才的积极性与创造性，增强医院对各类人才的吸引力和凝聚力，用好和留住关键人才、中青年人才。医院建立有效的内部机制，采取高中级技术人员职称补贴、住房补贴、科主任模拟年薪、职务补贴、通信费补贴，青年技术骨干低职高聘、破格提干，新入职员工以及规培人员前3年住房补贴等。不断调整人才结构，保持各类高、中、初人才的合理比例和人才梯队，公平竞争，择优上岗，量才使用，人尽其才，使各类人才在其工作岗位上，真心实意、自觉积极地为医院努力工作，并发挥最大的效能，体现各自的价值。

（3）科学管理、严把质量关：建立医院长效科学决策机制，不断借鉴、吸收、消化、运用国内外先进医院的管理信息，严格各类操作规程，提高医疗文件书写质量，强化院内感染管理。严格执行各项法律法规，正确处理制度规定与特例之间的关系，努力提高医院各项规章制度的合理性与执行力。加强目标成本考核和工作量、效率指标、质量指标的考核；加大资金管理力度与控制，降低库存，减少应收款，增加资金周转率和现金流；提高设备综合利用率和资产收益率。全面推进后勤服务社会化，科室、班组之间实行内部市场化运作，货币化结算。同时规范医疗质量标准，提供安全、有效、可靠、优质的医疗护理质量，坚持做到合理检查、合理用药、合理治疗，确保医疗护理安全。

（4）立足服务，提升文化品牌：医疗技术服务过程中体现尊重患者、关心患者、方便患者、服务患者的人文关怀。在工作中要做到：①规范医疗护理行为。一切为了患者，以满足患者的合理需求为准则，细分服务市场，努力制造差异化，开展"一站式"服务，一次性收费，建立绿色通道，推行整体护理和医患沟通；②规范质量标准。提供安全有效、优质的医疗质量，坚持做到合理检查、合理用药、合理治疗，确保医疗安全；③规范服务言行。"请"字当头，以礼待人，学会沟通，增进交流，努力提高全员队伍的医德医风素质。以更新观念为先导，激发员工潜能，自我超越，创新发展，系统思考，建立共同的愿景，通过技术创新，管理创新，制度创新，努力打造并提升自己的文化品牌，确立在精神卫生医疗市场竞争中的品牌优势。

国内传统精神专科医院的发展相对综合医院受限，以"大专科小综合"形式发展的相对较好，且形成了部分精神专科医院核心管理的经验，但在经验的总结及归化的研究上近乎空白。

二、医院核心管理制度对精神专科医院发展和建设的作用

（一）医院核心管理制度的产生与发展

1. 医院核心管理制度的产生　现代医院管理制度兴起于 20 世纪 80 年代，起始于欧美等发达国家。应我国经济发展和社会转型的要求，提高医院管理水平，实现现代医院管理的制度化、规范化、效率化已经成为医院管理者的共识。国务院办公厅 2017 年印发了《关于建立现代医院管理制度的指导意见》（下称《指导意见》），就全面深化公立医院综合改革，建立现代医院管理制度作出部署。《指导意见》明确，到 2020 年，基本形成维护公益性、调动积极性、保障可持续的公立医院运行新

机制和决策、执行、监督相互协调、相互制衡、相互促进的治理机制，促进社会办医健康发展，推动各级各类医院管理规范化、精细化、科学化，基本建立权责清晰、管理科学、治理完善、运行高效、监督有力的现代医院管理制度。

2. 国外医院核心管理制度的发展历史　国外医院管理制度是自 20 世纪 80 年代以来兴起于英、美等西方国家的一种新的理论思潮，也是近年来深刻影响发达国家和发展中国家行政管理以及医院管理的主导性思想之一。以美国、英国、加拿大、新加坡等发达国家为代表，对医院从组织形式及管理体制进行优化改革。精神医学方面，各国均加强了社区精神卫生的作用，日本的社区精神卫生服务从 1986 年大阪开始，2002 年，日本提出主要由厚生省、劳工与福利局负责精神卫生保健服务，从而更加重视社区精神卫生的开展。2004 年颁布的《精神保健福利法修订法》促使精神疾病防治彻底从以医院为基础的医药治疗转变为以社区为中心的健康护理与福利支持。同样，加拿大逐步从以医院为主转变为以社区为主的模式，将目标建立在以患者和家庭为中心、以康复为目的、以循证为基础之上，强调"每一位患者可以恢复健康"的理念，最大程度减少精神残疾，提高患者生活质量。医院职能的转变带来医院管理制度的改革。

3. 国内医院核心管理制度的发展历史　国内医院管理制度也在不断地探索、发展和完善。2010 年首次通过 ISO 认证，逐渐实现了制度落地；从 2016 年开始，医院进一步降低效率类指标权重，增加质量类指标，总结形成一套协和管理体系，绩效激励机制通过分值分配，强调质量、安全与患者满意，有助于保障制度落地。《指导意见》强调，各地要制定实施方案，明确目标任务和责任分工，完善落实督办制度。各级卫生计生等相关部门要适应建立现代医院管理制度的新要求、新情况，按照职能分工及时下放相关权限，调整相关政策，加强事中和事后监管，优化政务服务流程，形成工作推进合力。按照《指导意见》精神，探索制定综合医院和各专科医院的核心管理制度。

（二）医院核心管理制度对医院发展和建设的作用

1. 医院核心管理制度对医院发展和建设的作用　医疗核心制度的建设、完善和执行是保证医院正常运行的重点，同时也是医务工作者工作时需要遵守的基本制度，对医院发生的各种纠纷和问题的解决提供了依据。核心制度纳入到医院的综合考评体系中。医疗核心制度是保证医院正常运行的重要制度，对医院的发展具有非常重要的推动作用，因此，在进行医院考核制度的制定时需要将其纳入其中，并根据医疗核心制度对医务人员进行合理的奖罚。然后制定月度考核制度，并将核心制度的执行与医务人员的医疗质量进行有效的结合，出现问题后及时发现和解决。再加上医疗核心制度的监督结果和医院的奖罚制度结合，促进医务人员的工作积极性，这对医院整体医疗质量和安全水平的提高具有非常好的促进作用。健全核心制度落实监管体系。想要实现对医疗质量的控制，就必须对医疗核心制度进行全面落实和有效监督，保证核心制度在医疗质量安全体系中的有效应用。为此，医院可以建立三个层面的监督小组，包括医院质量管理委员会、科室质量管理委员会和病区质量控制小组。通过三层的管理结构能够对医院的医疗质量安全进行层层把关，全面监控和管理，防止一个环节出现问题后无法发现、解决医疗质量安全问题。

2. 医院核心管理制度对精神专科医院发展和建设的作用　精神专科医院的医疗服务核心制度应纳入到专科医院的综合考评体系中。并将核心制度的执行与医务人员的医疗质量进行有效的结合，出现问题后及时发现和解决。再加上医疗核心制度的监督结果和医院的奖罚制度结合，如设立风险基金来促进医务人员的工作积极性，这对专科医院整体医疗质量安全水平的提高具有很好的促进作用。医护人员严格遵守核心制度，如按照标准实施医疗性约束才能切实保证精神障碍患者的合法权益。

3. 精神专科医院核心管理制度建设中存在的问题与挑战　精神专科医院面临的问题与挑战是核心管理制度如何落实。既包括医疗 18 项核心制度，也包括精神专科医院独有的核心制度，如患者非自愿住院管理、风险评估、医疗性约束等制度。随着医院工作量的逐渐增加，医疗质量安全问题往往被忽视，导致医院在运行过程中出现严重的医疗安全事故，严重影响医院的正常发展。而核心制度的执行对医疗服务人员的个人行为和工作态度等进行了全面的监控和管理，保证了医疗质量安全。医疗质量的指标可以分为医疗技术质量和医疗服务质量。近年来，我国医疗卫生事业发展迅速，医学研究与医疗器械的开发逐渐达到世界先进水平，医疗技术质量与安全水平有了很大的提高；但在医疗服务质量方面，我国公立医院远远落后于欧美发达国家水平，医务人员和医院把过多的精力集中于疾病的诊治，而忽略了医疗服务和患者的主观感受。由于中国精神卫生人才缺乏，制度存在诸多缺陷，如社区康复制度、非自愿住院患者权益保证相关制度等。有些患者症状虽已平稳，且有家人，但家人不愿或难以承受照料精神障碍患者的负担，将患者长期留置于精神病院，导致患者很难有回归社会的机会。而由市卫生管理部门、市公安局、市财政局、市民政局及各医疗单位联合实施的高风险（疑似）严重精神障碍患者临时救治救助工作，仍存在行政化色彩过浓的问题。

第二节　精神专科医院党的建设工作

一、公立医院党的建设工作

为深入贯彻习近平新时代中国特色社会主义思想，

深入贯彻党的十九大和十九届二中、三中全会精神，切实加强党对公立医院的领导，健全现代医院管理制度，推动实施健康中国战略，中共中央办公厅印发的《关于加强公立医院党的建设工作的意见》，各地区也相继出台了加强公立医院党的建设工作实施办法。明确了党建工作是建立现代医院管理体系，深化公立医院改革，强化党对公立医院的领导，保障公立医院公益性质的重要手段和保障措施。

（一）充分发挥公立医院党委的领导作用

1. 公立医院实行党委领导下的院长负责制 党委等院级党组织发挥把方向、管大局、作决策、促改革、保落实的领导作用。实行集体领导和个人分工负责相结合的制度，凡属重大问题都要按照集体领导、民主集中、个别酝酿、会议决定的原则，由党委集体讨论，作出决定，并按照分工抓好组织实施，支持院长依法依规独立负责地行使职权。院长在医院党委领导下，全面负责医院医疗、教学、科研、行政管理工作。

2. 明确公立医院党委职责

（1）贯彻落实党的基本理论、基本路线、基本方略，贯彻落实党的卫生与健康工作方针，贯彻落实深化医药卫生体制改革政策措施，坚持公立医院公益性，确保医院改革发展正确方向。

（2）依照有关规定讨论和决定医院改革发展、财务预决算、"三重一大"、内部组织机构设置，以及涉及医务人员权益保障等的重大问题。

（3）坚持党管干部原则，按照干部管理权限领导医院干部的选拔任用工作，认真做好离退休干部工作。

（4）坚持党管人才原则，讨论决定医院人才工作的政策措施，创新用人机制，优化人才成长环境。

（5）做好思想政治、意识形态和宣传工作，开展社会主义核心价值观教育，弘扬崇高精神，加强医德医风、精神文明和医院文化建设。

（6）完善医院党组织设置和工作机制，提升组织力，增强政治功能，严格党的组织生活，扩大党内基层民主，抓好发展党员和党员教育管理监督服务工作。

（7）履行全面从严治党主体责任，支持纪检机构履行监督责任，加强医院党风廉政建设和反腐败工作。

（8）全面落实党的统一战线方针政策，做好统战工作。

（9）领导和支持工会、共青团等群团组织和职工代表大会开展工作。

3. 把党建工作要求写入医院章程 公立医院章程要明确党组织的设置形式、地位作用、职责权限和党务工作机构、经费保障等内容要求，明确党委研究讨论医院重大问题的机制，把党的领导融入医院治理各环节，使党建工作要求得到充分体现。

4. 健全医院党委与行政领导班子议事决策制度 党委会议由党委书记召集并主持，研究和决定医院重大问题，不是党委委员的院长、副院长可列席党委会议。院长办公会议是医院行政、业务议事决策机构，由院长召集并主持。重要行政、业务工作应当先由院长办公会议讨论通过，再由党委会议研究决定。健全医院党委会议、院长办公会议等议事决策规则，明确各自决策事项和范围，不得以党政联席会议代替党委会议。坚持科学决策、民主决策、依法决策，坚决防止个人或少数人说了算。重大问题在提交会议前，党委书记和院长要充分沟通、取得共识。加强党务、院务公开，强化民主管理和民主监督。

（二）切实加强公立医院领导班子、干部队伍和人才队伍建设

1. 选优配强领导班子 根据《事业单位领导人员管理暂行规定》《公立医院领导人员管理暂行办法》，按照干部管理权限和政治强、促改革、懂业务、善管理、敢担当、作风正的标准，选优配强医院党政领导班子成员。党委书记和院长要具有胜任岗位职责所必需的专业知识和职业素养，熟悉医疗卫生行业发展情况和相关政策法

2

规，有先进的医院管理理念和实践经验，符合深化医药卫生体制改革和健全现代医院管理制度需要，业界声誉好。二级及以上的公立医院、市属及以上的公立医院、设党委的公立医院，应当实行党委书记、院长分设，其他公立医院根据规模大小等实际情况宜兼则兼、宜分则分。党委书记和院长分设的，院长是中共党员的同时担任党委副书记；党委书记和院长由一人担任的，可设立专职副书记，专心专责抓党建。党委班子成员应当按照章程进入医院管理层或通过法定程序进入理事会，医院管理层或理事会内部理事中的党员成员一般应当进入医院党委班子。推动落实公立医院领导人员任期制和任期目标责任制，完善领导人员交流制度。医院领导人员要确保把主要精力和时间用于医院管理，允许实行院长聘任制，推进职业化建设。

2. 强化领导班子思想政治建设　把党的政治建设摆在首位，深入学习贯彻习近平新时代中国特色社会主义思想，旗帜鲜明讲政治，自觉把"四个意识"落实到治院兴院各个方面，牢固树立"四个自信"，在思想上政治上行动上同以习近平同志为核心的党中央保持高度一致，坚决维护习近平总书记党中央的核心、全党的核心地位，坚决维护党中央权威和集中统一领导。定期轮训公立医院领导班子成员，坚持医院领导班子理论中心组学习制度。严格落实中央八项规定及其实施细则精神，坚持不懈整治"四风"，严肃党内政治生活，净化医院政治生态。

3. 加强干部队伍管理和人才工作　医院党委要按照干部选拔任用有关规定，制定公立医院内部组织机构负责人的选拔任用流程和规定，讨论决定医院内部组织机构负责人人选，依照有关程序推荐院级领导人员和后备人选，坚持正确选人用人导向，把好思想政治关，注重专业能力、专业精神。健全干部培养教育、交流锻炼和监督约束制度，完善考核评价体系。完善人才使用和引进管理办法，建立医院领导班子成员联系高层次人才制

2

度。搭建不同层次人才发展平台，探索建立以需求为导向，以医德、能力、业绩为重点的人才评价体系。

（三）着力提升公立医院基层党建工作水平

1. 把党支部建设成为坚强战斗堡垒　医院内设机构党支部要突出政治功能，加强对党员的直接教育、管理、监督，做好组织、宣传、凝聚、服务群众工作。参与内设机构重大问题的决策，保证内设机构行政负责人充分行使职权。严格执行"三会一课"、组织生活会、民主评议党员等制度。

2. 推进党组织和党的工作全覆盖　坚持应建尽建，确保党组织全面覆盖医院各内设机构及所属各单位。凡有 3 名以上正式党员的，应当及时成立党支部；正式党员不足 3 名的，可联合成立党支部。党支部党员一般控制在 50 人以内。坚持党支部按期换届制度，采取有效措施整顿后进党支部。

3. 抓好党支部书记选拔培养激励　党支部书记一般应当由内设机构负责人中的党员担任，内设机构主要负责人和党支部书记由一人担任的，可配备 1 名副书记。党支部一般应当设组织、宣传、纪检委员等，党外人士较多的党支部可设统战委员。加强党支部书记培养，每年安排 1 次党支部书记集中轮训。

4. 做好发展党员和党员教育管理工作　把政治标准放在首位，抓好发展党员工作，注重发展医疗专家、学科带头人、优秀青年医务人员入党。推进"两学一做"学习教育常态化制度化，认真开展"不忘初心、牢记使命"主题教育，结合实际开展主题党日活动。创新党组织活动内容方式，推动党组织活动与医院工作有机融合，充分发挥党员先锋模范作用。

（四）把抓好思想政治工作和医德医风建设作为公立医院党组织重要任务

1. 加强思想政治工作　不断创新思想政治工作内容、方法和载体，深入开展习近平新时代中国特色社会主义思想的宣传教育，建立常态化政治理论学习制度，

2

把医务人员的思想行动统一到党中央的决策部署上来。要加强医改政策学习，引导医务人员更新观念、积极投身改革。关心医务人员身心健康，增强医务人员职业荣誉感，积极维护医务人员合法权益。

2. 加强医院文化建设　引导医务人员弘扬和践行敬佑生命、救死扶伤、甘于奉献、大爱无疆的崇高职业精神，塑造医术精湛、医德高尚、医风严谨的行业风范。建立党委主导、院长负责、党务行政工作机构齐抓共管的医德医风工作机制，建立完善医务人员医德考评制度，实行医德"一票否决"制，将医德表现与医务人员晋职晋级、岗位聘用、评先评优和定期考核等直接挂钩。

3. 抓好精神文明建设、意识形态、统战和群团工作　推进医院精神文明建设，开展文明单位、青年文明号创建和志愿服务活动。落实意识形态工作责任制，管好医院各类思想文化阵地。加强对医院内民主党派基层组织的政治领导，做好党外知识分子工作。坚持党建带群建，健全工会、共青团等群团组织工作制度，完善工作机制，充分发挥群团组织作用。

（五）不断强化对公立医院党建工作的领导和指导

1. 健全党建工作领导体制　地方各级党委要把抓好公立医院党建工作作为基层党建重要任务，切实加强领导，帮助解决实际困难和问题。党委组织部门要履行牵头抓总责任，加强政策指导和工作协调。卫生健康行政部门党组织要建立医院党建工作指导委员会，确保相应的机构、人员、工作机制落实。卫生健康（含中医药）、教育、国有资产监督管理等部门要加强对所办医院党建工作的指导。纪检监察机关和宣传、统战、机构编制、发展改革、财政、人力资源社会保障、医疗保障等部门要结合职能协同做好工作。

2. 落实党建工作责任制　医院党委承担党建工作主体责任，党委书记是党建工作第一责任人，党政领导班子其他党员成员要严格落实"一岗双责"。政府办公立

2

医院上级党组织和其他公立医院举办主体党组织对医院党建工作履行领导、指导和监督责任，建立党委书记抓党建述职评议考核制度，把责任压实、考核抓实，推动党建工作落地见效。对责任落实不力、出现严重问题的，依法依规严肃问责，既追究主体责任，又追究领导责任、指导责任和监督责任。

3. 履行党风廉政建设主体责任和监督责任 加强党风廉政教育，严明纪律红线，提高拒腐防变能力。医院纪委要全面履行监督执纪问责职责，建立健全领导班子和领导干部责任追究制度，加强对党员干部和医务人员严格遵守党的纪律规定和国家有关法律法规情况的监督检查。加强医院纪检机构和纪检干部队伍建设，提高履行职责能力，充分发挥监督职能作用。

4. 强化党建工作保障 建立健全党务工作机构，三级医院一般应当单独设立；党员较少、规模较小的医院，党务工作机构可合并设立，也可与行政相应机构合署办公。按照医院职工总数的一定比例，配齐配强专职党务工作人员，并比照医院同级行政管理人员落实相关待遇。推动党务工作队伍专业化职业化建设，探索建立职务职级"双线"晋升办法和保障激励机制，实行职务（职称）评审单列计划、单设标准、单独评审。要将党建工作经费列入各级公立医院年度经费预算，加强党员活动场所建设。要总结推广先进经验，发挥典型带动作用，营造良好工作氛围。

二、社会办精神专科医院党组织建设

加强社会办医院党组织建设。加大社会办医院党组织组建力度，批准设立社会办医院时，要坚持党的建设同步谋划、党的组织同步设置，党的工作同步开展。实行属地化与主管部门管理相结合，建立健全社会办医院党建工作管理体制，规范党组织隶属关系。社会办医院党组织要紧紧围绕党章赋予基层党组织的基本任务，结合实际开展工作，按照党的要求办医立院。

第三节　精神专科医院的章程制定

2

一、章程制定的意义及总体要求

（一）精神专科医院章程制定的意义

章程是所有医院依法自主办院、实施管理、履行公益性的基本纲领和行为准则，包括公立医院及民营医院，综合性医院及专科医院。公立医院应当以医院的章程为根本依据，制定医院内部管理制度及规范性文件，提供医疗卫生服务，建立管理机制，落实公立医院综合改革的各项政策，不断满足人民群众的健康需求，增强人民群众看病就医的获得感和医务人员职业荣誉感。从制定章程的重要性来讲，章程是一个医院管理的基本纲领和行为准则，不仅规定了医院性质、办院宗旨、功能定位和发展方向，而且厘清了医院的管理架构及责任体系，是医院制定各项规章制度的基础和前提。只有确定了章程，才能以章程为统领建立与之相适应的规章制度体系，把党中央、国务院关于公立医院综合改革的决策部署落实到医院的日常运行管理中，实现政府治理与医院管理的有效衔接。从制定章程的必要性上讲，公立医院目前仍然是我国医疗服务的主体，承担着全心全意为人民健康服务的使命。维护医院的公益性，需要用章程这一根本大法，确立正确的办院方向，推动医院科学、健康发展。全国的精神专科医院绝大多数是公立性医院，但与大型综合性医院相比，以往受到政府的关注及支持相对较少。随着国家的发展进步，人民生活水平的提高，精神卫生服务逐步被重视，及时规范地制定各自精神专科医院的章程就迫在眉睫了。而民营精神专科医院，也应制定符合要求的章程，规范自身的医疗行为，在国家法律及行业基本要求的前提下，做到规范服务，合理盈利。

（二）精神专科医院章程制定的指导思想及基本原则

章程制定应以习近平新时代中国特色社会主义思想为指导，坚持新时期卫生与健康工作方针，按照深化医药卫生体制改革和建立现代医院管理制度的总体部署，推动医疗服务供给侧结构性改革；以章程引领医院发展，努力实现医院社会效益与运行效率的有机统一；充分调动医务人员积极性，实行民主管理和科学决策，提高我国医院现代化管理和服务水平，着力解决人民日益增长的美好生活需要和不平衡不充分的发展之间的矛盾。医院要以章程为统领，建立健全的内部管理机构、管理制度、议事规则、办事程序等；规范内部治理结构和权力运行规则，提高医院运行效率。制定公立医院章程时，要明确党组织在医院内部治理结构中的地位和作用。精神障碍患者多因需要长期治疗及照料，社会功能受损，在社会上生活、学习、就业很难实现真正的平等，给予精神障碍患者更多的公益性及人文关怀需要在精神专科医院的章程中予以明确体现。民营医院的章程制定也应参考公立医院章程制定的指导思想，制定符合自身发展的专科医院章程。

因地制宜、分类指导。精神专科医院依据相关法律法规，按照国务院颁发《指导意见》的规定，从历史、现状和本地政策实际出发，结合医院功能定位、等次、规模等不同情况，科学制定章程，完善医院管理制度。坚持社会效益优先。医院章程要强调落实党委和政府对公立医院责任，明确办医主体与医院的权利义务，坚持以人民健康为中心，把社会效益放在首位，注重健康公平，满足人民群众多样化、差异化、个性化的健康需求。保证医疗质量和安全，进一步强化引领带动作用。明确医院自主运营管理权限，合理界定政府作为公立医院出资人的举办和监督职责，明确医院作为事业单位的自主运营管理权限，充分发挥医院党委的领导作用。同时根据精神专科医院的特殊性，体现出精神专科的特色。民营医院同样需要坚持社会效益优先原则，保障医疗质量安全。鼓励民营医院参照公立医院章程制定的原则制定符合其自身发展的专科医院章程。

（三）精神专科医院章程制定的特殊性

精神障碍患者的认识、情感、意志、行为等心理活动均可出现持久的明显的异常表现；不能正常地学习、工作和生活；在病态心理的支配下，甚至出现自杀或攻击、伤害他人的行为。由此，精神专科医院通常是独立建设的专科医院，不宜收治其他患者，尽管部分医院设定了综合科，但必须分开管理，包括病房及患者的区分。如特殊治疗用房或建筑的内部结构、设施以及室外环境的设计，几乎全部围绕保护患者隐私、安全和医护人员安全防护因素而设计。精神障碍患者是社会的特殊人群，精神障碍也常常呈现慢性化，需要长期治疗康复，对患者家庭带来明显的负担。有资料显示，目前我国尚有75%的精神障碍患者未接受治疗，将导致精神障碍患者恢复慢或恢复不完全，使精神障碍患者心理发育和社会发育受干扰，家庭心理问题和痛苦增加，导致各种关系破裂，失去家庭和社会的支持，学习和就业中断，经济负担加重。

精神障碍患者的暴力犯罪侵害的目标随意、报复心理强、人身危险性大、再次危害社会的现象多，成为严重危害社会公共安全的不良隐患，对家庭和社会有很大的负面影响。近年来，由精神障碍患者所引发的刑事、民事案件也有逐年增加的趋势；此外因精神障碍致贫现象严重。因而，精神障碍已成为威胁人类健康和社会稳定的重要疾病之一。精神障碍管理不妥，将影响社会稳定，也关乎患者的人权及隐私保护等。

精神专科医院章程制定时，更应该强调其公益性或社会效益。2012年，前卫生部长陈竺在向全国人大常委会作精神卫生法草案说明时指出，精神卫生既是全球性的重大公共卫生问题，也是较为严重的社会问题，精神卫生问题的严重性在我国十分突出，现有严重精神障碍患者约1600万人。精神障碍在我国疾病总负担中排名居首位，约占疾病总负担的20%。精神卫生法颁布前我国强制收治精神障碍患者程序缺失，个别地方发生的强制收治案例引起患者及其亲属的强烈质疑，"被精神病"不时成为舆论热点。各方要求制定并通过了中华人民共和国精神卫生法，主要对强制住院进行了严格规定。因此，在制定精神专科章程时，必须符合《中华人民共和国精神卫生法》的规定和要求。

二、章程制定的主要内容

精神专科医院的章程不仅要对医院的日常运营管理作出规定和约束，还应当体现以患者和医务人员为中心的办院理念，健全医院管理自主权的行使与监督机制。根据国务院颁发的《指导意见》及当前我国精神专科医院的实际情况，制定精神专科医院章程应包含以下三个方面的内容：

（一）精神专科医院章程应包含的基本事项

章程是精神专科医院依法自主办院、实施管理、履行公益性的基本纲领和行为准则，应当具有稳定性、约束性和权威性。首先医院章程反映了医院的办医理念、价值追求，同时也是全院成员共同意志的体现；所以一个成熟、规范的医院章程应该做到在相当长的时间内不会过时，在医院不同发展时期、发展需求以及国家政策背景下对章程确实需要修改或补充的，也只限于局部调整，而不能改变章程的整体性。因此，章程中要有整体的框架，作为具有指导性的部分不应轻易改变，如在章程的总则中要明确章程的法律依据、医院的性质、任务等；分则中要包含医院的组织机构相关情况、业务范围、运行机制、权力与义务、章程修订程序；附则中应强调章程的解释权归属、章程生效时间及其他补充说明事项等。

在制定精神专科医院章程时所用的语言应当准确、简洁、规范，条款内容应当明确、具体，可操作性强。具体的内容应当包括章程制定所依据的法律法规；医

2

院的性质，公立还是私营，营利性还是非营利性，是否具有自主经营管理权；医院承担何种医疗卫生服务；办院的主体、登记名称、简称、英文译名等，医院的地址；医院性质（包括所有制形式和经营目的）、办医宗旨、功能定位、办医方向、创新发展目标；经卫生计生行政部门核定的医院级别、等次、类别和床位规模；医院的业务范围，临床诊疗科目；党建工作要求、管理体制、组织结构、决策机制、管理制度、监督机制、文化建设、群团建设；经费来源、资产属性、使用原则和管理制度，药品、高值医用耗材采购管理制度，接受捐赠的规则与办法；医院领导人员的选拔与任用、聘任管理、考核评价和退出等机制；制定医院员工招聘、使用和管理方案，科学、合理配置人员的数量及结构比例；确定选拔医学人才的条件、标准、办法和程序；医院知识产权管理；医院内部违反章程规定的责任制度；医院的分立、合并、终止及所有制变更事由，终止后资产的处理办法；办医主体、医院、职工的权利义务；医院与相关社会组织关系；章程修改的启动、审议程序，章程解释权归属，以及需要在章程中规定的其他事项。公立医院章程应当明确其履行公益性的具体要求。对于建立法人治理结构的医院，章程中应当明确法人治理结构的相关内容。

（二）精神专科医院章程应包含的其他事项

制定精神专科医院章程应当明确医院内部管理的组织结构。医院应当通过章程科学设计内部管理结构和组织框架，规范院长办公会议、党委会等会议程序和内容，落实医院人事管理、内部分配、运行管理等自主权，保证医院宗旨和医院发展规划顺利实施。要发挥好纪律检查部门、群团组织的重要作用，规范开展医疗服务、经营与财务管理、医学技术开发、科研与教学、人力资源管理、信息化建设和公益服务，保障医疗质量和医疗安全，根据发展需要设置医疗质量与安全管理委员会、药事管理与药物治疗学委员会、医疗器械临床使用安全管理委员会、医学装备管理委员会、伦理委员会等，并根据业务发展视情况设立临床试验部门。明确规定医院职工代表大会的地位作用、职责权限、组成与负责人产生规则，确定岗位设置、绩效考核、收入分配的原则与方案。制定员工招聘、使用和管理方案，科学合理配置人员的数量及结构比例，确定选拔医学人才的条件、标准、办法和程序。加强财产、经费、知识产权的使用与管理。规定医院内部违反章程处罚机制、责任制度。明确医院开展社会服务、获得社会支持、接受社会监督的规则与程序，以及其他可以自主决定的重大事项。

此外，制定精神专科医院章程还应明确办院主体的权责，国务院颁发的《指导意见》明确界定：政府行使公立医院举办权、发展权、重大事项决策权、资产收益权等；审议公立医院章程、发展规划、重大项目实施、收支预算等。建立以公益性为导向的考核评价机制，定期组织公立医院绩效考核以及院长年度和任期目标责任考核，考核结果与财政补助、医保支付、绩效工资总量以及院长薪酬、任免、奖惩等挂钩。同时，章程应明确院长的权责：要依法依规进行经营管理和提供医疗服务，行使内部人事管理、机构设置、中层干部聘任、人员招聘和人才引进、内部绩效考核与薪酬分配、年度预算执行等经营管理自主权。最后，章程应明确职工权责：职工参加民主管理的权利；依法获得劳动报酬、享受劳动保护、劳动保险、休息、休假的权利；对医院管理和运行提出意见和建议的权利；对医院管理层提出批评的权利；女职工有依照国家规定享受特殊劳动保护和劳动保险的权利。

在制定精神专科医院章程时，要把党的领导融入医院的治理结构，充分发挥医院党委的领导核心作用。因为建立现代医院管理制度是一项开创性的工作，在办院方向、医院宗旨、功能定位、发展方向以及规范内部治理结构和权力运行规则等重要管理制度的设计与执

2

行中，党委的领导都应起到至关重要的作用，要切实做到把方向、管大局、保落实。精神专科医院的章程要充分发挥党委的政治核心、党支部的战斗堡垒和党员的先锋模范作用，坚决落实全面从严治党，将党建工作与业务工作同部署、同检查、同推进、同考核，把党的方针和办院理念渗透在干部管理、人才培养、绩效激励等工作中，做到制度标准与思想准则协调同步、激励约束与价值导向优势互补、业务工作与党建工作同向同行。加强党风廉政建设，健全纪检监察制度，全面落实纪委监督责任，完善反腐倡廉制度规范，构建系统化防治腐败工作的制度体系。只有充分发挥精神专科医院党委的领导核心作用，全面加强医院基层党建工作，在思想上政治上行动上同以习近平同志为核心的党中央保持高度一致，全面贯彻执行党的理论路线方针政策，引导监督医院遵守国家法律法规，维护各方合法权益，才能确保医院改革发展正确方向，确保医院的公益性方向不会偏离。

（三）精神专科医院章程应有具有专科特色

精神障碍的特殊性还表现为部分患者"自知力"缺乏，即患者缺乏对自身精神病态的认识和批判能力，否认自己有病，拒绝治疗。因此，针对精神障碍患者的特殊性，精神专科医院在管理制度和章程上也应具有一定的特殊性。在制定医院章程时，必须遵循《中华人民共和国精神卫生法》的相关规定，充分考虑患者的特殊性，维护患者的合法权益，并坚持精神卫生工作预防为主的方针，坚持预防、治疗和康复相结合的原则，保证精神障碍患者的人格尊严、人身和财产安全不受侵犯；章程中应当规定对精神障碍患者的姓名、肖像、住址、工作单位、病历资料以及其他可能推断其身份信息予以保密，但依法履行职责需要公开的除外。精神障碍的住院治疗实行自愿原则，有特殊情况的应当按照《中华人民共和国精神卫生法》执行。此外精神专科医院的章程应当体现出对职工身心健康的关

2

爱，鉴于精神专科医院患者的特殊性，医院应当创造有益于职工身心健康的工作环境，关注职工的心理健康；对处于职业发展特定时期或者在特殊岗位工作的职工，应当有针对性地开展心理健康教育。只有如此，章程才能充分体现以患者和医务人员为中心的办院理念，提升患者对医疗服务的满意度、提升职工的工作幸福感。

三、章程制定的程序规范

（一）规范医院章程的制定程序

精神专科医院需按照既定程序制定和修订章程。首先应按照民主、公开的原则需成立章程起草组，由医院党委、行政领导、医院各类专业委员会负责人、医务人员代表、相关医院管理专家、办医主体和上级主管部门代表组成；精神专科医院起草或修订章程应当深入研究、分析精神专科医院的特色与需求，立足医院发展需求，广泛听取各方意见和建议，制定过程坚持民主、公开的原则，使医院职工对章程的制定有更多的了解和更广泛的参与度，确保章程在医院内部的知晓度和公信度，形成章程草案或章程修订案，经院长办公会讨论并提交党委会集中审议后，由职工代表大会公开通过。章程起草或修订组织负责人，应当就章程起草或修订情况与主要问题向职工代表大会作出说明。章程草案或修订案经审议通过后，应当形成章程送审稿，经办院主体和上级主管部门同意后，以医院名义发布，报送登记管理机关备案。接受备案的登记管理机关应当将备案的章程分送同级各相关单位。医院章程的修订案亦参照上述审议过程执行。

新设立的医院申请执业登记时，应当按照《医疗机构管理条例》及其实施细则，向执业登记机关提交包括章程在内的规章制度等材料。执业登记机关应当对章程送审稿的合法性、规范性以及制定程序进行审查，并于收到审核申请45日内完成审核。章程送审稿审核不合格的，审核机关应当将审核结果和不予批准的理由以书面形式通知申请人。存在违反法律法规、超越医院职权、违反卫生健康行政部门和医院主管部门（单位）相关规定、审核期间发现医院内部存在重大分歧或有其他审核不合格情形的，审核机关应当提出时限要求医院修改后，重新申请审核。经审核合格的章程正式生效，以医院名义发布，报送登记管理机关备案。接受备案的登记管理机关应当将备案的章程分送同级各相关单位。

（二）加强制定医院章程的监督管理

为保证章程的权威性，在制定章程的过程中，要充分发挥纪检监察部门的监督作用，严格按照国务院颁发的《指导意见》进行制定、修订；各级卫生健康行政部门对医院制修订和执行章程情况进行监督，对不按照《指导意见》规定修订章程、不执行章程或者违反章程的医院，上级部门将责令其限期改正，保障医院科学有效、合法合规制修订和执行章程。此外应建立健全医院章程实施的监督机制，精神专科医院应当指定专门部门监督章程的执行情况，受理对违反章程行为的举报和投诉。只有有效合理的监督机制，才能保证医院的自主权不被滥用，因此，应当形成有效的内部和外部监督机制，及时公开医院所制定的章程，接受办医主体、卫生计生行政部门的监管，接受各级人大、政协机关、有关部门以及医院职工、患者等依据章程实施的监督，连接医院内外部管理，形成民主管理、权力制衡的体制机制，确保医院章程落到实处、发挥效力，为现代医院管理制度建设服务。

（三）及时更新修订医院章程

目前，我国医疗卫生事业正处于快速发展的时期，医疗改革对国内公立医院包括精神专科医院在内提出了新任务、新挑战；特别是党的十九大以来，建设健康中国是习近平总书记的殷切嘱托，这些都为我国精神卫生事业的发展提供新理念、新思路。因此章程在以医院的名义发布后，应当接受有关行政部门、医院职工、社会第三方等各方面的监督，并顺应当前的政策形势变化作出适当的调整和修订，以确保其正确性和可持续性，保证其不偏离医改大方向、不脱离医院发展思路。最后，当医院发生分立、合并、终止、所有制变更，或者名称、类别、级别、办医宗旨、办医方向、管理体制变化等重大事项的，应当依据章程规定的程序，对章程进行修订、废止。

第四节 精神专科医院的核心管理制度建设

一、医院核心管理制度建设现状

（一）医疗服务

医院的核心业务是医疗服务，核心业务的运营目标是质量与安全。因此，医院的核心制度体系也是围绕质量与安全展开的。医疗质量安全核心制度是指在诊疗活动中对保障医疗质量和患者安全发挥重要的基础性作用，医疗机构及其医务人员应当严格遵守的一系列制度。医疗质量安全核心制度渗透在医疗机构每一位医务人员每一天的工作当中，只有严格遵守医疗质量安全核心制度，才能最大程度地避免医疗事故的发生。多年以来，医疗核心制度缺乏全国统一的规范和要求，各地、各医疗机构对核心制度的理解和认识存在一定的区别和偏差，各医疗机构核心制度的定义、内容、要求、操作流程和执行效果也存在一定差别，亟须从全国层面进行统一。

早在 1982 年 4 月 7 日，原卫生部便出台《医院工作制度》，是医疗质量核心制度的雏形。2005—2012 年，是医院医疗质量管理的快速发展期；2005—2007 年间原卫生部在全国非营利性医院开展的一项为期 3 年的医院管理年活动，旨在提高医院医疗质量；2009—2012 年，原卫生部在全国各级医院开展"医疗质量万里行"活动。2016年，原国家卫计委出台《医疗质量管理办法》，提出具有针对性的18项医疗质量核心制度。系统回顾医疗质量相关政策文件和医疗安全相关政策与制度整理见表2-1。

2008年，原卫生部出台的《医院管理评价指南（2008版）》中提及13项医疗质量和医疗安全的核心制度。2011年原卫生部医管司根据1982年4月7日、1992年3月7日下发的《医院工作制度》《医院工作人员岗位职责》和《医院工作制度的补充规定》修订的《医院工作制度与人员岗位职责》将原来的13项医疗质量和医疗安全的核心制度变为12项医疗质量和医疗安全的核心制度，删除手术分级制度和临床用血审核制度，新增了技术准入制度。2014年，原国家卫计委关于《医疗质量管理办法（征求意见稿）》中包含的17项医疗安全核心制度在2008年和2011年的基础上新增了手术安全核查制度、危急值报告制度、抗菌药物分级管理制度。2016年，原国家卫计委发布的《医疗质量管理办法》（下文简称《办法》）中新增了信息安全管理制度，成为新18项医疗质量安全核心制度。医疗质量和医疗安全核心制度演化进程见表2-2、表2-3。2018年4月21日，国家卫健委官网发布《关于印发医疗质量安全核心制度要点的通知》（以下简称《要点》），要求各级各类医疗机构应当根据要点完善本机构核心制度、配套文件和工作流程，加强对医务人员的培训、教育和考核，确保医疗质量安全核心制度得到有效落实。在《办法》的基础上，为指导地方和医疗机构进一步理解和贯彻落实核心制度，保障医疗质量和患者安全，卫健委对《办法》提出的18项核心制度的定义、内容和基本要求进行了细化，组织制定了《医疗质量安全核心制度要点》。因而此后，在医疗质量安全核心制度方面，我国有了全国统一的标准（表2-1～表2-3）。

表 2-1 医疗质量和医疗安全国家相关政策与文件

年份	政策名称	发文单位	相关要点
1982	医院工作制度	原卫生部	在可查阅的文献中首次出现术前讨论会、疑难病例讨论、死亡病例讨论等相关内容
2005	卫生部关于印发《医院管理评价指南（试行）的通知》	原卫生部	提出十三项医疗质量和医疗安全核心制度
2008	卫生部关于印发《2008年"以病人为中心，以提高医疗服务质量为主题"的医院管理年活动方案》的通知	原卫生部	提高医疗质量，保障医疗安全
2008	医院管理评价指南	原卫生部	正式提出十三项医疗质量和医疗安全核心制度
2009	医疗质量控制中心管理办法	原卫生部	落实医疗质量安全核心制度
2010	卫生部关于印发《2010年"医疗质量万里行"活动方案》的通知	原卫生部	贯彻落实医疗质量和医疗安全核心制度

续表

年份	政策名称	发文单位	相关要点
2011	医院工作制度与人员岗位职责	原卫生部医管司	提出十二项医疗质量安全核心制度
2011	医院评审暂行办法	原卫生部	保证医疗安全，持续改进质量
2011	三级综合医院评审标准实施细则	原卫生部医疗服务监管司	建立与执行医疗质量管理制度，重点是核心制度
2012	全国医疗卫生系统"三好一满意"活动2012年工作方案	原卫生部办公厅	落实医疗质量和医疗安全的核心制度；健全医疗质量管理和控制体系
2014	医疗质量管理办法（征求意见稿）	原国家卫生和计划生育委员会	提出十七项医疗质量安全核心制度
2016	关于进一步做好维护医疗秩序工作的通知	原国家卫生和计划生育委员会	加强医疗质量安全管理，健全医疗质量控制与持续改进体系，完善医疗质量安全事件报告制度
2016	医疗质量管理办法	原国家卫生和计划生育委员会	提出十八项医疗质量安全核心制度
2017	国家卫生和计划生育委员会关于印发2017年卫生计生工作要点的通知	原国家卫生和计划生育委员会	提升医疗质量和服务水平，贯彻落实《医疗质量管理办法》

2

续表

年份	政策名称	发文单位	相关要点
2018	关于印发医疗质量安全核心制度要点的通知	国家卫生健康委员会	对提出的 18 项核心制度的定义、内容和基本要求进行了细化，组织制定了《医疗质量安全核心制度要点》

注：护理政策内容略

表 2-2　医疗质量和医疗安全的核心制度演化进程

医院管理评价指南（试行）	医院工作制度与人员岗位职责	医疗质量管理办法（征求意见稿）	医疗质量管理办法
2008 版	2011 年	2014 年	2016—2018 年
首诊负责制	首诊负责制	首诊负责制	首诊负责制
三级医师查房制度	三级医师查房制度	三级医师查房制度	三级医师查房制度
疑难病例讨论制度	分级护理制度	会诊制度	会诊制度
会诊制度	疑难病例讨论制度	分级护理制度	分级护理制度
危重患者抢救制度	会诊制度	值班和交接班制度	值班和交接班制度
手术分级制度*	危重患者抢救制度	疑难病例讨论制度	疑难病例讨论制度
术前讨论制度	术前讨论制度	危重患者抢救制度	危重患者抢救制度

续表

医院管理评价指南（试行）	医院工作制度与人员岗位职责	医疗质量管理办法（征求意见稿）	医疗质量管理办法
死亡病例讨论制度	死亡病例讨论制度	术前讨论制度	术前讨论制度
分级护理制度	查对制度	死亡病例讨论制度	死亡病例讨论制度
查对制度	病历书写基本规范与管理制度	查对制度	查对制度
病历书写基本规范与管理制度	交接班制度	手术安全核查制度*	手术安全核查制度
交接班制度	技术准入制度*	手术分级管理制度	手术分级管理制度
临床用血审核制度*		新技术和新项目准入制度	新技术和新项目准入制度
		危急值报告制度*	危急值报告制度
		病历管理制度	病历管理制度
		抗菌药物分级管理制度*	抗菌药物分级管理制度
		临床用药审核制度*	临床用血审核制度
			信息安全管理制度*

表2-3 医疗质量和医疗安全十八项
核心制度对应政策文件

年份	核心制度名称	政策文件名称	发文单位
	首诊负责制	*	*
	三级医师查房制度	*	*
2005	会诊制度	医师外出会诊管理暂行规定	原卫生部
2013	分级护理制度	护理分级	原国家卫生和计划生育委员会
	值班和交接班制度	*	*
	疑难病例讨论制度	*	*
	危重患者抢救制度	*	*
	术前讨论制度	*	*
	死亡病例讨论制度	*	*
	查对制度	*	*
2010	手术安全核查制度	手术安全核查制度	原卫生部
	手术分级管理制度	*	*
2009	新技术和新项目准入制度	医疗技术临床应用管理办法	原卫生部
	危急值报告制度	*	*
2013	病历管理制度	医疗机构病历管理规定	原国家卫生和计划生育委员会、国家中医药管理局

续表

年份	核心制度名称	政策文件名称	发文单位
2012		抗菌药物临床应用管理办法	原卫生部
2015	抗菌药物分级管理制度	抗菌药物临床应用指导原则	原国家卫生和计划生育委员会、国家中医药管理局办公室、解放军总后勤部卫生部药品器材局
2012	临床用血审核制度	医疗机构临床用血管理办法	原卫生部
	信息安全管理制度	*	*

注：＊表示无相关政策文件或未找到相关政策文件

作为精神专科医院，其制度既有医院管理制度的一般性，也有其特殊性。精神专科医院需借鉴医院管理制度的共性原理，运用计划、组织、领导和控制等管理职能手段，充分发挥整体的运行功能，以达成医院的组织目标，达到最佳的医疗效率，包括对门诊、住院、手术、临床、医技、保障部门，医疗、质控、院感、病案、护理、技术人员等各方面的管理。同时，要考虑精神疾病病种、患者的特殊性，充分考虑患者的权益、安全及潜在的风险，制定具有针对性及差异性的管理制度。精神专科医院医疗核心制度包括但不限于上述18项核心制度，还应包括患者病情评估制度、入院制度、患者合法权益保障制度、住院患者适宜诊疗措施管理制度、精神药物联合使用评估管理制度等。这些制度均是立足根本，强调以患者为中心的理念。

此外，为保证医疗核心制度在临床医疗工作中得以有效地贯彻执行，各级卫生行政部门有必要增加对标准条款的解释说明；标准条款不求多而全，重要的是根据工作现状，突出重点，动态调查；可以通过发布管理指南等措施，指导医院建立本土化的操作流程；也可以借鉴国外标准，不断动态完善相应制度。

（二）预防和社区服务

不同于综合医院，精神专科医院还需履行相应的精神卫生的公共卫生职能。社区精神卫生服务需要将治疗和预防相结合、医务人员与社会力量相结合，该工作体系中精神病流行病学调查、培养防治人员、宣传精神卫生防治知识同等重要，而这些工作也是搞好社区精神防治必不可少的手段和措施。精神专科医院应做好对社区卫生服务中心的对口支援工作，以社区居民为服务对象，开展精神障碍的"三级预防"工作，积极做好精神卫生的健康教育和宣传、心理行为的健康指导、心理咨询、心理危机干预以及精神障碍的治疗、康复、管理和社会服务。

针对社区服务，精神专科医院需制定完备的管理制度，开展精神疾病和心理行为问题的预防与健康教育，承担三级精神专科医院相应的重性精神疾病管理和治疗任务。遵循医院制定的社区卫生工作制度、社区精神病防治康复技术指导工作制度、精神卫生工作督导制度、严重精神障碍患者发病报告信息报送制度、培训制度等内容。

（三）行政后勤保障

为了满足人民日益增长的医疗需求，医院的一切工作均应体现"患者为中心"的理念，行政后勤保障工作也不例外。医院要建成集医疗服务、教学培训、科学研究、公共卫生、预防、康复、保健为一体的综合服务体系；想要提高医疗技术水平和服务质量，满足人们的健康需求，获取最佳的社会和经济效益，必须建立一整套行之有效的管理制度，并且在管理实践中不断总结、修改和补充，构建起科学的管理体系，协调的组织结构，为医院发展提供良好的服务平台。

在行政后勤保障方面，精神专科医院与综合医院类似。制定有效的医院财务管理、后勤管理、人力资源管理、信息化建设相关制度。

二、医院核心管理制度的动态建设

（一）国外类似制度管理现状

目前国内外应用的主要管理体系标准是国际标准化组织（International Organization for Standardization，ISO）族质量管理体系标准和联合委员会国际部 JCI（Joint Commission International）发布的《美国医疗机构联合委员会国际部医院评审标准》（下称《JCI 医院评审标准》）。

ISO 9000 族标准是由国际标准化组织质量管理和质量保证技术委员会制定的专门用于质量管理的系列标准，实施领域从制造业扩展到服务以及机关、公益机构等行业同时涵盖了部分行政管理和财务管理的范畴，从机构、程序、过程和总结四个方面规范质量，具有顾客至上、过程控制、预防为主和质量持续改进的特色。但存在缺乏针对性、医务人员较难按照标准去规范执行等不足。

《JCI 医院评审标准》是由医疗、护理行政管理和公共政策方面的国际转接组成，其宗旨是促进全球医疗质量及患者安全的改进，其理念是质量管理和持续质量改进的原则，其核心要求是"以患者为中心"，通过规范医院管理，建立相应的医疗政策制度和流程，并与当地文化、习俗相适应，最大限度地保障患者的安全和权益，并促进医院持续的质量改进。

ISO 主要注重于过程的管理，讲究整个过程都符合质控要求，则产品则符合要求，与传统的 ISO 9000 族质量标准相比，JCI 是针对医疗机构制定的国际医疗质量指标体系，则注重与对象的管理、医疗服务的结果、患者利益和负性事件管理。更强调从受众的感受出发，患者一旦满意，那么服务一定是优秀的，所以 ISO 质量管

2

理体系标准更适合于生产型行业，而《JCI 医院评审标准》对于医院应该是更合适的，他们质量导向的核心理念至此就有了很大差异。

（二）国内外核心制度的比较

尽管国内部分医院也借鉴了 ISO 质量管理体系标准和《JCI 医院评审标准》的管理制度，但与国外常用的医院管理制度仍存在一定的区别，因为任何制度都应遵守当地的法律和法规，并符合当下的国情。2005 年，原卫生部医院管理研究所初步开展了有关中国医疗质量指标体系（china healthcare quality system）的研究。2011 年原卫生部发布的《三级综合医院医疗质量管理与控制指标》，包括住院死亡类、重返类、医院感染类、手术并发症类、患者安全类、医疗机构合理用药和医院运行管理 7 类指标，是目前较为系统的医疗质量管理指标体系。2011 年原卫生部还印发了《三级综合医院评审标准》，主要对坚持医院公益性、医院服务、患者安全、医疗质量安全管理与持续改进和医院管理等方面进行了规范，用以全面推进公立医院改革，促进医疗机构加强自身建设和管理。

通过对比，可以发现我国现有的三甲核心制度与 ISO 质量管理体系标准和《JCI 医院评审标准》有很多相似的制度要求，如：在提升医院服务质量方面，均强调加强医务人员和患者的沟通，在交接班、医嘱、告知、医患沟通等相关方面制定了相类似的制度；在保障患者权益的方面，均制定了病历质量与书写，术前讨论、会诊等相关制度。

ISO 9000 标准内容及系统解析与我们传统的医院管理体制和模式比较接近，更侧重结果，但 JCI 的检查者更注重软件建设，注重理念和观念的更新，更多关注的是流程及构建流程的出发点和目的，不是关注你"做什么"而是关注你"怎么做"，这是与国内等级医院评审主要着重于结果的考核是有区别的。

（三）国内精神专科医院核心制度的展望

2016 年 8 月，在全国卫生与健康大会上，习近平总书记强调，要着力推进基本医疗卫生制度建设，努力在分级诊疗制度、现代医院管理制度、全民医保制度、药品供应保障制度、综合监督制度 5 项基本医疗卫生制度建设上取得突破。随着现代精神压力和精神病日益增长，国民的精神卫生服务变得越来越重要。习总书记在报告中也同时提到，要加强社会心理服务体系建设，培育自尊自信、理性平和、积极向上的社会心态。建立现代医院管理制度是公立医院改革的必经之路，也是精神专科医院改革的重要组成部分，对于推动健康中国建设具有重要意义。在不断更新的制度下，医院医疗管理得到显著增强，医疗质量也得到很大提高，但与发达国家相比，还存在较大差距，有些医院制定大量的制度，但职责空洞，缺乏操作性，不能落实到行动上。卫健委将 JCI 评审标准作为今后我国医院评审工作的主要参考标准，医疗机构有必要了解熟悉评审标准的主要要求。根据我国现有制度的不足，借鉴国外制度的成熟理念，兼顾精神专科医院的特色，可以从以下方面进行改进。从而建立相关流程制度，以支持患者和家属在接受医疗服务过程中行使的权利。

1. 真正落实"以患者为中心"，加强医患沟通，一切为患者服务 JCI 评审标准对中国医院管理的影响是深远的，应该让"以病人为中心"的理念贯穿到患者在医院的每项医疗活动中。参照 2017 年发布的第六版《医院评审标准》，考虑到精神专科医院工作的特点，依据现有的规章制度、行业要求和法律规定，对要素进行一定的删减，制定相应的制度。在医疗服务提供过程中，强调与患者的沟通。把"以患者需求为起点，以患者满意为结果"作为体系改进的目标。通过建立体系及认证，保证长期稳定有效的运转，医院方方面面的工作，各方面的人员都要围绕患者而有效地运转，满足患者的合理要求和利益为医院管理的不懈追求，从而使"以病人为中心"的服务理念,真正落实到医院每个医护人员的具体工作中去,医院质量认证评估的最终受益者是患者,同时医疗质量的提高增加了患者对医院的信任,从而实现双赢。针对精神疾病患者,从门诊、入院、住院期间乃至出院后都应当建立起完备的核心制度,保障患者基本权益。建议完善精神科门诊工作制度、精神科新入院患者接诊管理制度、精神科入院评估制度。住院期间,为保证患者与家属的密切联系,应当建立精神科留陪制度和探视制度,同时医生需遵从病房巡回管理制度以及病房门锁管理制度。必要情况下需对患者采取保护措施的,需严格遵守精神科实施医疗保护措施的管理制度、医疗保护措施知情同意签署制度、精神科使用保护性约束的制度、精神科使用隔离措施的制度等。此外为了提高医务人员之间口头或电话沟通的有效性,可以规范制定《危急值报告流程》《医嘱管理制度》《交班制度》和《转科制度》等相关政策,并且交班过程中要尊重病患的隐私,做好患者隐私的维护工作。鼓励医务工作者多与患者及家属进行沟通,并做好相应的记录,既有利于及时调整医院工作方向和对患者的诊疗方法,也有利于保障医务工作者的权益。出院后的精神疾病患者,则应建立起精神科出院康复指导制度以及随访制度。社区精神卫生防治部门则应严格遵守精神疾病健康档案制度,将出院患者及时纳入管理对象,定期随访。并建立健康教育管理制度,针对社区居民、医生、患者及家属做好完备的培训、咨询及教育工作。秉承"以患者为中心"的理念,将核心制度贯彻到医疗实施的全过程,真正做好精神疾病的预防、治疗及康复工作。

2. 建立学术型医学中心医院核心制度　为了促进医疗卫生事业的发展,国家越来越重视并且鼓励医疗单位开展"事关国计民生需要长期演进的重大社会公益性研究"越来越多的三甲医院以及大学附属的医院开始承担临床科学研究和教学任务。一些精神疾病相关的精神医

2

疗的研究项目也陆续开展，如何保障受试者的权益，也越来越受到重视。尤其在有精神疾病患者这类特殊人群参与的时候，更应重视受试者的权益的保障，精神专科医院在建立核心制度的时候应当借鉴《JCI 医院评审标准》（第 5 版和第 6 版）中新增的学术型医学中心医院标准，包含医学专业教学（MPE），人体受试者研究项目（HRP）。首先应明确学术型医学中心医院的满足条件及资质，如具有良好的医疗设施、实验室设备、人员配备，才可以开展实验性临床研究，应当避免医院在临床研究中损害受试者的健康、受试者的权益，需遵循安全和健康必须高于对科学和对社会利益的考量；其次，伦理委员会和知情同意书是保障受试者权益的主要措施，对于学术型医学中心医院应当建立立项审核机构，在建立核心制度时，应考虑将在临床研究过程中涉及的立项审核、知情同意、伦理报告申请等事宜纳入到核心制度中。最后，为了规范医学教育临床实践活动的管理，在规培期间保护患者、教师和学生的合法权益，保证医学教育教学质量。应当参照卫健委、教育部印发的《医学教育临床实践管理暂行规定》，并制定相关的核心制度。

第五节　公立医院党的建设工作与核心管理制度建设的实践案例

案例 1　黑龙江省加强公立医院党的建设实施办法（试行）

第一章　总则

第一条　为深入贯彻习近平新时代中国特色社会主义思想和党的十九大精神，切实加强党对公立医院的领导，健全现代医院管理制度，推进健康龙江建设，根据中共中央办公厅印发的《关于加强公立医院党的建设工作的意见》和有关规定，结合黑龙江省卫生健康工作实际，现就加强我省公立医院党的建设工作制定本办法。

第二条 本办法适用于全省县级以上政府、事业单位、社会团体、国有企业和其他社会组织举办的公立医院。

第三条 公立医院实行院党委（党总支、党支部，下同）领导下的院长负责制。公立医院党委发挥把方向、管大局、作决策、促改革、保落实的领导作用，将党的领导贯穿于医院管理和发展的各方面、全过程。

第四条 公立医院党委职责

（一）贯彻落实党的基本理论、基本路线、基本方略，贯彻落实党的卫生与健康工作方针，贯彻落实深化医药卫生体制改革政策措施，坚持公立医院公益性，确保医院改革发展正确方向。

（二）依照有关规定讨论和决定医院改革发展、财务预决算、"三重一大"、内部组织机构设置，以及涉及医务人员权益保障等重大问题，审定医院章程及其他基本管理制度。

（三）坚持党管干部原则，按照干部管理权限领导医院干部的选拔任用工作，认真做好离退休干部工作。

（四）坚持党管人才原则，讨论决定医院人才工作的政策措施，创新用人机制，优化人才成长环境。

（五）做好思想政治、意识形态和宣传工作，开展社会主义核心价值观教育，弘扬崇高精神，加强医德医风、精神文明和医院文化建设。

（六）完善医院党组织设置和工作机制，提升组织力，增强政治功能，严格党的组织生活，扩大党内基层民主，抓好发展党员和党员教育管理监督服务工作。

（七）履行全面从严治党主体责任，支持纪检机构履行监督责任，加强医院党风廉政建设和反腐败工作。

（八）全面落实党的统一战线方针政策，做好统战工作。

（九）领导和支持工会、共青团、妇联等群团组织和职工代表大会开展工作。

第五条　把党建工作要求写入医院章程。公立医院章程要明确党组织的设置形式、地位作用、职责权限和党务工作机构、经费保障等内容要求，明确党委研究讨论医院重大问题的机制，把党的领导融入医院治理各环节，并报上级党组织备案。

第二章　医院议事决策制度

第六条　公立医院党委实行集体领导和个人分工负责相结合的制度，凡属重大问题都要按照集体领导、民主集中、个别酝酿、会议决定的原则，由党委集体讨论，作出决定，并按照分工抓好组织实施。

（一）党委书记主持党委全面工作，负责组织党委重要活动，抓班子、带队伍，协调党委领导班子成员工作，督促检查党委央议贯彻落实，支持院长开展工作，每年向党委报告工作。

（二）院长在党委领导下，全面负责医疗、教学、科研、行政管理工作，每年年底向党委会议述职。

第七条　党委会议的决策范围

（一）重大决策事项

医院贯彻执行党和国家的路线方针政策、法律法规和上级决定的重大措施；医院党的建设和安全稳定的重大决策；医院重要改革、发展建设和学科建设等规划以及年度工作计划；医院人才工作的规划、人才引进方案与政策措施；医院重要规章制度；内部组织机构、人员岗位的设置和重要调整；职工薪酬分配及福利待遇、奖励和关系职工权益的重要事项；医院年度财务预算方案、决算情况的审定和预算执行与决算审计；医院重要资产处置、重要资源配置；其他重大决策事项。

（二）重要人事任免事项

医院管理的干部、内部组织机构负责人以及享受相应待遇的非领导职务人员的任免，给予党纪政务处分，推荐党代会代表、人大代表、政协委员等人选，以及其他重要干部人事任免事项。

（三）重大项目安排事项

国家和我省各级各类重点建设项目，国内国（境）外医疗技术交流与合作重要项目，大型医疗设备、大型医院耗材、器械物资采购和购买服务，基本建设和大额度基建修缮项目，以及其他重大项目安排事项。

（四）大额度资金使用事项

大额度资金的具体额度、超过额度的资金、预算外的资金、超过预算一定限额以上医院领导人员有权调动使用的资金。

第八条　院长办公会议的讨论与决策范围

（一）讨论通过拟由党委会议讨论决定的重大决策、重大项目安排和大额度资金使用事项的方案，具体部署落实党委会决议的有关措施。

（二）讨论决定职称评聘、常规晋升晋级及日常人员招用、解聘、调动等医院人事工作的事项，招生培训、一线岗位人才引进等医院人才培养工作的事项。

（三）讨论决定医院医疗、教学、科研和行政管理中其他需要集体央策的事项。

第九条　会议集体决策程序

（一）党委会议由党委书记召集并主持，不是党委委员的院长、副院长可以列席会议。会议议题、召开时间和其他列席人员由党委书记确定。决定重要事项，应当逐项进行讨论和表决，以赞成人数超过应参会人数半数为通过。

（二）院长办公会议由院长召集并主持，院行政班子领导人员和纪委书记参加会议，党委其他班子成员可视议题情况列席。会议议题、召开时间和列席人员由院长确定。院长办公会议讨论研究事项，与会人员应当明确表示同意、不同意或者缓议的意见，院长应当在广泛听取与会人员意见基础上，对讨论研究的事项作出决定。

（三）重要行政、业务工作应当先由院长办公会议讨论通过，再提请党委会议研究决定。院长办公会议的重要议题，应当在会前听取书记意见。重大事项提交集体

2

决策前，书记、院长和有关领导班子成员应当个别酝酿、充分沟通，书记、院长意见不一致的议题应暂缓上会。产权单一的公立医院一般不设立理事会，部分公立医院设立的理事会作为医院业务工作的议事咨询机构。不得以党政联席会议、理事会议代替党委会议。

（四）健全决策前论证与听取意见机制。医院成立发展规划、药事管理、装备管理、器械管理、医疗技术、医疗质量与安全、人力资源、医学伦理等与各项行政、业务决策和管理相适应的专家委员会，重要行政、业务和专业性、技术性较强的事项，决策前需经专家委员会咨询或者论证。与职工利益密切相关的事项，决策前应当通过职工代表大会等形式听取意见和建议。

坚持以会议形式集体决策重要事项。党委会议、院长办公会议须有半数以上成员到会方能召开，讨论决策重要事项时须有三分之二以上成员到会方能召开，会议记录完整存档。

第三章　领导班子建设

第十条　选优配强领导班子。根据《事业单位领导人员管理暂行规定》《公立医院领导人员管理暂行办法》，按照干部管理权限和政治强、促改革、懂业务、善管理、敢担当、作风正的标准，选优配强医院领导人员。

（一）党委书记和院长要具有胜任岗位职责所必需的专业知识和职业素养，熟悉医疗卫生行业发展情况和相关政策法规，有先进的医院管理理念和实践经验，符合深化医药卫生体制改革和健全现代医院管理制度需要，业界声誉好。

（二）二级及以上的公立医院、市属及以上的公立医院、设党委的公立医院，实行党委书记、院长分设；其他公立医院根据规模大小等实际情况宜兼则兼、宜分则分。

（三）党委书记和院长分设的，院长是中共党员的同时担任党委副书记；党委书记和院长由一人担任的，可以设立专职副书记，专心专责抓党建。

（四）党委班子成员按照章程进入医院管理层或者通过法定程序进入理事会，院级管理层或者理事会内部理事中的党员成员一般应当进入医院党委班子。

（五）落实公立医院领导人员任期制和任期目标责任制有关规定，落实医院领导人员交流和考核评价制度。

（六）医院领导人员一般不得兼任临床科室负责人，确保主要精力和时间用于加强党的建设和医院管理。允许实行院长聘任制，推进职业化建设。

第十一条 强化领导班子思想政治建设。

（一）把党的政治建设摆在首位，深入学习贯彻习近平新时代中国特色社会主义思想，旗帜鲜明讲政治，自觉把树牢"四个意识"、坚定"四个自信"落实到治院兴院各个方面，在思想上政治上行动上同以习近平同志为核心的党中央保持高度一致，坚央维护习近平总书记党中央的核心、全党的核心地位，坚决维护党中央权威和集中统一领导。每年年底，向上级党组织报告年度领导班子思想政治建设情况。

（二）坚持医院领导班子理论学习中心组学习制度。领导班子成员每年参加不少于3天的集中轮训。

（三）严格落实中央八项规定及实施细则精神和省委九项规定，坚持不懈整治"四风"，严肃党内政治生活，净化医院政治生态。

第四章 干部队伍和人才队伍建设

第十二条 加强医院干部队伍管理。

（一）坚持党管干部的原则，树立正确选人用人导向，把好选人用人关。医院党委按照干部选拔任用有关规定，及时制定完善医院内部组织机构（包括行政部门、业务科室、党组织和其他医院党委明确的实体机构）负责人的选拔任用、培养教育、交流锻炼、监督约束和考核评价制度。

（二）医院党委集体讨论决定内部组织机构负责人的选拔、管理、培训和考核工作；任免建议方案在提交党委会议讨论决定前，应当在书记、院长以及分管纪检监察、组织人事的领导班子成员等范围内进行充分酝酿；严格执行干部任用前书面征询纪检监察机构意见的规定。

第十三条　强化医院人才培养使用。

（一）坚持党管人才的原则，健全完善人才培养、引进和使用管理办法，建立卫生健康部门和医院领导班子成员联系高层次人才制度，为人才提供优质服务。

（二）搭建不同类别、不同层次的人才发展平台，探索建立以需求为导向，以医德、能力、业绩为重点的人才评价体系。

（三）建立医务人员荣誉制度，支持建立名医工作室，发挥名医示范带动作用。

第五章　内设机构基层党组织建设

第十四条　医院内设机构党组织要突出政治功能，加强对党员的直接教育、管理、监督，做好组织、宣传、凝聚、服务群众工作，把党支部建设成为坚强战斗堡垒。参与内设机构业务发展、人才引进、薪酬分配、职称晋升、评优评先、设备配置等重大问题的决策，保证内设机构行政负责人充分行使职权。

第十五条　推进党组织和党的工作全覆盖。

（一）坚持应建尽建，确保党组织全面覆盖医院各内设机构及所属各单位。规范医院基层党组织设置，原则上以科室为单位建立党支部。凡有 3 名以上正式党员的，应当独立成立党支部；正式党员不足 3 名的，按照规模适当、便于管理的原则成立联合党支部。党支部党员一般控制在 50 人以内。党员人数较多的党支部要合理划分党小组。党员 50 名以上、100 名以下的，可设立党的总支部委员会。

（二）党总支、党支部要严格执行 3 年任期规定，任期届满，应当及时换届。建立健全基层党组织按期换届提醒督促机制，严格执行基层党组织换届情况定期报告制度。按比例倒排整顿后进党支部。

第十六条　严格执行"三会一课"、组织生活会、

2

民主评议党员、谈心谈话等党的组织生活基本制度，每月相对固定1天开展主题党日活动。

第十七条　抓好内设机构党支部书记选拔培养激励。

（一）党支部书记一般应当由内设机构负责人中的党员担任，内设机构主要负责人和党支部书记由一人担任的，可配备1名副书记。内设机构负责人是党外人士的，可设置1名专职党支部书记。党支部一般应当设组织、宣传和纪检委员等，党外人士较多的应设统战委员。党支部书记享受与内设机构主要负责人同等政治待遇，党支部书记、副书记、委员应当按照工作量落实绩效待遇。

（二）加强党支部书记培养，坚持把优秀的党员选拔到党支部书记岗位，每年至少安排1次集中轮训。

第十八条　做好党员发展、教育和管理工作。

（一）把政治标准放在首位，注重发展医疗专家、学科带头人、优秀青年医务人员等"高知"群体入党。探索建立把业务骨干培养成党员，把党员培养成医疗、教学、科研、管理骨干的"双培养"机制。

（二）推进"两学一做"学习教育常态化制度化，认真开展"不忘初心、牢记使命"主题教育，教育引导党员在日常工作生活中亮身份、立标杆、树形象，带头攻坚克难，引领带动职工积极投身医院改革发展事业，促进医院和谐稳定。

第六章　思想政治工作和医德医风建设

第十九条　加强思想政治工作。

（一）突出政治建设统领地位，建立常态化政治理论学习制度，深入学习贯彻习近平新时代中国特色社会主义思想和习近平总书记关于卫生健康工作的重要指示精神，把医务人员的思想行动统一到党中央的决策部署上来。

（二）关心关爱医务人员，通过精神上鼓励、工作上帮助、事业上支持、生活上保障，增强医务人员职业荣誉感，积极维护医务人员合法权益。

案例2 广州市惠爱医院患者
病情评估制度建设实例

(一)背景

2

随着全球经济、社会、文化的发展,精神卫生逐渐成为人们关注的焦点。大多数发达国家和相当一部分发展中国家已完成了精神卫生工作的法制化过程。在经历了 27 年的探索和研究后,第十一届全国人民代表大会常务委员会第二十九次会议于 2012 年 10 月 26 日通过《中国人民共和国精神卫生法》,并从 2013 年 5 月 1 日起施行,结束了我国无全国性精神法律法规的历史。该法明确提出发展精神卫生事业,规范精神卫生服务,维护精神障碍患者的合法权益是制定该法律的主要目标。其中,第三十条指出,"精神障碍患者的住院治疗实行自愿原则。而当诊断结论、病情评估表明,就诊者为严重精神障碍患者并有下列情形之一的,应当对其实施非自愿住院治疗:①已经发生伤害自身的行为,或者有伤害自身的危险的;②已经发生危害他人安全的行为,或者有危害他人安全的危险的。上述条款在力图保证公民不被错误地送到精神病院同时,确保应接受治疗的人能及时接受诊治"。这一目标的达成有赖于对患者及时准确的病情评估。在此背景下,我院于 2013 年 2 月 27 日制定了广州市惠爱医院(广州市精神专科医院)《患者病情评估制度》2013 版。通过 3~4 年的实施,分别于 2017 年和 2018 年对该制度进行了进一步修订,该制度的建立与修订是我院健全医疗质量安全管理制度的一部分。本节将介绍我院《患者病情评估制度》的制定及修订历程。

(二)首次制定

我院《患者病情评估制度》2013 版在以下几个方面对病情评估做出限定,包括:评估目的、范围、评估人员资格、评估时限、评估内容及流程等。该制度规定评估的目的在于确保对就诊者进行及时准确的评估,全面

2

了解就诊者的病情与存在的风险，掌握就诊者的医疗与护理需求，作出初步诊断，制定出适合就诊者的诊疗方案，使其得到优质的服务。医护人员对所接诊的患者均应进行病情与风险评估，评估范围包括：①门（急）诊患者评估。②新入院患者首次病情评估。③新入院患者首次上级医师评估。④手术患者麻醉前、术前、术后的病情评估。⑤住院患者病情变化即时评估。⑥住院患者阶段性（每月）评估。⑦住院患者出院评估。该制度规定评估人员必须是本院的执业医生或注册护士，或是经医院授权的卫生技术人员。门诊患者就诊时需即时评估；普通新入院患者首次病情评估应在 24 小时内完成，而急危重患者在 1 小时内完成；新入院患者首次主治医师查房评估应在 48 小时内完成，首次主任或副主任医师查房评估应在 7 天内完成；手术患者病情评估应分别在术前、术后 24 小时内完成；住院患者病情变化即时评估应在当日完成；住院超过 1 月以上的每个月内应进行阶段性评估。

（三）第一次修订

经过数年的临床实践，我院对患者病情评估的体系逐渐建立，使得患者在就诊，入院，出院等临床决策过程中均有着较客观的评估结果作为依托，很大程度上确保了我院医疗安全与质量。然而，在实践过程中《患者病情评估制度》2013 版存在的问题也逐渐暴露，如对躯体情况的评估不够系统、没有紧扣精神卫生法第 30 条（对自杀和攻击风险的评估缺乏量化指标，不能从评估结果直接判断出是否符合精神卫生法非自愿住院的标准）、缺乏专门的精神科护理评估、医护配合不佳、评估时间要求不合理导致评估时间滞后、评估人员资格问题等。在这一情况下，我院于 2017 年启动了该制度的修订工作，《患者病情评估制度》2017 版应运而生。在此版本中，较大的改进在于强化了对患者自杀与攻击风险的评估，增加了专门的护理评估量表，强调了对患者躯体情况的评估。总体上说，病情评估过程全面覆盖门诊、

2

住院部、精神科情况、躯体情况、医疗、护理等多个维度。具体表现在：对急诊躯体危重症患者，护士须立即使用改良早期预警计分（MEWS）进行评估，并于医生接诊时将评估结果报告医生。而门诊医生要首先填写《精神科患者风险评估表》（包括自杀风险评估表和重性精神病危险性行为评估表），该表格分别对患者自杀自伤及伤人毁物等风险行为进行量化，以协助医务人员更好地判断患者是否符合精神卫生法中非自愿住院的条款。普通新入院患者首次病情评估从 24 小时提前到 8 小时内完成，出院评估应当在患者出院即时完成，评估时间的缩短有助于医务人员更早了解患者的风险以便做出及时的临床决策。对于患者自杀与攻击风险的评估须有精神科主治医师以上资格，此修订保证了精神科的评估是由有资质的精神科专业人员做出，进一步保证患者的权益。首次护理评估应填写《住院患者首次护理评估单》，包括对每一位患者的生理、心理、社会、营养、文化、护理风险筛查如暴力、自杀、擅自离院、跌倒/坠床、噎食/窒息等内容进行评估。一旦被护理评估筛查确定为高风险患者时（依据《高风险患者护理风险评估制度》），护士应及时报告主管医生。主管医生要认真核查评估结果，做出相应处理，并在病情记录中反映。需要进行医护联合查房的，按《广州市惠爱医院医护联合查房工作方案》规定执行。由此可见，《患者病情评估制度》2017 版不仅增加或完善了 2013 版中的量表，突出的进步在于根据精神卫生法的条款要求制定了更加细化的风险评估方案，同时体现了医护联合更加紧密的趋势。

（四）第二次修订

在临床工作中，某些严重精神障碍患者尽管没有自杀自伤行为，但存在拒绝饮食或不顾危险到处流浪的行为，对于此类患者到底是否能按照非自愿住院情形一办理住院手续？《患者病情评估制度》2017 版并没能回答这个疑问。由此可见，虽然 2017 版使用《自杀风险评估表》和《危险性行为评估表》来分别对应精神卫生法第

2

30 条中的情形一和情形二，帮助门诊医生判断患者是否符合非自愿住院的具体情形，但其包含的内容仍欠全面。2018 年版取消原上述两份评估表，整合为《非自愿入院适宜性评估表》，在原来的评估内容中，挑选出最明确的、最能反映患者的风险因素，和在专科诊查过程中，筛选出一些可以评价患者风险的内容，作为评估需要非自愿入院的理由，且增加了门诊医生与患者监护人共同签名，以保证当时选择违背患者意愿办理非自愿入院的目的，是为了保护患者应当享有的治疗权。

在 2017 版中，对自杀与危险性行为风险的评估结果，要求精神科主治医师进行审核，与"每一位住院患者均有适宜的诊疗计划，由高级职称医师负责评价与核准"的要求相悖，因此，于 2018 年版中，将入院时、特殊情况下的重要评估，均要求有高级职称医师进行审核签名。2017 版中，对高风险的严重精神障碍患者缺乏明确的评估要求；对不同风险级别的处置缺乏统一的指导；在 2018 年版中，引入了患者风险的分级方法，对不同风险应当对应不同的护理级别，对 3 级及以上风险患者，明确要进行定期的危险性行为评估，并明确停止评估的标准。

2017 版制度强化了护理量表的应用，由此出现了一个新问题，即当医疗与护理评估结果不一致时，以何者的评估为准？这个问题不能解决，会令临床实践面临着法律风险。2018 版明确了在上述情况下应以医疗评估为标准，并同时启动医护联合查房，要求医护共同评估风险的级别。

2017 版中，《住院患者即时病情与风险评估表》，存在概念的模糊、评定时机选择不清晰，导致不能完全概括各种特殊时期需要病情与风险评估的需要。且因特殊情况要评估的重点不一，使用统一的评估表不合适，而且使用评估表后，反而弱化了病情的记录。因此，2018 年版取消了这种评估表，而要求以病情记录形式记录详细的评估结果，并明确哪种情况下应当进行详细的病情与风险评估，并要求高级医师进行审核签名。

院长点评——宁玉萍（广州市惠爱医院 院长）

2

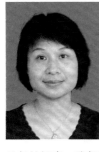

广州市惠爱医院患者病情评估制度在我国精神卫生水平不断进步，尤其是法律不断完善的大背景下出台。其建设过程是我国不断发展精神卫生事业，规范精神卫生服务，维护精神障碍患者的合法权益进程的缩影。也是我院健全医疗质量安全管理制度的努力之一。通过几年的探索，我们逐渐建立一套较为完整、全面的精神专科医院患者病情评估体系。有效保证医疗质量，保障患者生命安全，使精神障碍患者从入院开始即能得到全面、客观、科学的病情评估，医生和护士能根据患者病情进展不同阶段的评估，制定适宜、有效的诊疗计划及护理方案，同时尽可能地保护患者的治疗选择权。目前该项制度的实施仍然有着不少的提升空间，如病情评估过程中量表使用的电子化、智能化程度不高，既过多地消耗了医务人员的精力又增加了出错的几率。制度的不断更新与个体以及社会对精神卫生内涵的理解、重视程度密切相关。可以预测的是，和事物的发展规律一样，我院的患者病情评估制度仍需不断地更新以适应不断出现的新问题、新思想和新观点。

（宁玉萍　何卫宁　郭建雄　陈子恺　曾嵘

于 林　何红波　刘玉平　肖爱祥　刘 明）

参考文献

［1］金懿. 浅谈医院发展的长效管理机制的建立［J］. 继续医学教育，2015，29（8）：66-67.

［2］程锴. 公立医院医疗管理存在的问题与对策［J］.

齐齐哈尔医学院学报, 2013, 34 (3): 411-412.

[3] 樊功为, 张晶晶, 王大文. 医院医疗质量建设的初步探索 [J]. 齐鲁医学杂志, 2009, 24 (6): 555-556.

[4] 方杰. 浅谈医院后勤保障中的安全管理 [J]. 中国医院建筑与装备, 2017, 18 (10): 82-83.

[5] PRAHALAD C K, HAMEL G. The Core Competence of the Corporation [M]. Berlin: Springer Berlin Heidelberg, 2006.

[6] 杨春旭, 孙虹. 国内外医院核心竞争力研究综述 [J]. 医院管理论坛, 2010, 27 (1): 34-37.

[7] 王向东. 什么是医院核心竞争力 [J]. 解放军医院管理杂志, 2003, 10 (3): 264-267.

[8] 廖继尧. 是核心竞争力还是综合力 [J]. 中华医院管理杂志, 2004, 20 (8): 509-511.

[9] STEWARD J L, MUSA P F, WILLIS G. Calling For Diversity In Health Care Executive Suites And Evaluation Of Effects On Efficiency Using Data Envelopment Analysis [J]. Journal of Diversity Management, 2008, 3 (2): 1-7.

[10] NORTHCOTT D, TAULAPAPA T M A. Using the balanced scorecard to manage performance in public sector organizations [J]. International Journal of Public Sector Management, 2012, 25 (3): 166-191 (26).

[11] Lanlan Cao, Marc Dupuis. Strategy and Sustainable Competitive Advantage of International Retailers in China [J]. Journal of Asia-Pacific Business, 2010, 11 (1): 6-27.

[12] JINGYAN W U, YANG Q, LIANG L. Discussion on the general medical care capacity building and evaluation in county level public hospital [J]. Chinese Hospitals, 2016.

[13] HUERTA T R, FORD E W, PETERSON L T, et al.

Testing the hospital value proposition：an empirical analysis of efficiency and quality ［J］. Health care management review，2008，33（4）：341-349.

［14］ KIM K H，KANG S K，DONG Y K，et al. Brand equity in hospital marketing ☆ ［J］. Journal of Business Research，2007，61（1）：75-82.

［15］ 王帅. 提升医院核心竞争力的综合体系构建 ［J］. 继续医学教育，2017，31（5）：81-82.

［16］ 徐建洋，陈国锋. 精神专科医院医疗质量的改进 ［J］. 江苏卫生事业管理，2010，21（3）：56-57.

［17］ 徐琨，杨敦干. 建立以章程为统领的现代医院管理制度初探 ［J］. 中国医院管理，2017，37（10）：1-3.

［18］ 徐娟，唐艳艳，潘振宇，等. 我国三级综合医院医疗质量安全核心制度演化进程 ［J］. 中国医院管理，2017，37（11）：37-39.

［19］ 孙蓉蓉，陈连生，顾民，等. 江苏省 51 所三级公立医院医疗核心制度及流程执行情况调查与分析 ［J］. 中国医院，2016，20（07）：27-29.

［20］ 单健华，张明祥，沈吉云. 用 ISO 9001 标准进行医疗质量管理 ［J］. 实用医药杂志 2003，20（3）：225-227.

［21］ KELLY BD. Mental health law in Ireland，1945 to 2001：reformation and renewal ［J］. The Medico-legal journal，2008，76（Pt 2）：65-72.

［22］ MCHALE JV. Mental health law and the EU：the next new regulatory frontier? ［J］. Medical law review，2011，19（4）：606-635.

［23］ SZMUKLER G，DAW R，CALLARD F. Mental health law and the UN Convention on the rights of Persons with Disabilities ［J］. Int J Law Psychiatry，2014，37（3）：245-252.

［24］ EASTMAN N. Reforming mental health law in England

and Wales [J]. BMJ, 2006, 332 (7544): 737-738.

[25] SHAO Y, WANG J, XIE B. The first mental health law of China [J]. Asian journal of psychiatry, 2015, 13: 72-74.

[26] CHEN H, PHILLIPS M, CHENG H, et al. Mental Health Law of the People's Republic of China (English translation with annotations): Translated and annotated version of China's new Mental Health Law [J]. Shanghai Arch Psychiatry, 2012, 24 (6): 305-321.

第三章

医院民主管理制度和决策机制

本章要点： 建立健全全院科学民主决策制度，是实行现代医院管理民主集中制的重要环节，医院各级机构、各科室部门需要认真贯彻落实民主管理，不断完善科学民主决策机制和制度建设，提高决策的水平和质量。本章从民主管理与决策机制建设的相关性，深入探讨精神专科医院民主管理制度建设，解析精神专科医院重大事项的决策机制，并探讨可能影响医院决策机制的相关因素。民营医院的决策机制与公立医院有所不同，案例除了介绍公立精神专科医院在民主管理或重大事项决策机制方面的具体实例，并分析讨论其中遇到的挑战以及解决之道之外，也会列举民营医院董事会决策机制在医院日常管理中的运作方式和价值作用。

第一节 概 论

一、医院民主管理相关概念

（一）民主的概念

民主（democracy）源于希腊，最早由古希腊历史学家罗多德在《历史》中提出。从词源上说，democracy（民主）由 demos（人民）和 kratos（统治）2 个词汇组成，意为"人民的权力"或"多数人的统治"。我国最

3

早的民主思想出自于《尚书·五子之歌》的"民本"一词，即民惟邦本，本固邦宁。后来孟子在《孟子·尽心下》中又提出"民为重，君为轻、社稷次之"，这一思想成为中国历朝历代民本主义思想的根基。随着历史的前进和文明的进步，民主的内涵也在不断发展。在社会主义社会中，民主被定义为在一定的阶级范围内，人民按照平等和多数裁决原则，共同管理国家事务的国家制度。即广大人民掌握国家权力，实现主权在民，人民当家作主。虽然在各个社会的不同发展阶段中，民主的外延和表现形式多元化，但其主权在民的本质始终未发生改变。

（二）医院民主管理的内涵

民主管理（democratic management）即管理者在"民主、公平、公开"的原则下，科学地将民主思想运用到实践工作中，以达到管理目标的一种管理方法。随着法律的普及和民主观念的深入人心，民众的民主参与意识和民主管理意识进一步提高。医院作为社会主义现代化建设中一类重要的非营利性特殊机构，更需要通过民主管理，来充分发挥和调动职工的积极性、主动性和创造性，从而保障医院的和谐与稳定，促进医院的建设与发展，更好地适应医疗卫生体制改革的逐步深化。医院民主管理是医院依照法律规定，通过多种形式、方法、途径和载体，将职工置于主人的地位，主动参与医院的民主决策、民主管理和民主监督的过程。我国的政权组织形式是人民代表大会制度，而民主集中制是人民代表大会制度的组织和活动原则，它不仅适用于政治领域，也适用于我国社会生活的各个领域。因此，从本质上来说，医院民主管理，是在民主集中制原则的基础上形成民主合力机制的、职工当家作主的管理制度，其具体表现形式有职代表大会制度、院务公开制度等。

二、医院决策机制相关概念

（一）决策的概念

决策作为一种管理行为，普遍存在于人类的一切活动领域中。狭义的决策是指一定行为主体为实现既定的目标或价值观而作的选择；而广义上的决策是指人们为实现预期目标，对各种事件作出选择的过程。前者强调结果，后者强调过程。总而言之，决策既是心理活动过程，又是行动方案，是人们思维和意志行动相结合的产物。

3

（二）医院决策机制的内涵

决策机制是指决策组织和决策体系之间内在的有机联系和运作方式。科学的决策机制是组织机构良好运行和健康发展的基础。随着我国经济环境、社会环境和政策环境不断优化，医院面临着新的机遇和挑战，因此，建立民主科学的决策机制，是医院增强执政能力，加强管理水平，提高医疗服务质量的重要保障。医院决策机制，是指医院内部基于一定决策原则形成的、履行医院决策功能的组织机构系统及其运行方式。具体可以从以下3个方面来理解：首先，医院决策机制必须基于统一的原则之上，如公立医院坚持民主集中制原则，重大事项集体决策，做到决策程序化、规范化、民主化和科学化。其次，医院决策机制必须具备履行决策职能的组织机构。如在医院决策过程中，学术委员会、药事委员会、质量管理委员会等各种委员会都是医院决策机制中履行决策职能的组织机构。第三，医院决策机制受社会因素、政治因素等多种因素的影响，它的形成和运行是各种因素共同作用的结果。医院决策机制的具体表现形式主要有"三重一大"集体决策制度等。

三、医院民主管理与决策机制建设的相关性

健全医院民主管理与决策机制是建立和完善现代医院管理制度的两个重要内容。医院民主管理要求医院管理者弘扬人的主体精神，发挥人的主体能力，将民主与集中相统一，是协调医院各组织各种行为达到管理目的的一种管理方法。医院职工是医院的主体，是医院最重要的资源，医院的正常运转和持续发展均离不开全体职

工的积极参与和支持。

正确决策是保证医院各项事业顺利开展的重要前提。建立健全决策机制，是现代医院管理的客观要求。整体而言，医院决策机制建设的目标是实现决策的民主化和科学化。医院决策的民主化亦即民主决策，要求医院在决策中必须经过民主程序，保障医院职工最大程度地参与到决策中来，广泛听取职工的意见，尊重职工的意愿。医院决策的科学化亦即科学决策，要求医院在科学的决策理论指导下，按照科学的决策程序，运用科学的决策方法进行决策。医院民主科学决策的内涵决定它离不开民主管理。医院在发展规划、"三重一大"等重大事项，以及涉及医务人员切身利益的重大决策中，如果不坚持民主管理，未广泛听取职工的意见、要求，就很难做到民主科学决策，决策效果也会大打折扣。

总之，医院通过民主管理，能提高医院决策的民主化、科学化，民主科学决策离不开民主管理；而民主科学决策有利于促进医院的发展，使职工得到实惠，反过来又能进一步推进医院民主管理的进程。

四、医院民主管理和决策机制的研究现状

国务院办公厅《关于建立现代医院管理制度的指导意见》（国办发〔2017〕67号）在总体要求中提出了医院要"实行民主管理和科学决策"，并就如何"健全民主管理制度"和"健全医院决策机制"提出了明确要求。当前，医院民主管理和决策机制的研究主要集中于以下几个方面：

从研究对象来说，一方面，研究对象主要集中于医院整体方面，也有少数以科室、班组为研究对象的，如冯孟潜等研究了加强科室民主管理在大学附属医院党风廉政建设中的必要性、现状及存在的问题，马兰艳等调查了"三重一大"集体决策制度在临床科室管理中的落实和执行情况；另一方面，研究对象主要集中于综合医院，针对专科医院的研究较少。

从研究内容来说，目前以院务公开、职工代表大会、"三重一大"为主要内容开展对医院民主管理和决策机制的研究较多，其次是以医院民主管理和决策机制执行情况的实证研究以及探讨医院民主管理和决策机制存在问题、对策的研究较多。

第二节　精神专科医院民主管理制度建设

一、我国民主管理的政策依据及历史沿革

《中华人民共和国宪法》第二条规定："人民依照法律规定，通过各种途径和形式，管理国家事务，管理经济和文化事业，管理社会事务，这是医院民主管理的根本依据所在。"《中华人民共和国劳动法》第八条规定："劳动者依照法律规定，通过职工大会、职工代表大会或者其他形式，参与民主管理或者就保护劳动合法权益与用人单位进行平等协商。"《中华人民共和国工会法》第六条规定："工会依照法律规定通过职工代表大会或者其他形式组织职工参与本单位的民主决策、民主管理和民主监督。"

1997年，全国总工会、原卫生部发布《关于加强医疗卫生单位职工民主管理工作的若干意见》（总工发[1997]12号），该文件结合医疗卫生行业实际情况，对医院实施民主管理提出了具体的工作要求。随着医改的不断深入，现代医院管理制度这一表述逐步在政府文件中出现。2011年，国务院办公厅《关于印发医药卫生体制五项重点改革2011年度主要工作安排的通知》提到："探索建立高效的公立医院管理体制，形成规范化的公立医院法人治理结构，积极推进现代医院管理制度。在之后的若干年，我国现代医院管理制度的探索经历了从概念提出到内涵不断丰富，2017年《关于建立现代医院管理制度的指导意见》（国办发〔2017〕67号）的出

台，建立现代医院管理制度的政策框架得以确立，医院民主管理成为现代医院管理制度的重要组成部分。同时，对致力于创建三甲的精神专科医院来说，动员广大职工充分行使民主权利也是《三级精神病院评审标准实施细则》中的一项考核指标，需要充分落实。

二、民主管理的作用

（一）民主管理有利于协调各方面利益关系

医院职工分布在临床、医技、护理、后勤、管理等各个不同的岗位，在相同岗位中，学历层次、专业技术职务、行政职务等也各有不同，不同的群体会从自身的角度出发，表达相应的愿望和利益要求。而民主管理，恰恰可以使全院职工通过合法、有序、理性的渠道和形式来表述自己的观点和意见，在公开、公平、公正原则的指导下，协调医院内部各方面的利益关系，及时解决问题，化解矛盾，从而形成和谐互助的人际关系和良好的医疗秩序。

（二）民主管理有利于监督各级领导干部

民主管理其中重要的一项内容就是民主监督。这种由全院职工依法行使的自下而上的监督可以使医院各项决策的制定和执行更科学化、合理化、公开化、透明化，特别是对于药品招标采购、重大基建项目、大型医疗仪器设备购置等工作的负责人和主要领导人，可以有效防止"一言堂"和"暗箱操作"，避免公众赋予领导干部的权力私人化，提高各级领导干部的廉洁自律意识和"防腐"意识，促进医院的党风廉政建设。

（三）民主管理有利于凝聚党群干群关系

民主管理使全体职工都有机会亲自参与医院的各项管理工作，可以使职工们有更多的渠道和途径与医院和科室的领导商讨医院和科室发展过程中的各项方针和重大决策，充分表达自己的意见和建议。同时，领导干部也有更多的机会倾听职工们的心声。这样，自然而然就营造出一种医院如家、领导似兄弟姐妹的和谐氛围，营造出广大干部群众共同为医院谋发展、献良计的和谐景象。

（四）民主管理有利于激发职工潜能

民主管理可以充分调动职工参与医院管理的热情和积极性，增强了广大职工爱院如家的主人翁责任感。职工们会主动去发现问题、思考问题，并提出合理化建议，使全院职工的智慧潜能得以充分激发，而不再是被动等待和接受领导的指令和安排。而当职工的建议被院方所采纳，并形成一种切实可行的方案或制度时，则更能使职工体会到自我价值的实现。

三、民主管理的形式与内容

（一）职工代表大会制度

医院应根据《中华人民共和国工会法》，全国总工会、原卫生部《关于加强医疗卫生单位职工民主管理工作的若干意见》（总工发［1997］12号）等文件精神制定相关制度。

1. 职工代表大会的定义　职工代表大会是医疗卫生单位实行民主管理的基本形式，是职工行使民主权利的权力机构，它接受医院党委的思想政治领导，并在法律规定的范围内行使职权。

2. 职工代表的产生　①职工代表由医院职工民主选举产生，任期与职工代表大会届期一致。②选举职工代表应当根据医院职工的分布状况，划分选区，分配名额，由职工直接选举产生。③中层以上领导干部所占比例不超过职工代表总数的四分之一，一线医务人员代表的比例应占半数以上，女职工代表应当占适当的比例。

3. 职工代表大会的组织制度　①职工代表大会每届任期三年或者五年，具体任期由职工代表大会确定。②工会是职工代表大会的工作机构，负责职工代表大会的日常工作。③职工代表大会选举产生的主席团主持会议，处理大会期间有关重大问题。④职工代表大会可以设立若干民主管理专门小组（委员会），组织职工代表开展民主管理专项活动，办理职工代表大会交办的有关事项。专门小组（委员会）负责人由职工代表担任。⑤职工代表大会闭会期间，除法律法规规定应当提交职工代表大会审议通过的事项外，对需要及时处理的重要事项，医院可以召开职工代表大会联席会议进行协商处理，处理结果应当向下一次职工代表大会报告。

4. 职工代表大会的职权　①听取院长工作报告，讨论审议医院发展的长远规划和奋斗目标、年度工作计划和总结、财务预决算、基建投资项目和大型仪器购置、职工培训计划、业务招待费使用情况并提出意见和建议。②审议通过岗位责任制、职工工资奖金分配方案、涉及职工切身利益的改革方案、劳动保护措施、职工奖惩办法及其他重要规章制度。③审议决定有关职工生活福利事项、福利基金使用方案和其他有关职工福利的重大事项。④评议监督医院领导干部。评议工作要在职工代表大会上进行，每年至少进行一次，要把评议结果作为奖惩、任免领导干部的重要依据。

5. 职工代表大会相关工作制度和规则

（1）职工代表大会每年至少召开一次。每次会议必须有三分之二以上的职工代表出席。遇有重大事项或者特殊情况，经医院主要负责人、工会或三分之一以上职工代表提议，可召开临时会议。

（2）职工代表大会的议题和议案应该由院工会听取职工意见后同医院协商确定，并在会议召开七日前以书面形式送达职工代表。

（3）职工代表大会选举和表决相关事项，必须按照少数服从多数的原则，经全体职工代表的过半数通过。对重要事项的表决，应当采用无记名投票的方式分项表决。

（4）职工代表大会在其职权范围内依法审议通过的决议和事项具有约束力，非经职工代表大会同意不得变更或撤销。应当提请职工代表大会审议、通过、决定的事项，未按照法定程序审议、通过或者决定的无效。

（5）医院工会应当在职工代表大会召开或闭会期间，组织职工代表围绕医院运营管理、职工切身利益事项等方面开展提案活动，提出意见、建议，并由提案工作专门小组（委员会）负责提案的审查、立案、督查和反馈公布。

（6）医院工会应当组织职工代表对职工代表大会决议贯彻落实情况进行巡视检查，将巡视检查情况和整改建议以书面形式向医院反馈，督促整改。

3

（7）医院工会应当组织职工代表围绕职工代表大会制度运行的规范性、实效性开展质量评估，并根据质量评估的结果，与医院共同研究制定整改措施。

（二）院务公开制度

医院应根据原卫生部《关于全面推行医院院务公开的指导意见》（卫医发〔2006〕428号）、《关于做好深化医药卫生体制改革形势下院务公开工作的通知》（卫医政发〔2010〕91号）等相关文件的精神，制定相关制度。

1. 院务公开的内容

（1）医院重大决策、重要人事任免、重大项目安排及大额度资金使用情况。

（2）医院经营管理相关事项：主要包括年度计划及完成情况、医院综合目标管理方案及执行情况、医院业务发展情况、财务预决算、医院担保、工程建设项目及各种招投标、药品设备招标采购、医院重要规章制度、管理措施等。

（3）涉及职工群众切身利益事项：主要包括集体合同、劳动（聘用）合同的签订和履行、职工提薪晋级、工资奖金分配、福利费使用和各类法定社会保障基金缴纳、医院人才引进、招聘录用、职称评聘、业务考核、评先评优、奖励处罚及职工培训事项等。

（4）医院运营管理情况：包括医院医疗工作状况、年度财务预决算、重点监控药品使用情况、药品集中招标采购情况、社会化服务项目招标情况、重大医疗纠纷、医疗事故处理结果等。

（5）与医院领导班子建设和党风廉政建设密切相关的事项：主要包括民主评议领导、业务招待费使用情况、医院中层干部、重要岗位人员的选聘、任用情况；干部廉洁自律有关规定执行情况；医院领导的收入、兼职、住房、用车、出国和通信费用；上级领导机构不正之风投诉信箱、电话。

同时，根据卫健委相关文件精神，医院还应向社会公众公开医院资质信息、医疗服务价格和收费信息、医疗服务重点环节的服务目标和要求、改善医疗服务和便民措施以及行业作风建设等情况。

2. 院务公开的主要形式　对内院务公开的主要形式包括：职工代表大会、院务公开栏、党政工联席会、职工代表座谈会、周会、院报、内网等。对外院务公开可采用在门诊、病房、服务窗口等醒目位置设立公开专栏；编印、发放就医手册、宣传资料；设立电子大屏幕公告栏、触摸屏和专门的院务公开网站；建立院领导接待日；设置院务公开投诉信箱等形式。

3. 院务公开的基本程序

（1）事前预告：即预告事由和方案，广泛征求职工群众意见，搞好职工源头参与，统一职工群众的思想。

（2）事中通报：即在实施过程中适时通报进展情况，接受职工群众监督，便于职工群众全程参与。

（3）事后公告：即项目实施完成后，准备完整资料公布办事结果，让职工群众放心，便于稳定职工队伍，消除职工群众的疑虑。

四、民主管理存在的问题

职工代表大会和院务公开制度作为民主管理的主要形式为培养职工民主意识，促进科学合理决策发挥了重要作用，但仍然存在着工作制度、工作程序和工作方式不规范、不及时，影响民主管理最终成效。

（一）职工代表大会存在的问题

1. 组织不规范　在实践中，有的医院管理人员占比过高，一线职工没有充分地被代表，职工的意愿没有被充分地反映与收集。有的医院以提高效率减少开支为由，将职代会、中层干部会议及工会会员代表大会三合一。这样的职代会基本上就是流于形式的，不能真正代表职工的意志，职代会失去了其应有的作用。

2. 提案质量不高，办理落实不到位　一部分职工代表对参与管理不够重视，没有充分领会医院职代会提案工作的重要性，存在提案"能不提，就不提；多提不如少提"的思维。一些职代会代表受自身水平限制，提案挖掘不深，不能站在一定的高度撰写提案，主要谈论科室小问题，导致提案质量不高；还有代表没有深入开展调研就盲目下笔，"闭门造车"，提案内容单调，提出的问题不够客观严谨，解决措施缺乏操作性。在提案办理中，负责办理的部门往往存在处理提案不够积极，没有深入细致地进行医院根本问题分析，对提案仅做简单的回复，存在敷衍和拖拉现象。对于提出的解决问题的建议和意见，缺乏足够的理解或者根本没有重视，没有落实情况的反馈，影响了提案人的积极性。

3. 职工代表大会职权未能完全落实　田曙光等对18个医疗单位职工代表大会工作的调查与分析显示，凡召开职代会的单位，都涉及了听取院长工作报告，讨论审议年度工作总结和计划、财务预决算、基建、仪器、人才培养等内容，但是列为专项审议的不多；对业务招待费的使用情况，很多单位都没有详细报告主要开支的各个项目、开支是否符合制度、手续是否完备等，仅是简单地通报一下开支数额以及比上一年降低的百分数；对工资奖金分配方案较重视，50%的单位是经职代会讨论通过的，其余的如改革方案、劳保措施、奖惩办法等，一般未经职代会审议；评议和选举领导干部的职权基本没有落实。

（二）院务公开存在的问题

1. 院务公开信息比较局限、时效性不强，效果不佳根据《关于做好深化医药卫生体制改革形势下院务公开工作的通知》文件要求，应当公开医疗服务重点环节的服务目标和要求。如住院服务应当公开与患者密切相关的核心制度，包括三级查房时限要求、分级护理的服务内涵和服务项目等；挂号、咨询、入出院、收费、药房等"窗口"部门应当公开工作人员信息、工作时间和岗位职责要求；检查诊断服务要公开检查结果出具时限。但以上内容公示较少，对社会对患者院务公开的信息医院主要集中于医疗价格和费用的公示。同时，因为对一项内容公开多少或公开到什么程度并没有明确的规定，导致有些该公开的事项没有公开，有些公开的内容流于形式，避重就轻，避实就虚，不利于监督考核；院务公开的内容比较滞后，常常不能及时反映政府出台的医药卫生体制改革相关政策和举措，改善医疗服务、优化流程的措施更新不及时；院务公开的有效性不足还表现在，各种公开的设备维护不足，显示屏、触摸屏、网站等常常出现故障，不能正常使用。在医院网络建设上，人员、设备、技术上也远远达不到社会公众的需求。

2. 院务公开的方式缺乏灵活性　近年来，全国各地医院根据自身条件已初步开展了以院内网站、显著位置公告栏、电子显示屏等多种形式的院务公开，为公众感知信息的易用性创造了条件。但是网络日益普及的今天，许多医院对网络媒介的重要性认识不足，没有充分利用网络的方便快捷，扩大信息公布的覆盖范围，提高获取信息的及时性。

3. 对患者的权益尊重不足　根据《三级精神专科医院评审标准实施细则》要求，患者或监护人对病情、诊断、医疗措施和医疗风险等具有知情选择的权利，医院有相关制度保证医务人员履行告知义务。但是在医疗过程中有些医生只重视"病"，不重视人，没有尊重患者或监护人的知情选择权利，没有对患者或监护人进行病情、诊断、医疗措施和医疗风险告知，并提供不同的诊疗方案供患者或监护人选择。

忽视与患者之间就病因和病情、当前的治疗情况、下一步如何治疗、医患如何相互配合等情况进行交流。

五、加强民主管理的对策和措施

（一）职工代表大会有关问题的对策

1. 规范与完善职工代表大会制度　医院应当严格按规定比例推选职工代表，特别是确保一线专业人员的配备比例，使之具备广泛的群众性，体现大多数职工的意愿和要求。工会组织作为职工代表大会的工作机构，在抓好日常民主管理工作，维护职工知情权、参与权、监督权的基础上，应注重加强职代会法规制度的落实完善与监督考核。同时，要根据《中华人民共和国工会法》与主管部门制定的规章制度，建立、健全相应的工作规范，使医院职工代表大会有章可循、有据可依，以强有力的制度保障职代会的作用充分彰显。

2. 提高提案工作质量　提高职工代表大会提案工作质量可以从组织领导环节、执行征集环节、督办落实环节等 3 个重点环节进行把握。

（1）在组织领导环节：各级领导都应当重视并支持此项工作，严格按规范执行。

（2）在提案征集环节：工会部门一是要通过各种渠道广泛宣传发动，提高职工代表的参与意识与提案意识。二是要通过讲座、座谈会的形式，强化职工代表培训，扩展职工代表视野，提高职工代表撰写提案的调查研究与书面表达能力。三是要做好撰写提案的规范性，提案应制定标准化的模板，格式和内容都要完整统一。提案要一事一案，注明序号存档保存。

（3）在督办落实阶段：对于提案办理部门明确的，要第一时间进行督办，对于涉及多部门联合办理的，要确定牵头部门，积极进行多部门协调，督促各部门按方法、步骤办理。在提案办理部门办理过程中，医院工会和职代会提案组要进行定期查问和督导办理进度，及时汇总部门办理情况。对于已经办结的提案，要将提案办理情况向提案人进行及时反馈，对于提案人反映办理不满意的，要及时向医院进行汇报，深入分析。

3. 落实职代会职权　要全面落实职代会职权，提高职代会的工作质量，一是要划清决策范围，在医院重大问题上行使好民主管理的基本权力，严厉禁止和处罚绕开职代会做决策的行为，维护职工代表大会权威，保障依法依规议事决策。二是要严格执行职代会决议，对职代会通过的决议必须不折不扣落实，做好有关事项的督查与反馈，强化决议的严肃性。

（二）院务公开有关问题的对策

1. 完善院务公开内容，提高时效性　医院除了完善价格公示制、查询制及费用清单制，提高收费透明度外，还要把深化医药卫生体制改革中制定的相关文件和出台的有关措施及时向社会和患者公开。在公示医疗服务内容方面，应当以完善和公开医院服务的创新措施为突破点，重点公开门急诊就诊流程的优化措施，预约诊疗服务的安排，急诊绿色通道建设情况，检查结果和医疗费用查询方式，与患者密切相关的核心制度，包括三级查房时限要求、分级护理的服务内涵和服务项目、出入院服务流程改善措施等等，让人民群众切实感受到医疗机构改善服务的效果。医院应成立医患关系办公室，公布其电话，门诊和病房均设有意见箱，坚持定期开展医疗质量、服务质量、医德医风的满意度调查，定期在周会或网上公布；还应当向社会和患者公开医疗服务过程中重点环节和"窗口部门"的服务目标和要求，建立患者投诉管理机制，及时有效处理患者投诉和反映的问题。

2. 不断丰富并维护好院务公开的载体　医院可印制并发放院报、院刊；设置公示栏、宣传橱窗、电子屏幕公告栏、电子触摸查询系统、投诉信箱，设立院领导接待日、院长信箱，设置医院统一的短信平台、网站、官方微博、官方微信等方式主动公开信息，特别是投诉流程、咨询与投诉监督电话号码；在向特定服务对象公开信息时，也可通过当面交谈、书面通知、提供查询等形式予以告知。公民、法人或者其他组织也可通过书面形式向医院申请获取涉及其自身利益的相关信息。我国已进入网络时代，互联网已经渗入到当今社会政治、经济、文化和人们生活中的各个层面，成为人们获取信息不可或缺的重要方式。根据中国互联网络信息中心最新统计报告，截至 2017 年 12 月，我国手机网民规模达 7.53 亿，网民中使用手机上网人群的占比由 2016 年的 95.1% 提升至 97.5%；因此，院务公开应充分应用互联网这一受众广大、方便快捷的传播平台，提升医院门户网站的技术水平，丰富和完善信息内容，从医院概貌、医疗技术、医疗服务等方面入手，具体包括医院概况、科室介绍、专家介绍、就诊服务、特色技术、科普园地、在线诊疗、精神分裂症患者特殊门诊的办理程序等医保相关政策、医保药物目录、医保患者须知、常见病护理及化验参考值等内容，方便群众就医；还可包含医院文化、医院公告、医院动态和媒体报道回放等专栏，并做到及时更新。医院在微信公众号的建设中可以进一步完善交互功能的开发，这样可以增强用户微信使用黏度，使公众号的影响力进一步扩大。加强医院自主化 APP 建设，把 APP 定位成患者就医服务全流程中的"掌上引导器"，从患者预约就诊开始，在候诊、做辅助性检查、获取检查报告、缴费、医保报销等全过程帮助患者，体现患者个性化服务需求，包括开通便民门诊。同时，建立专门的技术队伍，定期维护硬件设备和软件平台，保证使用有效性。

3. 尊重精神病患者权益，做到"知情同意"　作为一类特殊的弱势群体，精神疾病患者的自主权利应该得到充分考虑和保障。正当地使用特殊干涉权应建立在对患者病情充分了解的基础上，对患者的行为能力要建立合理的评估机制。

医务人员应该本着不伤害、有利、公正的原则，在治疗过程中注重保护和提升患者的自主能力，及时与患者进行有效沟通。多数精神疾病患者行为能力受限，对自身病情无清晰认识，在诊治过程中，主要依据的是监护人同意的原则；但这种限制具有时限性，精神疾病患

3

者有时也具备行为能力，应受到"知情同意"原则的保护。另外，不同的精神疾病以及在精神疾病的不同阶段中，患者的知情同意能力也均不相同，因此精神疾病患者知情同意权的保护应该是一个动态过程，贯穿于诊疗全过程之中。

（三）探索和完善职工民主管理的其他形式

民主管理主要通过两个途径来实现，其一是通过职工代表参与的形式来实现，主要载体是职代会、院务公开等形式，另一条途径是职工直接自主参与的形式，如品管圈活动、职工座谈会、中层干部会、行政办公例会、科主任例会等。

所谓"品管圈"活动，指在相同、相近或互补性质工作场所的人们主动组成几人（通常 7 ~ 13 人左右）一圈的活动团队，按照一定的活动程序，采取科学的统计工具及方法，集思广益、群策群力来解决工作现场和管理活动的问题与课题，由此提高工作效率，提升产品和服务质量。

1993 年，我国大陆地区有医院开始在护理部门试水品管圈，2004 年，海南省率先在全省二级以上医疗机构普遍开展品管圈活动，取得了明显的成效。至 2009 年海南省开展了 1000 多圈活动，数量为当时全国其他省份医院品管圈总量的两倍。受此启发，国家卫生行政部门也将应用现代管理工具和追踪方法学一并写进医院评审评价标准中，并委托清华大学开展相关研究与培训工作。目前，该项活动在综合医院已经开展，精神专科医院也要充分发挥一线员工的智慧，大力开展品管圈活动，提升服务质量。

第三节　精神专科医院
重大事项决策机制

一、重大事项决策的主要内容

医院的重大事项，是指具有全局性和战略性，对医院的建设和发展有着重大影响的重大事项决策、重要干部任免、重要项目安排及大额度资金的使用，必须经集体讨论做出决定的事项。"三重一大"制度是民主集中制的一项重要制度，是决策科学化、民主化的重要保证。其主要内容包括：

3

（一）重大事项决策

1. 贯彻落实党的路线方针政策、法律法规和上级的重要决定、决议、指示等重要文件和会议精神等方面的重大事项。

2. 医院发展规划、医院建设、重要基建工程项目及规划，年度工作要点等重点工作的安排部署。

3. 医院党建工作、精神文明建设工作、党风廉政工作、医院作风和行风建设、安全稳定、领导班子自身建设中的重要事项。

4. 重大改革方案和重要举措、管理中的重要事项；干部竞争上岗方案、经管方案、财务预算、决算等相关事项。

5. 机构设置和编制调整方面的重大事项；重要管理制度的制定、修订及废止。

6. 涉及全局性的重大事件处理，重要信访矛盾化解、重大事故处理和重要突发事件应急处置等重大事项。

7. 人才队伍建设、学科建设、专业技术职称评聘推荐、人才的引进和培养等。

8. 向上级党组织、机关推荐的先进集体和个人，享受政府特殊津贴候选人等重大事项。

9. 涉及干部职工切身利益的重大事项。

10. 其他应当提交集体讨论决定的重大决策事项。

（二）重要干部任免

1. 医院管理的干部选拔、任用、考核和奖惩。

2. 医院后备干部的选拔任用及副处级干部的推荐。

3. 党代表、人大代表、政协委员候选人的推荐。

4. 其他应当提交集体讨论决定的重要干部任免（管理）事项。

（三）重大项目及大额度资金使用（各单位可根据具体情况调整资金额度）

1. 医院年度经费预算和医院分配方案。

2. 单项 10 万元以上维修工程、装修工程、信息化工程项目；对外合作项目、开发项目；重大合同协议、招投标决定等。

3. 10 万元以上的设备、物资、医疗器械采购项目及方案。

4. 单项投资超过 10 万元的设备设施、基建工程。

5. 计划外日常公用经费一次性在 5 万元（含）以上的开支项目。

6. 10 万元以上的经费调度使用安排。

7. 其他需要提交集体讨论的重大项目及大额度资金使用安排事项。

二、重大事项决策的意义

一直以来，党中央、中纪委多次全会明确提出"凡属重大决策、重要干部任免、重大项目安排和大额资金的使用，都必须由领导班子经集体作出决定"。作为精神专科医院改革与发展推进载体的重大事项与医院广大群众的利益密切相关，但由于重大事项可能引发的利益冲突、重大事项决策机制的不科学以及重大事项在实施过程中可能出现的偏差，使重大事项本身存在着合理性、合法性、可行性等诸多问题，蕴含着巨大的社会稳定风险。在公立医院尤其是精神专科医院进入攻坚阶段，发展处于关键时期，各种社会矛盾和社会问题集中显现，群体性事件发生越来越频繁、影响越来越严重的背景下，对涉及较多群众利益的"三重一大"事项制定良好的集体决策机制，切实从源头上预防和减少重大事项实施过程中可能出现的制约因素和稳定风险，对促进医院稳定和谐发展，具有特别重大的现实意义。

（一）"三重一大"集体决策制度的提出是贯彻民主集中制的重要发展

其确立的集体研究决策制度，在体现一定范围充分民主的同时，又有效避免了在重大问题上个人独断专行和以权谋私，对提高领导决策水平必将产生极大的推动作用。

（二）建立和完善"三重一大"集体决策制度不仅是落实民主集中制，实现民主决策、科学决策的重要途径和方式，也是强化对权力运行监督，防止滥用权力和以权谋私，构建惩治和预防腐败体系的重要内容

"三重一大"集体决策机制已日益作为刚性要求，成为各级领导在管理活动中必须遵守的行为规则。建立和完善"三重一大"集体决策制度是从源头上治理腐败最有效的途径。

（三）"三重一大"集体决策制度是医院整体和谐发展的重要保证

而临床业务等重点部门和科室的良好发展又是医院的重中之重。重大决策，决定的是临床业务等重点部门和科室发展的方向和战略；重要干部任免，决定的是临床业务等重点部门和科室决策的执行能力；重大项目安排，决定的是临床业务等重点部门和科室长远发展的基础；大额资金使用，决定的是临床业务等重点部门和科室整个经营活动运行的命脉。

三、重大事项民主决策运行国外现状

法国和澳大利亚的重大事项决策运行由监事会、院长、董事会三层治理结构进行，董事会是重要的博弈平台。公立医院是具有独立法人地位的公共部门，由地方政府卫生主管部门，患者团体代表和专业资深人士构成的监事会代表医院的所有者，有权提名院长、审核并决策医院的重大事项；国家卫生主管部门对监事会提名的候选人进行任免和考核，任期5年，连任2届，该候选人必须具备医院管理学院学历，并通过全国淘汰

制考试；执行董事会是医院的日常决策机构，一般由 9
~15 人组成，除了法定成员外由院长提名，医院职工
组成的各类医疗委员会在执行董事会中具有重要影响
力。因此，执行董事会成为实际管理中的博弈平台，由
院长代表地方政府和中央政府与医院内部职工进行谈
判和决策（图 3-1）。

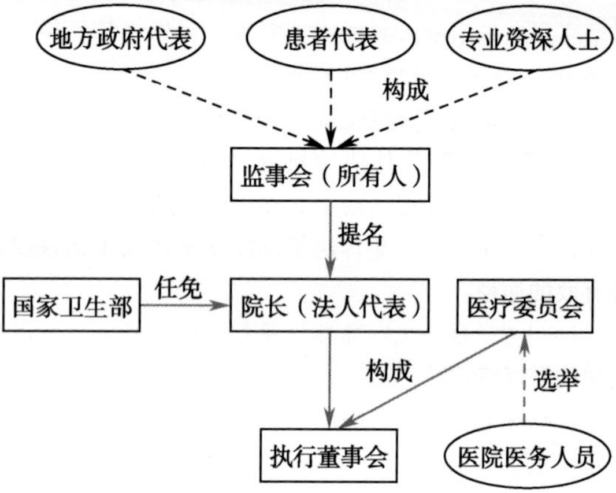

图 3-1　法国公立医院治理结构

　　法国公立医院的这种治理结构一直在争论并在调整
中发展，主要通过对不同层级权责进行调整来实现。卫
生行政部门的纵向管理与地方政府的横向管理之间、外
部力量与医院员工之间长期存在权利与责任配置的争论。
2014 年将医院所有者从理事会改成目前的监事会，权
力大幅削弱，大大增强了院长的决策权。因此 2016 年
主要从三方面重新平衡了公立医院的内部治理权力构
架，将原来医院医疗委员会从专业咨询机构变成了决
策机构，院长在医院专科发展与科室负责人任命等方
面必须得到医院医疗委员会的支持，从而增强了医学
专家的话语权。

四、重大事项决策的支持体系及运行程序

（一）重大事项决策的支持体系

1. 建立服务于决策的高层次参谋团队　精神专科医院要根据实际需要，成立医疗质量控制专家组、绩效考评小组、医疗质量考核组、重大事件应急救助专家组、学术委员会、医疗设备管理专家组、药事管理委员会等专家团队和参谋团队等高层次智囊团或顾问委员会，为院领导决策做好参谋。另外还可选聘一些优秀律师顾问、外院各个不同专业的专家参与决策咨询工作。

2. 决策信息支持系统和统计制度、方法　准确、全面的信息是正确决策的基础。信息不对称是影响决策的突出问题。随着经济和科技的快速发展，信息在决策中的重要作用日益凸显。要充分利用现代信息技术和手段进行资料的收集、整理和加工，为决策提供客观、真实和全面的信息资料。建立健全符合精神病专科医院的统计制度、体系和方法。特别是要加快完善基本数据库，对医院决策需要而尚不健全的统计指标体系，应优先健全起来。利用现代科学技术方法改进行政决策手段，要学习和运用现代科学调查方法，如统计调查、问卷调查、抽样调查、网络调查等，收集和处理决策信息。综合运用各类统计与评价方法等，对决策资料进行多层面、多角度的分析和论证，为院级决策层提供全方位的信息资料。

3. 建立良好的决策执行组织架构　对"三重一大"集体决策制度的执行和落实，需要医院所有部门和科室的参与。精神专科医院临床业务科室包括临床诊疗和护理管理系统、行政职能部门和后勤系统等都要积极参与到决策的执行和落实工作。有效建立清晰的各系统架构图（图3-2）。

（二）重大事项决策的运行程序

精神专科医院"三重一大"事项的决策主体是医院党委会议、院长办公会议。在重大事项决策的运行过程

3

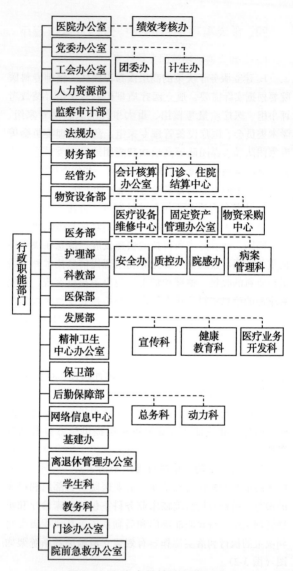

图 3-2 湖南省某精神专科医院

行政职能部门组织架构图

中把握的原则、决策程序和实施与监督检查如下：

1. "三重一大"事项讨论决定和执行的原则

（1）坚持民主集中制原则：凡属职责范围内的"三重一大"事项，都应当按照集体领导、民主集中、个别酝酿、会议决定的原则，充分发扬民主，通过集体讨论，以会议形式集体做出决定。班子成员尤其是主要负责人要带头执行民主集中制，保证权力正确行使，防止滥用权力。

3

（2）坚持按照程序集体决策原则：应当按照规定工作流程和决策程序进行决策，除遇重大突发事件和紧急情况外，应召开领导班子会议集体讨论决定，不得以传阅、会签或者个别征求意见等方式代替集体决策。

（3）实行"三个不直接分管"制度：即党政正职不直接分管人事、财务、工程项目。

（4）坚持重大事项报告制度：对于需要报请上级批准或者了解的"三重一大"事项及其执行情况，应当及时向上级请示或者报告。

2. "三重一大"事项决策程序

（1）酝酿决策程序：深入调研。决策前，根据确定的"三重一大"工作内容和决策范围，明确分管领导牵头负责，开展广泛深入的调查研究。对与职工群众利益密切相关的事项，要充分听取职工的意见。充分酝酿。拟提请集体讨论的"三重一大"事项，应当以适当形式进行充分酝酿后，由分管领导提请党委书记、院长研究。确定议题。党委书记和院长对议题的确定应加强沟通、充分酝酿、形成基本共识，并根据有关规定和工作需要，在充分听取班子成员意见的基础上，按照《落实"三重一大"事项集体决策制度的规定》确定会议议题。通知开会。除特殊情况，一般应提前一天以上通知。

（2）集体决策程序：党委会、院长办公会讨论"三重一大"事项应有三分之二以上成员到会。会议要严格按照预定议题进行，不得临时动议。班子成员应当对决策建议逐个明确表示同意、不同意或者缓议的意见，并说明理由。因故未到会的班子成员可以书面形式表达意见或者建议。实行主持人末位表态制。主持会议的负责人应当在其他班子成员充分发表意见的基础上，最后发表意见，并根据讨论情况，做出相应决定。会议决定的事项必须明确实施部门和牵头责任人。集体决策事项应坚持少数服从多数的原则，在讨论中意见分歧较大或发现有重大问题尚不清楚的，除在紧急情况下按多数意见执行外，应暂缓决策，待进一步调查研究、交换意见后，再作决策。讨论决定"三重一大"事项应当安排专人负责记录，会议应当详细记录班子成员的表决意见和理由，必要时应将决策结果以书面形式通知有关职能部门、监督部门及相关人员，会后根据需要编发会议纪要。

（3）决策执行程序："三重一大"事项经集体决策后，由班子成员按分工组织实施。组织实施的分管领导应当抓好落实，并及时报告执行情况。院领导对集体决策有不同意见的，可以保留，并可以按照组织程序向上级组织反映意见。但在新的决策没有做出前，应当无条件执行。集体决策确需变更的，应当按照本规定重新提交会议集体讨论做出决策。遇重大突发事件和紧急情况需要做出临时处置的，应当在处置后及时向领导班子报告。处置后未完成的事项需要领导班子重新做出决策的，应当重新集体决策，并按照新决策执行。

3. "三重一大"事项的实施与监督检查

（1）决策的组织实施：党委会和院长办公会决定的事项，由领导班子成员按照分工组织实施，个人不得擅自改变或拒绝执行，被授权实施的职能部门及时反馈执行情况。

（2）决策的监督检查："三重一大"事项的决策和执行接受纪检监察部门的监督和检查，并将"三重一大"事项的决策和执行情况列入班子民主生活会和述职述廉的内容。医院每年向上级行政部门党组和上级纪检部门报告贯彻落实"三重一大"制度的实施情况。

对"三重一大"事项决策和执行情况，按照党务、政务公开要求，除依法应保密的外，应定期或不定期地在相应范围内公开"三重一大"事项的决策、执行情况，接受群众监督。

五、重大事项决策机制建设存在的问题和建议

（一）存在的问题

1. 医院领导班子对"三重一大"制度不够重视　不少医院对"三重一大"制度的重要性认识不够，认为"三重一大"是医院管理行为，并非是党风廉政建设中的问题；有的公立医院认为该制度的贯彻落实是医院纪委和监察部门的事，由此导致制度的贯彻执行力不够。个别医院的主要领导作风不民主，说话一言堂、决策一人定或违规决策，成为影响该制度贯彻落实的主要障碍；有的领导担心贯彻落实该制度会影响自己在医院的个人权威；有的领导则认为该制度的贯彻和落实会影响决策效率，耽误时间，贻误机遇，从而导致该制度不能在医院得到有效贯彻和落实。

2. 决策制度不科学，制度过于原则化　决策制度的不科学加大了"三重一大"在医院贯彻落实的难度。有的公立医院对集体决策的事项范围和权限规定比较笼统，缺乏明确具体的规定，没有结合公立医院的实际情况，进行综合分析，从而出现了不分大事小事都上会决策走程序，既影响了工作效率，也分散了医院领导班子成员抓重大事项的精力。还有的医院"三重一大"决策制度的系统性不强，决策程序不明确，这也就导致了参会人员对决策事项把握不准，难以作出正确的判断或者不能充分表达自己意见和建议。

3. 监督约束机制不完善　对"三重一大"决策制度执行情况的监督和约束机制不完善，使"三重一大"在公立医院难以贯彻落实。有的公立医院内部同级监督乏

力，监督部门甚至形同虚设；有的公立医院党组织监督作用未能有效发挥，党组织参与重大问题的渠道不顺畅；有的医院民主监督不力，虽然成立了工会，按期召开职工代表大会，但是难以起到民主监督的作用。还有许多公立医院对领导班子特别是一把手违反"三重一大"决策制度、造成重大决策失误的问题，不能严格按照责任追究的规定进行处理，难以追究责任。

（二）建议

1. 通过"三重一大"制度的学习，深化思想认识，认识其重要性　公立医院要将"三重一大"决策制度纳入党委理论中心组学习的重要内容，组织领导班子成员认真学习，深刻体会，充分认识落实"三重一大"决策制度的重要性、必要性和紧迫性，把学习"三重一大"决策制度与创先争优活动、廉政教育活动、干部职工政治学习活动等有机结合起来。医院领导班子成员能够准确把握"三重一大"决策制度的指导思想、基本原则、主要范围、基本程序和实施要求，紧密联系医院实际，深入调查研究。通过深化思想认识，明确其重大意义，增强医院领导班子贯彻落实"三重一大"决策制度的自觉性。

2. 决策制度要科学　实践证明，决策程序越规范，决策责任越明确，重大问题决策制度就落实得越好。而决策制度的制定应首先根据医院的实际情况，合理地确定"三重一大"事项的范围。所有涉及权力运行的事项都要纳入"三重一大"制度约束的范围，既要有原则性要求，又要有操作性规定；既要有实质性内容，又要有规范性标准。公立医院制定相关议事原则①民主集中制原则：对讨论的问题，必须有应参与讨论人员的半数以上同意，方可通过；当不同意见相持时，应暂缓作出决定，经充分酝酿后，再做表决。②实事求是原则：必须尊重客观，符合实际，有利于医院的改革、发展和稳定工作。③依法决策原则：重大问题决策必须依据国家的法律、法规、政策、规定和医院规章、规定等。④分工负责原则：决策事项按职能分工负责，避免推诿扯皮，强化责任意识，提高决策效率。⑤保密原则：对未公开的或有保密范围的事项应该遵守保密规则，不得擅自传播。在议事原则的前提下，必须规范好决策程序，防止决策的草率、随意。要建立健全工会职代会参与医院管理、表达意见的程序，充分保障职工的参与权、知情权、建议权和监督权。

3. 完善监督约束机制，加大贯彻落实力度

（1）公立医院要把监督约束机制贯穿于决策管理的每个环节，形成决策议事有监督、决策执行有检查纠偏、决策失误有问责惩戒的监督制约机制。公立医院要整合监督力量，充分发挥上级监督、业务监督、党内监督、群众监督等各种监督资源的各自优势，采用效能监察、专项检查、内部审计、内控测试、党内巡视、干部考察等多种手段，形成多角度、全方位的监督体系。

（2）医院还要建立健全执行绩效评估机制，上级主管部门和医院内部相关职能部门不定期地对医院领导班子的决策程序、决策效力、决策素质等进行评价。要制定专门的考核细则，对"三重一大"决策制度执行情况进行评估，及时发现执行过程中所存在的问题。

（3）医院要建立健全决策记录制度，凡是涉及医院"三重一大"事项，都应做好详尽的决策记录，做到有据可查。

（4）医院要建立健全决策责任机制，对超越法定权限进行决策的，未经科学论证而决策的，以个人决定代替集体决策造成损失的，要给予严肃处理，对造成重大决策失误的，要追究主要决策者的责任。

（5）重大问题经集体讨论形成决议后，明确责任部门和责任人，具体负责贯彻执行。对集体形成的决议、决定和贯彻落实情况，都在一定范围内进行通报或公示，接受广大职工群众监督。

第四节　精神专科医院民主
管理建设的实践案例

案例1　新绩效管理系统调整中的民主
管理建设情况——湖南省脑科医院

绩效管理是现代医院实施内部控制的基本工具，是医院价值取向和分配取向的具体体现，既关系到每个职工的切身利益和职业体验，也影响到医院的内部稳定和成长预期，是医院管理运营中的大事，也因为涉及的科室多、工种多，人员编制、年龄层次、学历结构复杂等因素，成为医院民主管理中的难事。

本节以湖南省脑科医院（湖南省第二人民医院）为例，介绍该院在新绩效管理系统调整中的民主管理建设情况。

（一）背景

湖南省脑科医院（湖南省第二人民医院）始建于1950年，是直属于湖南省卫健委的一所非营利性大型三级甲等医院，拥有博士后科研流动工作站、临床医学专业硕士学位授予权，是国家高级卒中中心、国家药物临床试验机构，是湖南卒中联盟、湖南精神卫生医联体主席单位，还是湖南省精神卫生中心、心理卫生中心、临床检验中心，同时还是湖南省精神病诊疗质量控制中心、湖南省精神行为障碍临床中心、湖南省临床检验质量控制中心。医院设有精神科、神经外科、神经内科、骨科、护理专科、心血管内科、消化内科、普通外科、泌尿外科、妇产科、儿科、肿瘤科等40个临床科室。现有正式职工1500余人，开放床位1600余张，设有11个医技科室，12个教研室，1个重症医学科和4个专科ICU。

2016年1月1日，长沙市被确定为全国第三批66个公立医院综合改革试点城市之一，改革范围包括长沙市城区内二级以上公立医院，湖南省脑科医院（湖南省第二人民医院）是首批启动的20家单位之一。此次改革对医院形成冲击的是取消药品加成。取消药品加成不仅造成收入流失，更影响到围绕药品而建立的相关制度、考核和分配机制。

此时，医院的绩效管理基于2009年中国新医改政策出台后的新制度、新要求、新措施构建，并逐年调整、修改，逐步加入服务质量、指令性工作考评、第三方测评等内容形成的管理体系。

3

2016年12月，医院新一届领导班子调整到位后，相继召开了行政职能科室负责人座谈会、临床科室主任座谈会、护士长座谈会等一系列民主座谈会。在座谈会上，有职工建议对现行的绩效管理系统进行调整，进一步强化目标管理、质量管理、任务执行、第三方评价等指标的权重，配套更加详细的实施细则，重新架构涵盖行政后勤、临床医技的绩效管理体系。

医院新一届领导班子采纳了职工提出的建议，交由院办、党办、工会、财务部、人力资源部牵头，医务部、护理部、监察审计部等相关部门配合，从目标管理、质量控制、外部评价、收入分配、考核机制、结果反馈等方面着手，重新梳理、完善已有绩效管理措施，并在此基础上制定出新的、更加详细、科学、规范和可操作性强的绩效管理措施，构建新的绩效管理体系。

绩效管理是医院管理中的大事，是医院高效运行的基础，牵一发而动全身，更何况是大范围的补充修订。围绕此事，医院领导高度重视，医院各科室、各职阶、各工种广泛参与、积极讨论，并历时2个月完成了新绩效管理体系的建设和实施。在此过程中，医院民主管理的理念、制度、方法、流程等展现得淋漓尽致。

（二）时间

2016年12月~2017年2月

（三）组织部门

院办、党办、工会、财务部、人力资源部、监察审计部、医务部、护理部

（四）调整内容

增加目标管理、工作交办、计划实施内容，强化、细化质量控制、外部评价、结果反馈内容，调整收入分配方案，引入新的考核机制。

（五）组织程序

按组织程序办事是民主的基本原则，也是实行民主的内在要求，还是实现民主的重要保证。

1. 收到建议　让职工有畅所欲言的平台，有提交建议的渠道以及建议提交后的情况反馈，本身就是医院民主管理的一项重要内容。在临床科室主任座谈会上，有职工提出对现行绩效管理方案进行修改，引起了参会职工的热烈讨论。领导班子认真听取了建议，要求院办公室做好会议记录，并会同财务部、人力资源部等相关科室对情况进行摸底，起草新的绩效管理方案。

2. 方案起草　听取最广泛的意见，是民主管理的要求；进行最充分的调研，是民主管理的前提；制定最合理的方案，是民主管理的目标。在座谈会后，领导班子再次组织院办、党办、财务部、人力资源部、监察审计部等相关科室召开工作任务布置会。会议明确医院要建立、完善以发展目标为主线，过程控制为方法，效果评估为机制，奖惩激励为手段，持续改进为基础的绩效管理体系。会议要求各牵头科室在起草方案前，以工会小组为单位通过交谈、访谈、会议等形式，务必再广泛收集、听取职工建议，尤其是一线职工的意见和建议。为保证绩效管理的先进性、规范性、科学性和可操作性，同时，会议还要求，牵头科室组织相关人员外出学习、参考、借鉴同行成熟的绩效管理模式。

2017年1月，医院制定出最新的绩效管理方案的初稿。

3. 院领导集体讨论　为保证院长行政办公会的效率和权威，不成熟的议题一般都不应该提交会议研究。因此，初稿出来后，相关科室并没有急于以议题的形式提交行政办公会研究决定，而是在行政办公会结束后，以专题会议的形式，提请院领导班子研究、讨论。会上，领导班子提出了修改意见。会议要求各牵头科室根据院领导提出的意见和建议，进行第二次加工，尽快形成第二稿。会议还明确了院领导对此项工作的分工，院领导下到联系的分工会组织集中讨论，尽快形成第二稿。

4. 院领导组织分片讨论　根据专题会议精神和安排，院领导按照工作分工，分别组织了精神科、医技以及行政职能科室分工会开展了讨论会。参加会议的人员以职工代表、正高专家和一线工作人员代表为主，科室负责人、护士长列席。兼听则明、偏信则暗。调查面越广，得到的信息、反馈越准确、真实，但同时听到的各种诉求、声音就越多，矛盾也复杂、明显，对单位的民主管理是促进，对单位的民主管理方法是挑战。职工的建议，最好先由职工来进行判断。对提出的建议，参会者从可行性、客观性、公正性等方面进行了民主讨论后，对不符合实际的、操作性不强的、有失公正的建议在会上当即进行解释，既保证职工的建议权、知情权，同时也保证建议的客观公正性。

5. 征求意见稿发布　经过两轮的意见征集和反复修订，医院制定了第三版绩效管理方案。根据医院的管理制度，要求涉及医院发展、职工利益的重大事项，必须公开征集意见。为贯彻落实民主管理，医院将修订后的第三版绩效管理方案发布在医院内网，向全院职工公开征集意见。

6. 修改　牵头科室组织相关人员对全院职工公开征集的意见逐一进行研究、讨论，并对方案再次修改。至此，医院绩效管理方案的前期准备、调研、可行性研究、风险评估、民意摸底、舆论监测等均已准备完毕，可以提交正式程序审定。

7. 院长行政办公会讨论　经过第一轮的小范围讨论，第二轮小范围摸底调查和第三轮的大范围意见征集，医院绩效管理方案已经初步形成了科学、客观、规范、公正、有大规模民意支持的、可操作性强的待定方案。

3

因此，牵头科室以正式议题的形式提交院长行政办公会审议。按照提前告知、充分讨论、末位表态的原则，院长行政办公室进行了深入研究，原则通过了绩效管理方案。会议要求按讨论意见修改完善后，按程序提交职工代表大会审议。

8. 职代会小组长讨论　经过精心的筹备和动员，医院决定在 2 月底召开职工代表大会。在职工代表大会之前，组织召开了主席团会议，在大会召开前监测到基层的舆情，了解最新的动向，增加施政决策的主动性，更重要的是，领导班子可以为主席团答疑解惑，讲解政策倾向和领导意图。因为主席团成员是来自于基层的非中层干部，在职代会分组讨论时除了组织、协调的作用，还肩负起了沟通、传达、宣讲、引领的责任。主席团成员对议案多一份了解，越能将议案的设计原则、方向、意图以及领导的施政纲领等，有效传达给职工代表，为顺利通过方案创造有利条件。

9. 提案的报告　提案报告在整个民主管理过程中是至关重要，直接影响到议案的审议结果，是职代会前的动员和宣讲，有统一认识、统一思想、统一标准、统一行动的作用，是占据主流的集体意志对少数团体或个人意志的感召和说服。医院绩效管理方案由分管院领导在职代会上作提案报告，从提案原因、组织程序、设计原则、具体措施、预期目标等方面进行全方位阐述，使职工代表全面了解议案、支持议案。

10. 职代会小组讨论　职代会小组讨论是民主管理中的基本方法，既保证了职工参政议政、民主监督的权利，也激发了职工当家作主的精神，且经过组员间的相互讨论和灵感激发，可以为议案提出建设性意见。且小组讨论是绩效方案实施民主的最后一个阶段，讨论的质量、结果直接关系到第二天的职工代表大会审议情况。为进一步补充小组长的组织、协调、沟通、传达、引领等作用，充分发挥院领导的眼光、格局、知识和权威，解决信息不对称或信息传达损耗问题，医院领导班子全部以普通代表的身份下沉到各小组，参与分组讨论，同时对小组长不了解的问题进行补充回答和解释。

11. 职代会审议　经过前期做的大量的座谈、访谈、会议调查和可行性分析，并经过反复的讨论和修订，在积累了大量的民意基础上，按照民主管理的原则和要求，提案到医院职工代表大会审议。经过议案报告、小组讨论和现场投票，医院绩效管理方案最终以高票通过。

3

12. 发布施行　在职代会通过的议案，获得了医院民主权利机关的审核、认定和批准，具有广泛的权威性、群众性和代表性，体现了大多数职工的意愿和要求。职代会的通过，不是民主管理的结束，仅仅只是一个开始。围绕绩效管理方案，还有更重要的执行和监管。议案通过后，牵头科室按流程提交了发文申请程序，最终形成政策性、权威性、约束力、程式化和规范化的长效文件。

院长点评——李小松（湖南省脑科医院 院长）

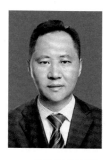

没有最好的管理，只有最好的管理方式。人类形成文明以来，经过不断的探索和实践，发现只有民主管理才是符合人类共同利益需求，并且符合历史发展方向的管理方式。因此，上到国家政体，下到单位基层，最终都选择了各种形式的民主管理。

在该三甲医院，通过强化党的领导，开展老干、青年、临床等各类座谈会调研，召开院务会、周会等会议公开信息，组织行政办公会、党委会等会议民主决策，还大力支持工会组织参与医院的民主管理，举行职工代表大会等深入推进民主集中制，对医院的重大项目、财务预决算、绩效方案以及涉及职工切身利益的事项进行研究、决策、公开，依法维护职工权益，维护医院长久发展的基础。但在实施医院民主管理的过程中，我们发现仍有值得探讨的问题。

选择了民主管理，并不意味着实现了民主。民主管理只是实现民主的第一步，是民主的外在表现形式，它有更深层次的要求。民主管理是民主下的管理，也是管理上的民主，不是静止的、单纯的政治学概念，更应该看成是动态的、复合的管理学过程。因此，在强调民主管理是一种规则的同时，更应该强调民主管理是一种程序。对医疗卫生机构而言，这就要求在必须将民主核心要素贯穿到制度的顶层设计、操作执行、结果评估等每一个环节和流程外，更要着重研究和强化民主管理的监督和执行。

选择了民主管理，并不意味着管理的效率。民主管理植根于多数人的管理，为保证多数人当家作主的权利，尤其是多数人的知情、参与、表达、监督权利，民主管理为本身设置了既定的、复杂的、不可更改的制度和程序，因此在效率上不可避免的受到影响。另外，多数人做主作出的选择并不意味着就是最合适的选择，因此，稍有不慎，容易导致民主管理与管理的效果、目标之间发生偏离。

为了保证实施民主管理达到理想的效果而不偏离，在民主管理的最终决策前设置调查、可行性分析等保障性措施，这些措施的执行又反过来影响管理的效率。

因此，在医院的民主管理中，需要医院的负责人，根据民主的核心要素，按照民主集中制原则，用先进的理念、高超的方法，酌情、适时地实施灵活的、动态的管理。

案例2　民营精神专科医院决策机制——温州康宁医院

（一）温州康宁医院简介

温州康宁医院成立于 1996 年，是一家以精神心理专科为特色的民营医院。自 2011 年起，医院响应国家鼓励社会资本办医的政策，在单家医院的基础上开办分院，组建连锁专科医院集团。2014 年 10 月，温州康宁医院按照《公司法》的要求进行股份制改造，将温州康宁医院改制为"温州康宁医院股份有限公司"，并按照股份有限公司要求建立了现代医院管理制度。公司于 2015 年 11 月 20 日在香港联合交易所主板上市，是国内首家精神专科医院上市公司（股票代码：2120. HK）。截至 2017 年 12 月 31 日，公司旗下自有医院 10 家，并为 8 家医院提供管理服务，运营的床位数超过 4000 张，是全国最大的民营精神专科医院集团。

（二）温州康宁医院的主要决策机制

作为一家民营医院，其在投资方、资金来源和经营目标等方面与公立医院存在较大的差别，这些差别也会体现在医院的决策机制上，温州康宁医院主要包括以下决策机制：

1. 以"三会"运作为基础的现代公司治理架构　作为上市公司，必须按照《公司法》要求建立以"三会"运作为基础的现代公司治理架构。"三会"是指公司的股东大会、董事会及监事会：股东大会是由公司全体股东组成的，是公司最高的权力机构，承担着对公司重大事项进行决策的职责，但股东并不会参与到公司的日常经营决策，而是通过选举董事会的方式由董事会代为行使职权；董事会是由股东大会选举产生，对股东大会负责并报告工作，负责召集股东大会和执行股东大会决议，是公司经营过程中实际的领导机构，在经营中起着至关重要的作用；监事会作为公司的内部监督机构，代表股东大会监督公司董事会和经理等管理人员执行职务时是否存在违反法律、法规或者公司章程的行为或损害公司利益的行为，是公司的监督机构（图 3-3）。

2. 以董事会为核心的重大事项决策机制　由于公司股东较为分散，召开股东大会的程序较为烦琐，因此董事会实际上是公司的核心决策机构，公司的事务和业务

3

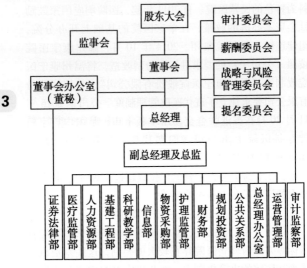

图 3-3　温州康宁医院股份有限公司组织架构

均在董事会的领导下，由董事会选聘的经营管理层具体执行董事会决议。董事会的具体职权包括：聘任公司的高级管理人员、决定公司的生产经营计划和投资方案、制订公司的年度财务预算方案和决算方案、制订公司利润分配方案和弥补亏损方案以及审议公司的重大投资等。为了保证董事会的常规运作和应对临时突发情况，董事会会议分为定期会议和临时会议，定期会议每年至少召开一次，而临时会议根据公司业务需要在提前通知的情况下召开。为了保证董事会决议的事项经过多数董事同意，董事会会议应当有过半数的董事出席方可举行，在会议上董事在充分了解会议材料的情况下可以独立、审慎地发表意见，以一人一票方式表决，获得多数与会董事同意的议案才能获得通过。

　　为了提高董事会组成的多元化，公司引入了独立董事机制，聘请了三名独立董事，他们分别具有财会、行业和香港资本市场方面的丰富经验，为公司带来了不同的视角和经验。此外，为了更好地发挥董事们的专长，公司在董事会下面设置了审核委员会、薪酬委员会、提名委员会及战略与风险管理委员会四个专门委员会，审核委员会主要负责公司与外部审计的沟通及对其的监督核查、对内部审计的监管、公司内部控制体系的评价与完善，以及对公司正在运作的重大投资项目等进行风险评估；薪酬与考核委员会主要负责对董事与高级管理人员的考核与薪酬进行审查，并提出意见和建议；提名委员会主要职责是对公司董事（包括独立非执行董事）、总经理及其他高级管理人员的选择向董事会提出意见和建议；而战略与风险管理委员会主要负责对公司长期发展战略和重大投资决策进行研究并提出建议，确定公司发展规划，健全投资决策程序，提高重大投资与资本运作决策效率和决策质量。

3. 以总经理办公会为基础的日常管理机制　由于董事会主要的对重大事项进行决策，而日常的经营和管理工作可能是非重大但需要讨论和集体决策的，为此公司建立了总经理办公会制度。总经理办公会由总经理、副总经理、财务总监和投资总监等高级管理人员组成，其主要任务是落实董事会的决议，就公司的发展建设、中心任务和其他重要行政工作做出决策，落实公司长远发展规划、年度工作计划及重要工作的实施方案，决定公司的机构设置和中层干部的任命，在董事会授权的额度内决定投资事宜、财务开支计划等。

总经理办公会贯彻民主集中制原则，由总经理召集和主持，当总经理不在时由总经理指定一名副总经理召集和主持。对于要提交总经理办公会讨论的问题，有关方应提前作好准备，认真填写议题内容，拟定解决措施和办法，并经过分管副总经理同意后，在开会的两天前交总经理办公室，由总经理办公室主任汇集后送交院长确定议题。在总经理办公会决策时，并不采取类似董事会的多数表决原则，而是在充分讨论的基础上，最终由总经理决定的原则。

（三）温州康宁医院决策机制的经验总结

1. 资本多数决原则　资本多数决原则是指公司重大经营活动事项尤其是涉及投资者切身利益的股权事项应根据表决中多数表决权意见决定，多数表决权股东就公司有权依法从事的活动而适当形成的决议对小股东产生拘束力。股东以其所代表的有表决权的股份数额行使表决权，每一股份享有一票表决权，股东在股东大会的表决权与其所持股份成正比，持股越多，表决权越大。资本多数决原则对于保护大股东投资热情、平衡股东间的利益和提高公司决策效率等均有十分重要的作用，是股份平等原则的基石。

2. 授权分权的决策原则　公司进行决策，在尽量确保决策的正确性基础上，还要不断提高决策的效率。因此，温州康宁医院为例在股东大会、董事会和总经理办公会之间建立明确的审批权限，以投资决策为例，董事会审议交易成交金额占公司最近一期经审计净资产的10%以上且绝对金额超过1000万元的对外投资，股东大会审议交易成交金额占公司最近一期经审计净资产的50%以上且绝对金额超过5000万元的重大交易，而未达到董事会及股东大会审议标准的对外投资由总经理办公会审议。这样的机制设计，既保证日常经营活动的决策效率，又能保证在重大决策中董事和股东的参与，避免总经理权力过大，又能避免大股东干预到日常经营活动中。

3. 民主集中制的决策原则　在授权范围内，总经理办公会贯彻民主集中制，研究问题时充分发扬民主，重要问题需经到会人员充分发表意见。重大问题要经过调查研究、科学论证，有关部门应提出书面意见，以增强决策的科学性。会议主持者应在充分听取各方面意见的基础上，集中多数人的意见，作出决策。当意见分歧双方人数相当时，可再次复议，重大问题请再论证后决定。对于决策的事项，总经理办公室建立督办机制，定期将负责办理部门的办理情况向总经理办公会汇报。

院长点评——管伟立（温州康宁医院 院长）

3

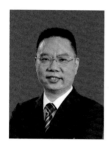

温州康宁医院作为一家民营医院，同时是也在香港联交所主板上市的医院集团，在内部决策机制方面与公立医院相比有自身的特色。温州康宁医院采用了以"股东大会、董事会及监事会"运作为基础的现代公司治理架构，同时设置了以总经理办公会为基础的日常管理机制，负责组织实施股东大会、董事会决议事项，主持医院集团的生产经营管理工作。温州康宁医院在实施经营决策过程中遵循资本多数决、授权分权及民主集中制的原则，建立了较为全面的风险管理和内部控制体系，从而进一步完善和加强医院集团的决策和治理水平。

（李小松　付文彬　罗邦安　刘畅　赵蓉　刘明沛
王东欣　刘芬　毛静　程杰　王健）

参考文献

[1] 宋江顺. 对现代大学制度与民主管理科学决策的思考. 安徽工业大学学报（社会科学版），2012，29（04）：136-137.

[2] 张钦朋. 关于民主概念内涵的研究综述. 重庆工学院学报，2006（09）：95-97.

[3] 李良栋. 论民主的内涵与外延. 政治学研究，2016（06）：2-14.

[4] 王炜，林艳. 论高校民主管理的内涵、进程和问题. 经济研究导刊，2014（29）：171-172.

[5] 王玉伟，丁艳. 关于加强公立医院民主管理建设的实践. 价值工程，2012，31（9）：96-97.

[6] 刘纯铭. 浅谈社会主义医院的民主管理. 医院管理，

3

1984（3）：18-19.

[7] 陈小鸿，姚继斋. 论高校民主管理的内涵、特点及其实现途径. 浙江工业大学学报（社会科学版），2010，9（1）：26-29.

[8] 曹立新. 决策概念研究综述. 广东技术师范学院学报，2010，31（8）：31-33.

[9] 朱孔军，邹和群. 关于规范医院议事决策机制的尝试与思考. 国际医药卫生导报，2005（3）：71-72.

[10] 冯孟潜，王舒阳，邵小轩，等. 大型公立医院加强科室民主化管理的实践. 中国医院管理，2018，38（3）：76-77.

[11] 马兰艳，王群，王李红.“三重一大”集体决策制度在医院临床科室管理中落实及执行情况的调查分析. 中国医院，2014，18（6）：37-40.

[12] 郑燕萍. 加强民主管理，促进医院和谐发展. 中国卫生事业管理，2010，27（S1）：12-14.

[13] 曹凯军. 谈院务公开制度. 中华医院管理杂志，2000，（05）：56-57.

[14] 蒋玉波. 新时代医院职代会提案工作的关键环节及强化措施. 中国卫生产业［J］，2017，（13）：197-198.

[15] 田曙光，苏莉，吕继成，等. 对 18 个医疗单位职代会工作的调查与分析. 中华医院管理杂志，2000，（08）：56-57.

[16] 花蕾，王香平，王蕾，等. 院务对外公开存在的问题及对策. 医院院长论坛. 2013，1（1）：40-47.

[17] 刘秀琴. 院务公开在构建和谐医院中的作用. 中华医院管理杂志，2006，22（3）：207-208.

[18] 江欢，李义庭. 关于精神疾病患者医疗伦理原则的思考. 中国医学伦理学，2012，10（25）：547-548.

[19] 刘庭芳. 我国医院品管圈活动综述. 中国医院，2015，7（19）：1-3.

[20] 夏可珍. 新时期党员领导干部作风问题研究. 湖南：中南大学出版社，2014.

［21］马兰艳，王群，王李红. "三重一大"集体决策制度在医院临床科室管理中落实及执行情况的调查分析. 中国医院，2014，18（6）：37-39.

［22］黄二丹. 法国、澳大利亚公立医院治理分析与启示. 医院管理，2018，11（5）：80-81.

［23］靳莉娜. 公立医院贯彻落实"三重一大"制度的难点及建议. 中国农村卫生事业管理，2013，33（12）：1365-1371.

3

第四章

医疗质量与安全制度

本章要点：医院质量管理是医院管理的核心，院内如何进行质量管理，是迫切需要探讨的问题。本章阐述精神专科医院医疗质量管理制度建设，并从《中华人民共和国精神卫生法》的具体要求探索医疗质量改进实施办法，提出医疗安全管理制度建设的指导意见。案例介绍医院医疗质量与安全具体实例，如新药物、电抽搐技术的准入、患者及医护人员的安全防护等，分析医疗质量或安全风险产生的根源、应对措施及制度完善。

第一节 概 论

一、基本概念、发展及现状

（一）医疗质量与管理的相关概念

1. **医疗质量的概念** 谈到医疗质量的话题，首先，让我们了解一下，什么是质量。质量是指顾客对产品和服务的满意程度，它是满足标准和顾客潜在需求特征的总和。质量是一种判断价值，随社会发展而变化。医院是一个特殊的服务行业，医疗技术具有很强的专业性特点，医疗服务既具有服务的属性，又不等同于服务行业。传统狭义的医疗质量，主要指医疗服务的及时性、有效性和安全性，包括诊断、治疗、疗程和医疗伤害等，又称诊疗质量；随着现代医学和医疗市场的发展，医疗质量内涵随着变化。美国卫生机构资格认证联合委员会（JCAHO）对医疗质量的定义是：在现有医学基础上，医疗卫生服务可以提高满意结果可能性的程度和降低不满意结果可能性的程度。现代医疗质量不仅涵盖诊疗质量的内容，还强调患者的满意度、工作效率、医疗技术、经济效果（投入/产出比）以及医疗的连续性，系统性，也称医院（医疗）服务质量。同时要求体现技术水平、服务态度、环境设施、医疗费用等的医院整体质量。因此，广义的医疗质量是医疗技术、管理方法及其经济效益概念的综合体现。

2. 医疗质量管理的概念　医疗质量是医院的生命线，医疗质量管理（medical quality control，MQC）是医院管理的核心内容。1966 年，美国医疗质量之父多那比第安在其开创性论文中，第一次提出了"医疗质量"的三维内涵，即"结构-过程-结果"。从而建立了各国沿用至今的医疗质量评估范式。狭义的"医院质量管理"，重点是诊断、治疗、护理、康复和保健等的质量管理。管理以临床科室为单位，通过医生执行医疗制度、医疗常规的结果进行评价的质量控制方法。以医疗指标作为医疗终末质量统计评价指标，关注与医疗技术和医疗效果的质量管理方法。随着患者对医院服务质量要求的不断提高，现代管理理念和质量管理概念的发展，医院质量管理已不再局限于传统的医疗质量管理，现代医疗质量管理是指按照医院质量形成规律，运用科学管理方法，有效收集、分析、反馈、控制质量信息、控制人力、物力、设备和技术等要素，以达到预定质量目标的活动过程。现代医疗质量管理已从事后判断的经验型和统计型、终末质量管理型发展到事前预防、环节控制及全面质量管理。

《医疗质量管理办法》（中华人民共和国国家卫生和计划生育委员会令 10 号）中医疗质量管理是指按照医疗质量形成的规律和有关法律、法规要求，运用现代科学管理方法，对医疗服务要素、过程和结果进行管理与控制，以实现医疗质量系统改进、持续改进的过程。

3. 医疗质量管理发展简史

（1）萌芽阶段（约 1860—1910 年）：自 19 世纪末建立了手术麻醉方法与无菌技术后，便开始了质量管理的最初活动。

（2）发展阶段（约 1919—1945 年）：质量管理的阶段性演进和发展，由小到大、由少到多、由浅到深的进一步发展，总体构成了质量管理的发展进程。

（3）统计质量管理阶段（1950—1970 年）：以美国德休哈托发表的《控制论》为标志，此间医院分科越来越细，开始应用统计技术来分析医疗质量。此阶段有了健全的质量管理机构和组织体系、专业的质量监督人员，大量采用工业管理理论和模型、数理统计技术应用得到很大发展。

（4）全面质量管理阶段（1970 年至今）：戴明（w. Edwards. Deming）博士是世界著名的质量管理专家，他对世界质量管理发展作出的卓越贡献享誉全球，作为质量管理的先驱者，戴明学说对国际质量管理理论和方法始终产生着异常重要的影响。其主要观点"十四要点"成为 20 世纪全面质量管理（total quality management，TQM）重要理论基础。

（5）ISO 质量体系认证（1980 年至今）：ISO 是国际标准化组织（International Organization For Standardization）的缩写，成立于 1947 年，是非政府性组织，目前已有 100 多个成员国，ISO/TC176 技术委员会是 ISO 下属技术委员会之一，全名为"质量管理和质量保证技术委员会"。

纵观发达国家的质量发展过程，前 50 年是质量检控阶段（quality control，QC 阶段），后 50 年就是 TQM，全面质量管理是现代质量管理的基石，21 世纪 TQM 将进一步发展，更加关注质量文化建设、规范应用临床诊疗技术和第三方评价系统的介入。

（二）医疗安全与管理的相关概念

1. 医疗安全的概念 所谓医疗安全（medical safety），是指医务人员在实施医疗保健的过程中，患者不发生法律和法规允许范围以外的心理、机体结构或功能损害、障碍、缺陷或死亡。医疗安全是医疗质量最核心的要素，没有医疗安全，医疗质量就成了空中楼阁。医疗安全的核心就是保证患者安全，避免受到伤害。

2. 医疗安全管理的概念 医疗安全管理，是指通过采用科学的管理方法，医务人员在实施医疗行为、患者在接受诊疗过程中不发生意外伤害而开展的全部管理活动，医疗机构、医务人员和患者三方形成一个关系和谐、理性健康的运作体系，以达到实现医疗目的、保障患者健康的目标。

4

（三）医院质量与安全管理的发展与现状

有关医疗质量与安全研究主要集中在住院患者。1984 年，美国哈佛大学的一项研究，首次公开报道了关于医疗安全的问题。事实上，医疗安全的问题，远比我们预想的更加严峻。1999 年美国"医疗研究机构"（简称 IOM）的研究报告指出，可避免的医疗错误高居住院患者死亡的十大死因之第八位。此外，英、澳等发达国家的调查研究显示，发生医疗不良事件的比率在 2.9% ~ 16.6% 之间，平均约为 10.0%，即：平均每 10 例住院患者便有 1 人受医疗失误所影响，而这些失误最终可导致严重伤残甚至死亡。WHO 的报告指出，患者安全是全球性的问题。研究表明，在欧美等发达国家，住院患者中发生医疗不良事件的比例约 3.5‰ ~ 16.6%，因医疗伤害导致的成本费用每年约 60 亿 ~ 290 亿美元。

近年来，由于血液制品、院内感染、注射、患者医疗意外等事故频发，世界各国都开始关注患者安全问题，纷纷建立医疗安全和质量管理委员会，制定质量安全和制度流程，改进医疗安全，提高服务质量。

1. 国内医疗质量与安全管理的发展和现状 在我国，自 20 世纪 80 年代前后逐渐有学者提出"医疗安全"

的概念，随着患者对自身权利的关注和"以患者为中心"服务理念得到广泛共识，医疗管理工作从单纯重视疾病本身逐渐转变到重视患者安全上来。保障医疗安全，提高医疗质量水平成为政府医疗风险管理职能的主要内容，我国的卫生行政部门组织开展了大量医疗质量与安全管理工作。

（1）医疗质量和安全管理的制度化建设：20 世纪90 年代初，原卫生部根据《综合医院分级管理办法》（1989 年制订）进行医院分级管理，并结合医疗技术操作标准、医院工作人员职责、医院工作制度等组成了完整的医院质量标准管理体系；1994 年在《医疗机构管理条例》第四十一条中明确规定"国家实行医疗机构等级评审制度"，等级评审成为该时期我国医疗机构质量与安全管理的重要手段。为响应世界卫生组织世界患者安全联盟"全球患者安全挑战"行动（2005 年），原卫生部代表中国政府承诺参与患者安全行动，并于当年开展了全国 500 家医院的患者安全试点工作，开始着手建立国家医疗质量保障和持续改进体系，陆续开展了一系列医疗安全管理年活动；2007 年，政府开始全面重视医疗安全，2009—2010 年开展"医疗安全百日专项检查"及"医疗质量万里行"等活动；2011 年开展三级综合医院等级评审等。

受原卫生部委托，中国医院协会在推动医疗质量和患者安全体系建设，进行了大量的建设工作。从 2006 年至今连续发布了《患者安全目标》，至今已经发布了 7 个版本，并纳入医疗机构评价指标，用以增进患者安全，提升医疗质量。

2013 年 5 月 1 日实行的《中华人民共和国精神卫生法》，进一步明确了精神卫生工作的主体责任，明确了精神障碍患者的送治权和住院治疗制度等。

2016 年，国家卫生和计划生育委员会于 2016 年 9 月30 日发布的《医疗质量管理办法》第 4 条规定，医疗质量管理是医疗管理的核心，各级各类医疗机构是医疗质量管理的第一责任主体，应当全面加强医疗质量管理，持续改进医疗质量，保障医疗安全。2018 年，国家卫生和健康委员会发布了《医疗质量安全核心制度要点》，强调了当前医疗核心制度的执行与落实仍是医疗质量管理的主线和重点。

在医疗风险管理方面，2002 年，最高人民法院颁布《最高人民法院关于民事诉讼证据的若干规定》，其中对于医疗行为引起的侵权诉讼确立了举证责任倒置的分配规则；同年，《医疗事故处理条例》以及《医疗纠纷预防和处理条例》（自 2018 年 10 月 1 日起施行）的相继出台，进一步加强了向医疗纠纷中患者的权益保护。近年来，随着患者权益保护意识的不断增强，医疗纠纷和医疗诉讼案件不断上升，各级医疗行政部门被迫从被动处理医疗纠纷和医疗事故处理转向主动预防医疗风险。2010 年起，国家卫生部门已开始构建我国医疗安全与风险管理及预警监测系统化的政策研究，体现了我国卫生行政管理正在走向"科学决策、依法行政"的轨道，代表了国家对医疗风险管理的总体发展方向。

（2）方法学上的变革：随着卫生改革的逐步深化、中国入世带来的机遇与挑战，医疗质量和安全管理出现了许多研究热点，我国医院开始学习和引进国外先进的现代质量管理理论与方法，医院质量管理逐步向现代化迈进，从 20 世纪 80 年代起逐渐经历了"经验管理""责任管理""目标管理""成本管理"到"全面质量管理阶段"，直至引入六西格玛管理方法。

随着现代管理理念的引入，近年来，在部分经济发达地区，可以不断见到医院引入国际先进的科学管理理论与方法后迅猛发展的成功例证。国际通用的标准方法，ISO 9000 标准、JCI 医院评审、六西格玛法、精益管理法、卓越管理法等，以持续质量改进和质量管理创新为手段，结合信息化建设的不断推进，引入循证医学思想；发展临床路径，开展医疗质量实时控制，进行持续质量改进，以超高标准，超严要求不断推进质量管理。如华

4

中科技大学同济医学院附属同济医院采用系统论、控制论和信息论思想，参照 ISO 9000 质量管理评价体系，制定了符合本院特点的医疗质量管理及持续改进方案，加强医疗质量评价指标的精准化监测，医疗流程的节点监控和信息化指控平台建设等，疾病治愈率、病床使用率、平均住院日、药占比等各项指标均有明显改善，取得了良好的质量管理效果。

（3）国内医疗质量和安全管理的不足与展望：当前，分级管理工作是各级医院质量管理的主要模式，很少有医院能够应用一个系统、持久的良好质量管理模式，很多医院还处于应付各种评审和检查的被动状态。我国医院医疗质量和安全管理，相比发达国家现代质量管理，有很多不足，整体尚处在发展初期，缺乏全员性现代质量管理系统培训，尚未形成全员参与的医院质量管理文化，质量管理的有效性尚待提高，质量管理的信息化程度尚需加强，医院中成长起来的管理专家需要进一步充实理论，院校中的学者也需要医院管理实践的积淀。我国的医疗安全环境在立法研究、机构设置、管理的理念方法与医院文化方面仍需要不断改进。

未来我国的医疗质量和安全管理需要更加关注质量文化建设，为减少医疗差错，不仅需要政府积极引导与推动，也要靠全体医务工作者、患者以及社会媒体的共同参与和努力。在借鉴国外先进经验的同时，要转变观念，鼓励医务人员主动公开报告医疗差错，并提倡从差错中总结经验教训，形成良好的安全文化；规范应用临床诊疗技术和第三方评价系统的介入等。

2. 国外医疗质量与安全管理的发展和现状　1994年，美国克林顿总统建议组成医疗质量咨询委员会，该委员会委托美国医学研究院对美国的医疗安全进行研究，此外美国政府为了防范医疗事故，组织了各级医疗安全事故委员会，如卫生部质量研究所、退役军人卫生管理局、医师协会、患者安全基金会、风险管理协会、美国医疗机构联合评审委员会、药品安全管理协会等，以上机构共同组成全国医疗质量管理委员会，对评估、鉴定、监测、提高医疗保健质量发挥了巨大的作用。另外，美国国家患者安全基金会开始资助医院安全的研究项目。国家建立起两大类差错报告系统，一为强制报告系统，它侧重于那些与严重伤害或死亡有关的差错，其目的在于约束医务人员对其行为负责；另一为自愿报告系统，它关注的焦点通常是那些不会导致患者伤害或者导致的伤害非常小的差错（包括临界差错）上，其目的在于关注患者安全状况的改善。

4

英国政府为了提高医疗安全，一方面，组建全国患者安全机构，以吸取经验教训为理念，汇集全国卫生部门的事故报告书，并进行分析总结；与此同时，组建国家临床优质服务机构，实施专项医疗安全行动计划，用以监管医疗技术水平、医疗服务质量，保障患者安全。

澳大利亚也有专门的医疗安全和质量管理委员会，通过具体的行动计划，营造患者安全文化，建立信息安全管理系统，实时报送医疗不良事件；与此同时，制定一系列医疗安全管理措施，包括医源性感染管理计划、减少患者摔倒计划、药品不良反应的风险评估等，并建立以循证医学为基础的临床服务信息支持系统。为解决问题提供决策依据，保障医疗质量和服务水平。

日本引入了全面质量管理（total quality management，TQM），进一步强化了医疗安全管理。此外，成立事故防止委员会，将安全管理纳入病房的目标管理；建立边缘事故登记制度，及时处理医院风险事件等保障医院安全。

二、医疗质量与安全制度建设对医院发展和建设的作用

（一）医疗质量与安全制度建设的产生与发展

1. 国内医疗质量与安全制度的发展历史 我国传统的医疗质量控制以终末质量评价与反馈为主，较少涉及环节质量控制。环节质量控制主要采取抽样调查后的现

场控制方法，实际效果难以体现。对于这种以事后管理为主的质量管理而言，无法很好地预防医疗缺陷，给患者造成的不良后果通常难以弥补。而现在关于医疗质量实时控制的研究正在逐步深入。医疗质量实时控制是运用控制论和信息论的基本理论，采用决策技术、预测技术和模拟技术，把医院医疗质量管理与计算机技术结合起来，建立一种新型医疗质量管理模式，即通过综合医疗过程的前馈控制、反馈控制和现场控制的医疗质量实时控制系统，实现医院决策层、管理层和执行层对医疗质量实时信息的有效监测和控制。

在政策方面，我国原国家卫生和计划生育委员会颁布的《医疗质量管理办法》已于 2016 年 11 月 1 日正式实施，标志着我国医疗质量管理发展进程已由全国立法中部分涉及嬗变到有专门法律规范的第三阶段。此前，我国缺乏关于医疗质量及其管理系统的法律法规，对医疗质量的相关规定散见于《中华人民共和国执业医师法》《医疗机构管理条例》《医疗质量安全事件报告暂行规定》《医疗事故理条例》等多部法律法规和规章制度中。对医疗质量的管理体系建设也仅存在于医院层面，未规定国家级别的监督与管理工作。《医疗质量管理办法》的颁布使得我国拥有了第一部关于医疗质量管理、监督、保障和完善体系基于国家层面系统的规定，明确了医疗质量管理的各责任主体及其职责，强调并严格了各责任单位主体的执业要求，管理趋于精细，强调环节质量管理。在《医疗质量管理办法》的基础上，为指导地方和医疗机构进一步理解和贯彻落实核心制度，保障医疗质量和患者安全，2018 年 4 月 21 日国家卫生健康委员会对《医疗质量管理办法》提出的 18 项核心制度的定义、内容和基本要求进行了细化，组织制定了《医疗质量安全核心制度要点》。因此，以后在医疗质量安全核心制度方面，我国有了全国统一的标准。

2. 国外医疗质量与安全制度的发展历史　我国医疗安全大环境与国外存在较大的差异，在立法研究、机构设置、管理的理念方法与医院文化方面仍然有很大的改进余地。世界各国的医疗质量与安全制度因相关法律和医疗体制的差异而有所不同。以美国为例，美国外科学院于 1913 年就已建立起对医院进行标准化管理的委员会，当时的委员会主席科德曼医生也提出了"医疗质量"的概念，但直到 2000 年，医院的医疗质量才第一次引起美国医疗界的广泛重视。这起源于当时出版的 *To Err is Human：Building a Safer Health System* 一书。该书揭示了因医疗质量、医疗事故及院内感染造成的生命、财产与资源的损失。美国负责医疗质量和流程的认证机构被称作"联合委员会"。该机构的历史可以追溯到 1917 年，由美国医学会、美国医院协会、美国外科学院以及美国医师学院代表组成，该委员会继续行使美国外科学院对于医院标准化的工作。1952 年正式命名为"医院认证联合委员会"。

在美国，负责医学研究和标准制定的机构是"医疗研究和质量办公室"，该机构成立于 1989 年，责任是通过科学研究提出并制定医疗行业的行为标准，并通过研究结果向政策制定者提供建议。目前基于"好的系统产生好的绩效"的理念，美国在国家和医院等各个层面实施医疗风险管理的改良策略，这些策略既有系统要素的改良，也有过程环节的改良。在国家层面，建立了全国性的医疗差错汇报系统，该系统包括强制性汇报系统和自愿性汇报系统两种模式。强制性汇报系统是政府收集导致死亡和严重伤害的不良事件信息的方式。

（二）医疗质量与安全的制度对医院发展和建设的作用

为了提高我国医院医疗质量安全，需要尽快建立完善的医疗质量安全管理制度，通过完善的制度来对医院的医疗质量进行有效的管理。国内外的研究均发现，建立医院和科室的医疗安全管理效果量化评价指标，对加强医疗安全，防范医疗风险有一定效果。医疗质量的提高以及对患者损害的减少，是医疗安全管理所追求的最佳结果。一味强调医疗质量指标和医疗技术水平的提高及创新，而忽视对医疗安全的管理，势必会潜藏着较大的安全隐患，甚至会产生严重的医疗损害后果。只有把医疗安全管理作为医疗质量管理的前提和基础，使二者有机结合，才能最终实现医疗安全和医疗质量的持续改进。这样可以更好地保护医患双方的合法权益，所以医疗机构和医务人员应该认真学习和研究医疗安全管理的新理念和新方法，制定有利于医疗安全和医疗质量持续改进的医疗安全管理体系。

第二节　《中华人民共和国精神卫生法》对医疗质量及安全管理的要求

一、《中华人民共和国精神卫生法》的意义

2012 年 10 月 26 日，十一届全国人大常委会第 29 次会议审议并通过了《中华人民共和国精神卫生法》（以下简称《精神卫生法》），于 2013 年 5 月 1 日实施。《精神卫生法》共七章八十五条，对精神卫生工作的方针原则和管理机制、心理健康促进和精神障碍预防、精神障碍的诊断和治疗、精神障碍的康复、精神卫生工作的保障措施、维护精神障碍患者的合法权益做了规定。其中特别明确了精神障碍患者住院实行自愿原则，设计了非自愿治疗的前提条件，被视为立法重大突破。《精神卫生法》体现了保护患者权利与维护公共利益相统一的精神，有利于解决精神障碍患者救治救助、服务管理中的薄弱环节以及非自愿住院治疗制度缺失等突出问题，是当前加强和创新社会管理的重要举措之一。

（一）对社会管理的意义

《精神卫生法》明确政府及有关部门、用人单位、学校的责任，增强公众心理健康意识，减少精神障碍的发生。

（二）对医疗机构、心理卫生机构的意义

《精神卫生法》从保障人权和维护健康权出发，对

各类从业人员、服务机构的执业条件与执业行为进行了规范，规范了医疗机构对精神障碍的诊断和治疗、精神障碍患者的收治、住院治疗的标准和手续、对患者的约束与隔离、药物使用等内容。同时《精神卫生法》对精神障碍患者的监护人及职责进行规定，保护了患者的权益。同时，特别是关注了医疗行为中患方的人身自由、自主决定权、知情权、隐私权等，对诊断、出入院（尤其是非自愿住院治疗）等环节作了严格的程序规定。

二、《中华人民共和国精神卫生法》对医疗质量及安全的管理要求

（一）送诊规定

1. 建议权 《精神卫生法》第十七条规定，"医务人员开展疾病诊疗服务，应当按照诊断标准和治疗规范的要求，对就诊者进行心理健康指导；发现就诊者可能患有精神障碍的，应当建议其到符合本法规定的医疗机构就诊"。第二十三条规定，"心理咨询人员发现接受咨询的人员可能患有精神障碍的，应当建议其到符合本法规定的医疗机构就诊"。由此可见，一般医疗机构中的医务人员和心理咨询人员有建议"可能患有精神障碍的人员"到合法医疗机构就诊的义务，即"应当建议"。

2. 送诊权 《精神卫生法》第二十八条第一款规定，"除个人自行到医疗机构进行精神障碍诊断外，疑似精神障碍患者的近亲属可以将其送往医疗机构进行精神障碍诊断。对查找不到近亲属的流浪乞讨疑似精神障碍患者，由当地民政等有关部门按照职责分工，帮助送往医疗机构进行精神障碍诊断"。由此可见，送诊义务局限于三类人，一是"自行"，二是"近亲属"，三是"当地民政等有关部门"。

3. 强制送诊权 《精神卫生法》第二十八条第二款规定，"疑似精神障碍患者发生伤害自身、危害他人安全的行为，或者有伤害自身、危害他人安全的危险的，其近亲属、所在单位、当地公安机关应当立即采取措施

予以制止，并将其送往医疗机构进行精神障碍诊断"。

（二）住院规定

1. 诊断权

（1）机构合法：《精神卫生法》第二十五条规定，"开展精神障碍诊断、治疗活动，应当具备下列条件，并依照医疗机构的管理规定办理有关手续：①有与从事的精神障碍诊断、治疗相适应的精神科执业医师、护士；②有满足开展精神障碍诊断、治疗需要的设施和设备；③有完善的精神障碍诊断、治疗管理制度和质量监控制度。从事精神障碍诊断、治疗的专科医疗机构还应当配备从事心理治疗的人员"。

（2）做出诊断的人要有资格：《精神卫生法》第二十九条规定，"精神障碍的诊断应当由精神科执业医师作出。医疗机构接到依照本法第二十八条第二款规定送诊的疑似精神障碍患者，应当将其留院，立即指派精神科执业医师进行诊断，并及时出具诊断结论"。第二十八条第三款规定，"医疗机构接到送诊的疑似精神障碍患者，不得拒绝为其作出诊断"。

2. 住院

（1）基本原则：《精神卫生法》第三十条规定，"精神障碍的住院治疗实行自愿原则"。诊断结论、病情评估表明，就诊者为严重精神障碍患者并有下列情形之一的，应当对其实施住院治疗：①已经发生伤害自身的行为，或者有伤害自身的危险的；②已经发生危害他人安全的行为，或者有危害他人安全的危险的。

（2）程序

1）出现自伤或有自伤危险，经监护人同意，医疗机构应当对患者实施住院治疗。监护人不同意的，医疗机构不得对患者实施住院治疗。

2）已伤害他人或有伤害他人危险的，患者或者其监护人对需要住院治疗的诊断结论有异议，不同意对患者实施住院治疗的，可以要求再次诊断和鉴定。依照前款规定要求再次诊断的，应当自收到诊断结论之日起三日内向原医疗机构或者其他具有合法资质的医疗机构提出。承担再次诊断的医疗机构应当在接到再次诊断要求后指派二名初次诊断医师以外的精神科执业医师进行再次诊断，并及时出具再次诊断结论。承担再次诊断的执业医师应当到收治患者的医疗机构面见、询问患者，该医疗机构应当予以配合。对再次诊断结论有异议的，可以自主委托依法取得执业资质的鉴定机构进行精神障碍医学鉴定；医疗机构应当公示经公告的鉴定机构名单和联系方式。接受委托的鉴定机构应当指定本机构具有该鉴定事项执业资格的二名以上鉴定人共同进行鉴定，并及时出具鉴定报告。

4

3）对鉴定人的要求：《精神卫生法》第三十三条规定，"鉴定人应当到收治精神障碍患者的医疗机构面见、询问患者，该医疗机构应当予以配合。鉴定人本人或者其近亲属与鉴定事项有利害关系，可能影响其独立、客观、公正进行鉴定的，应当回避"。第三十四条规定，"鉴定机构、鉴定人应当遵守有关法律、法规、规章的规定，尊重科学，恪守职业道德，按照精神障碍鉴定的实施程序、技术方法和操作规范，依法独立进行鉴定，出具客观、公正的鉴定报告"。"鉴定人应当对鉴定过程进行实时记录并签名。记录的内容应当真实、客观、准确、完整，记录的文本或者声像载体应当妥善保存"。

4）对再次诊断结论或鉴定报告的处理：《精神卫生法》第三十五条规定，再次诊断结论或者鉴定报告表明，不能确定就诊者为严重精神障碍患者，或者患者不需要住院治疗的，医疗机构不得对其实施住院治疗。再次诊断结论或者鉴定报告表明，精神障碍患者有危害他人安全危险的，其监护人应当同意对患者实施住院治疗。监护人阻碍实施住院治疗或者患者擅自脱离住院治疗的，可以由公安机关协助医疗机构采取措施对患者实施住院治疗。在相关机构出具再次诊断结论、鉴定报告前，收治精神障碍患者的医疗机构应当按照诊疗规范的要求对患者实施住院治疗。

（3）手续办理：《精神卫生法》第三十六条规定，诊断结论表明需要住院治疗的精神障碍患者，本人没有能力办理住院手续的，由其监护人办理住院手续；患者属于查找不到监护人的流浪乞讨人员的，由送诊的有关部门办理住院手续。精神障碍患者有危害他人安全危险，其监护人不办理住院手续的，由患者所在单位、村民委员会或者居民委员会办理住院手续，并由医疗机构在患者病历中予以记录。

3. 告知义务

（1）诊治过程中享有的权利：第三十七条规定，医疗机构及其医务人员应当将精神障碍患者在诊断、治疗过程中享有的权利，告知患者或者其监护人。

（2）治疗方案、方法、目的、后果：第三十九条规定，医疗机构及其医务人员应当遵循精神障碍诊断标准和治疗规范，制定治疗方案，并向精神障碍患者或者其监护人告知治疗方案和治疗方法、目的以及可能产生的后果。

（3）保护性医疗措施：第四十条规定，精神障碍患者在医疗机构内发生或者将要发生伤害自身、危害他人安全、扰乱医疗秩序的行为，医疗机构及其医务人员在没有其他可替代措施的情况下，可以实施约束、隔离等保护性医疗措施。实施保护性医疗措施应当遵循诊断标准和治疗规范，并在实施后告知患者的监护人。

（4）实施导致人体器官丧失功能的外科手术和实验性临床医疗需要书面同意：第四十三条规定，医疗机构对精神障碍患者实施下列治疗措施，应当向患者或者其监护人告知医疗风险、替代医疗方案等情况，并取得患者的书面同意；无法取得患者意见的，应当取得其监护人的书面同意，并经本医疗机构伦理委员会批准：①导致人体器官丧失功能的外科手术；②与精神障碍治疗有关的实验性临床医疗。实施前款第一项治疗措施，因情况紧急查找不到监护人的，应当取得本医疗机构负责人和伦理委员会批准。禁止对精神障碍患者实施与治疗其精神障碍无关的实验性临床医疗。

（5）不宜出院的告知：《精神卫生法》第四十四规定，医疗机构认为自愿住院要求出院和监护人送入要求出院的精神障碍患者不宜出院的，应当告知不宜出院的理由；患者或者其监护人仍要求出院的，执业医师应当在病历资料中详细记录告知的过程，同时提出出院后的医学建议，患者或者其监护人应当签字确认。

（6）可以出院告知：《精神卫生法》第四十四条规定，对有危害他人危险的精神障碍患者实施住院治疗，医疗机构认为患者可以出院的，应当立即告知患者及其监护人。

（7）病情、治疗措施、用药情况、实施约束、隔离措施等内容的告知：第四十七条规定，医疗机构及其医务人员应当在病历资料中如实记录精神障碍患者的病情、治疗措施、用药情况、实施约束、隔离措施等内容，并如实告知患者或者其监护人。

（三）出院规定

1. 自愿出院　自愿住院治疗的精神障碍患者可以随时要求出院，医疗机构应当同意。对有自伤或有自伤危险的精神障碍患者实施住院治疗的，监护人可以随时要求患者出院，医疗机构应当同意。

2. 通知出院　对有伤害他人危险的精神障碍患者实施住院治疗，医疗机构认为患者可以出院的，应当立即告知患者及其监护人。医疗机构应当根据精神障碍患者病情，及时组织精神科执业医师对伤害他人或有伤害他人危险实施住院治疗的患者进行检查评估。评估结果表明患者不需要继续住院治疗的，医疗机构应当立即通知患者及其监护人。

3. 手续办理　第四十五条规定，精神障碍患者出院，本人没有能力办理出院手续的，监护人应当为其办理出院手续。

第三节　精神专科医院医疗质量与安全管理制度建设

一、医疗质量与安全管理制度的发展

（一）国内外精神专科医院医疗质量与安全管理的发展

1. 国内精神专科医院医疗质量与安全管理的发展

近年来，随着国际科学管理理论和方法的传播和引入，有精神专科医院已经率先开始使用国际标准开展科学管理。如采用系统论、控制论和信息论思想对，制定医疗质量管理及持续改进方案，加强医疗质量评价指标的精准化监测，医疗流程的节点监控和信息化指控平台建设等。如山东省潍坊市精神卫生中心采用ISO9 000族标准在医院质量管理中进行运用，并取得了可喜的效果。但规模和影响较小。纵观国内精神专科医院整体水平，相比国内综合医院而言，整体仍处于低层次、碎片化、以经验为主的管理模式，管理理念仍比较狭窄、单一（如仅仅关注患者躯体安全，物理环境安全，护理安全，医疗制度等），未来还需要不断更新，科学管理之路，任重道远。

2. 国外精神专科医院医疗质量与安全管理的发展

在二十世纪六七十年代，在"去医院化"运动的影响下，大量的精神病院转向"社区精神卫生中心"，精神专科医院数量明显萎缩。国外精神专科医院，"社区精神卫生中心"等大多按照医院质量的统一标准进行评审和资质审查、认证。对于专科医院的质量管理还远远落后于综合医院，精神卫生投入比例过低，文化态度反映了精神疾病的耻感，并阻碍了患者就医。医疗质量改进，一方面，从政府、社会层面加强对精神疾病、精神卫生知识宣传，消除耻感，提高患者主动就医概率；另一方面，整合信息技术，帮助患者，为患者提供更便利的就医条件和精神卫生干预的可获得性。

（二）国内精神专科医院医疗质量与安全管理制度建设

根据 2008 年原卫生部发布《医院管理评价指南》、2015 年《三级精神科专科医院等级评审要求》、2016 年《医疗质量管理办法》制定医疗质量评价体系以及安全管理制度，目前存在的问题与非精神专科医院质量管理体系存在的问题具有相似性，具体方法的科学性尚有不足，没有具体的制度建设、质量管理标准等操作指南。

二、医疗质量与安全管理制度的现状

（一）我国医疗质量与安全管理制度存在的问题

医疗质量管理是我国卫生行政部门相当重视的一项工作，但受到体制和行业整体管理水平的限制，我国医院质量管理工作从思想、管理体系到具体方法的科学性尚有不足，没有具体的制度建设、质量管理标准等操作指南。目前我国医疗机构在相关卫生行政部门、各行业协会等的监督、监管下，基本建立健全了医院质量管理体系，但仍存在不足之处。如：①在组织架构上，医院质量管理体系设置基本完善，医院层面及职能科室层面可较顺畅运行，但在一线科室内部运行情况不良；②制度规范、内容完善率较低；③在管理职能方面，常规要求的相关职能执行较好，新增职能执行有待提高；④在制度监督方面，多以定期检查形式为主，实施效果有待提高；⑤管理工具的执行使用比例尚待提高；⑥管理培训的内容需进一步丰富，人员覆盖面需更广。⑦专科医院的医疗质量与安全管理制度有待于进一步健全。

（二）精神专科医院医疗质量与安全制度的产生

精神专科医院作为精神疾病治疗和康复的主要机构，承担着精神疾病患者的治疗和康复的责任。在精神科领域，精神病院或精神科与精神病患者之间形成的关系与其他临床学科一样，同属医疗服务合同关系。精神科的医患具有一般医患关系的共同特点，但同时亦具有特别之处。由于精神疾病和精神疾病患者的特殊性，精神卫生服务在医院管理和医疗卫生服务提供上比其他医疗机构涉及更多的法律和伦理问题；此外，精神科本身的特性，使得临床工作也相对困难且具有一定程度的危险性。主要表现在：①疾病表现特殊，对设施和过程的安全性要求较高。精神分裂症、情感性障碍等患者常伴有冲动、自伤、伤人等病态行为。因此，保护患者的生命安全是对精神专科医院设施和管理的最基本要求。其过程管理应以安全为中心；②服务对象为弱势群体，对人性化服务有特殊要求。要坚持尊重、关爱、诚信的伦理原则，不断完善服务流程，细化便民措施，追求服务质量的持续改进；③患者住院时间较长，对室外环境和康复设施有特殊要求。患者长时间住院，需要温馨舒适的环境、适宜的康复娱乐设施进行康复治疗；④大型医疗设备少，检查治疗手段较少。故此，精神科对于医疗治疗及安全制度方面的规范，需求更为强烈。

（三）精神专科医院医疗质量与安全管理核心制度建设

医疗安全是医院管理的重要组成部分，也是医疗质量的保障和医院生存发展的基础。为加强医疗质量管理，规范医疗服务行为，保障医疗安全，原国家卫计委颁布了新版《医疗质量管理办法》（以下简称《办法》），《办法》中为保障医疗质量，阐明了18项基本医疗质量安全核心制度。包括：首诊负责制度、三级查房制度、会诊制度、分级护理制度、值班和交接班制度、疑难病例讨论制度、急危重患者抢救制度、术前讨论制度、死亡病例讨论制度、查对制度、手术安全核查制度、手术分级管理制度、新技术和新项目准入制度、危急值报告制度、病历管理制度、抗菌药物分级管理制度、临床用血审核制度、信息安全管理制度。《办法》第二章中组织机构和职责第十一条明确要求：医疗机构医疗质量管理委员会的主要职责：按照国家医疗质量管理的有关要求，制订本机构医疗质量管理制度并组织实施，鉴于精神科和与其他专业的区别，国内大多精神专科医院在核心制度制定方面进行了符合本专业特点的修订，结合《办法》中提到的重点内容及《三级精神专科医院等级评审标准》中核心条款的内容，将非自愿住院患者诊断复核和复核管理制度、医疗安全（不良事件）报告制度、患者知情同意告知制度纳入医疗机构的核心制度，同时取消精神科不适宜的"手术安全核查制度、术前讨论制度、手术分级管理制度"。

4

三、医疗质量与安全管理制度建设发展中需要注意的问题

（一）精神专科医院医疗质量与安全制度建设中存在的问题

多年以来，我国对医疗安全问题进行了深刻的反思和研究，并且逐渐将建设的中心回归到质量和安全上来。在医疗安全事件的处理方面，也正在扭转传统的苛责观念，逐步建立起激励式的不良事件报告机制。目前，我国的精神专科医院医疗质量与安全的管理存在制定的三级医疗考核体系在科级管理形式化、医疗制度、诊疗常规执行不力这些情况，在一级、二级的医院中，仍存在管理理念落后的问题。未来我国的精神科医院管理发展方向中，发展良好、理论先进的医院很可能起到模范、以点带面的作用，以发达城市为中心，带动其他城市精神科医院的发展。

（二）精神专科医院医疗核心制度的执行与落实

在现阶段，医疗核心制度的执行与落实仍然是医疗质量管理的主线和重点，加强医疗质量建设，推进医疗核心制度的落实与缓解控制的全过程监督，是医疗安全的重要保证。以核心制度建设为抓手应从以下几方面做好工作。

1. 树立核心制度，严格落实理念　应在医院层面加强核心制度的学习培训，定期组织全体医务人员认真学习与医疗密切相关的核心制度及相关的法律法规。不定

期的邀请医疗质量管理专家、法学人士就医疗核心制度落实与医疗质量安全等方面内容进行专题讲座，促进医务人员安全素养的提高，增强医务人员牢固树立医疗安全责任意识，把各项医疗核心制度和诊疗规范落实到医疗活动的每一个环节，逐步养成严格遵守规章制度，依法行医的良好习惯。

2. 建立医疗核心制度，执行量化考评体系 通过完善制度、优化流程、全面监控、整改反馈等措施，将核心制度落实过程中的关键节点进行梳理，将每个节点落实根据难易程度及所占权重落实为量化的考核标准。通过考核评分，对医疗质量进行全程、实时监督管理。

3. 推进核心制度的信息化建设 加强以电子病历为核心的质量监控。电子病历是医院信息系统的核心，医疗核心制度是否落实，在电子病历系统中均可体现，通过电子病历系统可实现病历质量的实时监控，及时发现医疗核心制度落实存在的问题，并运用医院信息系统提供质控反馈，可及时整改提高病历质控的效率和质量。

(三) 医疗核心制度的常态化督查

对于医疗核心制度的执行与落实必须常抓不懈，建立长效督查机制，才能保证医疗质量管理科学化、规范化、标准化。将每项核心制度通过各级质控人员落实、督查、反馈、整改，并不断完善督查形式及内容，根据医疗政策及督查反馈不断调整更新，才能促进医疗质量不断的提高。

第四节　精神疾病临床路径的实践与探索

一、临床路径的概念

(一) 临床路径的基本概念

1. 临床路径的定义 临床路径（clinical pathway, CP），也称整合医疗路径（integrated care pathway）、关

键路径（critical pathway），指以循证医学为基础，由医生、护士、医院管理及其他多个相关学科的专业人员针对某种疾病的诊断和处置，以预期治疗效果和成本控制为目的而制定的有严格工作程序和准确时间要求的一种标准化诊疗模式，是一种符合成本效益规律的现代化医院管理的医疗质量管理方法。

2. 临床路径的特征　临床路径是一种多学科、综合性强的整体化医疗护理模式，以患者为中心，综合临床、护理、医院管理等多部门协作，以时间为横轴，以入院评估、化验检查、病情分析、治疗方案、药物选择、会诊服务、健康教育、护理康复等一系列的理想手段和处理措施为纵轴，制定标准化治疗和护理流程，涉及医生、护理人员、患者、康复师等，具有科学性、合作性和时效性，确保患者在正确的时间，正确的地点得到正确的、同质优质的诊疗服务。

临床路径以缩短患者的平均住院日、降低患者费用为主要目标。与传统医疗模式相比优势在于：诊治标准化、处置合理化、护理人性化、流程系统化、沟通顺畅化、服务同质化。其具有四个特征：第一，临床路径是一种基于循证医学的患者全程照顾模式。第二，临床路径是一种综合多学科的整体医疗模式。第三，临床路径是一套可持续改进的动态管理系统。第四，临床路径是一种规范诊疗行为，保证医疗质量，降低医疗成本的医疗质量管理方法。

（二）实施临床路径管理的意义

临床路径是运用广泛的一种医疗质量管理模式，体现以患者为中心、循证医学、医疗质量管理等现代医院管理先进理念，是医疗质量管理发展的必然趋势。

1. 规范诊疗行为，提升医疗服务质量　临床诊疗过程中，诊断准确性及治疗及时性直接关系到医疗质量。一部分医务人员习惯依赖于个人经验，医疗护理差错相当多源于医疗过程的随意性、人为性。临床路径按照标准化的诊疗模式，进行系统的医疗护理计划，有效避免诊疗的随意性和盲目性，对超出路径外的医疗行为有效控制，规范诊疗行为，减少不良事件发生，保障医疗质量与安全。

2. 优化服务流程，提高医疗服务效率　临床路径涉及较多部门，需要医生、护士等互相协作才能顺利进行，实施临床路径能促进相关科室合作，有利于合理应用医疗资源，加强医护人员的协作效率，优化服务流程，提高工作效率，最终提高整体医疗服务效率。

3. 合理配置资源，降低医疗服务成本　临床路径管理预先设定某种疾病的标准住院时间，规划诊疗、用药程序和检查项目等，通过合理配置医疗资源，避免过度检查，优化医疗费用结构，抑制医疗费用高额增长，有效降低医疗成本。

4. 增进医患沟通，提高患者满意度　临床路径体现以患者为中心的服务理念，标准化诊疗计划给患者及家属提供诊断明确、治疗有效、风险可控、费用合理、沟通到位的服务模式，对住院天数、住院费用等事宜做好预期，患者及家属主动参与整个诊疗过程，促进医患和谐沟通，提高患者的满意度。

二、精神疾病临床路径的发展现状

（一）国外精神疾病临床路径发展现状

目前，临床路径在国外应用已较完善，涉及病种多，美国是最早应用临床路径的国家，国外大多数对于临床路径的研究多为多中心、大样本，并且强调随访的重要性。而后英国、西班牙、新加坡、德国等国家逐渐应用临床路径，病种范围扩大，包括精神疾病。精神科临床路径主要以精神分裂症为代表，包括抑郁症、老年痴呆、器质性精神障碍和焦虑症等，具体临床规范包括如入院流程，患者转科管理，冲动攻击行为管理，自伤自杀管理，电抽搐治疗规范化流程等。在英国，临床路径管理在精神科应用已普遍，各医院所发展的流程也趋向复杂，常常包括较多的表格和内容。

（二）国内精神疾病临床路径发展现状

国内精神科临床路径发展缓慢。2003年，临床路径首次应用于精神分裂症患者健康教育中，2005年应用在电抽搐治疗规范化护理流程中。2007年，首都医科大学附属北京安定医院开展精神疾病临床路径管理研究。2011年底前，原卫生部推行的临床路径病种并未涉及精神疾病。直至2012年，原卫生部办公厅下发《关于印发双相情感障碍等5个重性精神病病种临床路径的通知》，包括双相情感障碍、精神分裂症、持久的妄想性障碍、分裂情感性障碍、抑郁症等5个重性精神病的临床路径，在全国范围内进行试点。河北省还包括试行癫痫性精神病的临床路径。2017年5月，原国家卫生和计划生育委员会办公厅发布《国家卫生计生委办公厅关于实施有关病种临床路径的通知》中涉及精神疾病6个，包括器质性精神障碍（非痴呆）、阿尔茨海默病及其他类型痴呆、苯丙胺类兴奋剂所致精神障碍、急性应激反应、创伤后应激障碍、非器质性失眠症。

三、精神疾病临床路径的实践情况

（一）国外精神疾病临床路径的实践情况

在国外，精神疾病患者的心理健康服务与卫生保健使用临床路径较为普遍。精神疾病临床路径主要以精神分裂症为代表，包括抑郁症、老年痴呆、器质性精神障碍和焦虑症等，精神病的药物和非药物治疗、心理治疗、康复治疗等。国外大部分精神疾病临床路径的研究采用了对照，提示临床路径的重要性。此外，临床路径强调情境因素，起到调整临床服务费用的作用，有时预计费用往往高于实际费用，有效性及成本效益需要进一步权衡。精神疾病临床路径逐渐发展，完善了临床处置步骤，从患者转诊、咨询、信息和团队协调及自杀风险评估等流程，包括以治疗为导向的机制、检查和责任分配，一定程度上保证精神专科医院以最佳的医疗护理质量面对日益增加的工作量和成本。

此外，急诊科精神心理临床路径（emergency department mental health clinical pathway，EDMHCP）模式也逐渐发展，临床干预策略重点包括：每个时间点及时发现优势及弊端，尤其在最开始的时候。有计划的访视、连续的评估、持续的沟通有利于整个过程顺利进行，但也有一定局限性，比如预算限制、员工流失等。

（二）国内精神疾病临床路径的实践情况

4

在国内，临床路径在精神科领域应用主要在健康教育、临床护理、无抽搐电休克治疗、医疗质量管理等方面，涉及病种包括精神分裂症、抑郁症、双相情感障碍、老年痴呆等。

精神科健康教育最早应用临床路径管理。黎丽燕等2003年首次将精神分裂症患者的健康教育应用临床路径，使健康教育更具系统性、连贯性和完整性。而后在精神分裂症、抑郁症、焦虑症、老年痴呆患者中开展临床路径健康教育，研究结果表明：健康教育应用临床路径，治疗效果、疾病知识、依从性优于一般健康教育，提高患者健康知识掌握程度，并提高患者及家属对健康教育的满意度。

精神科医疗质量管理方面应用临床路径管理。马辛等住院精神分裂症患者规范化综合治疗临床路径研究目的是探索和建立一种先进的、多学科协作规范化的临床路径，适合我国国情的住院精神分裂症患者规范、快速、综合的全新治疗模式。表明医生对疾病治疗由经验型向循证医学进行转变，减少医疗差错的发生，控制医疗质量偏差的波动。抑郁症、双相情感障碍、精神分裂症、惊恐障碍等患者应用临床路径管理可有效缩短住院时间，降低住院费用，提高治疗满意度。

精神科护理应用临床路径管理。实施临床护理路径能有效增强护患间沟通，提高治疗依从性和对护理的满意度。刘淑红等将临床护理路径用于首次住院精神分裂症患者护理中，有效改善症状。蒋菊芳等精神分裂症患者应用临床路径护理避免护理不良事件的发生。部分精神疾病患者常采取保护性约束等措施，约束护理应用临床路径有利于规范约束程序，缩短约束时间，使基础护理有效落实。临床路径应用在康复期精神疾病患者护理也非常必要，患者社会功能最大限度的恢复，提高了患者生活质量。无抽搐电休克治疗方面应用临床路径管理能显著缩短住院时间，降低住院费用。杨波等开展电休克治疗规范化护理流程研究得以证实，实施无抽搐电休克治疗护理路径有利于规范治疗过程，减少并发症发生率，提高护理质量。

4

四、国内精神疾病临床路径实践和探索中的问题与挑战

（一）实践和探索中存在的问题

临床路径是一种标准化的现代医院管理模式，在精神科实施过程中，也存在其他专业实施中的问题，如认识偏差、医保支付、绩效考核、变异问题、信息化问题等，加上精神疾病临床表现多样、患者不配合等复杂因素，问题更为突出。

1. 认识存在偏差，重视程度不到位 医院管理观念滞后，认识存在偏差，未充分重视临床路径潜在价值。随着医改不断深入，医疗经济收入压力增大，利益焦点下对临床路径认识不足，知识宣传力度不够，医务人员和患者持有抵触情绪，不主动参与实施临床路径，即便实施临床路径，也趋于形式化。

2. 实施动力不足，医保支付方式不完善 成熟的临床路径管理模式在实施中没有利益激励和费用压力。实际上医疗机构往往采取行政手段强制实施，医疗费用支付多按医疗服务项目付费，虽然也逐渐推行多元复合支付方式，但目前还无法有效引导医疗机构按临床路径要求提供诊疗服务，医疗机构无控制成本而盈利的压力，必然缺乏实施临床路径的动力。

3. 精神疾病特殊性，变异问题不可测 精神疾病有一定特殊性，更加要求个体化治疗原则，实施中难以有

效规避变异问题。变异主要和疾病特点、患者及家属和医务人员等因素有关，存在不可预测性。如精神疾病诊断相同的患者，接受同一方案治疗，因个体差异、合作程度及社会支持等不同，治疗效果也不同而变异；部分稳定期患者有或无原因病情反复，换药、合并用药或合并无抽搐电休克治疗，超出临床路径规范而变异；患者由封闭式病房转入开放性病房管理而变异；患者住院期间合并严重躯体疾病或出现严重药物不良反应而变异。

4. 额外增加工作量，信息化建设不完善　目前临床路径信息系统建设尚无明确标准，各医院诊疗方案、用药习惯等实际情况存在差异，使用过程中关键问题处理不同，系统维护不及时，部分需求技术无法实现，甚至有信息系统却还手工完成表单，系统可操作性和方便性差，徒增医务人员工作负担，信息系统形同虚设。

5. 缺乏评价方法，绩效考核不健全　在现行的医院管理制度中，绩效考核机制并不健全，部分地方绩效考核并未真正纳入医院管理，即便有绩效考核制度的医院，临床路径实施效果也缺乏全面、科学的评价，过程中的客观指标评价不能真正实现，评价标准相对不够完善，难以实现临床路径实时监管。

6. 过分强调规范化，自主思维受限制　临床路径管理按不同的治疗阶段作相应规范，但实际工作中，疾病诊断较复杂，变异率较高，按临床路径标准执行而不发生变异较少，从而影响入径率和完成率。医护人员大多数习惯自主临床思维，注重个人经验和技能应用，临床路径在实际执行中有机械化倾向，过分强调诊疗计划及规范性，对医护人员的判断能力产生不利影响，最终限制自主临床思维和创新能力。

（二）解决对策与挑战

临床路径实施中存在很多问题涉及多个重要节点，有效协调、处理好关键环节，制定相应对策关系到临床路径管理工作的成败。

1. 更新理念，加强教育培训，不断提高认识　医疗机构相关人员要及时更新知识，接受国内外先进管理理念，加强对医务人员临床路径知识的培训，多种形式强化教育，加强其对临床路径深层次意义的理解，真正体会内涵，引导医护人员转变理念、高度重视、主动参与，全面发挥临床路径管理的积极作用。

2. 重新定位，注重标准规范，优化服务流程 临床路径实施要重视标准的诊疗规范及入、出径和变异标准。精神疾病较复杂，尤其收治疑难、复杂病例较多的三级医院，制定有合并症或伴随疾病的临床路径都是挑战。加强收集分析变异数据，重新定位，优化服务流程，推动医院全面整合医疗资源，提高运行效率，推进临床路径实施的程序化、标准化、同质化。

3. 强化监督，形成常态机制，健全医院管理 现代医院改革发展关键是医院管理水平提升。管理部门要强化监督，强调环节管理，保证实时监管效果。首先要形成常态化管理机制，科学强化，将质量管理从终末向过程转变。医院形成整体管理体系，健全管理组织，建立临床路径管理工作制度，成立临床路径管理工作体系，包括临床路径管理委员会、临床路径指导评价小组和临床路径实施小组，建立临床路径管理多部门协调机制，形成全员参与、分层管理模式。

4. 提高效率，优化信息平台，推进信息建设 临床路径实施的有效管理必须依靠先进的信息管理。在信息化高速发展时代，临床路径信息化建设成为必然。科学、高效、符合医院实际需求的临床路径信息系统是提高管理效率的前提，应统一临床路径信息系统的建设标准，实现临床路径表单、医嘱执行、临床路径质控等信息化，提高执行效率，实现实时监控管理，保证质量信息及变异情况分析和评估。

5. 调整指标，建立激励机制，完善绩效考核 临床路径评估指标可分为经济指标、临床指标、满意度指标等。实施临床路径后要及时调整评估指标，完善绩效考核制度，建立与临床路径相适应的绩效考核标准。建立激励机制，采取激励为主、奖惩并重的办法，激发实施临床路径的内在动力，调动医务人员积极主动性，保证实施的准确性和有效性。此外，要完善外部考核监督机制，大力推行第三方机构对临床路径满意度等科学评价。

6. 建立机制，完善补偿制度，推进医保支付改革

医疗保障局等相关管理部门应建立机制，促进付费制度改革，建立适合临床路径的医保付费制度，推行按单病种、按疾病诊断分类（DRGs）等付费方式。目前，DRGs 付费逐渐推行，临床路径作为一种病种质量管理模式，与 DRGs 应用的许多特点不谋而合，相辅相成。DRGs 补充了临床路径病种选择单一的不足，在实际应用中提供区域内外在的可量化的验证指标，提供一定的权威标准。随着 DRGs 的推行，医院以临床路径应对 DRGs 支付限制，一定程度上又推动临床路径的落实。

当前，精神疾病临床路径工作也面临着挑战。近年传统的住院管理模式越来越滞后，社区精神康复逐渐兴起，高效经济、服务连续、满足需要的优势有效控制精神疾病患者的症状，显著改善社会功能，同时降低疾病造成的直接费用（门诊费、住院费、检查费等）和间接费用（误工、交通费、照料者负担等）。因此，如何推行标准、规范的社区精神卫生临床路径管理模式将是我们面临的新挑战。

第五节 护理质量与安全管理制度建设

一、基本概念

(一) 护理质量与管理的相关概念

1. 护理质量的概念 护理质量是一个医院护理水平发展的代表，现代医学对护理质量有着极高的要求。护理质量不仅直接关系患者的安危、治疗效果和满意度，也直接影响着医院的临床医疗质量、社会形象和经济效

益等。国内很多专家学者把护理质量界定为护理服务和技术的情况、护理责任人的管理情况以及护理人员的素质情况等。另有学者提出护理质量的概念应该从满足患者健康需要的角度去定义，而不应该局限于对患者日常活动的服务上，也不应该将其简单的定义为服务态度的优劣。护理质量评价是指依据相关的护理管理标准，通过对护理活动有组织地调查分析，对护理质量作出客观的评判，是保证护理质量的重要措施。护理质量的高低不仅取决于护理人员的素质和技术质量，更直接依赖于护理管理的水平。

4

2. 护理质量管理的概念　护理质量管理是指按照护理质量形成的过程和规律，对构成护理质量的各要素进行计划、组织、协调、控制和改进，以保证护理工作达到规定的标准和满足服务对象需要的活动过程。护理质量管理首先必须确立护理质量标准，有了标准，管理才有依据，才能协调各项护理工作，用现代科学管理方法，以最佳的技术、最低的成本和时间，提供最优良的护理服务。在医疗市场竞争日益激烈及人们生活水平不断提高的今天，如何把握护理质量管理的重点，确保护理质量的稳步提升，提高患者的满意度，是护理管理者的中心任务，也是医院护理工作的主要目标。

（二）护理安全与管理的相关概念

1. 护理安全的概念　护理安全是指在护理工作中，护士为确保患者生命安全而进行的有组织、有目的的活动，包括确保护理单元的患者在医院生活安全，患者享有有效、安全的护理服务。现代护理管理学将护理安全定义为给患者实施护理的全过程中，不发生法律和法定规章制度允许范围以外的心理、组织机构或功能上的损害、障碍、缺陷或死亡。患者安全是一切医疗护理活动的基本目标，是衡量护理服务质量的重要指标，是医院生存和发展的基础。

2. 护理安全管理的概念　护理安全管理是指在医疗护理过程中，对各种不安全因素进行科学、及时、有效地控制，避免或预防对患者造成不良结果或伤害，从而达到护理安全的目的。护理安全管理也是医院管理中不可缺少的部分，是制约医院综合效益的重要环节之一。精神病患者可能在症状的支配下或者抗精神药物副作用的影响下，出现行为不能自控，进而导致意想不到的安全事故。因此，做好精神科护理安全管理尤为重要，可以消除、控制各种隐患和风险，最大程度地预防和避免意外发生，提高护理质量和品质。

二、发展现状

（一）国内外护理质量与安全管理的发展与现状

患者安全涉及护理安全和医疗安全。据美国一项研究显示，每年约有 44 000~98 000 名美国人因为医疗行为死亡，占十大死因第 8 位，造成每年 290 亿~380 亿美元的医疗损失。此外，英国、新西兰、加拿大的研究也提示患者住院医疗安全事件发生率高、损失巨大。护理安全问题也是一个全球性的问题。WHO 世界患者安全联盟提出的患者安全 8 大目标中均涉及护理安全问题，包括用药安全、防范跌倒和压疮等等。我国台湾一项患者安全上报系统的研究报道显示，2005—2010 年间台湾 340 所医院共发生了 128 271 件不良事件，药物相关不良事件、跌倒以及导管相关不良事件占据前三位，而涉及护理安全事件的占到 68.9%。护理安全问题突出，各国纷纷建立起护理质量与安全部门和制度，以提高护理质量，降低护理不良事件。

1. 国外护理质量与安全管理的发展与现状　　早在 1994 年美国护士协会（ANA）就发起了患者安全和质量倡议活动，开展了一系列关于护理人力资源与护理质量关系的研究，提炼出 10 个护理敏感指标以评价患者护理质量，并发布了实施细则与指南。1998 年 ANA 建立了国家护理质量指标数据库（National Database of Nursing Quality Indicators，NDNQI），医疗机构以会员方式自愿加入，通过网络平台收集数据，提供以病房为基本单位的敏感质量指标的同类型医疗机构的横向比较。NDNQI 是美国唯一的国家级护理数据库，为医院管理者和护理人员提供监督其服务质量和效果的平台，明确不同类型的护理服务的质量标杆，帮助医疗机构制定自身质量改进的目标，避免不良事件及并发症的发生，挖掘护理质量提高过程中的经济价值。美国护理质量评价与管理的基本方法中比较经典的为 PDCA 循环，该循环阐释了进行全面质量管理的科学内涵，包括计划（P）、执行（D）、检查（C）、处理（A）4 个步骤的持续循环，在质量管理中得到了广泛的应用。品管圈（quality control circles，QCC）的出现是对 PDCA 循环的重要延续和补充，弥补了 PDCA 循环的不足，体现出以护理管理实践需求为导向的特点。在质量管理实践中，只有采取科学、适用的方法与工具才能使护理质量管理达到事半功倍的效果。在护理安全管理方面，Vallejo-Gutiérrez P 等的研究报道了西班牙国家卫生系统中的患者安全事件上报和学习系统，该上报系统遵循匿名、自愿、非惩罚性的原则，同时会提供上报的模板以及去处理事故、提升方案的软件。该系统的运行也由一系列的指标实行过程监督。

2. 国内护理质量与安全管理的发展现状　在我国尚缺乏国家层面的护理质量与安全管理委员会，每家医院都成立由分管院长、护理部主任（总护士长）以及科护士长组成的护理质量安全委员会，负责全院护理质量目标及各项护理质量标准的制定及实施控制，其下可能存在多个质量控制小组。常用的护理质量标准分为要素质量标准、环节质量标准以及终末质量标准。我国从 20 世纪 90 年代以来，护理质量管理已从经验管理逐步走向科学管理，原卫生部先后颁布了《综合医院分级管理标准》《护理管理标准及评审办法》以及《综合医院护理管理评审标准细则》等，1998 年开始使用 ISO 9000 标准对护理质量进行管理，逐渐采用全面质量管理及持续质量改进等先进的质量管理方法，加强护理质量管理，PDCA 循环的运用标志着我国护理全面质量管理的发展与完善。许多医院护理管理者也已逐步将系统论、行为科学理论与方法广泛地运用于护理质量管理中。如运用"弹性原则"完善质量评价标准；运用"人本原理"增强管理者的综合管理水平；运用"期望理论"调动护理人员的积极性和创造性，促进护理质量的提高等都在不同程度上改变了对质量控制以经验管理为主的局面，使护理质量管理提高到一个新的水平。此外，品管圈、5W2H、5S、六西格玛管理、JCI标准等管理思想也相继引入。

护理质量管理评价是护理质量管理研究核心内容，而护理质量管理评价指标体系是进行护理质量管理评价的最基本、最重要的手段，它不仅为医院护理质量管理提供指南，也为护理质量控制提供依据。目前全国推行的优质护理服务已经在各个医院全面深入，它是以患者为中心，实施责任制整体护理，不仅是对临床护理服务行为的改革，更是对护理质量管理的挑战。按照国家卫健委对于开展优质护理服务相关规章制度的要求和深入推进优质护理服务工作的需要，护理管理者在护理人员的岗位分层管理、机动的排班方式、合理的人员与患者配置和应急预案人员调配、各个岗位护士的工作职责、与绩效挂钩的考核等方面进行了大胆改革和创新，护理服务的内涵得到不断丰富和提升。

（二）国内外精神专科医院护理质量与安全管理制度建设现状

1. 国外精神专科医院护理质量与安全管理制度建设现状 Maria L 等的研究通过运用患者安全系统工程倡议（The Systems Engineering Initiative for Patient Safety, SEIPS），根据该模式中技术、任务、人员、环境以及组织等要素来收集资料。通过分析药物护理的结构、过程及结局发现减少发药过程中的分神、对护士进行精神科药物培训以及促进文书系统可以减少用药安全问题，提高护理质量。E-Morris 等的研究提出了以护士为导向的护理模式建设对提升精神专科护理质量的重要作用。该模式主要包含两个阶段，即建立责任结构、实施临床督察过程。结果显示该管理模式对提高护理质量和病房安全起到了积极的促进作用，精神病患者的约束和隔离率显著减少。以往的自杀风险管理一般通过巡视、观察，达到科室成员互通有无，Madan A 等的研究则提出了更好的患者自杀风险评估体系，即通过对患者在入院、每隔 2 周以及出院时自杀关键条目的电子化评估，对风险患者实行监督，大大节约了人力，其他还包括安全事件报告规范（5W）等。部分国家在护理安全管理方面已经提倡减少对患者的约束率和隔绝率。德国提倡对精神分裂症患者实施整体照护，即通过多学科联合的方式达到减轻患者住院率、提高患者满意度的效果。

2. 国内精神专科医院护理质量与安全管理制度建设现状　精神专科医院护理质量与安全管理制度主要包括：护理人力资源管理制度、护士岗位管理制度、分级护理制度、急危重症管理制度、危急值报告制度、查对制度、值班交接班制度、安全不良事件防范制度、不良事件报告制度、消毒隔离制度、重点环节和重点科室管理制度、药品管理制度、输血管理制度、护理风险管理制度、健康教育制度、探视制度、保护约束制度、护理人员培训制度等，为提高护理质量、保证患者安全提供了有力的保障。随着现代管理思想的引入，越来越多的管理思想也逐渐融入护理质量与安全管理制度建设的各个方面，包括环节管理用于改善精神科护理病例书写质量、品管圈用于保护性约束管理、危害分析与关键控制点（HACCP）原理用于精神科高危患者护理风险评估等。此外，以人为本的管理理念、精细化管理思想、评价综合体质量管理模式（RAIDS）、信息化管理系统等也在制度建设中发挥了很大的作用。近年来护理敏感质量指标的构建，如跌倒发生率、压疮发生率、暴力发生率、自杀自伤发生率、噎食发生率等，对专科医院护理质量的监控和患者安全起到了积极的促进作用。但目前国内精神专科医院的护理管理制度建设仍相对滞后，不少医院仍然采取陈

4

旧、碎片化的管理思想；缺乏完善的护理专业标准体系，护理质量评价内容比较局限，护理质量管理不注重持续性，护理岗位的设置及人员分配缺乏科学性等。精神专科医院的信息化建设相对滞后，也不利于对护理质量进行持续地监督、检查、追踪和改进制度的建设，有待进一步的研究和完善。

3. 精神专科医院护理质量与安全管理制度建设中需要注意的问题 传统的管理思想一味追求护理质量零缺陷，而忽略了对患者舒适度及满意度的关注，只关注结局指标，而不重视环节控制，其实有效的环节控制可以提高护理质量，同时将护理不良事件降到最低限度。因此在精神专科医院护理质量与安全管理制度建设中应注意以下方面：

（1）制度建设应体现整合性：精神专科医院护理质量和安全管理制度的建设应医院整体制度建设的统筹规划下进行，使医院的整体制度建设有序，避免重复构建和科室之间壁垒产生。

（2）制度建设应体现专科特色：在符合当前政策的前提下，结合精神专科医院的收治患者的特点和医院环境、人力资源等情况构建适合专科护理的各项质量和安全管理制度。

（3）制度建设应以患者为中心：医院的服务对象是患者，在制度建设中应充分了解患者的需求，重视病家的就医体验，体现患者安全、舒适、有效的制度建设理念。

（4）制度建设应引入循证理念：循证护理强调护理人员在计划护理活动过程中，将科研结论与临床经验、患者愿望相结合，获取证据，作为临床护理决策依据的过程。因此在护理管理制度的建设中应纳入循证过程，使构建的各项制度更具科学性和实用性。

（5）制度建设应有效利用信息化：在信息化快速发展和医院互联互通的大背景下，专科医院护理制度的建设应充分纳入信息化技术元素，以体现高效、快速的优势。

（6）制度建设应体现持续发展：随着社会、医疗的发展，护理先进理念的引入，以及临床护理内涵的不断提升，护理管理制度也将不断修正、完善。

（7）制度建设应构建监控机制：先进科学的制度，如果在落实过程中缺乏监控机制，也将无法发挥其应有的作用，因此，应建立配套的制度实施评价标准，以确保有效落实。

第六节　医疗质量与安全管理与患者安全实践案例

一、医疗核心制度与患者安全实例

医疗核心制度的执行与落实直接关系到患者的医疗安全，2018 年国家卫生和健康委员会制定并下发了《医疗质量安全核心制度要点》，这十八项核心制度在诊疗过程中对医疗质量和安全起到基础性的作用，各级医务人员应当严格遵守。以下案例结合了十八项核心制度中的要点，分别从首诊负责制、分级护理制度、查对制度、病历管理制度几个方面，分析了医疗质量核心制度的重要性。希望通过真实的案例能够对临床工作起到警示作用，使医务人员切实重视起医疗质量与安全。

案例 1：　未严格落实首诊负责制引发患者死亡实例

（一）案情介绍

患者，女，40 岁，因服用氯氮平后出现步态不稳，于 1 月 2 日 22 时到某精神专科医院就诊。患者既往史：10 年前被诊断为"精神分裂症"，常年服用氯氮平治疗。现病史：患者近 10 个月来藏药，近 2 天出现兴奋、在家中乱扔东西的症状。就诊前患者家属给患者服用了 10 片氯氮平，就诊时患者能简单回答家属问题。A 医师接诊后

4

给予处理：急诊留观。1月2日22时20分患者入睡，流涎较多，安静无冲动行为。1月3日1时患者家属诉患者呼吸困难。A医师前去查看患者，此时，患者处于平卧位，鼾声明显，查体：BP 105/75mmHg，P 85次/min，R 20次/min。考虑患者较胖，平卧位可能有舌后坠，服用氯氮平后流涎多，嘱家属让患者侧卧，继续观察。1月3日2时10分患者家属诉患者无呼吸。A医师紧急查看患者：患者无呼吸，未扪及脉搏，口唇发绀。即给予胸外心脏按压，并将患者转入抢救室，给予吸氧，心电监护，建立静脉通道。2时15分给予肾上腺素1mg小壶入，3时20分患者经抢救无效死亡。

（二）争议焦点

1. 医方是否延误抢救时间，患者于1月2日22时送至医院，医方是否对患者进行了必要检查，采取了必要的抢救措施？

2. 医方未对患者采取积极抢救措施的原因是医方认为患者是服用药物后的昏睡，未考虑到药物中毒，医方是否存在误诊？

（三）医疗机构存在的责任

此案件经过第三方机构的鉴定，认定医疗机构存在过错，医疗机构最终承担了主要的赔偿责任。结合第三方机构的鉴定意见，医疗机构存在的责任主要包括：

1. 当日急诊接诊医师对患者的精神状况及躯体状况检查不够仔细。

2. 接诊医师未对患者的生命体征进行检查，影响了对患者病情严重程度的判断，延误了对患者的诊治。

3. 对患者的病情变化观察不够仔细。

4. 因为家属未同意尸检，患者的确切死因不能确定，但不能除外医方上述医疗过失与患者死亡之间的因果关系，根据患者血药浓度检测结果，患者死于氯氮平中毒的可能性大。

5. 患者就诊时未提供过量服用氯氮平的确切病史，氯氮平的不良反应和中毒的早期症状类似，是导致医方没有及时确诊并有效治疗的主要原因。

（四）评析

首诊负责制是医疗质量安全核心制度的重要内容，是指患者的首位接诊医师（首诊医师）在一次就诊过程结束前或由其他医师接诊前，负责该患者全程诊疗管理的制度。对于精神科医生，落实好首诊负责制，不仅要求医师能够判断精神科症状，也要求医师能够及时准确地识别患者的躯体状况。随着医疗水平的发展，精神科疾病被人们越来越多地认识，同时精神科疾病共患躯体疾病和其他多种精神障碍的情况也随之增加，传统认为"精神疾病死不了人"的错误观点，严重阻碍了精神医学的发展，也影响了精神科临床质量的提高，目前，国内外精神医学都在向着合理处理共患病和发展精神科急重症多种治疗模式发展。

4

这也为精神科医生提出了更高的要求，如何落实好首诊负责制，来保证患者的医疗安全。本案例存在的问题包括：①患者在到急诊后，首诊医师没有进行详细的躯体检查，尤其是神经系统方面的体征；②患者到留观室 20 分钟未经任何医疗处理即入睡，不符合兴奋躁动患者的常规行为模式，医师未引起重视；③患者的异常鼾声仍未引起足够重视，医师单纯考虑舌后坠，忽视了除外中枢性问题，在协助患者进行体位变化后，没有进一步观察改善情况。

案例 2：　未严格落实分级护理制度引发患者死亡实例

（一）案情介绍

患者甲，男，24 岁，因"失眠、话多、言语不着边际、行为乱 1 周，加重 1 日"于 11 月 29 日住某精神专科医院治疗。入院后患者不合作，医院安排其与患者乙同室，并对患者甲保护于床。医嘱：特护（防冲动、巡视），给予氟哌啶醇治疗。当日 16 时 30 分解除保护，患者甲可安静入睡。晚间患者甲兴奋、言语杂乱、接触困难、拒绝服药打针，再次将患者甲保护于床，因患者甲大声喊叫，请示经治医师后于22时40分给予安定10mg肌注，约10分钟后患者入睡，次日晨6时10分发现患者甲于病床上死亡。

11月30日由公安机关对死者进行尸体检验。据尸体检验报告记载：患者甲符合被他人扼颈致机械性窒息死亡。经调查，患者甲系被与其同室居住的患者乙掐死。

与甲同室而住的患者乙于11月29日住院。主诉：反复间断出现凭空闻语，认为受人控制担心被害12年，复发2周。入院时查体：神清，接触被动，治疗护理被动合作，言语清，语速中，认为听到有人在耳边讲话，认为自己接受到很多外界信息，有被人控制感，有自语自笑行为，担心被害，情感反应平淡，自知力差，无冲动行为，诊断为"幻觉妄想状态，精神分裂症偏执型"。据11月30日公安机关询问笔录记载：值班护士述其于11月30日凌晨2时曾到各病室巡视后，没有发现病房内出现异常情况，患者甲与同屋患者乙两人各自睡着，值班护士就在同层的大厅坐着一直到天亮。

（二）争议焦点

1. 医院将兴奋状态的患者甲约束在床上，医护人员未对患者合理看护，才导致甲被同病室的精神病患者乙掐死。

2. 另一患者乙精神状态极不稳定，存在严重的暴力倾向，将这样病情严重的患者与约束在床上的甲安排在同一病房中，并且未采取有效的看护措施，医院对甲的死亡是否负有责任？

（三）医疗机构存在的责任

此案例经过第三方机构的鉴定，认定医疗机构存在责任，并且最终由医疗机构承担了主要的赔偿责任。医疗机构存在的责任主要包括：

1. 医方对于新入院的急性期患者乙，与另一名被束缚的患者甲安置在同一病房，违反了精神科护理常规。

2. 护理人员夜间只在 2 点钟对病房进行了巡视，之后没有按照规定对患者进行巡视，违反了医院护理巡视制度的相关规定。

3. 医方的上述过错，导致患者出现意外后没有被及时发现和救治，医方的过错与患者甲的死亡存在因果关系。

（四）评析

分级护理制度指医护人员根据住院患者病情和（或）自理能力对患者进行分级别护理的制度。其基本要求是：①医疗机构应当按照国家分级护理管理相关指导原则和护理服务工作标准，制定本机构分级护理制度；②原则上，护理级别分为特级护理、一级护理、二级护理、三级护理 4 个级别；③医护人员应当根据患者病情和（或）自理能力变化动态调整护理级别；④患者护理级别应当明确标识。本案例中，医方的主要过错在于未能落实好分级护理制度，对于新入院的患者，未能按照精神科特级护理的要求，将患者安置在 24 小时有人值守的监护病房；同时将两名有明显精神病症状的新入院患者安排在同间病房，并且对其中一名患者约束在床，忽略了其中的风险，因此医方对患者甲的死亡存在明确的责任。

案例 3： 未严格落实查对制度引发
患者自伤实例

（一）案情介绍

患者，女，55 岁，1 月 6 日因"抑郁状态"到某精神专科医院住院治疗，1 月 13 日晚，值班护士在巡视病房过程中，发现此患者均处于侧卧位，面向墙，无异常表现，1 月 14 日凌晨 3 时左右，患者突然从床上坐起，值班护士立刻赶到患者身旁查看，发现患者颈部、手臂部位均有血迹，经查体发现，上述部位均有利器所致伤口。值班护士在紧急处理患者伤口的同时，对病床进行检查，于床上被子内发现一枚已折断的 5ml 注射器针头。

经过对患者进行询问，患者承认是在病房内洗漱间的窗台上捡到的针头，因觉得生活没有意义，出现了轻生的念头，便用针头将自己划伤。后经病房医院工作人员检查，未能查到针头的准确来源。

（二）争议焦点

1. 值班护士按照要求定时进行了巡视，并未发现患者存在异常，医方是否应对患者的自伤行为承担责任？

2. 经医方核查，并未确认此针头是病区护理人员所用过的废弃的医疗器械，也未能调查出针头的来源，是否能够认定医方对此负有责任？

（三）医疗机构存在的责任

此案件经过第三方机构认定，认为医疗机构存在下列责任：

患者住院后存在强烈的自伤自杀观念，医方对可引起患者自伤自杀的器具未尽保管义务，致使患者利用捡拾的注射器针头将自己划伤，乙方应当承担相应责任。

（四）评析

查对制度指为防止医疗差错，保障医疗安全，医务人员对医疗行为和医疗器械、设施、药品等进行复核查对的制度。要求医护人员不仅仅对患者的身份进行查对识别，还要对用于治疗的药品、器械等进行查对核实，避免出现差错。本案例中，患者在住院病房的洗漱间内捡到一枚注射器针头，虽然经过调查也没有能够确认该针头的准确来源，但是医护人员对病房内的器械、设施等具有检查的义务，对患者的安全具有保障的义务，医护人员应当将病房内的器械、设施定期检查、及时排除安全隐患，这对医护人员落实查对制度提出了更高的要求；本案中，护理人员按照规定，定时进行了巡视，但是未能发现危险物品，未能及时有效地防止患者自伤行为的发生，因此医方也需要承担相应的责任。

案例4：未严格落实病历管理制度
导致医疗纠纷败诉实例

（一）案情介绍

患者，女，因妊娠期间出现腹部疼痛到某医院就诊，经检查诊断为先兆早产、胎儿宫内窘迫，建议患者住院观察，后终因病情变化在住院期间胎儿死亡。医院在事发后，对病历记载的内容进行了部分修改。患者认为住院后腹中胎儿多次出现胎心异常，医护人员未能正确诊断并采取有效的抢救措施，未按照医疗护理常规严密监测病情变化，致使发育正常的胎儿胎死腹中，将该医院起诉至法院，要求医院承担赔偿责任。该医院认为，患者住院后，医院按照常规监护治疗并多次向家属交代病情，胎儿属于正常死亡，医院不存在过错。经过法院判决，医院最终承担了全部赔偿责任。

4

（二）争议焦点

本案中医院最终承担了全部赔偿责任，但并不是因为诊疗行为本身存在过错，而是因为病历问题。医院的诊疗行为是否存在过错，需要以病历作为依据进行判断，但患者提出，事发后医院对病历内容进行了修改，医院对此也予以承认，但认为此行为是规范病历，不是伪造和篡改病历。本案的争议焦点在于医院的"完善病历"行为是否对案件事实的认定存在影响。

（三）医疗机构存在的责任

因医院对病历记录的内容进行了修改，医患双方无法对病历记录内容的真实性达成一致，因此该病历不能作为鉴定材料送交鉴定机构，鉴定机构也无法通过除病历之外的其他证据材料，对该医院是否存在过错进行鉴定。法院最终认定，病历是患者病情发展的真实记录，是认定医疗过失的重要依据，严禁涂改伪造，由于医院对病历进行了改动，致使原始证据灭失，导致不能查明本案事实，医院对此应当承担全部责任。

（四）评析

本案例虽不属于发生在精神科领域的医疗安全事件，但是对于病历的管理问题应当引起所有医疗机构及医务人员的重视。病历管理制度指为准确反映医疗活动全过程，实现医疗服务行为可追溯，维护医患双方合法权益，保障医疗质量和医疗安全，对医疗文书的书写、质控、保存、使用等环节进行管理的制度。它的基本要求包括：①医疗机构应当建立住院及门急诊病历管理和质量控制制度，严格落实国家病历书写、管理和应用相关规定，建立病历质量检查、评估与反馈机制；②医疗机构病历书写应当做到客观、真实、准确、及时、完整、规范，并明确病历书写的格式、内容和时限；③实施电子病历的医疗机构，应当建立电子病历的建立、记录、修改、使用、存储、传输、质控、安全等级保护等管理制度；④医疗机构应当保障病历资料安全，病历内容记录与修改信息可追溯等内容。病历不仅仅是一种医疗文书，同时也是一种法律证据，发生医疗纠纷后，病历是证明医疗机构有无过错、是否需要承担责任的重要的证据，许多医疗机构认为发生纠纷后"完善"一下病历均属于正常行为，但是其中隐藏着很多的法律风险。就如本案例中，即使医疗机构的诊疗行为符合规范，没有过错，但是需要通过病历记载的内容来加以证实，第三方机构也是通过对病历的审查来对医院的行为是否存在过错进行认定，往往医疗机构修改病历的行为，使得病历记录的真实性无法被认可，医院诊疗的经过无法被还原。根据《中华人民共和国侵权责任法》第 58 条的规定，医疗机构若存在篡改病历的行为，将推定其存在过错。此种情况下，医疗机构将会面临非常不利的后果。

二、医疗准入技术与患者安全实例——未执行医疗新技术准入制度引发医疗纠纷及舆情事件

国家卫生和健康委员会将新技术和新项目准入制度

纳入了医疗质量安全十八项核心制度的范畴，刚刚颁布的《医疗纠纷预防与处理条例》第十一条，也对医疗新技术的安全性做出了规定，由此可见医疗新技术的准入是医疗质量安全的重要内容之一。随着医学的发展，各种新技术新疗法被纳入临床治疗中，在精神科领域，经颅磁刺激、脑功能治疗等技术在临床中使用，并取得了良好的效果。在实践中如何既能把更多有效的新技术引进临床，又能够保证医疗质量与患者安全，是广大医务人员特别是医院管理者需要衡量的重要内容。本文结合近年发生的一起有一定社会影响的案例，对医疗准入技术与患者安全提供一些建议。

（一）案情介绍

患者，男，21岁，因患滑膜肉瘤到国内各大医院治疗，经多方治疗疗效均不理想，后患者在互联网信息查询到某医院可以进行新型的生物免疫疗法，已经取得了很好的疗效。患者因此来到该医院，进行生物免疫治疗，经多次治疗后，疗效未能如宣传所述，患者后因病去世。患者和家属曾对该生物免疫治疗的方法产生质疑，此事件最终在舆论界引发较大影响，负责治疗的医疗机构和医务人员最终受到相关部门的处理。

（二）争议焦点

1. 医疗机构采取的生物免疫疗法，该技术没有经过国家相关部门的批准，疗效、安全性均没有经过权威机构的认可，属于该医疗机构擅自开展。

2. 因该医疗机构采用未经审批的新技术，导致患者的病情延误，最终造成患者的死亡。

（三）医疗机构存在的责任

该医疗机构开展的生物免疫治疗，未经相关部门批准，未进行安全性和有效性的评价，要求医疗机构停止该项目治疗，行政部门依据法律法规及相关规章制度，对该医疗机构作出停业整顿的处理，对涉事医务人员做出吊销医师执业证书的处罚。

4

（四）评析

自 2015 年，原国家卫生和计划生育委员会下发了《关于取消第三类医疗技术临床应用准入审批有关工作的通知》，随后各省级医疗卫生行政部门也按照统一要求，相继出台了取消第二类医疗技术临床应用非行政许可审批的相关文件，由此我国对第二、三类医疗技术准入管理一直执行的行政审批制转变为备案制，标志着我国医疗技术管理的新模式。医疗技术准入审批的取消，并不是取消了准入技术的评估，而是更加强化了医疗机构的评估责任，在新技术应用前医疗机构应当对该技术的安全性、有效性、伦理性进行系统的评估，并在本机构履行相应的备案程序，方可进入临床使用。本案例中，没有查询到医疗机构对生物免疫疗法进入临床前准入评估的相关材料，而是采取了与第三方机构合作的方式开展此项技术，在治疗过程中医疗机构也没有对该项新技术的安全性、有效性进行动态跟踪，忽视了治疗中可能存在的风险。

建议：国家行政机关放开对于医疗技术准入的审批，有利于医学新技术的发展，使更多更好的技术应用于临床，造福于患者。但其中的医疗安全问题应该值得医疗机构更加重视，在开展新技术前，严格按照《关于印发医疗质量安全核心制度要点的通知》中关于新技术和新项目准入制度内涵的要求，做到：①对拟开展的新技术和新项目的安全性、有效性、经济性、适宜性进行评估；②制定本机构医疗技术和诊疗项目临床应用清单并定期更新；③建立新技术和新项目审批流程，所有新技术和新项目必须经过本机构相关技术管理委员会和医学伦理委员会审核同意后，方可开展临床应用；④新技术和新项目临床应用前，要充分论证可能存在的安全隐患或技术风险，并制定相应预案；⑤明确开展新技术和新项目临床应用的专业人员范围，并加强质量控制工作；⑥建立新技术和新项目临床应用动态评估制度，对新技术和新项目实施全程追踪管理和动态评估。

院长点评——王刚（北京安定医院 院长）

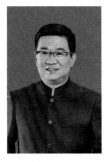

精神科医务人员，应当严格落实首诊负责制，加强临床服务意识和能力，增强责任心；同时要加强对精神科医生躯体疾病的培训，提高精神科医生识别和处理"共患病"的意识和能力。

对于新入院的精神疾病患者，特别是存在严重精神症状的患者，应当安置在有人 24 小时值守的监护病房，待病情稳定后再转入普通病房；对患者的病情应当进行个体化评估，根据病情的不同实行不同的护理级别；对患者进行保护性约束的，应当严格按照《精神卫生法》的规定执行，切实做到保护患者的合法权益。

精神专科医院的护理人员在进行完输液、抽血等工作后，应当将废弃的医疗器械及时清理，必要时进行清点登记，防止带有危险性质的物品遗失或者被患者故意藏匿，从而造成危险；医护人员应当对病房设施经常性地进行巡查，查看病房设施有无破损，病房各个区域有无危险性物品，是否存在安全隐患，一些容易被忽视的地方更应当予以关注，一旦发现危险及时排除。

医务人员应当严格按照《病历书写基本规范（试行)》和《中医、中西医结合病历书写基本规范（试行)》的要求去执行，重视病历的重要性。医疗机构要加强对医务人员病案相关培训，增强医务人员的法律意识和风险意识。发生医疗纠纷，不要轻易去"完善病历"，避免使病历出现内容不可还原的情况，即使确实因书写问题需要修改的，应当按照《病历书写基本规范（试行)》的规定去修改，保证修改的内容可被还原。确保病历资料的完整性，应当填写内容不能遗漏，避免病历不完整而带来的法律风险。

患者安全至关重要，任何治疗应当在保证患者安全的前提下进行，特别对于新技术来说，医疗机构只有严格遵守新技术准入制度，按照相关流程开展工作，才能兼顾医疗技术发展与患者安全保障之间的平衡。

（王　刚　李晓虹　陈雪彦　赵　猛　杨　宇
隋　彧　崔思鹏　李建峰　施忠英）

4

参考文献

[1] 范关荣. 医院质量管理［J］，制度与规程. 2014：3-6.

[2] 李向东，徐烈. 综合性大型医院医疗质量管理策略［J］. 解放军医院管理杂志，2006（2）：149-150.

[3] 许玉华. 医疗质量管理的概念与特点［M］//许玉华. 医院医疗质量标准化管理手册，北京：人民卫生出版社. 2017：2.

[4] 徐筱萍，影响医疗安全的护理因素分析［J］. 上海护理，2006（01）：1-2.

[5] 王锐. 中医院的医疗安全管理策略探讨［J］. 医学争鸣，2016. 7（05）：75-78.

[6] 刘鑫，陈伟. 绪论-打造有品质的医疗服务［M］//刘鑫，陈伟. 医疗质量安全核心制度-理论与实践，北京：中华医学电子音像出版社，2018：11.

[7] 熊威，三级医院安全管理路径研究［D］. 苏州：苏州大学，2011.

[8] 何超，朱君亚，罗启莱. 美国医院质量管理概况与借鉴［J］. 中华医院管理杂志，2005（01）：15-16.

[9] 曹荣桂，中国医疗质量与患者安全［J］. 中国医院，2007（11）：1-4.

[10] 林小军，陶红兵，国内外医疗安全管理现状及其差异分析［J］. 中国医疗管理科学，2014. 4（01）：53-57.

[11] 王祖承，季建林，浅井邦彦. 欧美10国精神卫生

工作的现状［J］. 上海精神医学, 2000（S1）: 55-62.

［12］张传波, 司桂梅. ISO 9000 族标准在精神专科医院质量管理中的应用研究［J］. 精神医学杂志, 2012. 25（01）: 63-65.

［13］Ditton, M., Quality in Delivery of Mental Health Services［M］. Croatia: Intech, 2013.

［14］谢飞, 刘寒, 谢斌. 上海某精神专科医院 958 例投诉性信访分析［J］. 中国医药导报, 2010, 9（29）: 134-136, 139.

［15］李佳勋, 赵向辉, 田贵平, 等. 基于卓越绩效模式的精神专科医院价值创造过程探讨［J］. 中国卫生质量管理, 2010, 17（4）: 35-38.

［16］刘宇. 第三章 美国医院质量管理//刘宇. 美国医院管理, 北京: 光明日报出版社, 114-143.

［17］朱士俊. 医疗质量管理发展现状及展望［J］. 解放军医院管理杂志, 2003, 10（3）: 204-206.

［18］陈阳, 程雪莲, 何中臣, 等.《医疗质量管理办法》的亮点与局限［J］. 中国医院管理, 2017, 37（2）: 27-29.

［19］夏彩霞. 浅析我国医疗质量安全与核心制度建设［J］. 现代经济信息, 2016（3）.

［20］杨甫德. 浅谈医院管理中的医疗安全管理理念［J］. 医院院长论坛-首都医科大学学报: 社会科学版, 2009, 6（6）: 34-37.

［21］卫生部, 民政部, 公安部, 中国残联: 中国精神卫生工作规划（2002—2010 年）, 2002.

［22］中华人民共和国精神卫生法医务人员培训教材［M］. 北京: 中国法制出版社, 2013.

［23］谢斌. 精神卫生法对精神卫生服务的影响［J］. 神经疾病与精神卫生, 2013（01）.

［24］彭少慧. 论精神卫生法的历史沿革以及对我国的启示［J］. 山西警官高等专科学校学报. 2011（01）.

4

[25] 李岩. 美国医疗管理之父多纳比第安（Avedis Donabedian）[J]. 中国医院, 2003, 7 (5): 26-26.

[26] 江忠仪, 赵列宾, 田丹, 等. 我国医院医疗质量管理现状分析及建议 [J]. 中华医院管理杂志, 2016, 32 (10): 779-781.

[27] 王凤玲, 邢沫, 王丹, 等. 建立医疗核心制度督导长效机制的探讨 [J]. 中国医院管理. 2013, 33 (3): 41-42.

[28] 尹庄, 医疗质量安全与核心制度建设思考与建议 [J]. 现代医药卫生. 2015, 31 (23): 3682-3683.

[29] 陈敏, 武琼, 张帧, 等. 智慧医疗卫生服务的挑战与启示 [J]. 中华医院管理杂志, 2013, 29 (8): 597-599.

[30] 杨国胜, 曹红, 马胜琦. 专科医院开展常态化医疗核心制度督查的实践与体会 [J]. 中国医院管理, 2011, 31 (3): 21-22.

[31] Campbell H, Hotchkiss R, Bradshaw N, et al. Integrated care pathways [J]. BMJ, 1998. 316 (7125): 13-157.

[32] 龚栋. 介绍一种新的医疗护理模式-临床路径 [J], 现代医院管理, 2004, 6 (4): 42-44.

[33] 李明子. 临床路径的基本概念及其应用 [J], 中华护理杂志, 2010, 45 (1): 59-61.

[34] 胡彬, 郑西川. 临床路径系统的研究与设计 [J], 中国数字医学, 2010, 4 (5): 12-15.

[35] 薛军, 黄先涛, 靖超, 等. 以临床路径管理为基础的医疗服务管理绩效评价 [J], 中国医药导报, 2015, 12 (5): 153-155, 164.

[36] 马辛, 蔡焯基, 郑毅, 等. 精神分裂症住院患者规范化综合治疗临床路径的研究 [J], 中华精神科杂志, 2012, 45 (3): 165-168.

[37] Leigh K, Thomas R, Erica J, et al. What is clinical pathway development of a definition to inform the

debate ［J］. BMC Medicine 2010（8）：31.

［38］ Saint S, Hofer TP, Rose JS, et al. Use of critical pathways to improve efficiency：a cautionary tale ［J］. Am J Manag Care, 2003, 9（11）：758-765.

［39］ Kinsman L, Rotter T, James E, et al. What is a clinical pathway? Development of a definition to inform the debate ［J］. BMC Medicine, 2010, 8（31）：1-3.

4

［40］ Hindle D, Yazbeck AM. Clinical pathways in 17 European Union countries：a purposive survey ［J］. Aust Health Rev, 2005, 29（1）：94-104.

［41］ 陶红兵, 刘鹏珍, 梁婧, 等. 实施临床路径的医院概况及其成因分析 ［J］, 中国医院管理, 2010, 30（2）：28-30.

［42］ 黄葭燕, 陈洁, 陈英耀. 临床路径的研究现况及特点 ［J］, 中国卫生质量管理, 2006, 13（5）：1-9.

［43］ 彭明强. 临床路径的国内外研究进展 ［J］, 中国循证医学杂志, 2012, 12（6）：626-630.

［44］ 刘潇, 马谢民. 国内外临床路径应用研究进展 ［J］, 中国卫生产业, 2015, 03：3-4.

［45］ 陈宇, 陶红兵. 应用可视化知识图谱分析方法探究临床路径研究发展趋势 ［J］, 中国医疗管理科学, 2017, 7（6）：37-44.

［46］ 顾亚明, 季宝轶, 张连丰. 临床路径管理对改进医疗质量的作用分析 ［J］, 中国卫生质量管理, 2012, 10（3）：33-34.

［47］ 董音茵, 临床路径单病种定额支付方式对医疗费用的影响 ［J］, 中国卫生标准管理, 2015, 31（6）：10-11.

［48］ 邱英鹏, 于妹, 肖月, 等. 临床路径与支付方式改革对县级公立医院诊疗行为及费用影响分析 ［J］, 卫生软科学, 2016, 30（6）：36-39.

［49］ 杨林, 郝文文, 殷海霞, 等. 护理质量管理持续改

进的研究进展 [J]. 当代护士，2016，23（9）：19-21.

[50] 吴茜，龚美芳，田梅梅，等. 住院患者护理风险预警控制体系的建立及应用效果评价 [J]. 中华护理杂志，2015，50（5）：581-584.

[51] 孙培芳. 护理质量管理信息化研究进展 [J]. 医学信息，2016，（23）：28-29.

[52] 汪欢，喻姣花，冯闰，等. 临床护理质量评价研究进展 [J]. 护理研究，2014，28（2）：390-392.

[53] 乌转英，王红霞. 我院护理安全管理的做法和体会 [J]. 护理管理杂志，2012，12（5）：372-373.

[54] 张友惠，杨云智，易小青，等. 追踪法在临床护理安全质量检查中效果评价 [J]. 护士进修杂志，2015，30（6）：488—490.

[55] Lin C, Shih C, Liao H, et al. Learning from Taiwan patient-safety reporting system [J]. International Journal of Medical Informatics, 2012, 81 (12): 834-841.

[56] Gallagher R, Rowell P. Claiming the future of nursing through nursing-sensitive quality indicators. [J]. Nurs Adm Q, 2003, 27 (4): 273-284.

[57] Vallejo-Gutiérrez P, Bañeres-Amella J, Sierra E, et al. Lessons learnt from the development of the Patient Safety Incidents Reporting an Learning System for the Spanish National Health System: SiNASP. [J]. Rev Calid Asist., 2014, 29 (2): 69-77.

[58] Feng X, Bobay K, Weiss M. Patient safety culture in nursing: a dimensional concept analysis [J]. JAdv Nurs, 2008, 63 (3): 310-319.

[59] Steele M L, Talley B, Frith K H. Application of the SEIPS Model to Analyze Medication Safety in a Crisis Residential Center [J]. Archives of Psychiatric Nursing, 2018, 32 (1): 7-11.

［60］ E-Morris M, Caldwell B, Mencher K, et al. Nurse-Directed Care Model in a Psychiatric Hospital ［J］. Clin Nurse Spec, 2010, 24 (3): 154-160.

［61］ Madan A, Mahoney J, Allen J G, et al. Utility of an Integrated Electronic Suicide Alert System in a Psychiatric Hospital ［J］. Quality Management in Health Care, 2015, 24 (2): 79-83.

［62］ Mayer-Amberg N, Woltmann R, Walther S. An Integrated Care Initiative to Improve Patient Outcome in Schizophrenia ［J］. Frontiers in Psychiatry, 2016, 6.

［63］ 北京医学会. 前车之鉴—医疗事故案例汇编 ［M］, 北京医学会, 2012: 273.

［64］ 杨阳、刘宇峰. 论医疗技术临床应用的伦理审查与监管—由取消医疗技术临床应用准入审批引发的思考 ［J］. 医学与哲学, 2016, 549 (37): 94.

［65］ Medicine IO. To Err is Human: Building a Safer Health System ［J］. Front Health Serv Manag, 2006, 18 (6): 453-454.

4

第五章

科研与教学
管理制度

本章要点：随着现代医学研究和高等医学教育的不断发展，医学新技术的研究和使用影响着社会对高素质医学人才的需求变化，医学研究中人体试验是不可避免的，在造福人类的同时，也产生了一系列的伦理难题。在精神专科医院，如何促进科研与教学创新性结合，如何做好知情同意和伦理委员会制度建设，面临着诸多挑战。本章介绍目前精神专科医院科研与教学现状，从管理制度建设的角度，阐述如何通过管理促进教学能力、科研水平提高，以及知情同意和医院伦理委员会建设。案例介绍医院在科研创新方面的实例，分析制度建设给科研创新带来的活力。

第一节 概 论

一、科研管理制度

（一）科研管理概念及医院科研管理的特点

科研管理是对科学技术研究的计划、成果、专利、情报实施管理，在医院科学研究活动中具有指挥杠杆作用。

科研管理制度在科研工作中既有激励作用，又有约束机制，是落实和规范科研任务完成的措施和办法，是实现科研目标的基本保障。科研管理制度已成为医务工作者进行科研工作自觉的行动指南，建立和完善科学、高效、有序的科研管理制度，将为科研、医疗工作可持续发展提供原动力。

由于医院的特殊性，大多数在医院的科研项目都涉及人体信息或者标本，为规范科研项目的申报，实施和论文的发表等，医院科研管理也应将涉及人的科研项目的伦理初审纳入管理范围内。

（二）科研管理制度的主要内容

科研管理制度的主要内容归纳起来大致可分为：项目管理制度、经费管理制度、人才管理制度、档案管理制度及成果管理制度等。

1. 项目管理是科研管理制度的重要内容也是首要任务　科研管理部门应分门别类的依据申报人员的研究方向，科研发展及科研能力给予一定的计划和指导。在提高项目申报中标率的同时，加强课题立项后的实施过程的监督，协助解决实施过程中的问题，为课题按期结题做足够的保障工作，进一步为后续的科研成果申报及转化做铺垫工作。

2. 经费管理是科研工作的物质基础，也是科研工作得以进展的重要支撑条件　制定符合自身发展的科研经费管理制度，通过多种形式拓展科研经费来源渠道。严格按照经费使用原则进行经费支配，做到专款专用。使有限的科研经费发挥最大的效能，为医院的科研发展助力。

3. 成果管理包括成果鉴定、奖励、专利申请和成果转化　科研管理者在科研课题结题后就应该积极协助科研人员申报成果和鉴定等工作，普及科研人员相关政策和信息等各方面，加强科研成果转化的途径和方法。

4. 人才的培养和培训是科研管理除了出成果外的又一个重要责任　医院的科研管理应不断创造机会和条件加强人才的培训，调动他们的积极性和创造性，为医院科研的发展形成合理的人才梯队结构，为科研工作和重

5

点学科建设提供条件。

5. 科技档案管理能为科研管理提供各方面的信息和依据 通过建立有效的科技档案管理系统，为医院管理在对科技人员进行科研管理、科技决策、技术交流、职称评聘、经验总结等方面起到凭证和参考作用。

（三）医院科研管理核心制度举例

医院科研管理制度，是医院科研工作的依据，各项工作必须按照制度规定有条不紊的开展。例如，医院科研管理核心制度包括：《科研项目管理制度》《科研经费管理办法》《科研伦理管理制度》《科技处档案管理制度》《科研保密制度》《科研诚信管理制度》《出国（境）人员培训和遴选管理办法》《学组与顾问委员会工作和运行管理办法》《科研奖励办法》《院内项目基金管理办法》《关于科研项目间接经费使用的实施细则（试行）》等。

（四）医院科研管理的作用

医院综合实力的竞争，归根结底是科研实力的较量，科研实力的强弱是科研管理成效的主要体现。医院科研管理的主要作用体现在以下几点：

1. 医院科研为医疗质量的提高提供保障 医疗是医院的本质和基本任务，医疗质量的好坏直接关系到医院的生存和发展。科研通过培养医务人员的创新精神和能力来实现医疗质量的提高。医务工作者通过参加科研工作，优化自身的知识结构，提高学术水平，进一步了解掌握医疗进步的前沿信息，从而把最新的医疗方法应用于临床工作。

2. 科研是孕育优秀学科的孵化器 学科建设与学位点建设的关键在于队伍的建设及高水平的科研工作。科学研究水平的提高是学科建设向高水平发展的重要条件，学术水平的提高是学科建设的关键。先进理论的产生，得益于科研。科学研究使我们看问题的角度多样化，多侧面、多角度的思考，在产生创新性思维和想法的同时，也催生了多种学科齐头并进。

3. 科研是培养医务人才的根本途径　通过科研工作的开展，建立起产学研合作基地，提高中青年医生的实践能力，科学研究是现代医院改革与发展的趋势，进行产学研合作教育，有利于培养既有专业知识，又有实际应用能力和一定的科研能力的高质量医务人才。

4. 科研是促进医务人员全面发展的必经途径　医务人员在从事科研的过程中，会逐步形成一种创新精神、好奇心、进取心，实践精神及独立探索的自觉精神等，这些独特的品质，时时刻刻影响着医务人员的医疗工作，此外，医院的各项工作也离不开科学研究。医院的发展和进步，医疗质量的提升，都需要科研做后盾。

二、教学管理制度

（一）医院教学管理制度的含义及其功能

医院教学管理制度是连贯的医院教育规章和教学管理体系，主要指在医院教学实践活动中，要求指导医师、医学生和教学管理人员等组织成员共同遵守，并按一定程序活动的准则和规范。

教学管理制度是指以规范教学行为为目标，通过明确各级各类人员的权利、职责、义务的规定以及各种情形下教学行为的界定，确保全院人员有机协作、教学工作有序运行、培养质量有效保证的制度体系，具体体现在：

1. 导向激励功能　即通过规制和约束负面行为，激励和弘扬正向行为，使教育相关者在正向行为方面最大限度地发挥主观能动性，使医院教学理念转化为教育相关者的自觉行动。

2. 整合协调功能　即通过以制度为纽带，将教学管理部门各个成员按一定的规范和模式组织起来，融入医院的合理定位、培养目标与医院特色，形成一个内部功能协调、正常运行的系统，确保了人才培养基本职能的规范、有序、科学与高效。通过全面调动和优化配置教学过程所涉及的人财物等物质资源和信息资源，为教学活动提供基础保障。

3. 文化传承功能 一方面将传统的教学管理制度化成果继承下来，另一方面将现阶段的教学实践与理论成果凝聚积淀其中，以制度化的形式传递下去，为教学管理制度的进一步发展奠定基础。

（二）医院教学管理制度发展现状

深入改革医院教学管理制度及教学模式，是时代进步与发展的要求，而教学管理制度与教学改革是一个动态的过程，必须要立足现实，顺应时代潮流。为确保各级各类医院的人才培养质量，必须进一步强化医院教学管理制度建设。但总体而言，目前教学管理制度建设非常落后。主要体现在：

1. 教学管理制度定位不足 在教学管理制度建设时，有些医院没有客观评估自身的教学目标和发展定位，生硬地照搬或模仿其他医院的教学管理制度，致使教学管理制度的指导思想、组织模式以及运行机制逐渐脱离自身特色，致使综合竞争力减弱和教育质量下滑。

2. 教学管理制度不健全 医院重医疗，轻教学，未能把临床教学工作纳入医院中心工作，致使教学资源有限，教学条件也一直处于明显的不足状态。在医院教学管理中"无章可循"和"有章不依"的现象比较普遍。例如，虽然有教师遴选、评价和考核方法，但是方法缺少客观性，也未能切实做到制度落实；尽管大多医院将教学工作纳入临床教师的晋升体系中，但对于教学的质量、数量、时长等对教师没有具体硬性要求，教学付出与绩效奖励不成正比，导致教师在教学工作中积极性不高，教学意识淡薄。

3. 教学理念落后 医院教学管理制度建设中未能运用现代的教学理念，仍以"教师为中心"的传统教学理念自我束缚，采用填鸭式、满堂灌的教学模式，理论与实践教学相脱节。而作为认知主体的学生在整个教学过程中都始终处于被动地接受知识的地位，学习的主动性被忽视，甚至被压抑。这与现代社会对医学人才培养的要求是不相符合的。

第二节　精神专科医院
科研管理制度建设

一、科研人才管理制度建设

科技的创新在于人才，学科发展的关键在于人才，人才管理在科研管理中至关重要。医院将"人才强院"战略一以贯之，坚持"以用为本、创新机制、高端引领、整体开发"的人才工作指导方针，始终坚持自主培养和引进相结合，以大力培养和集聚领军人才、创新团队为重点，分层分类管理人才，逐步形成医学人才、科技人才和管理人才相辅相成、梯队合理的人员结构。为加强医院学科建设，建立结构合理、能力全面的人才梯队，促进医院整体水平的可持续发展，医院搭建了一个完整的人才培养平台：

（一）学科带头人

基于医院的人才状况及学科建设缓慢、学科专业发展的特殊性，医院的学科带头人偏少，在精神科领域形成自己独到观念及建树的领军人才有待开发。对学科带头人，医院一方面大力引进，另一方面也大胆启用新人担任重要职务，鼓励中青年通过竞聘走上领导岗位；同时，签订目标责任状，加强对学科带头人的绩效考核。

（二）技术骨干

针对医院的学科发展骨干，同时依据医院各亚专科发展的现状，组建的十三个专业学组：①神经精神药理学组；②神经生化与分子生物学；③神经认知与电生理学；④危机预防、干预与机制研究学组；⑤酒依赖学组；⑥精神疾病功能康复学组；⑦精神疾病早期干预学组；⑧临床心理学组；⑨精神疾病中西医结合学组；⑩心境障碍研究学组；⑪法学与精神医学学组；⑫老年与心身医学学组；⑬精神疾病护理学组。由医院自筹经费，成立由国内外精神卫生及其他相关专业领域的知名专家组成的"北京回龙观医院学科建设与医院发展顾问委员会"，根据各位专家的专业特长，分别对相应学组开展指导工作，在各自领域进行系统性的研究。

（三）青年人才

对青年人才，医院从 2014 年开始设立了北京回龙观医院"龙跃"计划中青年科研基金，具体分为：优秀青年基金、杰出青年基金、重点学科扶持基金和护理专项基金四个项目。为院内中青年医师和科研骨干搭建了一个创新性临床应用技术研发、重点学科建设扶持的平台，以鼓励中青年科研骨干产出高质量的科研成果，将科研资源转化为科研成果，更好地服务于临床和患者。

（四）学科建设

为了加强学科建设和人才培养，医院按照"科有特色、人有专长"的发展目标，将现有的学科分为优势学科（如心理危机干预学科、精神康复医学学科、精神分裂症学科等）、重点培养学科（如老年精神病学科、酒依赖学科、中西医结合学科等）、亟须发展学科（如心身医学学科、儿童青少年学科、睡眠医学学科等）三类学科，重点突出，分步推进，最终形成全面发展的新格局。

医院对外合作以创新发展为动力，以服务社会为根本，以双赢共享为原则；以平等互利、资源共享、优势互补为模式；以平台开放、共同发展为目标，通过送出去、请进来的方式不断加强自身发展。通过"海聚工程"聘请海外华人专家来院短期工作，促进医院的科研和学科的发展。每年定期送医院骨干到有关合作单位学习 3 个月到 1 年。搭建对外交流合作平台，邀请来自美国匹兹堡大学、耶鲁大学、澳大利亚卧龙岗大学、美国NIH 精神疾病研究所等多所海内外研究和医疗机构的近三十位知名专家、学者，成立了"海外华人精神医学联盟"，更好的了解国际上精神卫生领域最新的研究进展，促进医院临床和科研工作。该联盟成立后，以医院的临床、科研和教学工作为轴，为海外人才与医院之间的纵向合作与海外人才之间的横向合作，提供人员平台、设备平台和资源平台。联盟成员担任导师并与医院具有一定能力的中青年医务骨干一一对接，共同申请临床、科研项目和搭建优秀学科发展团队；将国外的研究项目引入国内，共同撰写或指导医院医务人员撰写科研论文；将医务人员送到联盟成员所在的研究机构或医院深造，从而不断提高医院以及国内的精神医学研究水平。

二、科研项目管理制度建设

5

科研工作是医院整体发展的关键之一，科研工作的发展与医院学科、专科建设和人才培养息息相关。随着医学的迅速发展和国家对科技工作投入力度的增加，医院承担的科研项目逐年增加，科研经费持续增长。因此，在科研项目管理中难免出现诸如"重数量、轻质量""重立项、轻推广"的问题，故加强项目的科学管理、提高项目的完成质量已成为科研管理工作者面临的一项重要任务。为使科研项目实行制度化和科学化的管理，保证科研计划圆满完成，出成果、出人才、出效益，提高竞争力，在科研项目管理过程中对课题的项目申请、立项实施、中期考核、验收鉴定等方面进行全程管理，使科研基金更充分地发挥其在医院科学研究和人才培养方面的作用。

（一）申报管理

申报管理是科研项目管理的核心。科研项目的立项需要经过不同层次的专家进行评审，并在审批中不断修改完善，直至最终得到上级部门的立项，收到立项批文。立项审批是一个涉及大量材料的烦琐过程，做好申报阶段的管理十分重要。

1. 掌握最新学术动态，及时传达申报通知　由于临床工作较繁忙，医务人员通常不能及时关注最新学术动态，为能积极配合临床医务人员，减轻医务人员负担，医院科研管理部门做到每天浏览相关网站，掌握国内外最新学术动态，根据上级文件精神要求，按照项目申报指南，在项目申报前期阶段通过医院网站、院内 OA 办公系统、微信平台及时将申报信息向全院发布，组织动员全院职工积极申报。

2. 积极动员、精心准备　为提高科研积极性，积极动员全院符合申报条件人员申报。科研处通知各科室科研秘书，以及积极性较高的科室或个人召开科研项目申报动员会，并认真解读申报指南、申报重点、申报注意事项等。由科研秘书向科室人员及时传达申报信息，动员科室人员积极申报。

3. 严格把关、加强形式审查、组织专家评审　由于医院科研力量较薄弱，科研意识不强，加上医务人员临床工作繁忙，多数人员撰写的标书质量可能不过关。因此，在项目申报前，组织医院学术委员会专家对申报项目进行预评审，提出指导性建议及意见，再经科研管理部门对各类标书进行形式审查，项目负责人根据专家提出的意见和建议进行修改完善。

（二）实施过程管理

实施过程管理是科研项目管理的主体。实施过程管理对科研项目能否顺利进行有着重要的影响。科研项目立项后，科研管理部门应加强项目的进展管理，要求课题组按照计划进度实施，并做好必要的协调服务工作。第一步：建立科研项目的监督管理机制，纳入科室综合考核指标；第二步：成立专门的科研监督团队，由医院的公共平台技术人员组成，定期对全院的科研项目的实施情况进行监督，并检查数据资料的真实性、可靠性，在监督过程中及时发现问题并合理解决；第三步：每年由医院层面组织一次项目进展汇报，邀请专家评审，分析进度与实施计划要求的一致性与差异性，找出原因，及时补救。

加强过程监督与评价、构建考核机制是提高科研管理效率和水平的关键环节。为保证科研项目顺利完成，对立项目实行中期报告制度。项目研究中期，医院组织相关专家对项目的进展情况进行检查考核，主要检查项目计划的执行情况、项目研究进展和取得的阶段性成果、存在的问题等。科研处根据检查考核结果，提出检查意见，对项目研究中遇到客观困难的，视具体情况提出处理方案，力争项目按计划完成。

（三）结题管理

结题验收管理是科研项目管理的关键。一个科研项目进行到最后，需要经过结题验收才能圆满完成，结题验收管理是保证项目取得预期成果，达到考核指标的重要环节，需要对项目的科研成果及技术路线等进行全面的考核验收。

科研项目结题质量的高低，是能否维持科学研究持续发展的重要环节。第一步：量化考评标准、完善考核措施，针对项目考核指标、任务书等全面检查；第二步：邀请专家结合研究结果进行综合验收评估，对于不能按时按质完成结题的项目，深入分析原因以及提出改进措施；第三步：配套相应奖惩措施，制订科研奖励条例等，对结题优秀的予以奖励，鼓励科研工作者争创更高水平的科研项目和成果；对于结题质量不好的项目，扣科室综合管理分，限制项目负责人申报省厅及院内各类限额申报项目。

三、科研经费管理制度建设

科研经费管理是医学科研水平提高必不可少的条件之一，与专业的科研人才、先进的科研技术、精密的实验仪器设备共同构成了提升医学科研水平的条件。科研经费贯彻在医学科研项目的启动、实施、结题等一系列过程中，在此过程中科学、合理地配置各种科研经费，可大大提高科研经费的使用效益，提高医学科研项目的效率，效果显著。

随着国家对科学研究的经费投入力度逐年加大，管好用好科研经费，对科研管理工作提出了更高更新的要求。

（一）预算管理

医院实行全面预算管理制度，在项目立项制定预算时，由科研和财务管理人员共同协助科研项目负责人制定切实可行的项目经费预算。项目经费到账后，根据批复的预算将收入纳入财务预算管理系统、科研管理系统和财务决算系统。项目执行中期，适时根据项目进展调整项目预算并做好相应报备审批手续。

（二）决算管理

医院制定合理的科研经费管理办法及专项管理办法，在科研经费审核过程中严格执行；定期培训，培养科研人员严谨使用经费的意识，让科研人员在使用经费时保持着精打细算的观念和始终紧绷不得跨越"红线"的弦；建立科研试剂和耗材统一采购平台，规范科研经费采购行为；借助现代化的信息网络手段，利用科研管理系统，将项目批复的预算设置在系统中，控制科研项目的每一笔支出情况，实时监管，严格做到决算与预算一致，同时优化报销流程，提高报销效率。

四、科研档案管理制度建设

医学科研档案是医院科技人员在从事与医学相关科学研究活动中直接产生的各种文字、图表、声像等不同形式的历史记录。最原始地记载了科学研究的详细过程。作为医学科学研究的载体，医学科研档案蕴含着大量的科研成果、科技专利、高新技术等科技信息，是丰富的信息资源和无形资产。医学科研档案还是一种卫生资源，对科研工作的先进性、科学性及使用价值的鉴定起着十分重要的作用。

（一）医学科研档案管理现状

由于医学科研档案具有时间延续性长、覆盖面广、涉及内容多、管理周期长的特点，因此，目前医院医学科研档案管理普遍存在相同状况，即在进行档案管理的过程中，可能会出现项目内容不全、资料混乱、归档时资料收集不完善等状况，这对以后科研档案的整理、归档、入库、查询等工作的展开带来困难。这些现状直接导致医学科研档案的质量下降、科研材料收集不全等现象。这也间接影响了医学科研档案管理工作正常有效的开展。

（二）强化医院档案管理工作的具体方法

1. 树立良好的档案意识，强化管理人员的身心素质 要将与科研相关的档案管理工作的制度逐步的建立并完善起来，将各个人员的工作职责落到实处，另外还得要进行定期的培训，以此在最大限度之上来提升管理工作人员的专业素质、业务能力以及自身的责任意识，利用培训的方式可以使其可以充分的了解并熟悉其中与档案管理工作相关的知识。同时也是利用讲座的方式来提高科研工作人员及管理人员的档案管理意识，聘请专门的科研人员进行知识的普及，协助医院科研人员提高科研档案管理工作能力，将管理人员工作的积极性激发出来。

2. 完善档案管理体制，做到管理规范化 根据我们国家档案法以及相关的规范，在进行档案管理工作的时候，要充分重视各类档案数据的采集、立卷、整理、查看以及保存等工序，还要充分明确档案归档的范围。将科研档案管理体制建立并健全，使得科研工作人员和相应部门可以进行有效的整理，保障归档工作真正的做到科学化、合理化。为了在最大限度上充分的保障资料的精准性不会受到影响，就需要加强科研人员对于档案资料的重视程度，在进行科研工作的时候，将其整体的进行归集。

3. 注重收集方法 首先，要将科研档案收集网络体系建立并逐步完善，在该制度下，档案管理小组要做好检查、督促以及相应的指导工作。档案部门要经常性的针对业务部门日常科研档案的形成、收集以及相应的归档工作，针对其中出现的任何问题要及时提出相应的措施来予以解决。再者就是档案管理小组或是部门之中的工作人员要不断强化自身工作的积极性，做到腿勤、口勤、手勤。

4. 转变医院科研档案管理模式　及时转变较为传统的医院科研档案管理的方式，要积极引进档案管理技术设备，促进医院科研档案管理走向现代化的发展道路。另外可以大范围的运用各项先进技术，应用计算机等方式来协助进行档案管理的工作；将先进化的档案管理室建立起来，将杂乱的各类档案进行有效的统一化的管理；加强档案管理数字化建设的力度，运用相应的软件来进行档案管理，这不仅可以便于查阅资料，而且也不会损坏资料文件，这样做的优势在于实现了档案资料的永久保存。

第三节　精神专科医院
教学管理制度建设

一、教学管理制度建设的重要意义

随着社会的发展与疾病谱的改变，精神类疾病的发病率日益增高，在疾病总负担中占20%，排名第一。但是，具有执业资质的精神卫生人员却非常匮乏。原国家卫计委2015年的统计数据显示全国有精神科执业（助理）医师27 733人，精神科护士57591人，我国平均每10万人才有1.49名精神科医生，与国际平均10万人拥有精神科医生3.96人相比，我国精神医学人才严重不足，甚至低于部分发展中国家。另一方面，与其他专业医务人员相比，精神卫生人员素质偏低，绝大多数精神科医生为专科学历，绝大多数精神科护士为中专学历，许多人员职业生涯中几乎没有接受过系统的精神科专业培训。

精神医学"人才荒"导致精神卫生服务资源和服务能力严重不足，使我国精神卫生服务面临严峻挑战。因此，培养高质量的精神卫生专业人才是我国精神卫生事业发展迫在眉睫的重要任务。教学管理制度建设是精神专科医院教学工作取得实效的前提和必备条件，良好的教学管理规章制度有利于规范学生的行为，可以培育学生优良的道德品质，可保障教学工作的顺利进行。

二、全面推动教学管理制度建设的主要途径

（一）保持教学管理制度建设理念的先进性，领航医院特色建设的发展方向

医院应制定有医院发展特色的教学管理制度，通过教学理念、教学方案、教学模式、教学手段和教学评价方式等教学环节的应用技术型导向，重点培养精神科临床、科研、教学一线亟须的各类应用型人才。

5

（二）坚持教学管理制度建设机制的科学性，保障医院教学工作的流畅运转

教学管理制度建设应加强民主机制。健全重大教学决策的审议制度和听证制度，加强广大教师和学生的参与权和知情权，尤其要充分尊重和汲取医院教学专家、医院教研室和教学科室等部门的谏言，集思广益、广开言路，增强教学管理制度建设的实用性、民主性、全面性和科学性。

（三）促进教学管理制度组织实施的协同性，促进医院教学实施的和谐有序

通过制定文件政策、工作规程和实施细则，促进教学管理制度的规范化发展。一方面，建立医院、教研室、科室负责人、职能部门中层干部等教学管理主体的协同负责制度。应进一步明确医院教学主管领导听课评课制度、医院院领导与教师和学生对话制度、教育教学意见反馈制度等，促进各级领导定期深入临床教学一线，形成上下齐抓共管教学工作、关心教学和支持教学的良好局面。另一方面，进一步明确职能部门的职责权限，厘清工作范畴。各职能部门还应建立协商制度和资源、信息共享制度，加强横向的沟通和交流，避免政出多处。

（四）满足医院教学管理制度服务主体的需求性，体现医院以人为本的教学价值

全面适应"以学生为中心""以临床问题为中心"

的教学整体设计。及时调整和修订考试制度、学位制度、评价制度、奖励制度等教学管理制度细则，遵循学生身心发展规律和素质教育目标，全面促进学生的差异化发展与立德树人。合理制定学生学习的权利与责任体系、整合教学资源、创新学习管理体系，规范不同类别学生的教学行为，为学习自由的实现创设和谐的制度环境。

三、精神专科医院教学管理制度的核心要素

医院教学管理制度包括教学方方面面的制度，例如师资管理制度、学生培养与管理制度、教学条件建设与维护制度、绩效奖励与惩罚制度等等，这些教学管理制度的核心要素包括：

（一）以提高教学内涵为重点的教学基本建设制度

教学内涵制定是教学基本建设的核心内容，是实现培养目标、提高人才培养质量的关键，同时也是提升医院整体教学水平的基础。教学管理部门作为教学内涵建设最直接、最关键的职能部门，要从师资队伍、教学对象、教学目标等方面进行精心设计，提出具体教学内涵建设措施并开展教学内涵质量自评工作。

（二）以质量为根本的经常性教学管理制度

教学质量是医院教学的生命线，提高精神卫生人才培养质量，关键在于每一个环节、每一名教师的教学质量。因此，必须把质量管理作为教学管理部门经常性的基本制度，严把师资认定、严把授课质量关、严把实践环节关、严把教风学风关，促进持续质量改进，实现对教学工作全方位、全过程、全要素的经常性监督、检查、评估和指导，促进人才培养质量的不断提升。

教学管理部门教学档案是医院教学档案建设最基础性的工作，对进行教学评估、教学研究和教学改革有重要的参考价值。教学档案的建档质量是衡量一个教学管理部门教学管理水平和质量的重要标志。教学管理部门必须指定专人从事教学档案的收集、整理、归档，依据医院和院系的总体要求，结合精神卫生专业的具体特点，

建设和利用好教学档案。

（三）以提升教学能力为核心的师资培养制度

教学管理部门必须始终把教师的教学能力培养放在重要位置，并建立师资培养制度予以保证。除了安排参加医院的各类培训、教学专家一对一的指导外，还要选送参加高质量的国际、国家级或者市级师资培训班、教学研讨交流等。鼓励教师申请、开展教学研究课题，医院在政策、经费上予以大力支持。

（四）培养创新精神和实践能力为主旨的教学改革和研究制度

5

教学管理部门的教学工作要上水平、上台阶，必须高度重视教学改革和研究工作，紧跟时代发展步伐和学科发展前沿，以培养学生的创新精神和实践能力为目标，不断破解教学工作的难点问题。教学管理部门要不断更新教学内容、改革教学方法、创新教学手段、优化考核和评价方法，要建立教学管理部门内部的教学改革研讨制度，注重与国内外同行的交流，把当代先进的教育教学理念与教学工作的实际相结合，营造浓厚的教学改革创新意识。

第四节　知情同意和伦理委员会建设

伦理委员会的制度建设是开展伦理审查的重要一环，必须有制度的规范，才能顺利开展工作。国家的法律法规、行业的行为规范以及伦理委员会的规章制度，都是制度建设实在的内容。而本节所要讨论的制度建设，主要针对机构伦理开展工作的规章制度。制度的建设必须符合伦理学的学理、国家的政策法规及行业的行为规范。

一、伦理委员会及其相应制度建设的发展历程

伦理委员会的制度体系是在伦理学学科发展和临床

试验开展的推动下，逐步产生和发展的。自秦汉时的服食炼丹始，涉及人的临床试验古已有之，但很长时间内，没有任何制度作为开展临床试验的伦理标尺。19 世纪的美国的黄热病合同作为首个知情同意文件，被认为是伦理制度形成的萌芽。1947 年的《纽伦堡法典》则源于对纳粹罪行的审判及反思。1964 年，《赫尔辛基宣言》首次规定了应由独立伦理委员会批准研究方案，以及参与者需书面签署知情同意书。1982 年《人体生物医学研究国际伦理指南》、1996 年药物临床试验规范（ICH GCP）的出台则体现了伦理制度的日趋完善。

从 1987 年我国学者首次提出设立"医院伦理委员会"至今，1987—1996 年医院伦理委员会从无到有，这一时期医院伦理委员会的主要职能体现在医学道德的咨询方面，制度建设处于草创阶段。

自 20 世纪 90 年代中期起，我国医院伦理委员会的职能不断升级，由建立之初的伦理咨询职能转向伦理审查，以对涉及人的生物医学研究项目进行伦理审查为工作重点，而教育、政策研究和咨询等职能皆为有利于审查功能的开展及保障受试者的安全和权益而服务。相关法规对医院设立伦理委员会做出了明确要求，工作制度建设和标准操作规程的建设有了长足发展。

2007 年至今，医院伦理委员会发展更加具体化、规范化。以 2007 年原卫生部颁布的《涉及人的生物医学研究伦理审查办法（试行）》为重要标志，2010 年 11 月国家食品药品监督管理局（State Food and Drug Administration，SFDA）颁布了《药物临床试验伦理审查工作指导原则》，各医院伦理委员会也根据法规制定了伦理委员会制度和标准操作规程；期间部分伦理委员会，陆续通过了外部认证，如亚太地区伦理审查委员会论坛（Forum for Ethical Review Committees in the Asian & Pacific region，FERCAP）组织的"伦理审查委员会能力拓展战略方案（Strategic Initiative for Developing Capacity in Ethical Review，SIDCER）"认证。伦理制度建设也从此步入正轨。

二、制度体系的构架

伦理委员会自身规章制度体系应该有根本的制度与二级制度，既能保证制度的完整性和稳定性，同时也可以为伦理审查工作的未来发展提供足够的扩展空间。伦理委员会制度建设应以章程建立为本，立足指导原则，提出操作办法，设置监督和检查，合理设计标准化表格。

（一）伦理委员会章程是伦理工作制度建设的根本

章程要明确伦理委员会的根本性质、基本要求和工作方向，该章程应对伦理委员会的内涵及宗旨、组织构架、职责、权力、成员的资质要求、委员的招募/推荐、任命的机构与程序、主任委员设置、伦理委员会任期、换届、免职及其程序、独立顾问选聘、办公室工作职责、利益冲突管理、保密、协作、质量管理等多个方面进行原则性规定，从制度上已经能够较为有效的保护临床研究受试者的权益和安全，规范伦理委员会的组织和运作。需注意的是，章程制定的高度要体现其应有的核心地位和指导作用，其制定不宜过简或者过繁。

其他工作制度建设包括：利益冲突制度，保密承诺制度、审查会议规则、印章管理制度等内容。

（二）伦理审查申请/报告指南制度的建设

伦理审查申请/报告指南是为了指导主要研究者/申办者、课题负责人提交药物/医疗器械临床试验项目、临床科研课题的伦理审查申请/报告而制定的制度。对提交伦理审查的研究项目范围一般限定为三类：药物临床试验、医疗器械临床试验、涉及人的临床研究科研项目。包含伦理审查申请/报告的类别、提交伦理审查的流程、伦理审查的时间、审查决定的传达、伦理审查的费用、免除审查、免除知情同意、免除知情同意书签字、联系方式、附件表格等各个方面的规则及制度。

（三）伦理审查的基本原则是制度建设的基础

伦理审查的基本原则是尊重、不伤害、有利、公平，操作时需遵循知情同意、医疗最优化、保密等原则。这些原则主要来自伦理学界所公认的原则及宣言、法律系统所规定的指导意见和实施方法以及行业内部的规定。一般以附录的方式出现在章程的后面供参考使用。

通常公认的原则有：国际上有《赫尔辛基宣言》《贝尔蒙报告》《涉及人的生物医学研究国际伦理准则》《生物医学研究审查伦理委员会操作指南》、ICH-GCP；国内有《中华人民共和国药品管理法》《新药审批办法》《中华人民共和国药品管理法实施办法》《药品非临床研究质量管理规范》（试行）、《药品临床试验管理规范》《药物临床试验质量管理规范》《涉及人的生物医学研究伦理审查办法（试行）》《药物临床试验伦理审查工作指导原则》等。精神专科医院伦理委员会制度建设还应参照《精神卫生法》的相关规定。

（四）以规程为制度建设的主体，不局限于标准操作规程

伦理规程的制定应围绕伦理审查。标准操作规程（standard operating procedure，SOP）是为确保实施的一致性从而达到特定目的而制定的详细的书面操作说明。包括但不限：制定SOP的SOP，对组织管理、伦理审查方式的确定、方案送审的管理、审查类别及流程、传达决定、监督检查到办公室管理等所有工作流程中相应的标准操作规程，以保障伦理委员会日常运行及伦理审查工作的顺利推进。

同时，伦理委员会的常规工作也需将其规程制度化。如伦理委员会的培训工作就是伦理制度体系建设的重要一环，培训时间、培训对象、培训内容、效果考核等都需要建立专门的操作规程。伦理委员会人员选聘机制也有待完善，应建立准入制度及切实的遴选制度。

（五）制度建设应考虑监管制度的建设

制度建立的过程中，有监管才能评价伦理审查的质量，才会有审查规程信息的反馈渠道。目前由于来自上级的监管制度缺失，委员会所在的监管部门有必要承担

部分监管的工作，伦理委员会内部的审查流程也可以设置复核流程，对伦理审查的完整性和归档资料的完备性进行检查等。

（六）规范化表格制定作为必要辅助工具

三、如何加强伦理委员会建立及运行制度建设

与其他学科一样，精神专科医院的伦理委员会制度建设是一项庞大而系统的工程，也是科研工作顺利开展的基石。

（一）建立健全伦理委员会的人员选聘机制，完备准入制度

目前，医疗机构均按照要求成立了伦理委员会，在人员专业背景方面能够符合要求，要求接受任命的伦理委员会委员应参加生物医学研究伦理、GCP和伦理审查方面的培训，但对主任委员、委员及秘书的准入并无具体要求。因此应进一步健全医疗机构伦理委员会人员选聘机制，如细化主任委员、委员及秘书的任职资格，优化人员结构，制定伦理委员会各类人员的准入、管理及奖惩规定，明确伦理委员会的换届事宜等。

（二）从医院制度建设层面保障伦理委员会办公室的独立建制

尽管大多数精神专科医院为伦理委员会配备了专/兼职秘书，设置了独立的办公场所和设备，在一定程度上保障了伦理委员会的运行。但由于医院建设规范中甚少对伦理委员会的设置做出明确要求，导致伦理委员会隶属混乱，职级不明，主任委员或为领导兼任、或为外聘专家担任，而伦理委员会大量的事务性工作则由秘书完成，但秘书的专业能力、数额、职级待遇也大不相同。为此，应明确医院伦理委员会在医疗机构中的院级学术组织的地位和独立性；主任委员可以由书记兼任或分管，最好是由具备相应资质的专家担任；伦理委员会设立独立建制的办公室，处理日常管理工作，主任按中层干部

职级配备；根据伦理审查工作量大小，配备相应专职人员；医疗机构还应该为医院伦理委员会制定伦理审查的经费管理制度、维持运行的物质保障制度、专职人员的业务学习、培训和晋升制度等。

（三）加强委员培训制度建设，提升委员审查能力

委员培训是提高伦理审查质量和提升委员审查能力的重要途径。应针对新委员和委员的继续教育建立培训机制，组织 GCP 等相关法律法规、药物临床试验伦理审查技术以及伦理委员会标准操作规程的培训。应针对每位委员的专业背景制定培训计划，如医药类背景的委员要加强伦理或法律知识的培训，伦理或法律背景的委员则要加强医学知识的培训；建立伦理委员会工作网络和交流平台，及时学习伦理审查最新的法律、法规和动态等；建立常态化、切实可行的内部培训机制，例如在伦理会议前常规设置培训环节，由主任委员及各个委员轮流主讲伦理审查相关知识或分享文献解读、培训心得等。

（四）完善其临床试验伦理审查工作的检查和评价制度

通过建立伦理审查工作的检查和评价制度，实施对伦理委员会伦理审查工作的指导和监督管理。还应推动我国行业认证的准入制度的建立，以保障伦理委员会的工作质量及伦理审查工作的高水准。

（五）建立信息交流制度与工作合作机制，伦理委员会之间可建立信息交流与工作合作机制，以促进伦理审查能力的提高

四、伦理委员会文件与档案的管理相关制度的建设

（一）伦理委员会文件与档案管理现状

由于伦理档案具有时间延续性长、涉及内容多、管理周期长、管理人员专业水平不足的特点，因此，目前医院伦理档案管理现状有待提升：

1. 存在项目内容不全、资料混乱、资料收集不完善

等状况，对后续的档案整理、归档、入库、查询等工作的展开带来困难。

2. 档案室硬软件条件包括安全设施和安全制度存在缺陷，难以保证档案设施的绝对安全。

3. 精神专科医院普遍存在信息管理方式滞后的情况，尚未实现全面数字化管理，也缺乏相应的管理制度。

（二）伦理委员会应有独立的档案文件管理系统，并制定相应的文件与档案管理制度

精神专科医院和其他医疗机构伦理委员会一样，伦理委员会建档存档的文件可分为管理文件和项目审查文件两大类。目前，伦理委员会管理文件均至少包括：伦理委员会的工作制度、岗位职责、标准操作规程和伦理审查申请指南；伦理委员会的委员任命文件，委员的履历与培训记录，以及委员签署的保密协议和利益冲突声明；伦理委员会年度工作计划和总结等。而伦理委员会试验项目审查文件至少包括：研究者/申办者提交的所有送审材料；伦理审查工作表、会议签到表、投票单、会议记录、伦理委员会批件/意见和相关沟通信件等。

该管理制度还应包括存档期限、存档方式、对文件的查阅和复印制度、档案室的钥匙管理制度等，以保证文件档案的安全和保密性。

（三）针对上述问题，加强相应制度的建设

建立伦理委员会档案室安全管理制度、档案室工作人员专业培训制度、档案信息化建设管理制度、网络安全管理制度等。建立档案管理技术设备的引入机制，促进伦理档案管理走向现代化、数字化的发展道路，例如运用电脑及相应的软件来进行档案管理，并建立电子档案的备份制度，以实现档案资料的永久、安全保存。

五、精神专科医院在伦理制度建设方面的特殊性

精神专科医院的服务对象涉及弱势群体，知情同意

制度的建设需要考虑的问题较多。

（一）弱势群体的保护制度建设

弱势群体的概念：主要指相对的（或绝对的）没有能力维护自身利益的人，通常是指那些能力或自由受到限制而无法给予同意或拒绝同意的人，包括儿童，因为精神障碍而不能给予知情同意的人等。其中精神障碍患者是精神专科医院伦理委员会需要重点保障的弱势群体，必须在制度建设中充分考虑，并充分结合知情同意制度的建设，保障精神障碍患者的合法权益。

（二）知情同意制度建设

1. 知情同意能力的评估　精神疾病患者的知情同意能力具有其特殊性，受精神疾病性质、处于疾病阶段的不同，对知情同意能力的评估应建立相应的规范及制度，制度应涵盖患者或受试者表达决定、理解、评判自身病情、正确判断和推理的能力等 4 个方面的评估。

2. 知情同意书的签署　精神专科医院科研知情同意书与其他学科一样，必须涵盖的内容并无本质区别，但"同意"方面则有很大区别。监护人代理"知情同意"只能在患者无判断和决定能力，其知情同意能力受损时，才由监护人代理行使"知情同意"权。随着患者病情的恢复或加重，知情同意权的限度将可能发生变化，还要甄别精神疾病患者的代理人是否真正代表患者意愿。并且，鉴于儿童精神疾病患者可能存在认知水平受限的问题，知情同意书可根据情况分为患者版及监护人版，患者版知情同意书应尽可能容易理解。

3. 知情同意过程存在特殊性　精神疾病受试者可能存在认知受损，知情同意过程如何保障完全告知、充分理解、自主选择的原则遭到挑战，知情同意的表述应尽量通俗易懂，适合该受试者群体理解的水平，对如何获得知情同意应有详细的描述：包括明确由谁负责获取知情同意以及签署知情同意书的规定，计划纳入不能表达知情同意者作为受试者时，理由充分正当，对如何获得知情同意或授权同意有详细说明，在研究过程中听取并答复受试者或其代表的疑问和意见的规定。

六、动物实验审查制度的建设

实验动物伦理委员会的宗旨是遵循国际通行的动物福利和伦理准则，贯彻执行国家和地方有关实验动物管理法律、法规和政策，维护本机构实验动物福利，规范实验动物管理和伦理审查，以及实验动物从业人员的职业行为。

（一）组织机构建设

实验动物伦理委员会成员由单位行政管理者、实验动物专业人员、医学相关专业人员、和非专业人士至少5 人担任，委员中需要包含兽医师 1 名。

（二）遵循原则

审查制度建设所遵循的重要原则是国际上公认的动物实验"3Rs"原则。Reduction（减少）指在科学研究中，使用较少量的动物获取同样多的试验数据或使用一定数量的动物能获得更多实验数据的科学方法。Replacement（替代）指使用其他方法而不用动物所进行的试验或其他研究课题，以达到某一试验目的。或是使用没有知觉的试验材料代替以往使用神志清醒的活的脊椎动物进行试验的一种科学方法。Refinement（优化）指在符合科学原则的基础上，通过改进条件，善待动物，提高动物福利，或完善实验程序和改进实验技术，避免或减轻给动物造成的与实验目的无关的疼痛和紧张不安的科学方法。

医学工作者应以科学、认真、人道的态度来进行动物实验。科研项目的申请人，应当知道、理解并承认动物的生命价值，充分考虑项目必要性及 3Rs 原则，在不可回避和没有其他方法可供选择的情况下，方可选择适当的实验动物。同时应向实验动物伦理委员会提交正式申请书，申请动物福利伦理审查。

5

（三）其他原则

实验动物伦理审查工作制度建设需要充分考虑动物保护原则、动物福利原则、伦理原则、利益平衡原则等。以当代社会公认的道德伦理价值观为原则，兼顾动物和人类利益；在全面、客观地评估实验动物所受的伤害和应用者由此可能获取的利益基础上，负责任地出具实验动物或动物实验伦理审查报告。

第五节　科研制度建设与科研创新实践案例

案例 1　北京回龙观医院精神医学转化中心

医学研究的最终目标是将基础与临床研究成果应用到临床实践中，以解决临床诊断、治疗、康复中存在的各种未解决或待提高的问题，最终服务于患者，提高临床诊断准确率，改善治疗疗效和康复效果。如果将基础和临床研究中结果和疗效明确，具有明确临床应用前景的方法和技术转化为可在临床推广使用的诊疗、康复手段，是目前医学研究亟待解决的问题。由于医学转化涉及技术、宣传、市场、商业等众多环节，对各类人才的需求远大于一般课题组，因此，要完成对临床研究成果的转化推广，就需要逐渐涵盖技术、市场、销售、推广等多专业人才的专业中心，以实现临床研究到推广应用的无缝衔接。

本节以北京回龙观医院精神医学转化中心为例介绍转化医学的实践经验及操作模式。

（一）成立背景

北京回龙观医院精神医学研究中心自成立以来，在着力基础研究的同时，也进行了一些临床应用研究，尤其是在北京市科委重大项目的支持下，形成了包括认知矫正治疗、主动式家庭干预、认知功能成套测验等精神疾病评估、康复综合技术，相关研究结果及技术在国内外通过论文发表、学术交流、继续教育等方式逐步为国内外同行认知、认可，一些研究及技术在国内具有较好的临床应用前景和较广阔的应用需求，因此，有必要将应用研究技术及成果转化为相应的临床产品，在国内市场推广、应用，以顺应转化医学发展的趋势，促进科研，尤其是临床应用研究实现产、学、研三位一体的健康、可持续发展，从精神卫生的临床应用研究和转化医学方向提升我院临床服务水平。

（二）成立时间

2014 年 3 月

（三）投资主体

北京回龙科技开发总公司（北京回龙观医院全资三产企业）

（四）机构性质

全民所有制

（五）机构内部组织及管理结构

转化中心的总体架构包括组织管理和日常运营两部分：

1. 组织管理　由相关院领导和精神医学研究中心共同组成，主要负责转化中心的战略决策、部门协调、机制协调等；

2. 日常运营　在相关院领导和研究中心的领导下，负责转化中心的日常运营，设立日常运营负责人（科副主任级），包括四个执行部门，其人员全部来自在职人员，不增加医院编制：

（1）学术支持部：主要由精神科医师和临床心理学家组成，但要同产品开发部门进行无缝衔接。职责：在项目负责人的领导下，就项目的科学性和可行性进行系统论证，完成产品的需求分析和功能设计。

（2）产品开发部：专业技术人员，包括信息技术人员和美工等人员组成。职责：在项目负责人的带领下，同学术部及设计部密切合作，完成产品的架构设计、程序开发和 UI 设计，调试并形成最终产品。

（3）市场推广部：由具有一定医疗器械及相关市场推广经验的专业人员组成。职责：负责产品的营销策划、学术外联、销售。

（4）售后服务部：由一般信息技术人员和有客服经验的人员经培训后组成。职责：负责产品的安装、调试和售后。

（六）机构主要研发活动

经过两年开发建设，该机构已经形成两套心理及认知治疗系统（CCRT 和 CCBT），一套认知测量工具（成套认知测验系统）的产品格局。其中 CCRT、CCBT、成套认知测验系统已获知识产权，目前 CCRT 和 CCBT 已经在国内多家单位应用。

1. 迪心计算机认知矫正治疗系统（CCRT）　在技术人员及专业人员共同努力下，开发完成迪心计算机认知矫正治疗系统，包括 30 个全新的治疗程序和操作界面，以及全新的后台管理程序。目前 CCRT 已经在全国多家单位销售使用，获得用户的认可。

2. 计算机认知行为治疗系统（CCBT）　国内首次开发完成基于真实视频讲解，智能匹配治疗场景和动态记录治疗反应的计算机认知行为治疗系统（CCBT）。该系统基于多个临床真实案例，每个案例均经过团队成员反复推敲，流程包含了案例写作、绘画分镜、绘画配音、讲解脚本写作、讲解拍摄等多个环节，每个案例最终形成的文案内容达 5 万字左右，绘画 10~12 张，不同角色配音 15~20 分钟，视频 72 段。整套 CCBT 文字材料近百万字，绘画 200 余张，配音 350 分钟，视频数百段。目前 CCBT 已初步在临床应用推广。

（七）机构主要经营活动

转化中心成立后，考虑到没有专业销售队伍的困难，率先在国内建立了基于省级代理的全国销售模式，先后在全国 19 个省市建立了大区及省级代理，为转化中心的产品推广及医院的学术合作建立了高效的联络网。目前已将转化中心的 CCRT 和 CCBT 两个产品推广到北京、天津、山东、河北、江苏、浙江、福建、广东、辽宁、内蒙、新疆等省份的40余家精神科专科医院，支持了医院的学科建设和转化医学发展。

（八）机构主要社会效益

1. 通过在全国各地的年会、国家级继续教育培训班、重点医院等进行专题讲座等方式让国内同行对北京回龙观医院的发展和优势有了进一步认识。

2. 通过宣传让国内同行来北京回龙观医院参观、进修、学习，为医院与兄弟单位的交流建立了良好的沟通平台。

3. 通过资助北京回龙观医院举办各类学术活动（如海外华人联盟）、邀请专家学者来参会、讲学等方式，建立医院与国内外同行进行学术交流的平台。

4. 通过转化产品推广，促进技术接受单位在重性精神疾病康复和临床心理治疗方面的发展，为国内精神疾病康复提供了技术支持。

院长点评——杨甫德（北京回龙观医院 院长）

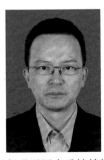

　　该转化中心的成立是在我院相关临床技术研究进入到一个相对成熟的阶段启动的，在成立之前，已经有充分地临床研究和技术开发积累，为技术转化提供了较好基础。转化中心成立后，通过专门部分建立的专业推广渠道，使相关技术在国内精神病专科医院能较快应用，促进了国内重性精神疾病康复技术的发展。同时，通过技术转化获得的部分收益又用于医院学科建设或学术交流，实现了技术转化对科学研究的反哺，从而初步建立了产学研通路，实现了良性发展。

案例 2 重庆精神卫生中心实例

为进一步提升中心科研水平，有效调动科研积极性，促进医、教、研整合发展，重庆市精神卫生中心在 2018 年初展开对科研工作的调研。调研结果显示，主要存在 5 个方面的问题：①缺乏具有较大影响的、集中的科研项目及成果；②科研项目少，影响力不够；③科研人才在权威学术刊物上发表的论文数量不多，研究成果转化到实践应用的力度薄弱④科研配套经费少，经费难以完成科研项目要求；⑤科研人才缺乏。

中心根据科研调研情况，并通过院办公会讨论后，以调动科研积极性和培养科研人才队伍为目的，拟定相关文件，第一次增加市卫健委科研面上项目配套经费比例，并创新性的制定中心院级科研项目和院级特色专科（新兴培育学科）相关制度，加快中心学科建设和培养科研人才队伍的步伐。先后下发《关于调整重庆市卫生计生委面上项目经费配套比例及设立院级项目的通知》《关于 2018 年院级科研项目申报的通知》和《关于组织申报第一批特色专科（新兴培育学科）的通知》三份文件。

紧接着中心为进一步培养和储备科研人才队伍，于 2018 年 3 月 8 日，召开了科研项目申报和标书撰写培训会，邀请陆军军医大学张集建教授来中心授课。张集建教授分别从科研创新、科研基础、科研研究方法、科研设计、研究意义等方面做了相关讲座。然后，对中心今年新申报科研课题的申报书进行点评和指导。为中心提升科研整体竞争力打下了良好的基础。

中心人事科也根据中心科研发展的需要，制定了《专业技术高级职称任职资格评审申报条件（2018版)》，对申报高级职称明确了科研要求。

中心启动院级科研计划和院级特色专科（新兴培育学科）项目后，各研究者和学科带头人通过积极准备，中心于 2018 年 4 月 28 日召开 2018 年院级科研项目和院级特色专科（新兴培训学科）项目评审，申报的项目负责人分别通过 PPT 汇报。评审专家们进行集中点评，对每个项目今后的研究方向及专科建设方向提出了合理化的意见和建议，并各自按照评分细则逐一评分，提出推荐意见，汇总后报中心办公会研究确定后，下发《关于下达 2018 年院级科研项目的通知》和《关于公布我院第一批医学特色专科和新兴培育学科建设项目的通知》。这次评审会整体提升了中心的科研素质和科研能力，明确了今后的专科建设方向，为以后申报省部级或国家级科研项目和特色专科打下了基础，对各项课题的研究工作及专科建设工作有重要的指导意义。

5

2018 年上半年度通过召开一系列的科研相关会议及制定相关制度，大大调动了中心科研积极性，截至目前，中心申报 2018 年重庆市科委科研项目 4 项、院级科研项目 12 项、预申报 2018 年重庆市卫健委科研项目 16 项，与 2017 年全年共申报 7 个科研项目相比，中心科研申报增长率达 357.14%。

院长点评——李小兵（重庆市精神卫生中心 院长）

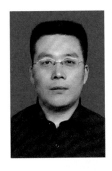

科研水平的高低体现医院竞争实力的强弱，中心精心部署，从临床基层入手多举措调动各方积极性，借助学科建设、专家指导、院校合作，促进科研水平的整体提升。由于本市精神专科发展的滞后，起点低、起步晚，任重而道远。未来，将继续努力开拓学科发展空间，不断获取更多市级及至国家级科研项目，让科研成为推动医院发展的动力引擎。

（杨甫德　王冰洁　陈景旭　李艳丽

王志仁　刘茂行　李小兵）

参考文献

[1] 关晓峰. 医院科研管理的创新方法 [J]. 中国医药导报, 2007, 4 (1): 69-70.

[2] 吕俊丽. 医院科研管理现状分析及对策研究 [D]. 黑龙江大学, 2016.

[3] 霍丽蓉, 罗雯, 钟勤, 等. 综合医院科研管理中的人才管理 [J]. 继续医学教育, 2015, 29 (2): 72-74.

[4] 俞小艳, 罗向霞, 牛永祝. 医院科研项目管理工作之我见 [J], 西部中医药, 2014, 27 (5): 40-42.

[5] 王礼泉, 徐又佳, 刘春风, 等. 加强科研项目管理促进医学科技的持续发展——浅谈医院加强科研项目管理的尝试 [J]. 中华医学科研管理杂志, 2013, 26 (3): 178-182.

[6] 王祎娜, 常春. 国家重点研发计划重点专项实施管理实践与思考 [J]. 中国农机化学报, 2017, 38 (9): 132-134.

[7] 盛文奇, 张雪静, 李志光, 等. 医院科研精细化管理的实践体会 [J]. 中华全科医学, 2017, 15 (12): 2136-2140.

[8] 潘利民, 李军, 滕金亮, 等. 我院加强科研经费管理的举措与成效 [J]. 中国医药导报, 2016, 13 (6): 178-181.

[9] 杨伟红. 如何加强医院医学科研档案管理工作 [J]. 中国医药导报, 2010, 7 (18): 121-127.

[10] 王晓倩, 汤庆丰, 秦玺, 等. 浅谈规范化的科研档案管理在医院科研管理中的作用 [J]. 中华医学科研管理杂志, 2017, 30 (6): 464-466.

[11] 姜瑞博, 杨腾, 王柳. 试论医院科研档案管理的方法 [J]. 医药卫生管理, 2016, 22: 171-173.

［12］许劲松. 论教研室教学制度［J］. 医学教育探索，2010，9（10）：1340-1342.

［13］李丹，周莹，方鹏骞，等. 医院教学的现状与对策［J］. 医学与社会，2008，21（9）：51-53.

［14］许劲松. 新形势下开展教学医院评估的意义和思索［J］. 医学教育探索. 2010，9（10）：1340-1342.

［15］徐继存. 教学制度建设的理性与伦理规约［J］. 西北师大学报（社会科学版）. 2006，43（2）：81-84.

［16］李小燕，杨青，唐建东，等. 浅谈如何提高医院临床教学管理质量［J］. 教育观察（上旬）. 2015，4：82-83，88.

［17］李义庭. 中国机构伦理委员会建设［M］. 北京：中国协和医科大学出版社，2013：72-78.

［18］好医生医学教育中心. 医学伦理学与康复医学［M］，北京，北京科学技术出版社，2009，11：39-40.

［19］张姐，张涛，徐菊华. 中国医院伦理委员会发展的回顾与思考［J］，医学与哲学，2017，38（11A）：14-17.

［20］Forum for Ethical Review Committees in the Asian & Western Pacific Region. FormationofFERCAP［EB/OL］.［2017-09-25］. http：//fercap-sidcer. org/whatsfercap. php.

［21］汪秀琴，熊宁宁. 临床试验机构伦理委员会操作规程［M］. 北京：科学出版社，2006：4-5.

［22］田冬霞，张金钟. 中国医学伦理委员会研究进展［J］. 中国医学伦理学，2006，19（1）：78-81.

［23］陈晓云，郑锦，李佶. 中西伦理学发展历程及相关伦理审查建设［J］. 世界科学技术：中医现代化，2013，15（4）：697-701.

［24］施新猷. 现代医学实验动物学［J］. 北京：人民军医出版社，2000：1.

5

［25］唐道林，肖献忠. 动物实验面临的伦理问题［J］. 中国医学伦理学，2003，（5）：29-30，32.

［26］邹明进. 3R 福利与实验动物［J］. 检验检疫科学，2007，（5）：70-72.

5

第六章

人力资源管理制度

本章要点：医院作为知识密集型单位和人才聚集地，人力资源管理制度建设尤为重要。本章分析当前精神专科医院人力资源管理现状、挑战与机会，在国家鼓励医务人员多点执业、医生集团发展、民营医疗机构日益壮大等新形势下，探讨人力资源管理制度建设的实践，包括人才培养、人才引进、员工激励与职业生涯开发等。案例从制度建设角度，介绍人才培养与引进实例。

第一节 概 论

党中央、国务院高度重视卫生与健康事业发展，提出推进健康中国建设，将卫生与健康事业发展摆在了经济社会发展全局的重要位置。"十三五"时期是我国全面建成小康社会的决胜阶段，人民群众对全面建成小康社会美好生活的追求激发多层次、多样化的健康需求，为健康服务业创造更为广阔的发展空间。十九大报告指出，人才是实现民族振兴、赢得国际竞争主动的战略资源。要坚持党管人才原则，聚天下英才而用之，加快建设人才强国。卫生人才是我国人才队伍的重要组成部分，在保护人民身体健康、维护社会稳定、促进经济发展等方面起到关键性的推动作用，是贯彻落实医药卫生体制改革、保障医药卫生体系有效规范运转的主体，更是健康中国建设的重要支撑。医院作为知识密集型单位和人才聚集地，人力资源是医院资源中的第一资源，医院人力资源管理一直是衡量医院核心竞争力的重要标志。因此加强医院的人力资源管理，尤其是加强人力资源管理制度建设，不仅可以整合医院的资源，而且能够提高医疗人员素质，并且确保医院的持续发展与核心竞争力的提升。

一、人力资源相关概念

（一）人力资源

现代管理学之父的彼得·德鲁克（Peter. Drucker）在 1954 年出版的经典著作《管理的实践》（*The Practice of Management*）中首次提出了"人力资源（human resource，HR）"一词。其后，人们从不同角度解释人力资源，虽然国内外学者不尽一致，但国内比较普遍的定义是：人力资源是指能够推动整个经济和社会发展的具有智力劳动能力和体力劳动能力的人口总和。具有生物性、社会性、能动性、时效性、资本性等特有的属性。人力资源被称为是最核心的无形资产。

（二）医院人力资源

医院有医疗设备、有资金、有人才，这些都可以称作资源。当然，诸如患者、政府的公共关系，甚至如医院声誉这些无形的东西也都可以称作资源。在创造财富（应该从更广泛的意义上去理解这里所说的财富）的所有资源中，人力资源是第一资源，也是最核心的资源。医院人力资源是指投入到医疗服务中过程中所体现出来的医务人员的素质、知识、技能、服务意识、职业品德与人文修养等要素的综合。医院人员大致可以分为 4 类：卫生技术人员、工程技术人员、工勤人员、行政管理人员。卫生技术人员是医院的主体，是完成医疗任务的基本力量。现代医疗技术的多学科协同性很强，要求医院的专业技术人员群体有合理的结构，处于最佳功能状态。

（三）人力资源管理

彼得·杜拉克曾断言，在现代社会中，经济的重心不是科技、资讯，也不是生产力，而是管理上轨道的机构。彼得·德鲁克认为，"所谓管理，最终就是人力管理，人力管理就是管理的代名词。"社会学家怀特·巴克（WightBakke）于1958年出版的《人力资源功能》一书中首次将人力资源作为管理的普通职能加以讨论，成为对人力资源管理的最早界定。在信息和知识经济时代，人力资源是组织的核心资源，人力资源的取得、开发、培养等成为各类组织管理的重要问题。人力资源管理（human resource management，HRM）是指所有与组织工作和人员管理相关的活动。人力资源管理历经了从人事管理阶段到人力资源管理阶段到战略人力资源管理阶段的不同发展。人力资源管理工作的六大主要模块：人力资源工作规划、招聘与配置、培训与开发、绩效管理、薪酬与福利、劳动关系。

二、医院人力资源管理的现状

（一）医院人力资源管理模式

人力资源管理模式的建立对提高医院人才的合理配置和有效利用非常关键，在医院的管理中发挥着十分重要的作用。创新医院人力资源管理模式有助于提高员工的综合素质，有效提升医院的社会影响力和综合实力。

西方国家对人力资源管理的研究起步较早，也更为深入，美国人力资源管理以科学管理为核心，日本人力资源管理处处体现着以人为本，德国人力资源管理以严谨著称。西方国家医院的人力资源管理模式较国内医院也更为成熟和完善，尤其是在医院的人事制度方面进行着不断改革，如对权力的下放、实行雇佣制、有效的对医师队伍进行合理配置、控制人员成本、对医疗队伍的合理分配、合理的奖惩机制以及医疗机构工会的建立，对医疗机构进行有效的管理等等，在管理体制上比国内医院更加健全。

　　国内医院对人力资源管理理念的引进相对较晚，随着我国经济体制改革和医药卫生体制改革向纵深发展，医院的人力资源管理正在逐步由传统的员工分配、任免、各类保险办理等一些日常工作为主的人事管理模式向现代人力资源管理模式转变。现代人力资源管理模式属于战略人力资源管理范畴，是医院经营战略的一部分，要求医院围绕战略目标，建立健全人才短期和长期激励机制。概括地说，就是通过人力资源规划、组织结构设计、招聘与配置、教育培训、绩效评估、薪酬与激励、职业发展等管理形式对医院内部与外部的相关人力资源进行有效运用，以保证医院目标的实现与员工发展的最大化。现代医院人力资源管理模式具有战略性、创新性、系统性、和谐性等特点，目前有战略人力资源管理模式、人力资源目标管理（management by objectives，MBO）模式、人力资源链式管理模式、数字化医院人力资源管理模式等。

　　(二) 我国医院人力资源管理面临的挑战

　　1. 新时代提出新要求　党的十八大提出了 2020 年全面建成小康社会的宏伟目标，《"十三五"全国卫生计生人才发展规划》指出了卫生计生事业发展面临的人口政策调整、社保制度、分级诊疗制度、互联网技术进步等带来的新的历史任务及新的社会需求。这些变化对卫生计生人才的服务内容和服务质量均提出了新的要求，加强医务人员队伍建设十分迫切。

　　2. 优秀人才短缺制约医院发展　一方面，由于医院规模扩张和医疗服务量大幅度增加，卫生技术人员总量仍然不足，据《2015 世界卫生统计》，全球平均每万人口拥有医师 13.9 名、护士 28.6 名。经济合作与发展组织（Organization for Economic Co-operation and Development，OECD）国家（2011 年或 2012 年）千人口医师数、注册护士数和医护比分别达到 3.20 人、8.70 人和 2.74 人。2018 年 6 月 12 日，国家卫生健康委发布《2017 年我国卫生健康事业发展统计公报》显示，2017 年末我国每千人口执业（助理）医师 2.44 人，每千人口注册护士 2.74 人，医护比 1∶1.12。另一方面，各级医院医务人员尤其是能够独当一面的业务骨干及学科带头人严重缺乏，医院都想引进优秀人才，而人才的总量又是有限的，加之优秀医学人才的成长是一个非常漫长的过程，在医院未来的发展中，优秀人才短缺仍是制约医院发展的主要瓶颈。

3. 人力成本上升影响医院运营　曾有研究机构对 200 余家医院从 2007—2017 年十年间的经营管理数据进行追踪分析，结果表明，医院人力成本占医疗收入（含药品收入）的比例逐年提升，由 2007 年的 20%～25% 上升到 2017 年的 35%～45%，若剔除药品收入，2017 年医院人力成本占医疗收入的比例实际已经达到了 55%～65%，医院的医疗收入与医疗支出基本持平，也就是说，医院的人力成本支出占比也已达到 55%～65%，这已经接近一些发达国家和地区的水平，当然，造成医院人力成本占比过快增长的因素中，不可忽视与社会物价发展脱钩的远低于居民消费价格指数涨幅的医疗服务价格体系。持续上涨的人力成本给医院的经营管理带来了巨大压力。

4. 医务人员素质和能力与患者需求存在差距　医疗服务不仅需要应用医学知识与技术为患者解除病痛，还需要有人文关怀和人性的温暖，这就要求医务人员不但应具备较高的专业知识、高超的技能和丰富的临床实践经验，而且要具备悲天悯人、敬畏生命、理解他人、常怀感恩的医学职业情怀，同时还应具备敏锐的洞察力、较强的逻辑思维能力及随机应变能力，而这些恰恰是需要在长期的职业生涯中不断积淀的。然而据统计，全国卫生技术人员学历结构仍以大专学历为主，职称仍以初级为主；根据近年医疗纠纷原因的荟萃（Meta）分析，排在前 3 位的纠纷原因分别为专业诊疗护理技术水平差（22.95%）、服务态度差（21.24%）、医患沟通障碍（12.61%）。这些现状表明医务人员的素质和能力亟待进一步提高。

（三）我国医院人力资源管理存在的问题

1. **管理体制僵化**　一是医院内部人力资源管理机制不健全；二是行政管理部门干预过多；三是人力资源的市场机制不完善。以上因素造成，能进能出的灵活用人机制尚未形成，专业人员和管理人员缺乏积极性，影响了人力资源的整体效应的有效地发挥，严重阻碍了医院人力资源管理工作的开展。

2. **管理职能单一**　医院人力资源管理部门危机意识不强，缺乏统一、科学的人力资本管理理念和创新意识，未能完全从人事管理模式过渡到现代人力资源管理模式，没有上升到战略性人力资源管理阶段，不能为医院总体发展提供动力支持。日常工作仅限于招聘、录用、考勤、职称、薪酬、档案管理等范畴，对于如何根据医院和个人发展的需要，在人力资源管理方面进行合理开发，如何进行有效利用与科学管理仍有待进一步完善。医院人力资源管理专业化水平不高。管理中，强调员工现有知识和技能的应用，而忽略了人力资源的增值性，不重视员工今后的潜能开发，忽略员工的能力、需求、人际关系、职业的规划与发展，员工也只是按组织的安排工作。

3. **人才培养体系不完善**　首先，培养人才渠道单一，重视引进人才，轻视内部人才、现有人才及后备人才的培养。重视人才的选拔，轻视人才的管理与使用，对人才的管理和使用缺乏科学完整的培养、考核方案和使用办法，缺少职业生涯规划，忽视人才价值和潜能的挖掘。其次，人才引进后，简单将人才理解为本专业人才中的技术尖子，单纯把学历、职称、工龄作为人才评判的标准。缺乏系统的培训计划、组织、考核与评估等管理制度。在人才培训过程中，培训目标以及培训规划不明确，培训措施落实不到位，导致了培训效果不理想。再次，人才使用方面，流通机制不完善，存在人才浪费、人职不匹配等问题。缺乏符合医院实际的以品德、知识、能力、业绩、创新精神为重要指标的人才综合评价体系。

4. **竞争激励机制力度不够**　大多数医院激励手段单

一，未起到提高员工的能力和激发员工的活力的效果，职工使用效益没有达到满意化，不利于提升医院的核心竞争力。薪酬管理制度不能体现公平性和竞争性，薪酬结构中，绩效工资部分的比例偏小，个人绩效、服务质量等主观因素在工资中的体现不明显。与薪酬激励机制相配套的医院内部考核机制不健全，没有建立起科学有效的约束机制和监督体制，对不同层次员工心理和需求关注不够，造成了员工工作缺乏主动性和热情。职称评定及专业技术岗位考核制度不健全，未能体现晋升人员的工作态度和实际工作能力；职称评聘、晋升仍然是以科研项目和论文为基本条件，没有充分考虑医务工作者的特殊性。

5. 缺乏科学有效的绩效评估体系　沿用行政机关、事业单位年度考核制度，只在德、能、勤、绩等方面进行考评，缺乏专业化、层级化的考核，量化标准不具体，没有根据不同的科室功能、不同的岗位、不同的职位制订不同的分配模式和考核标准。无法反映不同岗位不同级别工作人员的业务贡献，造成分配没有向高风险、高技术、多贡献岗位倾斜。绩效考核中很少涉及职工工作态度、责任心、团队精神等方面的考核，虽然有医德医风考核，但没有与绩效、薪酬真正挂钩。绩效评估结果受主观因素影响大并且缺乏反馈机制，对员工的实际贡献不能实事求是地进行评估，不能为员工晋升提供客观科学的依据，在一定程度上挫伤了员工的工作积极性。另外，绩效考核与医院远景目标联系不够，不利于医院远景目标的实现；片面强调绩效考核、忽视了绩效管理。

6. 医院文化建设价值观导向作用不强　文化建设是医院管理的重要环节，人力资源管理的核心内容也包括组织文化的建设。人力资源管理的管理思想、方式和手段在宏观上受医院文化的影响，因此，将两者有机结合既能实现人力资源的有效管理，又能充分发挥医院文化的导向作用。当前很多医院没有形成系统的、有活力的、具有自身特色的医院文化，忽视员工的主观能动性、归

6

属感、自我价值的实现，导致职工对医院的认同感不强，没有将其内化为员工的实际行动力。个人价值取向与医院的发展理念产生错位，个人奋斗目标与医院发展战略目标不统一，将直接降低医院的战斗力和凝聚力。

三、人力资源管理面临的挑战

世界卫生组织《2013—2020 年精神卫生综合行动计划》提出，心理行为问题在世界范围内还将持续增多，应当引起各国政府的高度重视。党中央、国务院高度重视精神卫生工作，特别是"十二五"以来，精神卫生工作作为保障和改善民生以及加强和创新社会管理的重要举措，被列入国民经济和社会发展总体规划。通过各方共同努力取得了显著成效，截至 2017 年底，全国已登记在册严重精神障碍患者 580.64 万人，其中在册患者管理率 91.39%，规范管理率 75.33%。而据估计，我国现有 1.73 亿人患有可诊断的精神障碍，其中 1.58 亿人从未接受专业治疗。面对如此巨大的精神卫生服务需求，我国亟须完善精神卫生人力资源队伍建设，从政策上进行调整，促使其在数量、质量、结构、分布等方面趋于合理化，最大程度地满足精神疾病患者的服务需求，以维护社会稳定和公共安全。

（一）全球精神卫生人力资源现状

2013 年，世卫组织启动实施《2013—2020 年精神卫生综合行动计划》。计划包括四项主要目标：加强精神卫生的有效领导和管理；在以社区为基础的环境中提供全面精神卫生与社会关护服务；落实精神卫生促进和预防战略；加强信息系统、证据和研究。

围绕《2013—2020 年精神卫生综合行动计划》落实，2015 年世界卫生组织（WHO）出版了《2014 年精神卫生地图集》（以下简称《地图集》），该地图集是第四版也是最新一版，提供了全球现有精神卫生服务和资源的最新信息，包括 172 个国家的精神卫生领域拨款、人力资源和专门设施情况，并为衡量实现行动计划目标的进展情况提供所需基线数据。

《地图集》指出，全世界每 10 个人中约有 1 人存在精神卫生障碍，但全球卫生人力中从事精神卫生工作的人只占 1%。生活在不同地方的人们在获得精神卫生服务方面存在巨大不平等。近半数世界人口生活在每 10 万人拥有不到 1 位精神科医生的国家。平均而言，全世界每 10 万人拥有不到 1 位精神卫生工作者。在低收入和中等收入国家，比例远远低于每 10 万人 1 位；而在高收入国家，每 2000 人就拥有 1 位精神科医生。

对初级保健工作人员进行精神卫生培训，对于建设识别并治疗严重和常见精神障碍者的能力至关重要。自 2011 年以来，精神卫生领域的护士数量增加了 35%，但所有学科仍然存在护士短缺情况，特别是在低收入和中等收入国家。

（二）我国精神卫生人力资源现状

1. 精神卫生人力资源总量不足且劳动强度大

《2017 中国卫生和计划生育统计年鉴》显示，2016 年我国精神专科医院拥有执业（助理）医师 29 704 人，注册护士 62 980 人，每 10 万人口拥有 2.15 位精神科医生和 4.55 位精神科护士。但这一水平仍低于中高收入国家组 2014 年 2.2 位精神科医生和 7.1 位精神科护士的水平，更远低于高收入国家 2014 年 7.9 位精神科医生和 31.9 位精神科护士的水平。可以看出，一方面，我国精神卫生专业人员培养不足，这一水平距离《全国精神卫生工作规划（2015-2020 年）》规定的 "到 2020 年，全国精神科执业（助理）医师数量增加到 4 万名。"目标差距较大。另一方面，我国人均精神卫生医疗资源水平与发达国家相比，还在较大差距，仍然有较大的提升空间（图 6-1）。

2016 年末我国精神科医疗卫生机构拥有床位共计 380 803 张，其中医院拥有 367 898 张，每 10 万人口拥有精神科医疗卫生机构床位数 27.54 张，其中精神科医院床位数为 26.61 张。这一水平与高收入国家 2014 年精神科医疗卫生机构床位数 52.32 张和精神科医院床位数 30.90 张相比仍然存在很大差距（图 6-2）。

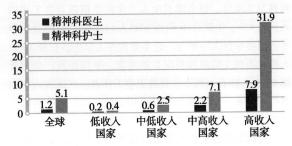

图 6-1　2014 年世界各国按收入水平分组

每 10 万人口精神卫生医护人员数量

数据来源：公开资料整理

6

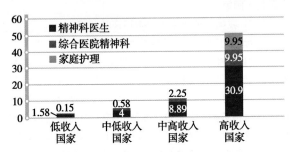

图 6-2　2014 年世界各国按收入水平分组

每 10 万人口精神卫生床位数（张）

数据来源：公开资料整理

以上数据表明：我国精神卫生人员不仅数量严重不足且劳动强度大，不能适应日益增长的精神卫生服务需要，与我国目前的精神卫生需求及今后国家精神卫生工作规划提出的任务不相适应。

2. 精神卫生人力资源整体素质不高　我国精神卫生人才队伍整体专业基础十分薄弱，人员专业素质参差不齐。据卫健委疾控局调查显示，全国精神科医生队伍中，仅约 1/3 具有大专以上学历，地市级精神卫生机构医师主要为中专或大专学历（占比达 73.6%）。在职称方面，省级精神卫生机构人员职称水平相对较高，而地市、区县级精神卫生机构人员职称水平逐级下降。相对于医师队伍，护理人员的学历和职称更低，这个现状表明精神卫生专业高级人才匮乏，专业队伍人员结构难尽如人意。

3. 精神卫生人力资源结构配置不合理 目前，我国精神卫生人力资源结构与患者服务需求之间存在差距，不能很好地适应人民群众多层次、多样性、个性化的心身健康服务需求。我国精神卫生人力资源内部结构配置欠合理，精神科医生和护理人员普遍不足，防治和康复人员严重短缺，基层医疗机构精防人员服务能力不足，多是兼职人员；精神卫生专业社工引入难；临床心理治疗师、职业康复师等专业人员在精神卫生专业机构中几乎空白。

4. 精神卫生人力资源分布不均衡 我国的精神卫生工作主要由卫健委、民政部、公安部为主管单位的 3 个系统承担，都存在人力资源分布不均衡现象。主要表现为地区间、城乡间和机构间不均衡。据国家卫健委有关统计显示，精神卫生资源主要分布于省会城市和东部发达地区，约有 47.21% 机构、42.06% 床位、48.65% 医师、45.25% 护士集中在东部 11 个省份。精神卫生人才发展的不平衡将影响我国精神卫生事业发展的整体战略。

5. 精神卫生人力资源稳定性较差 主要表现为精神卫生专业人员流失严重，尤其是精神科护理人员；相对于三级精神卫生机构而言，低级别精神卫生机构的人员流失更为严重。精神科专业人才引进难，尤其是高层次人才引进困难，也使得精神卫生事业的发展显得后继乏人。

（三）精神专科人力资源管理存在的问题

1. 管理制度不健全 大多数精神专科医院内部人力资源管理未建立起规范的、科学的、完善的、符合精神卫生工作实际、且体现专业特点的管理机制和管理制度。现有的人力资源管理的制度政策缺乏前瞻性、主动性和

6

创新性，不能提供优质的人力资源产品和服务。大多数精神专科医院缺乏人力资源的战略规划，人力资源与医院发展战略不匹配。缺乏系统的人才培养、任用、考评以及晋升等各环节的管理机制和制度。当前医院因制度或外界因素无法留住人才已成为医院人力资源管理方面的问题。

2. 激励机制和评估体系不科学　首先，多数精神专科激励措施单一，人力资源的管理单纯依靠制度约束，而管理制度不健全，没有体现人文关心和公平思想，未能通过实现激励体系的多维化发展，去实现充分开发、利用精神卫生人才的目标。其次，精神卫生机构业务收入不高造成人员薪酬福利待遇较综合医院有一定差距，激励效果不明显，也是导致精神卫生专业人员总量不足、流失严重的关键。第三，精神专科医院的奖惩考核机制不健全也是普遍现象，没有将员工工作绩效与职称晋升、奖励晋级、各种奖励等联系起来，或联系的不紧密，没有真正体现竞争和激励的作用。第四，在绩效评价体系中精神卫生专业的特殊性和高风险性体现不明显，薪酬体系设计不能体现公平性和差异性。

3. 人才培养与教育体制不规范　首先，医学院校中，精神医学和医学心理学教学较为薄弱，一些院校尚未设置独立的教研室，且缺乏应有的重视。在专业设置上尚未开设临床心理学、咨询心理学等专业，阻碍了心理治疗、心理咨询的正规学历教育和专业人才培养。其次，现有精神卫生专业人员缺乏规范的在职培训和继续教育，主要原因是培训经费不足、培训形式和内容无法满足需求、师资队伍水平偏低、培训与工作相冲突等。再次，在内部人才培养方面存在以下问题：重视个人能力提升，轻视团队建设和全员素质的提高。重视科技人才，轻视医疗人才和教学人才。重视专业技术人才培训，轻视医院管理人才培训。教育手段与教学形式不够灵活多样，教学质量不高，难以满足和适应在岗卫生技术人员求知需求。

第二节　精神专科人力资源管理制度建设

一、人力资源管理制度建设的意义

（一）政策指向

《中共中央国务院关于深化医药卫生体制改革的意见》明确要求，改革公立医院人事制度。2017 年 7 月 14 日国务院办公厅印发的《关于建立现代医院管理制度的指导意见》（国办发〔2017〕67 号）明确指出"十三五期间，医改的五项重点制度建设其中之一就是建立现代医院管理制度，健全人力资源管理制度是建立现代医院管理制度的主要内容之一。《指导意见》还指出到 2020 年各级种类医院管理规范化、精细化、科学化，基本建立权责清晰、管理科学、治理完善、运行高效、监督有力的现代医院管理制度。精神专科医院尤其是三级精神专科医院作为国家医疗卫生资源的一个重要组成部分，在当前医改大背景下进一步健全和完善人力资源管理制度建设势在必行。

（二）意义

人力资源在一定程度上决定着医院的医疗质量、服务质量、管理质量乃至医院文化的质量。重视人力资源管理，建立健全人力资源管理制度，对医院可持续发展、综合实力提升具有极其深远的现实意义。精神专科医院要实现可持续发展，就必须将人力资源管理放在首位，大力建立健全现代人力资源管理制度，以新思维、新理念、新策略实施有效的人力资源管理，增强精神专科医院的核心竞争力。

二、人力资源管理制度建设现状

（一）国外精神卫生专科人力资源管理制度建设概况

国外一些发达国家非常重视医院人力资源管理，开展人力资源管理研究较早，经过一百多年的发展，已经达到了一个相对成熟和稳定的状态。例如美国、日本、德国等建立了比较完善的人力资源管理制度体系。对人力资源管理的研究水平和研究范围都很深入，现已集中于提高医院的医疗服务水平和医院的规模化、国际化发展、医院的组织文化建设等，许多方面都有成熟的理论体系，如：人力资源的战略规划、决策系统；人力资源的成本核算与管理系统；人力资源的招聘、选拔与录用系统；人力资源的教育培训系统；人力资源的绩效考评系统；人力资源的薪酬管理与激励系统；人力资源的维护与保障系统；人力资源的职业发展系统；人力资源管理的政策、法规系统等等，值得我们学习和借鉴。

由于一些历史和现实因素，同欧美国家相比，在亚洲和非洲一些不发达国家，医院人力资源管理研究处于较低的阶段，具体到精神专科医院人力资源管理研究更是少之又少，主要致力于医疗卫生的普及和医疗人才梯队建设以及提高医疗服务质量等方面，未能形成完整的精神专科医院人力资源管理制度体系。

（二）国内精神卫生专科人力资源管理制度建设概况

国内对于综合医院人力资源管理的理论研究较多，对于精神专科医院人力资源管理的理论研究较少，有的也只是一些相对较为肤浅的局部性的工作思考之类为多。国内精神专科医院的人力资源开发与管理仍处于初步阶段，现有人力资源管理制度陈旧、不健全，不完善，未能形成系统的、全面的、符合精神专科医院发展需要的人力资源管理制度体系，在一定程度上影响制约着精神专科医院的建设发展。

随着《中华人民共和国精神卫生法》《全国精神卫生工作规划（2015—2020 年)》《全国医疗卫生服务体系规划纲要（2015—2020 年)》《"健康中国 2030"规划纲要》《关于建立现代医院管理制度的指导意见》等法律法规和文件的出台，我国精神专科医院发展也迎来了一个重要机遇期，加强人力资源管理制度建设也成了精神专科医院的共同主题。

三、制约人力资源管理制度建设的主要因素

（一）制度建设差异性明显，无现成经验可借鉴

由于区域和经济发展水平不一致，不同的精神专科医院之间差异性非常明显，没有哪家精神专科医院的人力资源管理制度完全适合另一家精神专科医院，缺乏具有指导性、可操作性的制度和规范。要建立适合自己医院需要的人力资源管理制度，需要不断探索实践、借鉴学习、总结凝练。要建立形成全面、完善、科学、合理的精神专科医院人力资源管理制度，我们还任重道远，不会一朝一夕完成。经济发达地区个别大型三甲精神专科医院在学习借鉴的基础上，制订了一批现代人力资源管理制度，但是与国外先进精神专科医院相比，与大型综合医院相比，仍不完善，较为单一、碎片化，没有形成科学合理的制度体系。

（二）传统体制机制影响广泛存在

传统的人事管理制度来源于我国长期的计划经济体制模式。这种管理制度，只见树木不见森林，与医院的发展战略相脱节，只强调人事管理本身的管理功能。职能多为工资分配方案的制定和人员招聘、调配、晋升、培训等，以解决医院当前的问题和执行交办事项。没有完全按照医院发展战略的需要将员工包括管理层作统一的规划。更未制定出符合国家政策的选择、培养、任用、激励等规定，以达到尽可能地利用人的创造力，提高办事效率，增加医院活力的目的。这种体系从20世纪50年代到80年代基本无变化。深化医药卫生体制改革以来，建立现代人力资源管理制度提上议事日程，但是，截至目前多数精神专科医院人力资源管理制度仍不健全，仍不完善，人力资源管理仍处于传统的人事管理阶段，很难适应现代医院发展和参与竞争的需要，亟待改变。

（三）战略性人力资源管理地位没有确立

近年来，部分精神专科医院为了适应信息化、知

识化时代的要求，多多少少都在医院人力资源管理方面进行着改革，但是大多数改革都没有触及或者说没有意识到战略性人力资源管理层面的东西或重要性，没有把医院人力资源管理提升到医院的战略层面。医院的人力资源部仍然跟传统体制里的医院人事部门一样，专注做着考勤、工资审批等一些事务性的工作，没有把主要精力集中在医院人力资源管理战略性的设计上。

（四）全员人力资源管理理念没有树立

多数精神专科医院人力资源管理方面的事务，仍然只有医院人力资源管理部门的工作人员在做，从招聘、培训、薪酬管理、绩效管理、人才建设等方面都是全程服务，可谓用心良苦，堪称"保姆"。这不但没有使人力资源管理达到预期的目的，反而削弱了医院人力资源管理部门的地位，人力资源管理部门的工作人员也都忙于具体事务性工作，不能抽出更多的时间去做战略管理和制度方面的建设。

（五）专业人力资源管理人才匮乏

当前，多数精神专科医院普遍缺乏专业的人力资源管理人员，在人力资源岗位从事工作的人员多是非人力资源管理专业的人员，或者是从病房抽调的医生、护士。特别是在经济欠发达地区的精神专科医院，这一现象更加突出。这些非专业的人员人力资源管理能力有欠缺，在一定程度上影响和制约着精神专科医院人力资源管理制度建设和医院建设发展。

（六）人力资源管理投入严重不足

多数精神专科医院在管理上更加重视医疗、教学和科研，资源投入也多向医疗、教学、科研倾斜，投向人力资源管理方面的经费相对较少；精神专科医院，受专业所限，相较大型综合医院，收入相对较低，造血能力差，资金有限，投向人力资源管理的经费少之又少。

四、人力资源管理制度建设应对策略

（一）政府加强引导，医院积极参与

2017 年 7 月国务院办公厅出台了《关于建立现代医院管理制度的意见》，明确提出要建立健全医院人员聘用管理、岗位管理、职称管理、执业医师管理、护理人员管理、收入分配管理等制度。2015 年 6 月国务院办公厅转印发了《全国精神卫生工作规划（2015—2020 年）》，明确提出要加强政府领导，要将精神卫生有关工作作为深化医药卫生体制改革的重点内容，统筹考虑精神障碍患者救治救助、专业人才培养、专业机构运行保障等，推动精神卫生事业持续、健康、稳定发展。

（二）学习国内外先进经验，为我所用

国外一些发达国家非常重视医院人力资源管理，从人力资源规划和职务分析，绩效考核和薪酬分配到员工的培训和开发，已经建立了比较完善的人力资源管理制度体系，对人力资源管理的研究水平和研究范围都很成熟，现已集中于提高医院的医疗服务水平和医院的规模化、国际化发展、医院的组织文化建设等，许多方面都有成熟的理论体系值得我们学习和借鉴。

（三）切实转变传统观念，重视人力资源管理

要树立大人力资源观。把人力资源管理工作提升至医院战略高度，要建立一个适应现代医院发展的人力资源管理机构，充分发挥其在选拔人才、留住人才、发掘人才、配置人才等方面的职能。同时，要在建立健全机构的同时，配备高素质的人力资源管理队伍，积极推动医院人力资源管理水平的不断提高。

（四）加大整体投入，保证人力资源的硬软件建设

《全国精神卫生工作规划（2015—2020 年）》明确提出："各级政府要将精神卫生工作经费列入本级财政预算，根据精神卫生工作需要，加大财政投入力度，保障精神卫生工作所需经费。要建立多元化资金

筹措机制，鼓励社会资本投入精神卫生服务和社区康复等领域。"除了政府加大对精神卫生事业的投入外，精神专科医院也要顺势而为，加大对人力资源管理的投入，包括资金投入、专业人才投入、配套体制建设等。

（五）加快建设人力资源管理信息化系统建设

医院人力资源管理信息化系统简称 HER，这在信息化时代的今天对医院来说尤为重要，一个科学合理的人力管理信息化系统能为医院高层决策提供支持，能使医院人力管理部门从烦琐的具体事务中解脱出来，从而使工作重心转移到服务与战备建设上来。人力资源管理信息化建设的最终目的是建立一套综合的、合理的、详尽的人力资源信息数据库，而且它必须是有效的、高效的、动态的。这样的信息化系统必将促进人力资源管理制度建设跟上时代步伐，并为人力资源管理制度建设提供支撑和保障。

五、人力资源管理制度建设

管理的现代化，就是建立结构优化和高效运行的医院管理新机制，从经验管理走向科学化、法制化管理的轨道。人力资源管理现代化是医院管理现代化的核心。由传统的人事管理向现代的人力资源管理发展，是目前我国医院人力管理的必然趋势。构建长效机制，以制度管理代替经验管理是精神专科医院人力资源管理现代化的迫切需要。

（一）人力资源管理制度建设的目标

在学习国内外先进经验的基础上，通过梳理完善，建立起适应现代医院管理制度要求，符合精神专科医院实际，体系化、规范化、科学化的人力资源管理制度体系，确保精神专科医院各项人力资源管理活动规范化、标准化、清晰化，有章可循、有据可依。

（二）人力资源管理制度建设的任务

人力资源管理的任务，就是根据组织既定目标的设

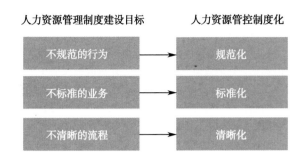

定，以这个最终目标的实现为原则，通过对人力资源的招纳，然后有计划地对人力资源进行合理配置，采取培训、薪酬激励、绩效考核等方式，最大限度的发挥员工的积极性，做到人尽其才，才尽其用，更好的提高效率，进而推动整个医院各项工作的开展，以确保医院组织战略目标的实现。简洁地说，就是求才、用才、育才、激才、留才等内容和工作任务。

1. 通过规划、组织、调配、招聘等方式，保证以一定数量和质量的劳动力和各种专业人才，满足医院发展的需要。

2. 开展具有针对性的岗位技能培训，提高广大员工的工作能力和技能，凝聚起医院员工的向心力。

3. 帮助员工制订个人发展计划，并及时进行监督和考察。同时要善于发现人才，并针对每个员工的不同特点，做出与之相对应的发展规划。

4. 从员工的资历、职级、岗位及实际表现和工作成绩等方面，来为员工制订相应的、具有吸引力的工资报酬福利标准和制度。

（三）人力资源管理制度的基本要求

精神专科医院人力资源管理制度的制定必须符合以下几个基本要求：

1. 制度设计的前瞻性 医院人力资源管理的一切规章制度、措施方法，从内容选择到方案设计，都要立足当前，着眼长远。根据医院发展战略目标，结合医院所处内外环境和发展现状，学习借鉴国内外先进经验的基础上，做出具有前瞻性的选择和决定。

2. 制度建设的针对性　要以医院的具体情况作为基本出发点，在调查研究的基础上。针对医院发展中的关键问题、社会关注的热点问题和医院人力资源管理中的难点问题，提出符合人力资源管理规律的解决办法，形成制度。

3. 制度实施的可行性　要根据医院发展需要和功能定位来制定切合实际的规章制度。要求既不能过高。也不能过低。只有在实际工作中易于操作，切实可行，才能顺利实施并行之有效。

4. 制度的系统性和配套性　在人力资源管理制度制定的过程中，不仅要注意各项具体制度的衔接，也要考虑作为医院制度一部分的人力资源管理制度与整个医院制度的匹配。

5. 制度要符合法律和道德规范　人力资源管理制度的内容，比如用工标准、薪酬福利等要符合国家的法律法规和社会的道德规范。

（四）人力资源管理制度建设的原则

1. 促进医院与员工共同发展原则　将员工与医院的发展紧密地结合在一起，促进员工与医院的共同发展，是精神专科医院人力资源管理制度建设的基本原则。人力资源管理制度建设应将医院的战略目标与员工期望目标、员工的职业发展有效地结合在一起，将实现医院战略目标所要求的医院环境与员工高度的责任感、严谨的工作作风有效地结合在一起，将员工的成功与医院的发展放在同等重要的位置上，从而最大限度地发挥员工的聪明才智，促进员工的全面发展。

2. 紧密结合精神专科医院实际情况原则　要做好精神专科医院人力资源管理制度建设的工作，必须重视对精神专科医院内外环境的分析研究，把握有利的因素，克服消极的因素，使人力资源管理制度充分体现和反映精神专科医院自身环境、性质和特点，建立起适合本医院特点和发展要求的新型的人力资源管理制度体系。

3. 严格遵守国家法律法规原则　精神专科医院人力资源管理制度必须遵守国家劳动人事法律、法规和政策的规定。因为精神专科医院人力资源管理制度和政策涉及医院员工的切身利益，最具敏感性，如果处理不当，就易产生劳动纠纷，出现劳动争议，直接影响医院正常的运营，给医院和员工的切身利益带来极大的损害。

4. 根据实际情况不断进行调整的原则　精神专科医院中不同部门、不同层次、不同岗位的员工与医院具有共同的利益且相互依赖，但是，员工与医院之间又有着不同的利益和需求，对人力资源管理制度的方方面面抱有不同的期望值。人力资源管理部门要通过各种渠道收集员工的有关信息（如情绪、意愿、反映、要求等），进行定期分析研究，针对这些信息提出"应该做什么，为什么做，如何做，在哪里做，什么时候做"的具体对策和建议，并适时对人力资源管理制度进行必要的调整和修改。只有保持管理制度的相对动态性，才能充分发挥人力资源管理制度的积极作用和导向功能。

（五）建设现代人力资源管理制度体系

国务院办公厅《关于建立现代医院管理制度的指导意见》（国办发〔2017〕67号）指出制度建设要坚持分类指导，鼓励探索创新。尊重地方首创精神，鼓励各地在中央确定的改革方向和原则下，根据医院性质、功能定位、等级规模等不同情况，因地制宜，突破创新，建立符合实际的现代医院管理制度。《指导意见》还明确提出要"健全医院人力资源管理制度。建立健全人员聘用管理、岗位管理、职称管理、执业医师管理、护理人员管理、收入分配管理等制度。"精神专科医院要紧跟时代，顺势而为，在国家持续深化医药卫生体制改革、推进现代医院管理制度建设的大背景下，组织好、建设好精神专科医院人力资源管理制度，重点建立健全人员聘用管理、岗位管理、职称管理、执业医师管理、护理人员管理、收入分配管理等人力资源管理核心制度，逐步建立和形成管理科学、治理完善、运行高效、监督有力的现代精神专科医院人力资源管理制度体系。

第三节　人力资源管理的热点
——人才培养和梯队建设

随着社会与经济的不断发展，医院人力资源的管理工作面临的挑战越来越大，人力资源作为医院的第一资源，必然是医院最核心、最重要的资源，医院所有的管理工作都是围绕"人"这一核心资源展开的，而医学人才的成长和专业培养周期是一个非常漫长的过程。特别是在当前新医改的大形势下，随着国家多点执业政策的放开，社会资本更多地进入医疗市场，"互联网+医疗"的模式也让更多医疗行业的人才有了更多的选择空间。这些都对医院的管理者在人才培养和人才梯队建设上提出了新的挑战。如何在医院内部现有人才和全社会人才总量一定的情况下，盘活存量，把握人才培养的合理导向，打造相互补充、互为储备、递进替换、有机融合的人才梯队便成为了医院立于不败之地、可持续发展的关键。

一、人才培养和梯队建设的内涵和原则

（一）人才培养和梯队建设的内涵

现行人才梯队建设的概念来源于 20 世纪 80 年代的"第三梯队建设"，并提出了"革命化、年轻化、知识化、专业化"第三梯队干部的"四化标准"。随着社会的发展，人才梯队建设的概念有了更为广泛的涵义，从理论上来讲，人才梯队是一种组织内部人才结构形态，即在一个组织（或团队）中，人才构成应当包含不同

年龄、不同专业、不同经验和能力以及不同个性风格等多个层次，以形成相互补充、相互支持、互为储备、递进替换、有机融合的人才阶梯结构。医院人才培养和梯队的建设，完善可续发展的人才政策，创造良好的人才发展环境，能够使医院人才资源结构得到优化，将有效地改善和提高医院的工作效果。培养一批优秀的学科带头人、学术骨干能起到良好的领导作用，在科室形成一个人才磁场，将医院人才的个人素质和专业技能不断提高，使得整个梯队的机构发展趋向合理，从而推动医院的专业化发展。因此，必须充分认识到人才培养和梯队建设的重要性和必要性，积极做好人才的培养和储备工作，防止医院的生存和发展出现困局。

6

（二）人才培养和梯队建设的原则

一是与学科建设相结合原则。学科发展与人才梯队建设互为基础，人才梯队建设为学科提供人力保障，没有人才就不可能建设特色学科，也不可能提升医院整体实力；学科的建设为人才发挥才能、人才的成长提供了生存和发展的空间和条件，人才在学科团队中逐步从潜在人才成熟起来，直到脱颖而出成为学科建设的中流砥柱。二是分层次培养的原则。处在不同阶段的人才需求和内在的特质各异，因此针对不同层次人才要给予不尽相同的培养措施。通过以年龄和学术水平划分的人才层次逐步培养，定期考核，当初级阶段人才达到更高的人才评价要求后，适时提升培养层次，加大培养支持力度，让人才取得更多的资源和空间，进一步成长起来。三是竞争择优原则。医院学术委员会充分讨论，制定人才评价办法，以量化评价作为主要的评价内容。每年以人才信息库为基础，根据人才评价标准对医院人才进行梳理分析，评估医院人才情况，研究人才建设工作，改革人才选拔机制，变相马为赛马，让有能力的人脱颖而出。

二、当前人才培养和梯队建设面临的主要问题

（一）优秀人才短缺，老中青人才结构搭配不合理

当前较多的精神专科医院尤其是二级以上的精神专科医院人才队伍青黄不接，很多学科依靠老专家在发挥影响力，缺乏第一梯队的接班人，这样就很难保证医院在未来发展中的长期竞争力。同时，由于医院规模扩张和医务人员更替，不同级别的精神专科医院中能够独当一面的业务骨干及学科带头人比较缺乏。其次，部分具有地域优势的精神专科医院对高层次人才、学科骨干或科室负责人的虹吸作用，造成了人才的流失，对人才梯队的建设带来了较大的冲击或影响。如何打造一支人才结构合理的队伍成为了很多医院面临的难题。

（二）引进人才难度大，引进后二次流失时有发生

1. 每年精神医学博士生毕业总人数有限，再加上越来越多的民营精神专科医院先天的资本活力，加剧了精神医学人才尤其是高学历人才竞争的激烈，引进人才越来越难。

2. 尽管很多单位都加大了人才引进的力度，但目前的情况也显示，部分引进的人才进入新单位后出现"水土不服"，并没有发挥学科带头人的影响力进行学科团队的搭建。因此在人才引进的时候，需要综合评估引进人才的研究情况与本院实际的契合度，对引进的人才给予相应的资源配置，否则引进后水土不服，导致人员二次流失，对医院人才梯队的培养是非常不利的。

（三）忽视内部培养和人才培养的长效机制

当今社会精神专科医院的培养方式依然停留在大而杂、粗而浅的层面。一是培养策略缺乏创新，很多医院对内部人才深入挖掘和培养工作的机制尚不健全，寄希望于外来人才的引进，忽视了人才培养工作具有长效性，忽视了深入挖掘和培养可能对医院整体人才培养具有重要的意义。如何处理引进人才与内部培养双重机制便成

了很多大医院需要重视的问题。二是人才梯队建设缺乏一整套的能够真正落地的培训体系，缺乏有针对性、有个性的系统培养计划。三是核心人才薄弱，后备力量缺乏等一系列严峻问题，难以形成可持续发展的人才梯队。

三、做好人才培养和梯队建设的应对策略

（一）尊重医学人才成长规律，给予人才成长时间

医学人才异于其他人才，因特殊性而有特殊周期性发展规律。就医生而言，要成长为一名合格的医生至少需要五年制本科和三年住院医师规范化培训，成长周期明显长于其他行业。再者，随着人类疾病谱、社会发展、技术变革对医学人才要求的不断变化，如果继续深造硕士、博士或进行科研培训或进一步进行专科医师规范化培训，成长周期还将进一步拉长。因此，遵循医学人才的自然发展规律，不拔苗助长，循序渐进的做好人才规划和培训显得尤为重要。医院需要根据这个规律，制定人才培养的合理规划，对不同层次的人才进行系统培养，给予人才成长的时间，指导人才制定个人发展规划。单纯依靠短期内引进人才的方式缩短单位人才培养周期是不可能长久的，也会造成行业内的恶性竞争。

（二）加强和重视高层次专业人才和学科带头人的培养和引进

医院的学科带头人不仅仅是医学专家，还应是某一医学领域的战略专家，有较强的学术管理能力、教学能力。制定引进高层次人才和学科带头人的政策，深入调查，保证人才引进的质量，并对引进的高层次人才给予优厚的工作待遇和生活待遇，优化高层次人才生活环境，如提供住所、安排配偶或家属就业等。使高层次人才能够安心、扎实在医院开展工作。同时做到及时吸收新的学科带头人，实行科室主任、学科教研室主任竞聘上岗，实行目标制，层层竞聘，优胜劣汰，使其在主动的竞争中不断进步，不断优化学科带头人队伍。

6

（三）重视中青年人才培养，不断增加后备人才的储备数量

人才梯队的合理包括年龄分布的合理和专业学科搭配的合理，当前情况下，很多医院都面临着这两个方面不合理的挑战。全面分析医院中青年人才的专业特长、学历、医学基础理论和所从事的学科、专业知识的掌握程度和实际工作能力，实事求是地分析其培养潜质及所从事的学科和专业的发展趋势。积极引导和激励培养对象树立正确的人生观，要求其明确自己的工作目标并树立终身学习的教育目标，通过举办各种学术讲座，操作竞赛等活动调动中青年职工积极性和上进心，形成"你追我赶"的学习、工作氛围，帮助中青年人才相互促进、相互提高。

（四）建立健全用人机制，做好后备人才的甄选、使用及调整

综合分析医院各专业职工的年龄结构层次：第一层次的培训对象应当是近5年新进职工，主要培训他们基础技能及医院相关规章制度学习；第二层次主要针对30~45岁的职工，相关的培训主要涉及管理知识、新技术的开发等方面；第三层次是要针对45岁以上的职工，培训主要涉及管理技能和知识技术方面的更新与提升。根据人才梯队制度实行人才培养和选拔，对梯队成员进行工作跟踪及考核，一个季度或半年对人才进行评估，需要培训的及时安排培训，可以提升的及时提升，全力贯彻人才梯队建设制度，如只制定制度，不执行，那人才梯队建设将形同虚设。

（五）依托项目申报，建立人才基金，提升团队凝聚力

当前形势下，打造人才梯队的最直接的方式就是依托项目。为保留和培养人才骨干，促进医院全面建设，结合医院实际，从医疗创收积累中拿出一笔费用，建立医院人才奖励基金，专门用于奖励在临床和科研工作中取得显著成绩的技术人员，对承担基金课题人员、积极

发表论文人员加大奖励力度，激发他们的工作热情。例如：鼓励职工申报科研课题，获省级以上的科研课题立项给予一定的资金补助；每年对医院开展的新项目、新技术给予经费支持，设立新项目奖；职工发表省级以上核心期刊的论文给予报销或奖励，激励专业技术人员大胆开展科研攻关。

（六）建立有效的激励与考核制度

医院坚持把品德、能力和业绩作为人才评价的重点，通过政策倾斜、资金资助等方式进一步完善人才激励机制，引导和鼓励医务人员不断提高自身业务素质与水平，把培训、考核、使用与待遇相结合，充分调动人才的积极性，使其在创造价值中实现自身价值。比如：为优秀的人才提供力所能及的物质条件和工作环境；根据其能力水平聘任其担任一定的行政职务如副主任等，使其有积极向上、为医院倾力奉献的信心和动力。在利益分配上，向临床和特殊岗位、紧缺人才、高学历人才、高技术人才倾斜。对于优秀学科带头人和中青年骨干，给予一定的经济和物质奖励，特别是有突出贡献的专业人才，要按岗定酬、按任务定酬、按业绩定酬，全面实行岗位津贴、项目工资、年薪工资，将收入与岗位职责，工作业绩及成果转化产生的效益直接挂钩；在职称晋级方面放宽条件，对取得优秀业绩的职工优先晋级；同时，做到奖罚分明，对于工作总是不求上进甚至出现问题的科室或个人扣发奖金或对其进行一定的经济处罚。

（七）建立人才信息库形成科学评价保障

人才信息库的建立是进行人才培养的前提条件。医院要以人事信息系统为基础，统筹医院信息平台资源，逐步整合包括科研数据、教学数据、医疗数据等数据，建立健全人才资源统计信息。通过完善人事信息数据库，可以快速准确筛选不同层次人才名单，为医院评估人才、选拔人才、培养人才提供准确信息，同时，针对选拔出的后备人才进行分析，发现人才发展的不足，给予重点支持。

（八）跟踪、反馈和调整

制定人才梯队制度后，在人才继任与开发计划的实施过程中跟踪进程和效果，不断反馈，增进内部管理沟通，并根据实际情况采取调整措施，规划和调整下一步的行动，做到人无断层即医院的某个岗位由于医院的人事变动、前任提升、退休或辞职等种种原因出现空缺时，保证有两到三名的合适人选接替这个位置并能顺利开展工作。

（九）重视医院文化建设在人才梯队建设中的长效影响

医院人才建设的长效机制离不开医院文化建设，在人才梯队的建设中需要充分发挥医院文化的作用。通过积极向上、团结、拼搏等医院文化，使培养或者引进的人才提高归属感，减少学科带头人、骨干人才的流失。

（十）构建个性化的人才培养和梯队建设方案

由于精神病专科医院的单一的诊疗项目，人才引进面狭窄带来的人才引进的困难，同时随着精神卫生工作的发展和精神科临床工作水平的提高，精神病专科医院的生存和可持续发展更需要人才培养和梯队建设。同综合医院一样，精神病专科医院也往往按照医疗、教学、科研、防治、管理（含后勤类）人才进行分类，每一类人才都需要有侧重的去培养，打造合理的人才梯队。而学科建设的发展又代表了一个精神专科医院的整体水平，因此科研人才培养和梯队建设也从某种程度上代表了医院未来的发展高度和综合实力。在此特别列出一种"科研人才培养和梯队建设方案"，供以参考：科研工作的关键是人才，学术梯队的整体水平与合理的机构已成为体现学科实力和竞争的重要因素。为此，医院要千方百计地加速科技人才的培养，完善梯队建设。一是用好现有的学科带头人等高层次人才。学科是一家医院的专业基础，学科带头人则是医院学科建设的核心与龙头。学科带头人，以其渊博的知识、扎实的理论功底、对本学科前沿的洞悉及个人魅力，影响和带动着一批人，会推动医院的全面发展，由此可见，学科带头人在学科的发展中起着至关重要的作用。因此，除了营造良好的生活、工作氛围外，要采取个性化的人才稳定方案，确保高层次人才不流失。二是建立和加强"青年基金"的投入，使青年科技人才培养进入良性循环。人才是动态的，是变化的，成才者也有一个发展过程，对人才的培养过程也要相辅相成，才能加快人才的培养。人才的培养是多层次的、有连续性的、长期的，在加强培养学科带头人等高层次人才的过程中，绝不能忽视对年轻一层人才的培养，通过加大对青年科技人才的投入，使人才循序渐进的成长，提早并长远的解决人才断层问题。三是重视研究生的培养。研究生培养是多方位、齐头并进式的培养，除有院校培养的研究生，有联合培养的研究生，还有在职研究生。研究生在科研工作中是不可缺少的组成部分，是开展高水平科研工作的主力军。四是充分发挥重点实验室等科研平台的优势。一般情况下，重点实验室实行的是开放、流动、联合的运行机制。重点实验室实行对外开放，使人才得到合理的流动，同时加强了学术交流，利用重点实验室的人才智力、条件设备上的优势，吸收和组织各学科的专家、学者进行合作研究，相互吸取精华，共同提高、共同发展，使重点实验室保持在一个高水平、高效率的运行状态，促进了本学科的发展，也带动了相关学科的发展，既提高了科学研究的水平，同时又加快了科技人才的培养。高水平的科研培养高层次人才，高层次人才又促进科研水平的进一步提高，医学科技领域人才培养与重点实验室的建设密切相关。总之，科技人才的培养是多层次的、连续的、长期的、艰巨的系统工程，打造一支结构合理的强有力的科技梯队，还需要不断的探索，不断的实践，不断的总结经验。

综上，人才培养和梯队建设是一项周期长、难度大、任务重的系统工程，有大量的工作需要去做，需

6

要医院领导及时转变人力资源管理理念，不断优化管理模式，在用人观念、人才的开发培训和使用方面大力支持，调动全院干部职工的积极性，充分发挥各级人才效能，实现全员、全过程的参与，不仅引好人才、培养好人才，还用能够用好人才、留住人才，才有可能建设一支高质量的医院人才队伍，才能更好地提升医院整体医疗质量和医疗水平，才能有效提升医院的核心竞争力。

第四节 人力资源管理实践案例

案例1 河南省精神卫生中心

河南省精神卫生中心（新乡医学院第二附属医院）始建于1951年6月，是一所集医疗、科研、教学、预防、康复、司法鉴定为一体的省级三级甲等精神专科医院，曾先后获"中国百家百姓信赖的精神卫生医疗服务机构""全国百姓放心示范医院""群众满意医院""全国卫生计生系统先进集体""首届中原经济区（河南）100名牌之"科技河南""等荣誉称号。医院开放床位1500张，有1个省重点学科，5个省重点医学学科，1个省重点医学培育学科，2门国级精品课程，9个教研室，8个硕士学位授予点，5个学科团队，拥有河南省生物精神病学重点实验室、博士后科研工作站、河南省精神疾病生物样本库、国家药物临床试验机构及《临床心身疾病杂志》等科研平台。为适应医院发展，实现医院整体的战略目标，河南省精神卫生中心高度重视医院人力资源管理工作，将人力资源提升到了战略性资源的高度来认识，积极创新医院人力资源管理模式，树立人才是医院的第一资源理念，不断加大人才的培养和引进力度，为医院的持续发展和竞争能力的提升提供了人力资源保障。

（一）人才培养方面

1. 制定规划纲要　根据医院发展战略规划，结合《国家中长期人才发展规划纲要（2010—2020 年）》《河南省中长期人才发展规划纲要（2010—2020 年）》《医药卫生中长期人才发展规划（2011—2020 年）》，研究制定了《河南省精神卫生中心中长期人才发展规划纲要（2011—2020 年）》，确立了医院人才工作的指导思想、工作方针、发展目标、总体部署，推进实施四大人才工程建设：名师名家培育工程、创新型科技人才建设工程、高层次人才引进工程、党政管理人才素质提升工程。明确了每一阶段要达到的目标任务，按照时间节点和任务要求，稳步推进，确保取得实效。

2. 积极鼓励职工提升学历、素质　根据医院实际，研究制定了《河南省精神卫生中心关于加强人才队伍建设，提高职工学历层次的实施意见》（院人字〔2012〕8号），明确提出到 2017 年底临床医师中具有硕士以上学位医师的比例达到 60% 以上，具有博士学位医师的比例达到 20% 以上，到 2020 年临床医师中具有硕士以上学位医师的比例达到 80% 以上，具有博士学位医师的比例达到 40% 以上，全院 45 岁以下中层干部、专业技术人员均需达到本科以上学历。为激发员工提升学历层次积极性，规定在职的博士研究学历（学位）人员，工资照发，拿到学历（学位）证书后，医院报销全部学费；凡在职取得硕士研究生学历（学位）人员，拿到学历（学位）证书后，医院报销学费的 30%。2018 年医院又修订了《河南省精神卫生中心高层次人才引进、培养工作管理办法》（院发〔2018〕7号），规定职工考取统招博士研究生，医院为其保留岗位，毕业后返院工作的，按当年新引进博士待遇对待；攻读在职（定向、委培）博士研究生学历（学位）的职工，工资照发，待拿到学历（学位）证书，医院给予报销学费并奖励 2 万元整；提供科研启动经费，临床医学博士 50 万元，基础医学及相关专业博士 30 万元；每月享受 1000 元博士学位津贴；配备

6

笔记本电脑1台。《意见》和《办法》出台后，员工提升学历层次的积极性明显提高，从2013年以来，为5名博士、62名硕士报销学费共计30余万元。职工考取统招博士12人，在职攻读博士学位7人。截至2018年7月，医院拥有博士26人，硕士190人。

3. 积极与国内外知名医院、院所合作，选派优秀专业技术人员外出进修学习 2013年以来，共派出优秀专家56人次赴美国、加拿大、新加坡、英国、德国、法国学习研修；选派业务骨干200余人次在国内知名医院进修学习。加强了对外交流，专业技术人员得到了学习提高，开阔了视野。

4. 积极鼓励博士进站 自2010年8月医院博士后工作站批准设立以来，截至目前，招收进站博士后5人，出站5人。

（二）人才引进方面

我们引进人才的理念是"不求为我所有，但求为我所用"。我们与国内外知名专家的合作是多种形式的，通过与国内外知名专家结对子、聘任为兼职教授、邀请参加医院学术团队任职等途径，引进了一批在国内外有影响的专家教授。

1. 积极引进高端、学科领军型人才 对高端、学科领军型人才的引进，我们实行一人一议。给予高端人才100万~3000万不等的科研启动经费，平时按月发放岗位津贴。引进的专家、教授定期来医院进行学术活动，指导医院科研活动，有力地促进了医院科研水平提升和人才队伍建设。2013年引进加拿大曼尼托巴医学院1人为新乡医学院特聘兼职教授、中南大学湘雅二医院1人为河南省卫生科技创新型人才工程特聘学科带头人；2014年引进美国麻州大学医学院、加州大学圣地亚哥分校各1人为新乡医学院特聘兼职教授；2015年引进北京大学1人为医院特聘兼职教授；2016年引进美国休斯敦医学院教授1人为新乡医学院特聘兼职教授；2017年引进北京大学教授1人为新乡医学院特聘兼职教授；中科院昆明动物研究所教授 2 人为医院特聘兼职教授；2018 年引进北京大学、北京师范大学教授 2 人为医院特聘兼职教授等。

2. 引进博士方面　根据医院实际，及时修订《河南省精神卫生中心高层次人才引进、培养工作管理办法》（院发〔2018〕7 号），进一步提高引进博士待遇：①新进博士享受高一级职称待遇。中级以下职称者聘为副高，具有副高级职称者聘为正高；②享受购房补贴，临床医学博士 50 万元；基础医学及相关专业博士 30 万元；③提供科研启动经费：临床医学博士 50 万元；基础医学及相关专业博士 30 万元；④每月享受 1000 元学位津贴；⑤配备笔记本电脑 1 部；⑥提供 2 年的周转房住房补贴，每月 1500 元；⑦妥善解决配偶工作。另：引进优秀博士（主持国家自然科学基金项目或 SCI 论文影响因子 10 分以上）待遇采取一人一议的方式确定。此外，在学术上，医院也给予支持和保障，根据医院工作需要和博士专业研究方向，为来院工作的博士配备助手，组建科研团队，便于博士开展工作。2013 年引进统招博士 4 人，2014 年引进统招博士 3 人，2015 年引进统招博士 2 人，2016 年引进统招博士 2 人，2017 年引进统招博士 6 人，2018 年截至目前引进统招博士 3 人。

院长点评——沙春阳（河南省精神卫生中心 院长）

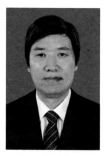

医院非常重视人才工作。近年来，医院大力实施"人才兴院，人才强院"战略，研究制订了《医院中长期人才发展规划纲要（2011—2020 年）》《关于加强人才队伍建设，提高职工学历层次的实施意见》（院人字〔2012〕8 号），修订完善了《河南省精神卫生中心高层次人才引进、培养工作管理办法》（院发

〔2018〕7号），出台了一系列有关人力资源管理的规章制度，不断规范用人机制，完善了人才继续教育制度和健全了人才培养机制。积极为人才设计合理的职业发展，为他们提供出国进修、学习深造的机会或邀请国内外知名专家、学者讲学授课等，给人才提供更新、优化知识结构的途径，创造事业成功的机会和条件，缔造个人发展空间，逐步形成一个有利于人才脱颖而出的机制和环境。

近年来，医院先后与国内外知名专家教授签订了合作协议，成为我院特聘兼职教授，为我院学科发展和人才队伍建设发挥了积极的引领和带动作用；不断加大人才的培养和引进力度，积极创造条件，选派优秀的专业技术人员赴国内外进修学习，积极鼓励职工攻读博士、硕士，加大博士引进力度。目前，一支高学历、高素质、高技能、高效率的人才队伍在我院已初步形成，并以良好的发展势头迅速壮大，为医院快速、科学发展提供了有力的智力支持和人力资源保障。

案例2　中南大学湘雅二医院精神卫生研究所

中南大学湘雅二医院精神病学科创建于1934年，1987年建立中南大学精神卫生研究所，1988年成立中南大学第二临床学院精神卫生系，2001年被批准为全国高等学校重点学科，2012年成为国家临床重点专科，2014年获批精神心理疾病国家临床医学研究中心。现已成为名副其实的国内精神病学界一流的临床科研创新平台，高级专业人才培养基地，临床治疗与研究中心。

学科紧密结合国家卫生行业重大需求，致力于研究精神疾病的早期识别干预、客观诊断标记、综合治疗模式等方面的临床技术和方法，形成了重大神经发育性精神疾病、重大应激性精神疾病、酒和毒品成瘾性疾病、临床心理评估与心理干预四个极具优势和特色的研究方向，建成了五个国家级科研与人才培养基地。现拥有医护技术人员 130 名，其中教授 21 人，副教授 10 人，医师中具有博士学位 49 人，护理人员中具有硕士学位 7 人。

中南大学精神卫生研究所一直重视人才引进和培养，尤其重视对新进人员的培养。2012 年开始实施新进人员培养和考核办法。至今，所新进医师 12 人、科研人员 2 人，已有 10 人获得国家自然科学基金资助，2 人获得中南大学教学比赛"三十佳"称号，医师均获湘雅二医院"优秀住院医师"称号。

本节以中南大学湘雅二医院精神卫生研究所为例介绍医院在精神卫生专业方面的人才引进和培养等经验。

（一）择优选拔人才

新进医师、科研系列人员原则上为应届"985""211"工程高校研究生学历和博士学位，且高中毕业后第一学历必须为正规全日制重点本科学历，优先考虑经过国外和外校培养，至少发表 3 分以上 SCI 论文 1 篇以上的优秀人才。医技人员为应届正规全日制本科及以上学历和学位。护理人员为应届正规全日制本科及以上学历和学位。

（二）新进人员规范化培训

对医学博士和护理硕士采取"3+2"规范化培训考核模式，即三年规范化培训考核期加两年延长期；对硕士（不含护理硕士）及以下学历人员采取三年规范化培训考核模式。通过规范化培训及考核合格者方可转为医院固定编制或流动编制，否则解除劳动关系。

（三）规范化培训考核

考核条件分必备条件和选择条件，其中选择条件只计算规范化培训期间的业绩。凡三年培训考核期满未达到必备条件者，医院将与其终止劳动关系。

医学博士和护理硕士必须同时达到必备条件和选择条件，方可转为医院固定编制。三年培训期满未达到选择条件的，延长两年培训期限，两年后仍未达到条件的，解除与医院的劳动关系。硕士（不含护理硕士）及以下

6

学历人员须达到必备条件方可转为医院流动编制。

1. 必备条件

（1）身体健康，能胜任本职工作。

（2）遵守《劳动合同》条款。

（3）医师来院后必须通过首次医师执业资格考试；护士来院当年必须通过护士执业资格考试。

（4）医院年度考核结果合格及以上。

（5）岗前培训及考试合格。

（6）医院人力资源部、医务部、护理部等部门及本科室组织的规范化培训年度考试、考核合格。

（7）只具有硕士学位的医疗、科研人员在三年培训考核期内须考取本专业博士研究生。

（8）年均参加各类学习与培训不得少于100学时。

（9）医疗、科研人员在规范化培训第一年度须申报国家自然科学基金。

2. 选择条件

（1）博士研究生须选择下列任意两项

1）发表本专业SCI论文1篇（第一作者或第一通讯作者）。

2）作为项目负责人获得国家自然科学基金（青年科学基金项目）或教育部高等学校博士点学科点专项科研基金（新教师类）1项。

3）获中南大学医疗新技术项目成果一等奖（排名前三）、二等奖（排名前二）、三等奖（排名第一）者。

4）获校级以上操作技能比赛奖一、二、三等奖或省级病历书写质量评比一、二、三等奖等奖项。

5）中南大学教学质量优秀奖或青年教师教学竞赛获奖者。

（2）护理硕士研究生，具备下列任意一项

1）符合博士研究生的选择条件。

2）发表本专业Medline或CSCD论文1篇（第一作者或第一通讯作者）。

3）参与省部级及以上科研、教改项目1项（排名前三）或厅局级科研、教改项目1项（排名前二）。

4）获校级以上技术操作或教学比赛一、二、三等奖，院级一、二等奖等奖项。

（四）激励机制

人事代理人员和人事派遣人员工作满一年，表现突出，达到下列条件者（只计算规范化培训期间的业绩，有关奖项将获得医院配套经费支持），可提前转为医院固定编制或流动编制。

1. 人事代理人员提前转为医院固定编制的条件

（1）博士研究生具备下列任意三项

1）发表本专业SCI论文2篇或单篇SCI论文的IF值≥5.0（第一作者或第一通讯作者）。

2）作为项目负责人获得国家自然科学基金（青年科学基金项目）或教育部高等学校博士点学科点专项科研基金（新教师类）1项。

3）入选中南大学"升华猎英""升华育英"或同级别及以上人才计划者。

4）获中南大学医疗新技术项目成果一等奖（排名前三）、二等奖（排名前二）、三等奖（排名第一）者。

5）获校级以上操作技能比赛一等奖、省级病历书写质量评比一等奖等奖项。

6）中南大学教学质量优秀奖或青年教师教学竞赛获奖者。

7）通过英国爱丁堡皇家外科学院和香港外科医学院共同举办的外科医师会员考试者。

（2）护理硕士研究生，具备下列任意两项

1）符合博士研究生提前转为固定编制的条件且不与以下条件重复（同类）的。

2）发表Medline论文1篇（第一作者或第一通讯作者）。

3）参与省部级及以上科研、教改项目1项（排名前二）或厅局级科研、教改项目1项（排名第一）。

4）获技术操作或教学比赛校级以上一、二等奖，院级一等奖等奖项。

5）考取护理专业博士学位。

2. 人事派遣人员提前转为医院流动编制的条件，具备下列任意一项

（1）符合人事代理人员提前转为固定编制的条件。

（2）发表本专业 SCI 论文 1 篇（第一作者或第一通讯作者）。

（3）作为项目负责人获得国家自然科学基金（青年科学基金项目）1 项。

（五）与世界知名大学建立人才交流机制

建立了科学的"引入送出"机制，学科与美国哈佛大学、UCLA、杜克大学、澳大利亚墨尔本大学等世界各地 12 所知名大学以及世界卫生组织保持着定期的学术交流与人才交流，医疗和科研人员中有 32 人为留学归国人员。

（六）进一步加强人才队伍建设

未来计划通过人才引进和人才培养相结合，进一步优化人才结构，积极引进和培养杰青、优青、海外博士等高端学术带头人，强力打造一支具有学科特色和核心竞争力的创新团队和学术梯队。

院长点评——陈晋东（中南大学湘雅二医院精神卫生研究所 所长）

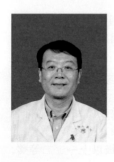

中南大学湘雅二医院精神病学科创建于 1934 年，1951 年成为原卫生部精神病学高级师资培训基地，1956 年开始招收研究生，1978 年恢复招收硕士生，1986 年建立博士点，1987 年和 1988 年相继成立精神卫生研究所和精神卫生系，2012 年成为国家临床重点专科，

2013 年建立我国首个精神疾病诊治技术国家地方联合工程实验室，2014 年成为我国三个精神心理疾病临床医学研究中心之一。本学科一直以培养临床技能扎实，科研能力和教学水平突出的高级人才作为目标，经过近 80 年的发展，学科已经成为我国精神病学临床、科研、教学的一流学术平台与人才培养基地。

为保持本学科的优势及领先地位，促进学科在医疗、教学、科研及管理工作上的全面、协调和可持续发展。师资人才培养为我所的重点工作之一。对于这类人才尤其要求具有较高的国际视野，较强的先进诊疗技术的研发能力，精神疾病发病机制等的科研能力；具有较高诊治精神科疑难患者的水平；具备较高的教学水平和较强的团队合作精神。

为引进和培养满足上述要求的人才队伍，本学科在医院人力资源管理制度的基础上积极制定了符合本学科实际情况的人才引进和人才培养等相关政策。近些年来，人才引进和培养取得了非常显著的成绩，尤其新进人员的培训和管理上形成了自己的特色。未来，学科将进一步优化人才结构，计划通过人才引进和人才培养相结合，强力打造一支由优青、杰青、长江学者甚至院士组成的，具有学科特色和核心竞争力的创新团队和学术梯队。

案例 3　重庆市精神卫生中心

重庆市精神卫生中心是一所集医、教、研、预防、公共卫生五位一体的国家三级专科医院，隶属重庆市卫生和计划生育委员会。目前，中心在编职工 611 人，其中高级专业技术人员 78 名（占专技人员的 15%），享受政府特殊津贴专家 2 名，中青年医学高端后备人才 1 名，博士研究生 1 名，硕士研究生 34 名。

（一）中心人才规划

为认真贯彻重庆市委市政府精神，深入实施"人才强市""人才强卫"战略，加强全市高端卫生计生人才队伍建设，促进精神卫生事业发展，中心制定了《重庆市精神卫生中心关于印发战略发展规划（2016-2025）的通知》（渝精卫发【2016】44号）、《重庆市精神卫生中心关于印发"12850人才工程"实施方案的通知》（渝精卫发【2016】45号）、《重庆市精神卫生中心关于印发人力资源工作中长期规划的通知》（渝精卫发【2016】46号）等人才队伍建设规划。

力争到2025年选拔或引进国内首席医学专家1名、医学领军人才2名、中青年医学高端后备人才8名、医学后备人才50名；到2025年形成一支数量充足、结构合理、技术过硬、素质优良的人力资源队伍，形成行业内竞争优势。

（二）中心人才激励政策

为吸引人才、培养人才、留住人才，不断提高精神卫生专业技术人才队伍建社水平，中心制定了《引进高层次人才优惠政策实施办法》（渝精卫发〔2017〕34号）、《医学后备人才选拔培养管理办法（试行）》（渝精卫发〔2017〕58号）、《职工在职教育管理规定》（渝精卫〔2012〕5号）等，给予引进人才安家补贴和人才培训经费、对后备人才发放目标任务津贴、对取得高学历的人员予以报销部分学费等激励机制。

（三）成功引进实例

通过以上政策，中心在2017年成功引进博士研究生（副主任医师）1名，并为其搭建平台，成立了儿童精神医学学组，推荐其申报了重庆市学术技术带头人后备人选。目前，正致力于建立重庆市首个儿童精神科特色专科，让重庆市的儿童精神医学诊疗水平处于西部领先，建立儿童精神疾病诊疗中心，建立儿童精神疾病医联体。

院长点评——李小兵（重庆市精神卫生中心 院长）

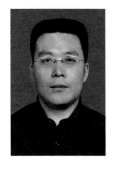

　　重庆市精神卫生中心正面临良好的历史发展机遇，对人才的渴求前所未有。在坚持"人才兴院，科教强院"的战略方针下，中心转变传统、保守观念，尽全力引进人才、培养人才，通过不同渠道、不同形式积极向社会招揽各类贤才。目前，已吸引多名来自不同领域的高级专业人士加入中心人才队伍，在为其提供的发展平台上，"天高任鸟飞，海阔任鱼跃"，充分发挥着各自的专业、学术优势，成为中心向前发展的栋梁和力量。

（沙春阳　王路达　赵　真　卢伟峰

邓　勤　邓奇坚　李小兵）

参考文献

［1］余兴安. 中国人力资源发展报告（2016）［M］. 北京：社会科学文献出版社，2016：72-85.

［2］王永芳. 信息化在医院人力资源管理中应用的探讨［J］. 中国卫生事业管理，2010，10：668，679.

［3］张英. 医院人力资源管理［M］. 北京：清华大学出版社，2017.

［4］暴丽艳，徐光华. 人力资源管理实务［M］. 北京：清华大学出版社，2010：8.

［5］季晓颖，陈继根，刘德红. 上海市老年护理医院人力资源现状调查与分析［J］. 中国全科医学，2008，11（6A）：927-928.

［6］聂素滨，张卫东，杨捷，等. 医院管理学（修订版）［M］. 吉林：吉林人民出版社. 2008.

［7］ 张声雄，如何创建学习型组织［M］.北京：中国社会科学出版社，2003：117-138.

［8］ 沃尔特·J·弗林，罗伯特·L.马西斯，等，医疗机构人力资源管理［M］.李林贵，杨金侠，译.北京：北京大学出版社，2006.

［9］ 薛晓林，陈建平，等，中国医院协会医院管理指南：2016年版［M］.北京：人民卫生出版社，2016.

［10］ 国家卫生和计划生育委员会.2017中国卫生和计划生育统计年鉴［M］.北京：中国协和医科大学出版社，2017.

［11］ 王杨.浅析公立医院人力资源管理存在的问题及对策［J］.人力资源管理，2014（6）：248-248.

［12］ 张男.公立医院人力资源管理存在的问题与改进建议［J］.医院管理论坛，2014，31（10）：9-11.

［13］ 李潮勇.我国医院人力资源管理研究［J］.医学理论与实践，2011，24（22）：2768-2770.

［14］ 洪志明.加强人力资源管理提高医院竞争力［J］.中国管理信息化，2016（4）：134-134.

［15］ 张晋川，王晓波，杨巧.大型医院人力资源管理问题分析与对策［J］.重庆医学，2010，39（6）：748-749.

［16］ 宋崴.我国公立医院人力资源管理现状及对策浅析［J］.人力资源管理，2015（10）：178-180.

［17］ 冉茂盛.我国精神卫生社会工作亟待发展［J］.中国社会工作，2014（30）：1-1.

［18］ 倪红，秦红.从市场需求角度透视精神卫生人才培养［J］.中国社区医师，2011，（20）：316-317.

［19］ 耿岚.精神卫生人才现状与开发对策［J］.中国医院，2007，11（3）：37-40.

［20］ 孙永发，惠文，吴华章.精神卫生人力资源存在的问题及其政策分析［J］.卫生经济研究，2012（2）：23-25.

［21］华磊．优化人力资源管理对策研究［D］．中国石油大学，2010．

［22］John R. Griffth. Measuring Comparative Hospital Performance［J］. Journal of Healthcare Management，2002，47（1）：41-45.

［23］赵卫东，刘毅，裴丽昆，等．从西方人力资源管理看我国医院人事管理的发展［J］．中国医院管理，2004，24（7）：25．

［24］万曜，田晓洁，李佳璐，等，基于层次分析法构建医院人才培养架构的探讨［J］，中国卫生经济，2018（4）：43：45．

［25］张苏宁，走出人才梯队建设的误区［J］，HR 人力资源，2017（10）：74-77．

［26］罗涛，孙凯洁．医改新形势下医院人才梯队建设时间探索［J］，中国病案，2016（12）：43-44．

［27］丛洪斌，孔琳娜，聂宏伟，等．基于新医改的医院人才梯队建设模式探索［J］，产业与科技论坛，2017（15）：284-285．

［28］杨艳．浅谈医院人才梯队建设［J］，企业导报，2016（8）：147-148．

［29］李永红，周增桦，牛海涛．我院青年科技人才培养和梯队建设的实现与经验［J］，中华医学科研管理杂志，1999（1）：1-3．

［30］田怡恒，胡俊波，孙旭芳，等．新时期高校附属医院人才培养对策研究［J］，中国当代医药，2015（30）：137-139．

［31］蔡冬梅，关于中医医院人才培养与梯队建设的探讨［J］，中国集体经济，2016（25）：107-108．

说明：

1. 2014 年数据及其他数据来自于"2017 年中国精神卫生医疗服务行业市场规模分析（http：//www. chyxx. com/industry/201801/605916. html."）。

2. 2015 年数据来自《"十三五"全国卫生计生人才发展规划》《2016 中国卫生和计划生育统计年鉴》。

3. 2016 年数据均来自《2017 中国卫生和计划生育统计年鉴》。

4. 2017 年数据均来自于《2017 年我国卫生健康事业发展统计公报》（2018.6.12 国家卫健委发布）。

6

第七章

绩效考核与薪酬分配制度

本章要点：绩效考核与薪酬分配是新医改的主要内容之一，是医院实施绩效工资的重要依据，关系到医院改革、发展、稳定的大局。本章立足精神专科医院特点，分析绩效考核与薪酬分配制度建设现状，提出相关制度建设的合理方案。案例介绍医院某项绩效考核方案的具体实施及结果评估，并就此方面的制度建设提出建议。

第一节 概 论

一、绩效考核与薪酬分配制度含义

（一）绩效考核的含义

医院绩效考核本质上是一种过程管理，是绩效管理中的一个环节，是指医院管理者对照工作目标和绩效标准，采用科学的考核方式，评定员工的工作任务完成情况、员工的工作职责履行程度和员工的发展情况，并且将评定结果反馈给员工的过程。它是将中长期的目标分解成年度、季度、月度指标，不断督促员工实现、完成的过程，有效的绩效考核能帮助医院达成目标。绩效考核是一个不断制订计划、执行、检查、处理的 PDCA 循环过程，体现在整个绩效管理环节，包括绩效目标设定、绩效要求达成、绩效实施修正、绩效面谈、绩效改进、再制定目标的循环，这也是一个不断地发现问题、改进问题的过程。绩效考核的最终目的并不是单纯地进行利益分配，而是促进企业与员工的共同成长。

（二）薪酬制度的含义

薪酬制度是企业整体人力资源管理制度与体系之重要组成部分。它是企业对员工给企业所做的贡献（包括他们实现的绩效，付出的努力、时间、学识、技能、经验和创造）所付给的相应的回报。在员工的心目中，薪酬不仅仅是自己的劳动所得，它在一定程度上代表着员工自身的价值、代表企业对员工工作的认同，甚至还代表着员工个人能力和发展前景。薪酬不是单一的工资，也不是纯粹的经济性报酬。从对员工的激励角度上讲，可以将薪酬分为两类：一类是外在激励性因素，如工资、固定津贴、社会强制性福利、单位内部统一的福利项目等；另一类是内在激励性因素，如员工的个人成长、挑战性工作、工作环境、培训等。

二、公立医院绩效考核的现状和存在问题

绩效考核是单位进行绩效管理的一种手段，但目前我国许多公立医院管理层绩效考核的意识薄弱，对绩效考核的认知不高。在绩效考核方面喜欢把考核标准与工作人员的业绩挂钩，以这样的方式来给工作人员施加压力，这样的绩效考核标准是不合理的。医院与其他企业单位不一样，它不能以商业业绩标准作为考核标准，而应重点考核工作人员的工作能力和工作态度，这种考核重心的偏离，会对医院的风气和形象产生不良影响。

（一）绩效考核功利化

许多公立医院，太过于注重经济效益，因此对于工作人员的绩效考核的标准，是根据营业收入标准来进行考核的，这就导致许多工作人员为达到标准，放低职业道德，去追求经济效益。

（二）绩效考核认识不足

部分医院领导缺乏绩效管理的认识，实行绩效考核由财务部门为主体，人事部门配合的考核管理模式，考核的目的不过是员工工资以及奖金等方法的依据。绩效管理缺乏医院，科室，部门绩效管理计划、评估、分析和改进。绩效管理的应用仅仅停留在奖金分配方面，使得医院绩效管理流于形式，形成了"重绩轻效"的现状，难以实现激励员工的最终效果和医院的战略目标的持续改进。

（三）考核标准设计、确定缺乏科学性

医院是一个不同于其他服务行业的特殊行业，绩效考核可以根据具体业绩或产品质量等可量化业绩来制定绩效考核标准。医院的绩效考核涉及质量、服务质量、患者满意度、贡献、部门及其他利益的医疗因素难以量化，从而难以形成统一的标准。再加上医院的管理模式是基于部门的一般行政部门，一线临床科室，医技部门，后勤部门分工，工作性质，收入来源，有效性的程度不同，从而难以制定具体的绩效考核标准，因此许多公立医院的绩效考核标准的设计缺乏合理性和科学性。精神专科医院学科分支越来越细，其科室之间服务差异性越来越大，导致工作强度存在着不同的标准。然而现如今所推行的绩效考核体系采取了简单笼统的考核指标，这样一来便容易造成有些科室医护人员付出了辛劳的汗水却未能拿到较为满意的绩效考核成绩。面对这样的绩效考核标准，有些科室拿到极高的绩效成绩，从而备受医院的重视，有些科室则成为了牺牲者，使得其医务人员工作的积极性大大降低。

（四）公立医院薪酬分配制度的现状及存在问题

目前公立精神专科医院绝大多数属于差额拨款事业单位。2006年，人事部、财政部和原卫生部联合印发《卫生事业单位贯彻〈事业单位工作人员收入分配制度改革方案〉的实施意见》，公立医院开始实行岗位绩效工资制度。目前，公立医院员工薪酬主要包括岗位工资、薪级工资、绩效工资和津贴补贴四个部分。在公立医院岗位绩效工资制度中，岗位工资、薪级工资、津贴补贴等主要由工作年限、职称、岗位等决定，相对固定。绩效工资数额则一般直接与业务收入挂钩，所占比例越来越大。在绩效工资分配方面，公立医院大多实行院科二级分配制度，即首先由医院分配到各科室，再由科室按照级别、业绩等指标进行分配，模式将收入和支出核算到各科室，并将药品收入排除在核算范围，引导科室注重治疗、检查。降低了运行成本，改善了营运情况，改变了 20 世纪 90 年代以来全院大锅饭平均主义。但是这种分配制度的局限性也日益凸显。首先，医院学科分支越来越细，无法体现不同医疗服务项目之间的技术和风险差异；其次，简单的收减支模式造成临床科室无法对不可控成本进行管理；再次，它难以反映实际的工作量与服务量。

三、新医改对绩效考核与薪酬分配制度的影响

2009 年随着新医改逐步落实要求公立医院建立规范的公立医院运行机制。改革人事制度，完善分配激励机制，推行聘用制度和岗位管理制度，严格工资总额管理，实行以服务质量及岗位工作量为主的综合绩效考核和岗位绩效工资制度，有效调动医务人员的积极性。2009 年 4 月 6 日发布的《中共中央国务院关于深化医药卫生体制改革的意见》以及关于开展公立医院薪酬制度改革试点工作，及时总结试点经验，着手制订适应医疗行业特点的人事薪酬制度相关指导性文件。《国务院办公厅关于印发深化医药卫生体制改革 2017 年重点工作任务的通知》（国办发〔2017〕37 号）文件指导意见，要求公立医院的薪酬分配办法主要分岗位工资和奖励绩效两个部分。岗位工资是应该针对岗位不同而设计不同的薪酬，改变目前公立医院岗位工资按人设立，真正做到变岗变薪。实行以服务质量及岗位工作量为主的综合绩效考核

和岗位绩效工资制度。要求绩效工资与收减支模式脱钩，与工作量、劳动力成本、风险因素、贡献度大小挂钩。

四、绩效考核与薪酬分配制度的发展方向

（一）健全绩效考核体系

公立医院的绩效考核应该落实到科室和医务人员，对不同岗位、不同职级医务人员实行分类考核。建立健全绩效考核指标体系，围绕医院发展方向、社会效益、医疗服务、经济管理、人才培养培训、可持续发展等方面，突出岗位职责履行、工作量、服务质量、行为规范、医疗质量安全、医疗费用控制、医德医风和患者满意度等指标。严禁给医务人员设定创收指标。将考核结果与医务人员岗位聘用、职称晋升、个人薪酬挂钩。建立起一套包含医疗教学科研管理四个维度的评价体系，体现医、教、研、管全面发展的思想。医生、护士、医技不同分类，采取不同的绩效考核方式。

（二）建立新的绩效分配方式

根据指导意见的要求，绩效分配要与收入脱钩，与服务量挂钩，结合医院的基本工作目标，建立一套包含医疗工作、科研工作、教学工作、管理工作的立体式的绩效考评体系。

（三）医院绩效考核与薪酬分配结合

建立完备的绩效评估与薪酬管理相结合的机制。确立医院管理机制的目标，明确目标才能把握发展方向。医院要能够从整体的战略目标出发，根据所处的历史条件下充分的内外在环境，在人力资源管理方面设立一套有效施展的管理机制，形成条款式的计算办法，从各个评估标准中算出绩点，得出最终的结果，根据这个结果发放薪资。这要求绩效评估系统条理清晰，对于可能发生的状况尽可能地包含在内，从员工的利益出发，把握医院的整体战略部署，将医院的各个科室、部门进行细化，确定每个科室之间的绩效评估标准和薪酬分配有着差别，确定各个科室之下的员工之间的差别，做到按劳

7

分配、按生产要素分配。医院实行绩效考核和薪酬分配体系相互结合，这种机制的有效运行在简单的计算之后就能够得出结果，大大减少了后勤工作的任务量，而且每个员工能够根据自身日常的表现情况大致估算出自己的薪资，从而达到激励的效果。硬性的条文规定还能够减少人情评估结果的出现，避免因为人情关系的好坏影响到评估结果的优劣这种现象的发生，让医院的绩效考核制度更加公平公正，也使得它能在整个薪酬分配体系中实现最优化，促进薪酬分配体系的完善发展。确保通过员工努力获得相应的绩效评价后，能够带来预期的经济利益。最终达到公立医院有效调动员工积极性的绩效激励目标。

第二节　精神专科医院薪酬制度建设

一、薪酬制度建设的意义和原则

（一）公立医院薪酬制度改革的意义

医院薪酬制度是整个医疗卫生体系顺利运转的核心制度之一，对于医疗卫生服务提供者的服务实践与行为有着重要的影响。精神专科医院作为公立医院一直执行事业单位统一的工资制度、工资政策和工资标准，对调动医务人员积极性发挥了积极作用。随着深化医药卫生体制改革和事业单位分类改革的推进，公立医院现行工资制度不能完全适应改革发展形势的要求。医疗行业人才培养周期长、职业风险高、技术难度大、责任担当重，建立符合医疗行业特点、体现以知识价值为导向的公立医院薪酬制度，是深化医药卫生体制改革和事业单位收入分配制度改革的重要内容，对确立公立医院激励导向和增强公立医院公益性，调动医务人员的积极性、主动性、创造性，推动公立医院事业的发展，都具有重要意义。

（二）精神专科医院薪酬制度的基本原则

公立医院薪酬改革应坚持激励与约束相结合、坚持按劳分配与按生产要素分配相结合、坚持动态调整与合理预期相结合。作为精神专科医院则应探索建立适应我国精神卫生专业特点的公立医院薪酬制度，完善正常调整机制，健全激励约束机制，以增加知识价值为导向进行分配，着力体现医务人员技术劳务价值，规范收入分配秩序，逐步实现公立医院收入分配的科学化和规范化，并体现精神专科医院的公益性，调动医务人员积极性，不断提高医疗服务质量和水平。

1. 坚持激励与约束相结合　建立医院激励约束机制，根据医院目标、职工的行为规律，通过各种方式，去激发动力，使人有一股内在的动力和要求，迸发出积极性、主动性和创造性，同时规范人的行为，朝着激励主体所期望的目标前进。激励与约束机制应适应公立医院综合改革要求，与精神专科医院管理体制、运行机制、服务价格调整、医保支付、人事管理、控制不合理医疗费用以及推进分级诊疗、家庭医生签约服务等改革相衔接，健全与岗位职责、工作业绩、实际贡献紧密联系的分配激励机制，加强宏观调控和有效监管，规范医务人员收入分配秩序。

2. 坚持按劳分配与按生产要素分配相结合　适应精神专业特点及专业要求，完善精神专科医院内部分配制度和分配机制，合理体现医务人员技术劳务价值。

3. 坚持动态调整与合理预期相结合　在确保医疗机构良性运行、基本医保支出可承受、群众整体负担不增加、提高医疗服务水平的基础上，动态调整医院薪酬水平，与国民经济发展相协调、与社会进步相适应。

二、薪酬制度的组成

完整的薪酬制度包括薪酬构成、薪酬结构、增薪机制、决策机制。薪酬构成，即薪酬的组成部分以及各部分所占比重。薪酬结构，主要指医院内部不同岗位之间的薪酬差异。增薪机制，作为公立医院薪酬制度正常运行的保障，主要涉及正常增加的薪级工资、由于岗位变动调整的工资、适时调整的基本工资标准以及适时调整的津贴补贴标准。决策机制，包括薪酬决策的主体（政府或医院）、决策权的划分（涉及工资总额和内部分配）、决策方式（立法决策、行政决策还是协商决策）等内容。

三、薪酬制度的构建及完善

（一）完善薪酬构成

目前精神专科医院实行的是岗位绩效工资制度，工资由基本工资和绩效工资两部分组成。其中，基本工资分为岗位工资和薪级工资，执行国家统一政策和标准；绩效工资细分为基础性绩效工资和奖励性绩效工资，主要体现工作人员的实际工作贡献，精神专科医院作为公立医院在核定的绩效工资总量内，将绩效工资按照规范的程序进行自主分配。薪酬构成是整个薪酬制度的基础，是薪酬制度建设的总框架。

（二）合理确定公立医院薪酬水平

薪酬水平体现医务人员收入的一般状况和平均水平。因为涉及外部公平，所以通常会进行不同行业间的薪酬比较。在医疗市场化程度不高的国家和地区，会将医师与律师、会计等其他职业比较，或者是将医疗行业与社会平均工资进行比较。合理的薪酬水平是整个薪酬制度的关键，也是医务人员最关心的问题。

（三）优化公立医院薪酬结构

薪酬结构反映的是内部公平问题，可通过专业的职位评价来解决。这种差异目前突出表现在不同的科室，医、护、药、技等不同岗位，以及主任、副主任、主治等不同级别方面。薪酬结构是典型的医院内部分配问题，需调研分析不同地区不同医院的实际情况后予以优化改良。

明确基本薪酬，医院职能科室人员以工作为基础

（工作性质、职责轻重、职位价值等）确定基本工资；临床、医技人员以技能为基础（任职资格、技术准入等）来确定基本工资。

优化绩效薪酬，将绩效工资与医务人员的实际表现相挂钩，旨在鼓励医务人员提高工作效率和工作质量。建立依照职系、岗位、工作量为基础的绩效考核体系，体现多劳多得、优劳优得，强化质控考核，完善绩效分配制度。

对于医院高层次人才和主要领导薪酬的个性化设计。对于高层次人才的薪酬需要量身定做，强调竞争力；对于医院主要领导需要激励与约束并重，短期和长期相结合。

第三节　精神专科医院 绩效考核体系建设

7

一、绩效考核体系的建立

（一）绩效考核的两个基本维度和评价

精神专科医院作为公立医疗机构具有提供医疗服务和日常医院运营的双重使命。这种双重使命决定了其绩效划分为质量绩效和财务绩效两个基本维度。质量维度重在效果，财务维度重在效率。

质量维度包括技术质量（或临床质量）和服务质量。技术质量体现出医疗服务的专业性，遵从卫健委等相关部门评审的原则及医院发展的需要。服务质量体现了医疗作为特殊行业的人文关怀的特点，适用患者满意度评价（服务对象）。

财务维度指的是，虽然精神专科医院为非营利组织，但也需要成本核算以维持医院基本运营，以确保能够可持续的提供临床和公卫服务。

另外，医院内部的医务人员和职能管理人员以及医院外部的患者和政府及其他社会组织针对绩效评价的立场和目的不同，因此所关注的重点也不同。在进行医疗机构绩效评价时，必须体现到不同主体。所以，在讨论两个基本维度时应该区分内部评价和外部评价。内部评价所依据的数据和信息常常更为具体和细致，因此内部评价更适合服务于医院的自我管理和绩效改进；外部评价的指标通常更为概括，更加社会化（比如患者满意度），更能体现医疗机构"以患者为中心"的理念。

绩效评价的基本框架可以总结如表 7-1：

表 7-1　医疗机构绩效评价的基本框架

	质量绩效 （效果）	成本/财务 绩效（效率）
内部评价	过程质量 结果质量	投入产出率 资源利用率
外部评价	患者满意度	财务状况 行业份额

基于以上两个基本维度和评价方式，绩效考核的评估内容可体现在以下三个方面——医疗品质评估、经营绩效评估、教学科研评估。

医疗品质评估是衡量医务人员诊疗水平的标准，一般从医务人员的技术水平、医疗效果和工作质量等方面来衡量。可以划分为医疗服务技术评估面和医疗服务艺术评估面，医疗服务技术评估有其专业标准，并且可参照国家各项医疗技术服务指标予以设置；医疗服务艺术是指在医疗过程各环节中，医务人员在与患者接触时，针对患者的不同情况，运用语言、动作、情绪来影响患者，使之顺利完成检查、治疗的具体经过，通过艺术的服务，使医患交流达到最完美的和谐，引导患者主诉出所有具有确诊意义的病史和症状，这对于提高诊断水平和治疗效果，最大限度地减少误诊误治，有十分重要的意义。

经营绩效评估主要表现为财务面经营绩效和非财务

面经营绩效。其中财务面经营绩效包括收益力评估、安定力评估和活动力评估；非财务面经营绩效包括成长力评估和生产力评估（图 7-1）。

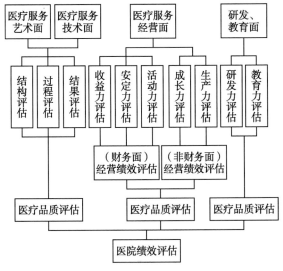

图 7-1　医院绩效考核评估架构

（二）岗位工作量绩效考核体系

基于以上两个基本维度和评价方式需要引入以岗位工作量为主的绩效考核体系，岗位工作量绩效考核模式是指以岗位工作量核算为基础、以质量控制为重点、以综合评价为手段的绩效考核模式。其绩效考核体系建立的基本要素如下。

1. 坚持与收入脱钩，实行工作量核算　坚持药品、材料、检查化验等医疗收入不与绩效奖金挂钩，绩效考核中不设置创收指标，明确医务人员工作量界定，从利润导向转为服务量、服务质量相结合的综合导向。

2. 细化核算单元，根据不同职系设置，实行医护技分开核算　由于医师、护理、医技及药剂人员各自专业技术、风险、责任要求均不同，岗位差别显而易见，各自工作内容也有较大差异，故工作量的界定和选择各不相同。另外，在以医疗服务质量为重点且持续改进的绩效考核体系中，医护技核算和考核的单独设置使执行相关考核的部门更加明确，考核实质意义更加清晰。

3. 强化可控成本管理　绩效考核应将成本控制与绩效工作量核算相结合，建立科室可控成本考核机制，在医院绩效考核当中成本的管控应针对医院内部经济运营的实际，必须明确科室的责任，划清科室的成本责任归属，从而对各科室的成本和费用加以清晰的界定，只有这样才能科学的归集和分配各科室的成本与费用，真正达到责权统一。

4. 绩效二次分配公平客观　各核算单元内部二次分配应体现和反映每个人不同的工作表现和工作状态，建立按岗取酬、按工作量取酬、按工作效率取酬的分配模式。

与收支结余绩效核算模式的对比，差异如表 7-2：

表 7-2　绩效方法对比表

对比维度	收支结余绩效	岗位工作量绩效
理念	A. 以财务管理为原则； B. 以收支盈利为前提； C. 以利润高低为评判标准——多收多得，多赚多得	A. 以岗位价值判断为原则； B. 以工作量付出为前提； C. 以工作量衡量为评判标准（风险/责任/难度/耗资源）——多劳多得，优劳优得

续表

对比维度	收支结余绩效	岗位工作量绩效
绩效核算	A. 收支结余核算； B. 医/护/技不分开； C. 存在金额较大的双向收入和收入分成核算	A. 与收入脱钩，不与物价相关联，采用工作量核算； B. 核算精细化（工作量核算多达 7000 项的工作项目）； C. 医/护/技区分（岗位不同，工作性质不同），可定制设计不同职系不同科室的绩效核算方案，计算各自的工作量绩效
成本管理	A. 以全成本为成本范围基础； B. 以科室收减支的方式结合薪酬核算作为约束科室成本管控的手段	A. 定义"可控成本"（科室可直接有效管控的成本项目，即与科室日常工作、科内事务等关联性最强的变动成本） B. 建立"可控成本"管控机制，制定科室"可控成本"标准率，每月核算当月"可控成本"管理结余，与绩效薪酬相结合
价值判断	A. 门诊、病房、医技作为三大类比率各不相同； B. 同性质科室相同/相近奖金比率； C. 部分科室政策倾斜（视医院实际而定）	A. 工作量价值判断标准一致 B. 同一个治疗项目不管什么科室操作，工作量点值完全相同，客观统一公平（根据不同医院针对该院临床专业的具体情况设置导向）

7

续表

对比维度	收支结余绩效	岗位工作量绩效
考核和分配	A. 全科统一考核，缺乏针对性 B. 考核趋于形式化 C. 以职称系数为主，分配主观性较强； D. 全科统一分配，不同职系人员的工作表现不清晰	A. 进行院级考核和科内考核两个层面； B. 在医护技各自核算（岗位不同，工作性质不同），在医院常规质控考核的基础上，细化考核到具体职系（针对医护技进行定向考核），医师可考核至医疗组。 C. 医护技各自在完成考核的基础上进行职系内/组内二次分配；可设置专属于不同职系的分配维度
绩效导向	A. 单纯鼓励科室增加收入或利润； B. 业务导向不清晰； C. 成本控制导向模糊	A. 鼓励科室关注难度高与创新技术。引导科室发挥专科优势，更新和提高医疗技术水平； B. 引导科室更有针对性更高效的管控"可控成本"； C. 强化具体职系、具体科室用人成本的管控力度

二、医护技工作量绩效方案的设计

医护技工作量绩效方案的设计需要完成基期的选定、工作量的选取和确认、确定考核方式和指标权重、设计分配方式等环节，且根据不同的人员类别，其工作量、考核方式、指标权重、分配方案的设计和选取各自不同。

医护技工作量绩效方案设计流程：首先，确定绩效方案对比测算的基准期，建议以既往 3~5 年绩效水平作为对比调整基准。其次，制定各类人员的工作量考核内容。

医疗人员：门诊服务量、住院服务量、医疗质量、科研教学、学习成长情况

护理人员：服务量、成本控制、护理质量、学习成长情况

※病区：着重于住院床日数、各科护理时数、床位周转率（入出院人次）

※门诊：着重门诊人次、护理执行的治疗项目与治疗量

※供应室：着重于供应物品之成本分析

医技人员：服务量、成本控制、服务质量、学习成长情况

※检验科：检验项目与临床、科研的相关性

※放射科：检查项目与临床、科研的相关性

※药剂科：临床药师参与临床药物的评价

最后，设定各考核方式与指标权重。考核方式：科室绩效考核分为院级考核（选择绩效实施当下阶段医院重点考核和管理的项目）及科内考核（各科自身关注重点及期望改进的项目）。指标权重：依据指标重要性设定不同权重。考核数据：各项考核指标的数据多来自于信息系统数据或执行考核负责科室（医务科、护理部、门诊办等），力求考核数据正确性、客观性。

设定分配方式，依据科室关注或鼓励方向订定不同权重，绩效分配应反映不同人员在创造业绩、工作质量、控制成本、科研教学等不同维度的客观表现。

（一）医师工作量绩效方案的设计

临床科室的绩效制度，最重要目的就是鼓励医师服务病患，提高质量。依据各位医师临床执业之专业性、独立性、主导性与责任性，建立医师专业技术报酬。透过服务量的提升，相对降低医院的固定成本，从而为医

院创造更大的竞争力。然而医院要确保持续的发展，除加强临床医疗外，对科研、教学的发展与服务质量的保障也是必须加强的。医师工作绩效方案设置的三个要素如下：一是科室的绩效要与科室业务量挂钩。首先，医师是否被病患认同就看服务人次，服务人次增加自然带动医疗工作量和相关医疗收入的增长。其次，医师绩效的目的是期望医师发挥其专业技术，促进其专业技能的提升。再者，由于不合理医疗费用的控制愈发重要，因此，在医师或医疗组绩效的评核中，均包含药品与卫生材料的费用控制指标。二是需设置客观可行的院科考核及二次分配制度。医师创造的临床服务绩效只是其绩效奖金中的一部分，为鼓励医师在临床服务外能关注科研、教学、质量及医院行政事务，因此医师个人奖金将通过院、科二级考核后重新分配。三是医师在临床服务同时，也要关注科室成本的控制。建立可控成本考核机制。将科室医师有能力掌控的项目，交由医师负责管控，且对可控成本管理的成果，将与临床医师绩效总金额相关联。

1. 工作量绩效奖金核算和考核　绩效考核通过临床服务工作量考核与科室经营考核相结合，就医院发展而言，量的增加是最重要的因素，因此，医师临床服务工作量考核着眼于医师服务工作量、质量管控，相应工作量提高，且有质量保证，则医院或科室的运营效率也有同步提升。同时，科室运营效率也体现在科室可控成本结余方面，如果科室业绩好而成本控制不好，则其超出可控成本基准值，将从临床服务工作量奖金中进行扣减。医师工作量绩效奖金系以各科室医师临床服务项目与数量为依据，工作量以医院 HIS 系统中的医疗收费项目为依据。为反映医师临床服务贡献度，所有项目点数设置在参考医师付出时间、项目执行难易度、项目执行风险、物价支付高低等因素，再依据医院具体预算情况设置点值（每点数的单价金额，一般可默认为 1 元）。

　　临床医师工作量绩效奖金核算公式为：医师工作量奖金＝工作量奖金＋可控成本结余奖金。[工作量奖金＝判读费＋执行费；判读费＝判读项目总点数×点值；执行费＝执行项目总点数点值；判读工作量：开立检查化验并确诊病情所得奖金，体现医师诊断病情与订立治疗计划的脑力价值；患者入院所必要的检查、化验等项目较多，以排除各种身体异常状况下带来不同的精神反应等（涉及检验科、影像等）；医师执行费是指执行操作各项检查、治疗、诊查等所得奖金，体现医师亲自劳动力的价值及医师照护病患诊察的工作量。]

　　精神专业执行工作量主要项目类别：物理治疗类：MECT、经颅刺激治疗、电休克治疗等；量表他评（主管医师）；量表他评（护理/心理治疗师）；量表自评；心理治疗：松弛、暗示、工娱、行为干预等；项目点数则依照项目花费时间的长短、技术难度等角度考量（表7-3～表7-5）。

7

表 7-3　精神专业绩效价值点数例表

项目名称	点数设置	备注
心理治疗	24	心理治疗
松弛治疗	8	心理治疗
暗示治疗	12	心理治疗
工娱治疗	2	心理治疗
冲动行为干预治疗	9	心理治疗
电休克治疗	20	物理治疗
首诊精神病检查	30	临床诊疗
经颅磁刺激的脑功能循环治疗	60	物理治疗

续表

项目名称	点数设置	备注
多参数监护无抽搐电休克治疗	48	物理治疗
韦氏智力测验	15	心理师执行
成人韦氏记忆测验	15	心理师执行
阴性症状评定量表（SANS）	15	他评/主治医师
韦氏智力测定（学前、学龄）	18	心理师
卡特尔 16 项人格测验	10	自评
阳性症状评定量表（SAPS）	15	他评（主管医师）
社会功能缺陷筛选量表	10	自评
精神护理观察量表	12	他评（护理）
紧张性生活事件评定量表	10	自评
临床总体印象量表（CGI）	15	他评（主管医师）
简明精神病评定量表（BPRS）	15	他评（主管医师）
躁狂状态评定量表	15	他评（主管医师）
汉密尔顿抑郁量表	15	他评（主管医师）

7

表 7-4 判读工作量判读明细

年月	科室		收费项目	数量	单价	点数	判读奖金
2018-03	精神科三区	15319	抗甲状腺过氧化物酶抗体（TPOAb）检测（化学发光法）	64	55.2	2.76	176.64
2018-03	精神科三区	16070	抗核提取物抗体测定（抗 SSA/RO52）（免疫学法）	11.21	5.52	0.28	3.09
2018-03	精神科三区	16161	麻醉中监测 7 项以内（胃镜肠镜用）	2	30	1.50	3.00
2018-03	精神科三区	16388	大便轮状病毒检测	1	48.3	2.42	2.42
2018-03	精神科三区	17574	血常规（五分类）	175	18.4	0.92	161.00
2018-03	精神科三区	17633	风疹病毒抗体测定 IgM 化学发光法	1	55.2	2.76	2.76

7

续表

2018 年 3 月住院判读明细

年月	科室		收费项目	数量	单价	点数	判读奖金
2018-03	精神科三区	17637	风疹病毒抗体测定 IgG 化学发光法	2	55.2	2.76	5.52
2018-03	精神科三区	17643	弓形体抗体测定 IgM 化学发光法	1	55.2	2.76	2.76
2018-03	精神科三区	17644	弓形体抗体测定 IgG 化学发光法	2	55.2	2.76	5.52
2018-03	精神科三区	17653	乙型肝炎 DNA 测定 内标法	1	460	23	23.00
2018-03	精神科三区	17660	补体C1q复合物抗体定量检测	7	115.92	5.80	40.57
2018-03	精神科三区	17677	25羟维生素D(化学发光法)	21	73.6	3.68	77.28
2018-03	精神科三区	17692	抗核抗体测定(ANA)(定性法)	7	31.28	1.56	10.95
2018-03	精神科三区	17693	叶酸测定(化学发光法)	1	64.4	3.22	3.22

7

续表

年月		科室		2018 年 3 月住院判读明细	数量	单价	点数	判读奖金
				收费项目				
2018-03	1014	精神科三区	17705	降钙素原检测（化学发光法）	7	165.6	8.28	57.96
2018-03	1014	精神科三区	17732	血清维生素 B_{12} 测定（化学发光法）	6	64.4	3.22	19.32
2018-03	1014	精神科三区	17736	铜微量元素测定 原子吸收法	1	9.2	0.46	0.46
2018-03	1014	精神科三区	17737	锌微量元素测定 原子吸收法	1	9.2	0.46	0.46
2018-03	1014	精神科三区	18553	血清维生素 B_1 测定 化学发光法	5	64.4	3.22	16.10
2018-03	1014	精神科三区	18554	血清维生素 B_2 测定 化学发光法	5	64.4	3.22	16.10
2018-03	1014	精神科三区	18555	血清维生素 B_6 测定 化学发光法	5	64.4	3.22	16.10

7

表 7-5 门诊执行明细表

年月		执行科室		执行项目	数量	单价	点数	执行奖金
2018-03	224	精神科门诊	6985	首诊心理检查	911.5	80	30	27345
2018-03	224	精神科门诊	6891	临床总体印象量表（CGI）	8704	20	5	43520
2018-03	92	精神（心理）科一区病区	4925	运动诱发电位	2	191.36	50	100
2018-03	93	精神（心理）科二区病区	17432	经颅磁刺激的脑功能循环治疗	26	125	40	1040
2018-03	224	精神科门诊	16805	艾森克个性测验（使用电脑自测）	835	34.5	8	6680
2018-03	224	精神科门诊	21020	心理咨询（F）	1	30	8	7.5
2018-03	224	精神科门诊	6791	宗（Zung）氏焦虑自评量表	2	15	4	7.5
2018-03	224	精神科门诊	6793	药物副作用量表	1	20	5	5
2018-03	224	精神科门诊	6932	社会功能缺陷筛选量表	19	20	5	95
2018-03	224	精神科门诊	6960	韦氏智力测定（学前、学龄）	1	58	15	14.5

7

续表

年月		执行科室		执行项目	数量	单价	点数	执行奖金
2018-03	224	精神科门诊	6961	韦氏智力测定（学前、学龄）（使用电脑自测的量表加收 50%）	1	29	7	7.25
2018-03	224	精神科门诊	6973	症状自评量表（使用电脑自测的量表加收 50%）	836	34.5	9	7210.5
2018-03	224	精神科门诊	6976	成人韦氏记忆测验	4	80	20	80
2018-03	224	精神科门诊	6977	成人韦氏记忆测验（使用电脑自测的量表加收 50%）	4	40	10	40
2018-03	92	精神心理科一区病区	7009	松弛治疗	2405.0	12	3	7215
2018-03	93	精神心理科二区病区	7009	松弛治疗	2348.0	12	3	7044
2018-03	1024	精神心理科四区病区	7009	松弛治疗	2239.0	12	3	6717
2018-03	1015	精神科三区病区	7009	松弛治疗	1961.0	12	3	5883

7

续表

年月		执行科室		执行项目	数量	单价	点数	执行奖金
2018-03	93	精神心理科二病区	6997	行为观察和治疗	1301.0	17	4.25	5529.25
2018-03	92	精神心理科一病区	6997	行为观察和治疗	1296.0	17	4.25	5508
2018-03	92	精神心理科一病区	7005	工娱治疗	1296.0	5	1.25	1620
2018-03	93	精神心理科二病区	7005	工娱治疗	1285.0	5	1.25	1606.25
2018-03	93	精神心理科二病区	1674	住院诊查费	1224.0	25	25	30600
2018-03	92	精神心理科一病区	1674	住院诊查费	1221.0	25	25	30525
2018-03	1024	精神心理科四病区	6997	行为观察和治疗	1183.0	17	4	4732
2018-03	1024	精神心理科四病区	7005	工娱治疗	1183.0	5	2	2366
2018-03	1024	精神心理科四病区	1674	住院诊查费	1119.0	25	25	27975
2018-03	1015	精神科三病区	6997	行为观察和治疗	1050.0	17	4	4200
2018-03	1015	精神科三病区	7005	工娱治疗	1050.0	5	2	2100

2. 可控成本结余奖金 可控成本结余奖金＝可控成本结余×提成比例。针对临床科室可自行控管的费用项目设定各科可控成本费率，依据各科每月收入计算目标成本（医疗收入×可控成本费率），与科室当月实际成本比较，如有结余或超支，其结余或超支金额，均提拨固定比率，并入科室临床服务奖金，作为科室当月份总奖金。操作步骤：①订定科室可控成本项目；建议可控成本包括：工资、合同工工资、夜班费、卫生材料（不可计价）、其他材料（不可计价）、低值易耗（不可计价）、公用药、其他费用、洗涤费、差旅费、管理费等。②收集基期科室成本及收入数据（收入剔除药品收入、材料收入）。基期科室成本：绩效测算的基准时间区间内科室产生的可控成本（门诊、住院均为该科执行收入）；计算各科可控成本费率：科可控成本费率＝基期可控成本金额/基期科室医疗收入（不含材料收入）×100%。③计算科可控成本结余奖金：科可控成本结余奖金＝［当月医疗收入（不含材料收入）×可控成本费率－实际消耗可控成本金额］×提拨比例（根据医院实际情况而定）（表7-6）。

7

表7-6 医院可控成本建议

科室	成本类别	说明	医师承担	护理承担	绩效公式定义
财务科	应发工资	指在编、合同工的应发工资	各自的100%	各自的100%	科室可控成本
设备科	维修费	设备及电器的维修费用			科室其他成本

续表

科室	成本类别	说明	医师承担	护理承担	绩效公式定义
设备科	折旧费	科室占有房屋、设备按照医院规定年限月折旧金额			科室其他成本
	水电费	每月科室使用水费和电费			科室其他成本
	浆洗费	每月科室使用浆洗类费用			科室其他成本
消毒供应室	消毒费	向科室提供的消毒包类费用			科室其他成本
总务科	卫材二库	血糖试纸、手套、胶布等	50%	50%	科室可控成本
	消杀灭菌用品	碘伏、消毒液、酒精等	10%	10%	科室其他成本
	卫材一库	棉签、口罩、帽子等	50%	50%	科室可控成本
	医疗设备及配件	血压计、温度计、听诊器等	50%	50%	科室可控成本

7

续表

科室	成本类别	说明	医师承担	护理承担	绩效公式定义
总务科	水暖材料	灯管、风扇、保险管等	50%	50%	科室可控成本
	电器材料	电话、插盘等	50%	50%	科室可控成本
	五金材料	门锁、锁头、锁芯等	50%	50%	科室可控成本
	办公家具	办公椅、陪护椅、折叠床等	50%	50%	科室可控成本
	劳动保护	毛巾、香皂等	50%	50%	科室可控成本
	被服鞋帽	工作服、患者服、四件套等	10%	10%	科室其他成本
	医疗表格	床头片卡、药品处方表、检查申请单等	50%	50%	科室可控成本
	电脑耗材	碳粉、墨盒、鼠标、键盘等	50%	50%	科室可控成本
	办公用品	胶水、打印纸、圆珠笔等	50%	50%	科室可控成本

7

3. 考核与分配

（1）科室可分配绩效的 30% 进行院级考核（表 7-7~表 7-9）。

表 7-7 医疗质量考核表

排名	科室	运行病历	终末病历	八大本	6 月总分
1	一区	39.87	40.00	19.90	99.77
2	二区	40.00	39.20	20.00	99.20
3	三区	39.93	39.20	19.80	98.93
4	四区	39.60	39.20	20.00	98.80
5	五区	40.00	38.80	19.93	98.73
6	六区	39.87	38.80	20.00	98.67
7	七区	39.73	38.80	19.80	98.33
8	八区	39.73	38.40	20.00	98.13
9	九区	39.93	38.40	19.70	98.03
10	十区	39.67	38.40	19.90	97.97
11	十一区	39.33	38.00	19.90	97.23
12	十二区	39.33	38.00	19.60	96.93
13	十三区	39.33	37.20	18.90	95.43
14	十四区	39.33	36.00	18.70	94.03
15	十五区	39.73	31.20	19.80	90.73
16	十六区	39.60	28.40	20.00	88.00
17	十七区	38.60	28.80	19.80	87.20
*	平均分	39.62	36.87	19.75	96.24

表 7-8　住院患者治疗质量监测指标

项目	入出院诊断符合率	住院治愈好转率	抢救例数	死亡例数	疑难病例	危重病例
本月	96.92	96.44	0	0	7	28
上月	96.35	96.55	2	0	9	22
去年同期	95.69	90.5	1	0	9	9
环比增长（%）	0.57%	-0.11%	NA	NA	-22.22%	27.27%
同比增长（%）	1.23%	5.94%	NA	NA	-22.22%	211.11%

表 7-9　住院患者安全监测指标

项目	入院时风险评估率	住院患者压疮发生率	医院内跌倒/坠床发生率	烫伤发生率	噎食窒息发生率	自杀、自伤发生率	伤人、毁物发生率	住院期间约束和隔离措施使用率(保护性约束率)
本月	100%	0	0.12‰	0	0	0.01%	0	1.80%
上月	100%	0	0.08‰	0	0	0.002%	0.006%	2.04%
去年同期	100%	0	0.2‰	0	0	0.01%	0.01%	2.45%

7

（2）剩余部分在科内按下列比例设定权重分数——例：临床服务奖金占40%（400分）；医疗质量奖金占20%（200分）；学习成长奖金占10%（100分）（表7-10、表7-11）

表7-10 医疗质控考核指标

项目	项目名称	总分
A01	住院患者三日确诊率（100%（10分）≥90%（5分）<90%（0分））	10
A02	会诊延迟次数（≥1次（5分）2次（2分）3次以上（0分））	5
A03	药费占医疗费比例（达标（15分）超5个百分点（5分）超10个百分点（0分））	20
A04	纠纷投诉件数（≤1件（10分）2件（5分）3件以上（0分））	10
A05	病历按时完成率（100%（10分）≥90%（5分）<90%（0分））	10
A06	病历质量（合格（15分）乙级病历=1件（5分）乙级病历≥2件（0分）丙级病历≥1件（0分））	15
A07	抗菌药治疗性应用（用药指征合格（20分）不合格（0分）选用药物类别、品种符合规范（5分）不符规范（0分）剂量、疗程符合规范（5分）不符规范（0分））	20
A08	检查费占总收入比例（≤30%（0分）30%~45%（5分）>45%（10分））	10

表 7-11　科教考核指标

项目	项目名称	总分
A01	全院性专题演讲（5 分/次）	10
A02	全院性病例讨论（5 分/次）	10
A03	院、科间联合教学讨论会（3 分/次）	6
A04	科内教学讨论会（2 分/次）	4
A05	文献报告（1 分/次）	6
A06	病例报告（1 分/次）	10
A07	死亡病例讨论会（2 分/次）	10
A08	科总查房次数（5 分/次）	10
A09	参加院外研讨会主持人（5 分/次）	5
A10	参加院外研讨会口头报告（2 分/次）	4
A11	参加院外研讨会海报（1 分/次）	1
A12	参加院内行政会议（0.5 分/次）	4
A13	参加院内学术性会议（0.5 分/次）	4
A14	参加院外研讨会（研究生）（5 分/次）	5
A15	参加院外研讨会（本科生）（2 分/次）	2
A16	院外义诊（5 分/次）	5
A17	媒体宣传平面媒体（1 分/次）	2
A18	媒体宣传电视媒体（2 分/次）	2

7

（3）计算各医疗组各项奖金得分：医疗组临床得分＝400 分×（各医疗组创造绩效/∑各医疗组创造绩效）；医疗组质量得分＝200 分×（各医疗组科内质量考核得分/∑各医疗组科内质量考核得分）；医疗组学习得

分=100 分×（各医疗组科内学习考核得分/∑各医疗组
科内学习考核得分）；医疗组科内考核总分=医疗组临床
得分+医疗组质量得分+医疗组学习得分。

（4）科内奖金分配：医疗组临床奖金=（科室可分
配奖金×40%）×（各医疗组临床得分/400 分）；医疗组
质量奖金=（科室可分配奖金×20%）×（各医疗组临床
得分/200 分）；医疗组学习奖金=（科室可分配奖金×
10%）×（各医疗组临床得分/100 分）；医疗组院级考核
后奖金=医疗组院级考核后总奖金×（各医疗组科内考核
总分/∑各医疗组科内考核总分）；各医疗组可分配奖金
=医疗组临床奖金+医疗组质量奖金+医疗组学习奖金+
医疗组院级考核后奖金（图 7-2）。

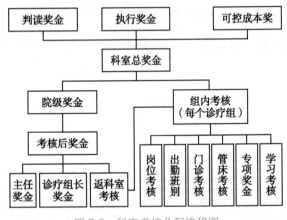

图 7-2　科室考核分配流程图

（5）医疗组内奖金考核与分配：设定医疗组内考核
项目与权重，医疗组内部考核项目如下，可依据不同医
院不同科室的需求增加或删减考核项目，并设置该考核
项目对应的考核权重—职称或岗位点数；可依据职称或
岗位设定分数，本院系依职称设定点数；专项考核：依
据各科主要业务项目设定，再依该科医师参与相关项目
次数与权重进行分配；门诊考核：依据各医师门诊创造

值 PF 进行分配；管床考核：依据各医师管床床日数进行分配；班别考核：依据各医师值班班别及次数分配；学习与质量考核：医院各医师参与学习与质量项目得分分配（图 7-3）。

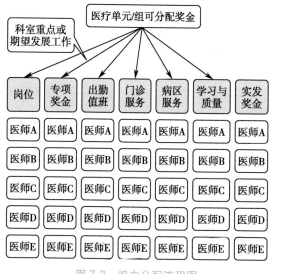

图 7-3　组内分配流程图

（二）护理工作量绩效考核方案的设计

在医院的各个科室中，每个护理单元的工作内容不尽相同，不同护理人员生产力的评估方式远较医师来得复杂与多变，例如：一般病房护理人员照顾患者、重症监护病房照护患者生产力、协助医师诊断检查、门诊护理生产力等，都应有不同的生产力计算与评估。护理生产力主要的衡量指标因素有成本衡量、工作负荷衡量、效果与品质衡量、成本效益比例等等，当护理生产力达到规范标准时即应给予绩效奖励，以激励人员持续提升生产力表现，考虑到护理人员主要职责是病患照护工作及协助医师完成医疗，护理人员无法独立创造收入，不适宜负担科室损益。因此我们依据护理人员不同工作内容，考虑医院各项生产衡量及成本节约指标，将门诊人次、占床日数、入出院人次、可控成本结余等项目作为护理人员绩效奖金计算基准。依据各护理科室不同工作内容，采用不同生产力绩效评估方式，建立护理人员绩效奖金报酬。以调动护士积极性，激励护士服务临床一线，努力为群众提供更加安全、优质、满意的护理服务（图7-4）。

设定原则：

1. 护士的个人收入与绩效考核结果挂钩。

2. 以护理服务质量、数量、技术风险和患者满意度为主要依据。

3. 注重临床表现和工作业绩，并向工作量大、技术性难度高的临床护理岗位倾斜。

4. 体现同工同酬、多劳多得、优绩优酬。

护理绩效奖金基本公式：

1. 病区护理绩效奖金公式 病区护理奖金＝床日工作量奖金＋护理科室执行工作量奖金。［床日工作量奖金＝（当期床日总量＋当期出入院人数×系数）×护理时数×护理时数单价；护理执行工作量奖金：病区部分护理工作项目虽来自于医嘱，但实际操作频率，则须由护理人员于临床观察病患时适时给予，为避免护理人员对此类项目漏计价，故设定护理执行奖金。执行工作量奖金：即科室当月护理执行工作点数×数量；护理时数：一个护理人员一天护理一个患者所花费的时间。不同专科护理时数存在差异。］

2. 门诊护理绩效奖金公式 门诊护理奖金＝门诊人次×人次单价＋门诊护理执行工作量。［人次单价＝门诊基准奖金/基期挂号人次；门诊护理执行工作量奖金：即科室当月护理执行工作点数×数量。］

3. 供应室 绩效奖金总额＝（当期消毒物品工作量收入－供应室当期实际成本）×提拨比率（表7-12、表7-13）

表 7-12　各项消毒物品工作量单价表

评核项目	评核名称	单价	评核项目	评核名称	单价
G186	一次性油纱（中）	3.3	G028	镊子	2.7
G188	小棉球袋	14.5	G029	眼剪	2.8
G189	压脉带（60）	14.5	G030	口护盒	2.3
G191	皮门纸塑	3	G032	肛门镜	3.7
G192	纸塑棉球（小）	1.7	G033	呼吸机管	26
G193	纸塑棉球（中）	3.3	G034	压脉带	4.9
G199	皮门纸塑	3	G040	纸塑包器械	9
G200	纸塑棉球（小）	1.7	G041	纸塑包针线	3.6
G201	纸塑棉球（中）	3.3	G042	油纱盒	40.3
G205	大纱布（10×12）	0.6	G043	油纱盘	52
G207	除锈耗材（件）	6.9	G045	大棉袋	15
G208	血渍酶洗（件）	6.3	G046	洞巾	6.7

7

考核方式：护理单元奖金采院、科两级制考核，考核流程，如图 7-4：

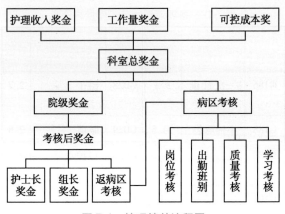

图 7-4　护理绩效流程图

部门可分配奖金提拨 20% 作为院级综合考评奖金，余 80% 为部门考核奖金。

表 7-13　护理考核表

科室	存在问题	绩效扣分
成瘾病区	护士长夜查房：配电箱门没关，门口保安看手机（4/6 21：40）；烟头较多未清扫（29/6 13：20）	-0.6
	巡更检查显示：所有路线巡视率低于90%（1/6）	
睡眠障碍病区	护士长夜查房：护士戴玉镯（19/6 21：33）；敷贴开包未注明日期（29/6 13：10）	-0.8
	重点患者管理：25 床患者约束输液但未开医嘱	
	一份出院病历排列顺序颠倒；一份出院病历医嘱单护士未签名	

续表

科室	存在问题	绩效扣分
儿少病区	护士长夜查房：门口桌上有杂物（7/6）；不熟悉一级护理患者（10/6 18：45）；一级护理患者数与一览表不相符（29/6 13：00）	-0.8
	巡更检查显示：所有路线巡视率低于90%（1/6）	
十六病区	护士长夜查房：一级护理患者数与一览表不相符（29/6 12：55）	-0.6
	巡更检查显示：所有路线巡视率低于90%（1/6）	
	一份出院病历护理记录内容缺项；一份出院病历入院当日体温填写不规范	
十五病区	巡更检查显示：所有路线巡视率低于90%（1/6）	-0.4
	重点患者管理：24床患者约束未填约束记录单	
抑郁病区	护士长夜查房：治疗班不清楚患者总数（7/6）	-1.2
	有一例服务投诉事件	
创伤病区	护士长夜查房：一护床头卡重点防 A 无标识（10/6 18：30）；家属私自接线，接线板不规范，线也很长（13/6 13：00）；高风险白板记录有误（19/6 23：25）；输液的患者未佩戴腕带（27/6 21：39）	-0.9
	一份出院病历医嘱单护士未签名	

7

续表

科室	存在问题	绩效扣分
110病区	护士长夜查房：护士鞋不符合要求（7/6）	-0.2
十九病区	重点患者管理：7床患者一级护理伴高风险无专科护理计划单	-0.2
六病区	一份出院病历护理记录单护士未签名	-0.1
三病区	重点患者管理：一级护理岗护士未戴工作帽	-0.2
中医病区	护士长夜查房：75床患者床头卡无防A标识（24/6 13：45）	-0.4
	巡更检查显示：所有路线巡视率低于90%（1/6）	
PICU病区	护士长夜查房：19床输液患者未挂输液卡（8/6 18：50）；地面有棉签（11/6 20：00）；一人未戴腕带（20/6）	-0.8
	监控检查显示：一级护理岗无人	
二病区	护士长夜查房：一个一级护理患者未戴手腕带（5/6 12：32）	-0.2
老年心身病区	重点患者管理：8床患者跌倒高风险患者有一周未评估	-0.2
门诊	护士长夜查房：护士戴细手链（19/6 21：35）	-0.2
合计		-7.8

依院级综合考评得分，对应相应比率，将考核后奖金返回部门。

院级考核后奖金依不同比率分配部门主管，余额并入部门考核奖金。

部门考核奖金依部门内部考核项目、权重、分数分配到个人。

（三）医技科室（非医师）绩效考核方案的设计

医技科室作为医院的重要医学支持平台，同时面向全院各临床科室和病患，一方面为临床科室提供客观的诊疗依据，或直接配合治疗行为；另一方面直接或间接为门诊、急诊和住院患者提供技术服务（图7-6）。

1. 设定原则

（1）属专业性工作须由特定资格人员完成。

（2）非专业性工作则可经由人员分工共同完成。

（3）可独立评核者，直接评核到个人。

（4）不能独立评核者，以团队绩效为主，再依个人贡献分配。

7

2. 医技工作量绩效奖金基本公式　医技医辅奖金 = 执行工作量奖金 + 可控成本结余（执行工作量奖金 = 医技执行项目 × 项目点数 × 点值）。

（1）药剂类绩效奖金基本公式：药学部 = 奖金 = $\sum$（当期项目数量 × 项目单价）［项目单价 = 药学部部门基期奖金/部门总点数 × 项目点数；药学部部门基期奖金 = 药学部基期奖金 × 奖金占比权重；部门总点数 = $\sum$（部门项目数量 × 项目点数）。说明：药剂类工作量：以门诊、住院患者药品条目数量或处方数为准］。

（2）检查化验类绩效奖金基本公式：检查类核算单元有：超声科、放射科、检验科等；科室当期奖金 = $\sum$（当期项目数量 × 项目单价）+ 可控成本结余。

3. 医技科室工作负荷测算分析　工作负荷指单位时间内人体承受的工作量，包括体力工作负荷和心理工作负荷两个方面，体力工作负荷指人体单位时间内承受的体力工作量大小，心理工作负荷指单位时间内人体承受的心理活动工作量。在绩效核算中，工作负荷指科室人员单位时间内操作相关项目的时间，工作负荷率指单位时间内工作负荷时间所占的百分比，正常环境中最大可接受工作负荷率在85%。工作负荷的高低从客观层面反映了医技科室的工作状态和工作效能，故针对医技科室进行工作现状分析、工作负荷测算、工作负荷预估，在绩效方案的定制过程中至关重要。医技科室工作负荷测算分析流程如下：

（1）梳理医技科室各项目操作流程，明确医技人员项目操作工作事项（图7-5）。

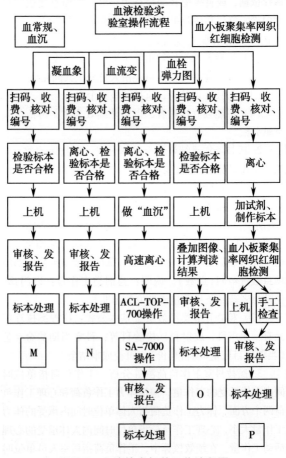

图7-5　血液检查相关工作流程图

（2）针对每个工作流程确定工作内容，测量每个流程每项工作内容的操作时间（表 7-14）。

（3）确定每个项目总操作时间。

表 7-14　检验科不同工作专业组工作
项目各流程操作时间总和表

小组	收费项目	总例数	操作流程代码	操作时间（s）	总操作时间（min）
临检组	［组套］血常规分析（紫管2ml）	17162	M	42.74	12226.35
门急诊组	［组套］血常规分析（紫管2ml）	8603	M	42.74	6128.85
临检组	［组套］尿液分析检查	5491	J	97.82	8952.24
门急诊组	［组套］尿常规检查	5416	J	97.82	8829.96
门急诊组	［组套］尿液分析检查	4479	J	97.82	7302.33
门急诊组	［组套］血液常规分析（紫管2ml）	4383	M	42.74	3122.49
临检组	［组套］凝血象+D二聚体	3771	N	25.52	1604.06
临检组	［组套］粪便常规+潜血	3129	K	106.57	5557.50
生化组	［组套］体检生化1	3058	A	80.75	4115.56

续表

小组	收费项目	总例数	操作流程代码	操作时间（s）	总操作时间（min）
生化组	［组套］肝肾糖电解质全套（黄管 3ml）	2756	A	80.75	3709.12
生化组	［组套］CGYB 肝肾糖电解质（黄管 3ml）	2253	A	80.75	3032.16
免疫组	体检 CEA	2094	I	35.95	1254.82
临检组	［组套］凝血全套（蓝管 2ml）	1893	N	25.52	805.22
临检组	［组套］血常规分析（紫管 2ml）	1650	M	42.74	1175.47
免疫组	幽门螺杆菌快速检测	1580	G	212.16	5586.96
门急诊组	［组套］白带常规分析	1485	L	125.12	3096.81
免疫组	［组套］降钙素原 PCT（绿管 3ml）	1395	A	80.75	1877.44
生化组	［组套］体检高干生化	1359	A	80.75	1828.99
生化组	［组套］肝肾糖电解质、血脂、心肌酶检查（黄管 4ml）	1326	A	80.75	1784.58

续表

小组	收费项目	总例数	操作流程代码	操作时间（s）	总操作时间（min）
门急诊组	［组套］HCG（绿管2ml）	1307	A	80.75	1759.00
生化组	［组套］糖化血红蛋白测定（紫管2ml）	1285	A	80.75	1729.40
生化组	［组套］肝肾糖电解质全套［急诊］（绿管3ml）	1272	A	80.75	1711.90
免疫组	［组套］高敏肌钙蛋白	1228	A	80.75	1652.68

（4）工作负荷值＝Σ各项目总操作时间/Σ该科室总出勤时间（表7-15）。

表7-15 某医院检验科某月工作负荷率

出勤人数	出勤天数	上班时间（h）	总出勤时间（h）
68	23	7	10948
科室检验收入（元）	检验项目操作总时间（h）	工作负荷率	
14 880 582	3488	31.86%	

4. 绩效分配

（1）考核方式：医技科室奖金采用院、科两级制考核（图7-6）。

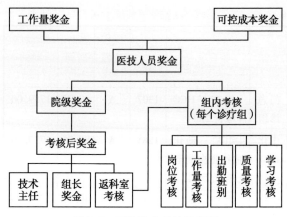

图 7-6　医技科室考核流程图

（2）部门可分配奖金提取 20% 作为院级综合考评奖金，余 80% 为部门考核奖金。

（3）依院级综合考评得分，对应相应比率，将考核后奖金返回部门。

（4）院级考核后奖金依不同比率分配部门主管（科主任 7%、副主任 5%、组长 1%），余额并入部门考核奖金。

（5）部门考核奖金依部门内部考核项目、权重、分数分配到个人。

三、职能科室岗位绩效方案的设计

（一）职能科室绩效考核的四大要点

职能科室是医院运行的关键部门，起到组织计划、参谋辅佐、服务保障、沟通协调、监督控制五个方面的作用。但由于职能部门的工作存在着计划性差、临时工作多、协调组织频繁、工作结果可控性差的特点，对职能部门实行绩效考核是个难点，面临难以量化、工作量难以体现、主观评价为主导等问题。当前对医院职能科室的绩效常常按照管理人员职务、职称等级进行分配，导致职能科室员工工作积极性和主动性不足，存在办事效率低、部门之间存在推诿、临床及医技科室满意度偏低等不和谐现象。

针对以上问题，职能绩效考核的重点在于：

1. 建立基于关键绩效指标（KPI）的绩效考核指标体系，体现医院战略目标，并与绩效计划对接 绩效指标分为3个层次，即从在医院战略基础上确定"医院绩效目标"，将医院绩效指标分解到"部门关键绩效指标"，将部门关键绩效指标分解到"员工个人绩效计划"中。例如，对于职能科室年度目标管理责任考核，根据医院发展战略及"十三五"发展规划的总体思路，制定医院年度重大工作项目及目标要求，由院办公会讨论并确定承担每一项医院重大工作的主要责任职能科室，该职能科室针对医院要求，制定工作计划和完成时间节点，并分配到部门员工任务目标，最后完成情况与管理责任绩效挂钩。

2. "医院战略相关KPI"为主，辅以"基础管理指标"及"临时指派性工作任务"，定性与定量考核相结合 "医院战略相关KPI"指影响医院战略发展、总体业绩的一些关键领域的指标。其表现形式为可测量的数值指标、项目指标，指标来源主要是医院的发展战略、年度经营目标与计划、年度预算、部门职责等；"基础管理指标"指影响医院基础管理的一些指标，它是KPI得以实现的保障。其表现形式为可测量或可评价的指标、项目要求，此类指标的驱动方向是医院基础管理的弱项，指标来源主要是医院流程、制度、部门职责等。以上两类都是定量指标，便于衡量评价。但医院很多职能科室在具体工作过程中，都会有临时性工作，而且投入时间、精力有时会占较大比重，对于这部分工作，建议采取工作任务指标进行考核，即：由上司下达的员工在考核期内完成的临时工作任务，考核期结束由上司根据所设定的目标打分确定完成效果。工作任务考核是对工作职责范围内的一些相对非常年性、临时性、辅助性、或难以量化的工作任务完成情况的考核方法。定量类绩效指标

7

绩效评分一般根据相关原始数据直接计算取分，绩效评分相对比较客观。定性类指标虽然由上级直接评价，但要建立"定性指标绩效评分标准"，包括"评价等级""分值区间""目标达成情况"等几个方面，评价打分尽量保证有据可依。

3. 制定具体明确的绩效考核表，关注可操作性　一张完整的绩效考核表，应该包括：指标名称、指标定义（公式）、权重、目标值、考核周期、评分标准及数据来源。通常采取百分制考核，可根据医院运营目标及对职能部门的要求，设定加分项目，包括继续教育、管理类科研、管理创新及管理论文的发表等。通过科室自评和院领导评分的综合评价，确定职能科室管理效能，形成一个协调统一的管理目标体系。在"评分标准"方面，实际操作时会发现各个职能部门对指标加减分尺度把握不一致的问题，惠宏医疗管理集团通常的做法是：对某些共通类指标，如"及时性""准确率""完成率"等，制定统一的评分标准，为各部门在制定考核表的时候提供参考范围，尽量保证评价的有效性。

4. 既要结合实际、量体裁衣，又要重视监管、持续改进　在职能科室绩效管理方面需要重点关注的问题：一方面是要结合实际，量体裁衣，每个职能科室的性质不同，工作职责和服务群体均有所区别，不能统一量化，需要结合医院自身发展需要，选择适合的绩效管理方法，同时要对制定的绩效考核指标进行阶段性调整，做到既符合医院管理的日常规律，又紧跟医院战略发展目标的需要。另一方面要重视监管，持续改进。通过对临床医技科室医疗质量抽查，反向追踪职能科室履行本部门职责情况和监管效果进行分析和评价，从中找出其存在的不足，督促持续质量改进。

（二）职能科室绩效设计流程

1. 管理现状调研，了解各职能科室现状，人员配置、科室及部门职责、挖掘当下主要问题。

2. 通过组织梳理与优化确定职能科室与部门组织架

构，确定各科室、部门组织管理权责隶属关系。职位梳理与优化，明确各科室、部门职位设置情况，根据具体工作内容和事项制定具体的工作职位/岗位。部门职责框架设计与优化，明确、完善各科室各部门各职位/岗位职责（图7-7）。

3. 编写和修订职位/岗位说明书，明确职位定义以及任职条件、职位目的、指挥关系、沟通关系、职责范围、负责程度和考核评价等（表7-16、表7-17）。

4. 职位/岗位价值评估，通过不同的评估维度针对医院不同的职位/岗位进行价值测评，呈现每个职位/岗位对应的价值分数（图7-8）。

5. 结合职位/岗位价值评估结果进行绩效奖金的测算和调整。

6. 制定各职位/岗位考核表，明确各职位/岗位月度、季度、年度考核标准，建立考核机制（表7-18）。

7. 根据当月预算，实施绩效奖金分配发放（表7-19）。

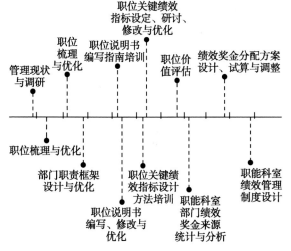

图 7-7　职能绩效作业流程图

表 7-16　职能科室职责模块和职位/岗位对照表

序号	部门主要职责模块名称	职位名称				
		物资科科长	物资科采购组长	物资科采购员	物资科库管员	物资科综合管理员
1	需求管理	■				
2	物资管理	■				
3	溯源管理			■	■	
4	质量管理		■	■		
5	数据管理		■			■
6	采购订单管理			■		
7	采购体系管理			■		
8	库存物资管理		■		■	
9	对供应商的管理		■			
10	物资信息化管理	■	■			■
11	资质管理			■		
12	物资采购			■		
13	高值耗材阳光采购			■		
14	固定资产政府采购			■		
15	危险品化学品采购			■		

7

续表

序号	部门主要职责模块名称	职位名称				
		物资科科长	物资科采购组长	物资科采购员	物资科库管员	物资科综合管理员
16	物流管理					
17	验收管理					
18	第三方管理					
19	科室管理					
20	账务管理					
21	仓储管理					
22	教学科研					
23	文件管理					
24	档案管理					
25	环境管理					

表 7-17　职位/岗位说明书编写指导表

一、基本资料			
职位名称	职位或岗位名称的全称，非技术职称	职位编号	按照本院职位信息编码填写
所在部门	所在科室名称	职位定编	该职位目前确定人数
直接上级	直接上级职位名称	代理人职位名称	职务代理人的职位名称

7

直接下级	直接下级的职位名称，如无则空白	直接下级人数	填写数量，如无则空白
二、职责描述			
职位使命	简要地介绍该职位的主要目的，突出该职位对组织独一无二的贡献，该职位为什么要存在？它存在的价值是什么？在25字以内，格式："动词+内容"+"价值"		

主要应负责任"职责模块名称"为概括性的简短描述，即分模块概述。用名词性短语表示，如：人力资源规则、招聘管理、绩效管理、简历管理、会诊管理、医政管理、不良事件上报、医疗质量管理、医院感染检测和控制、患者投诉处理等。按重要性顺序从最重要到次要依次排序，最重要责任写在前面，"职责模块名称1"最重要。

职责模块	具体职责	工时占比
职责模块名称	1）具体职责用动宾结构（动词+内容）词组和/或短语表示，如：制定培训计划，批准年度培训计划等。按重要性顺序从最重要到次要依次排序，最重要责任写在前面。从1）开始，而1）代表最重要。	每月工作时间与总工时占比，如15%

续表

三、工作报告输出			
完成报表名称	提交部门	频率	完成日期
1)	如本科室、××科	如 1 次/月	如当月 25 日前
2)			
3)			
4)			
四、工作协同关系			
内部协同关系	工作中与内部顾客接触沟通		
	在南开医院内部本职位常常与哪些部门存在协作关系？请逐一列出		
外部协同关系	工作中与外部顾客接触沟通：□经常 □偶尔 □不需要		
	在南开医院外部本职位常常与哪些单位存在协作关系？请逐一列出		
五、任职资格 请详列出此职位最低需要的教育水平、专业、职称、工作经验等。			
教育水平	如：技校、高中、中专及以上学历，本科及以上学历，硕士及以上学历等		
专业要求	从事本职位工作所需学习的密切相关专业，如：人力资源管理、财务管理、临床医学、公共卫生、行政管理等，或"无特别要求"。		

7

续表

从业资格	可满足本职位工作要求的最低职称，技术等级或执业资格，如：医师、主治（主管）医师、副主任医师、主任医师等。
工作经验	从事本职位工作所需的最低工作经验。
六、职位发展通道	
可晋升的职位	本职位可发展晋升的主要职位的职位名称，请逐一列出。
可轮换的职位	本职位可轮换发展的主要职位的职位名称，请逐一列出。
可晋升至此的职位	可晋升至此职位的主要职位的职位名称，请逐一列出。
七、工作特点	
所需工具/设备	如，办公室人员填写：一般办公自动化设备，如打印机等，维修工填写；维修工具及劳动保障，特殊仪器或设备请说明。
工作环境特征	如，独立办公室/公共办公室、值班室或操作室、户外等；担任本职位对任职者的身体是否有潜在危险性； 职位本身可能的危险与伤害；职业伤害。
工作时间特征	加班：经常加班（>8d/月）、偶尔加班（3~8d/月）、 基本不加班（1~2d/月）、从来不加班； 出差：经常出差（>8d/月）、偶尔出差（3~8d/月）、 基本不出差（1~2d/月）、从来不出差。
备注	

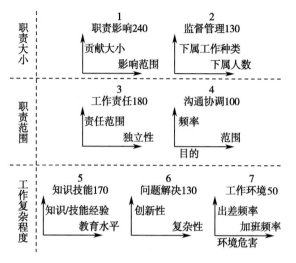

图 7-8 职位/岗位价值评估采用方式方法图（应用 IPE 评估法量化职位间的相对价值）

IPE（International Position Evaluation System，国际职位评估系统），是评分法的一种具体模型，通过对 7 类因素的评分，确定职位的相对价值

表7-18　职能科室职位/岗位绩效考核表

指标名称	指标定义/公式	权重	目标值	考核周期	评分标准	数据来源
资质管理准确率	按照医疗物资资质管理的内容进行资质查验。采用计算机管理各类资料、定期及时更新资质。统计检查发现的不准确资质信息项数	15%	100%	月	1. 等于目标值，得100分 2. 发现1项不准确，扣2分	同级审计，院纪检及上级部门检查记录
采购计划制定及时率	根据各科室及部门需要，审定各类物品的月度和临时采购计划，保障临床供应（及时制定的采购计划数/采购计划总数）×100%	15%	99%	月	1. 等于目标值，得100分 2. 比目标值降低1%，扣1分 3. 比目标值高1%，加5分	计划项目进程记录

7

续表

指标名称	指标定义/公式	权重	目标值	考核周期	评分标准	数据来源
物资采购完成率	保证物资采购质量；高值耗材及固定资产实行网上采购；做到要货及时，做好入库登记；价格合理（完成采购物资批次数/应采购物资批次总数）×100%	35%	95%	月	1. 等于目标值，得100分 2. 比目标值降低1%，扣1分 3. 比目标值高1%，加1分	物资请领配送情况记录
预算管理目标达成率	做好物资年度采购预算；加强临床科室预算管理（物资年度采购数/预算目标值）×100%	15%	90%	年	1. 等于目标值，得100分 2. 比目标值降低1%，减1分 3. 比目标值高1%，加1分	物资科年度报表

7

续表

指标名称	指标定义/公式	权重	目标值	考核周期	评分标准	数据来源
质量管理目标达成率	按照科室上报的不良事件，做好调研及上报工作；定期了解科室一次性医疗器械使用状况（实际完成值/目标值）×100%	10%	99%	月	1. 等于目标值，得100分 2. 比目标值降低1%，减2分 3. 比目标值高1%，加5分	完成情况及临床反馈记录
溯源管理及时率	督促库管将物资的相关数据导入溯源管理系统数据库中，并实时更新。监督从货到入库至计费结束的物流及数据追溯情况（可追溯数据数/溯源管理检查数据总数）×100%	10%	90%	月	1. 等于目标值，得100分 2. 比目标值降低1%，减2分 3. 比目标值高1%，加3分	物资追溯情况抽查记录

表 7-19 职位/岗位月绩效奖金核算发放表

某科室	人数	职位价值得分	职位绩效奖金标准 [元/(人·月)]	合计 (元)
科长	1	560	5980.8	5980.8
职位 A	2	320	3417.6	6835.2
职位 B	1	280	2990.4	2990.4

科室绩效奖金标准总额（元/月） 15806.4

某月该科室员工	考核期个人绩效得分（假设）	个人绩效系数	职位绩效奖金标准 [元/(人·月)]	该月员工的应发奖金(元)
科长，姓名：×××	95	0.95	5980.8	5681.8
职位 A1，姓名：×××	85	0.85	3417.6	2905.0
职位 A2，姓名：×××	105	1.05	3417.6	3588.5
职位 B，姓名：×××	90	0.90	2990.4	2691.4

科室应发绩效奖金总额（元/月） 14866.6

预算奖金结余（元/月） 939.8

（三）基于平衡计分卡的绩效考核体系

1. 基于平衡计分卡的医院绩效考核优势 平衡计分卡是由罗伯特·卡普兰和大卫·诺顿创立的驱动绩效的评价指标体系。通过财务、顾客、内部流程、学习成长四个维度对医院业绩进行评价，从而有效地将医院的战略转化为绩效评价目的、指标、目标和行动。

平衡计分卡的优势在于它注重因果关系。如学习成长维度的绩效动因体现到财务维度的财务绩效改善并构成一个因果关系链，这个因果关系链能够描述医院的战略目标，也很好地描述了综合性医院医、教、研相互促进、共同发展的内在必然联系。

2. 医院绩效考核指标设计　本着公平、客观、全面性与重要性兼顾、与医院战略发展目标相适应、与科室发展周期相匹配的原则，按照 SMART 标准（即各个指标应是明确具体的、可度量的、可实现的、现实的和有时限的）的要求，我们设计了三个级次百余个指标。

（1）一级指标：一级指标即平衡计分卡的四个维度，体现了医院战略的基本关注点。其一，财务维度描述了医疗活动所产生的财务状况变化。其二，顾客维度反映了考核对象应如何面对内部顾客（兄弟科室、员工等）和外部顾客（患者、上级主管部门、供应商、银行等）。其三，内部流程提示了为持续地增加患者满意度和医院价值所必须的关键流程。其四，学习成长前瞻了科研创新能力以及员工学习能力对医院可持续发展的影响。（表 7-20）

表 7-20　平衡计分卡对临床科室的各维度权重设置

考核维度	指标侧重	详细指标	指标权重
财务维度（30%）	财务收益情况	门诊挂号接诊数量	
		门诊开单收入	
		住院开单收入	
		本月出院人数	
		本月住院床日	
	财务支出情况	医保拒付项目收入	
		农合拒付项目收入	

续表

考核维度	指标侧重	详细指标	指标权重
患者维度（25%）	患者方面	上交红包金额	
		本月接到表扬信数量	
		患者投诉次数	
		门诊患者接诊增长率	
内部流程维度（25%）	成本方面	直接费用-人员经费	
		直接费用-材料消耗-器械材料	
		直接费用-材料消耗-后勤材料	
		直接费用-材料消耗-供应室敷料	
		间接费用（房屋折旧设备折旧水电暖费洗涤费）	
	质量方面	病历合格率	
		处方合格率	
		治愈率	
		入院诊断和出院诊断符合率	
	效率方面	门诊药品收入占业务收入比例	

7

续表

考核维度	指标侧重	详细指标	指标权重
内部流程维度（25%）		住院药品收入占业务收入比例	
		平均住院日	
		每100张处方中使用抗菌药物的处方比例	
		人均门诊费用	
		人均住院费用	
	安全方面	医疗事故例数	
学习与成长维度（20%）	学习方面	发表科研论文数量	
	文化环境	被采纳的建议数量	

（2）二级指标：也可称为 KPI（关键绩效指标），是用来衡量某个科室工作绩效表现的量化指标，来自对医院战略目标的分解，反映最能有效影响医院价值创造的关键驱动因素（图 7-9）。

财务维度 收入指标 其他指标	顾客维度 满意度指标 其他指标
内部流程 质量指标 效率指标 组织建设 其他指标	学习成长 科研与创新 员工成长 其他指标

图 7-9　各类二级指标举例图

（3）三级指标：即支持指标，是各职能处室在日常管理工作中的细化指标。以效率指标为例，这个二级指标下可以细化为门急诊工作量、出院人数、床位使用率、平均住院日、手术例数增长率等三级指标。

3. 医院绩效考核实施 医院成立的以院长为组长，财务处总协调，党委、人事处、医疗质量控制部、客户服务部、科教处、护理部、医疗保险办公室、信息中心等部门负责人为组员的医院绩效考核领导小组。以日汇报、周例会的方式及时沟通、协调解决实施工作中遇到的各种问题，最终经过 20 个工作日建立了医院绩效考核体系。整个实施过程包括前期准备、数据采集和结果产出三个阶段。

（1）前期准备。在充分调研各科室业务工作的基础上，合理划分科室类别、明确各科室及所属关键岗位职责。针对不同科室类别，采用平衡计分卡的方法建立指标库，并匹配指标权重及考核周期。

1）划分科室类别：我们根据科室的特点以及考核的目的将科室划分为六大类，包括临床（有床）科室、临床（无床）科室、医技科室、医辅（后勤）科室、医辅（窗口）科室及管理科室。同类科室采用统一的考核指标，不同类的科室间同一个一级指标下的二级指标和三级指标可以不同。比如财务维度的指标，对于临床（有床）科室、临床（无床）科室和医技科室可将收入增长率纳入指标体系，但是医辅（后勤）科室、医辅（窗口）科室及管理科室则没有收入指标，我们着重考察这类科室的预算执行情况或成本节约情况。

2）将医院战略目标分解到各个维度：在明确了医院的战略目标后可设置不同维度的考核评价权重。

3）建立指标库：规范一级和二级绩效考核指标，以增强各科室的可比性。同时差异化三级绩效考核指标，充分体现各类科室业务特点，以增强指标的可适用性（表 7-21）。

表 7-21　三级指标考核例表

科室类别	三级指标
有床临床科室	医疗服务安全、赔付等级、医保质量管理、病历书写质量、护理质量……
无床临床科室	医疗服务安全、赔付等级、医保质量管理、病历书写质量、护理质量……
医技类科室	工作量、专业质量控制情况、医院感染管理、医疗服务安全……
医辅类科室（后勤）	综合质量评价、中级以上维修一周内返修率、医疗垃圾污水处理合格率、消防设备完好率……
医辅类科室（窗口）	窗口差错事件发生率……
管理类科室	管辖任务完成率……

4）设定各指标的具体考核办法和评分标准。根据医院的总体目标和各类科室的部门职责来确定其所需达到的主要绩效目标。针对各项绩效目标选择考核办法，并按照一定的计分方式转化为实际得分。如，为更好地维系医患关系、确保可持续发展，院长书记会决定下年度各科室工作重点之一均为提高患者满意度，并由客户服务部统一负责发放、收集、汇总患者满意度调查表。客户服务部就该项指标制定了以下评分标准：患者满意度达到 98% 以上得 5 分，95（含）—98% 得 4 分，90（含）—95% 得 3 分，85（含）—90% 得 2 分，80（含）—85% 得 1 分，80% 以下不得分。

5）设定指标权重：权重设定其实是一种"平衡"的过程。相对于医院的运营来说，资源永远是不足的。如何提高资源使用效率，应在医院战略目标的指导下，结合医院实际情况，合理配置资源。重点学科除了要满足日益增长的患者就诊需要，还需要在科研工作在国内甚至国际上发挥重要作用。所以对于重点学科 SCI 文章点数设计较大权重，而对于正在发展中的非重点学科该指标的权重则较小，部分科室该指标权重为 0。

6）设定指标考核周期：一般来说，绩效考核的周期并没有唯一的标准，可分为月、季、半年或一年。考核周期过短，一方面增加获取考核数据的成本，另一方面也易造成员工的心理负担。但考核周期过长，也会降低考核效果，不利于绩效改进。因此，应根据具体考核指标的性质及数据取得的难易程度来确定考核周期，如科研类的以年为单位，财务类的以月为单位。

（2）数据采集及结果产出。各相关职能部门根据各指标的数据要求，完成数据采集工作并计算出各指标的结果。考核结果可作为科室评优及绩效奖励的基础，以此激励各科室更好的完成本职工作。

第四节 绩效考核实施 与评估实践案例

一、研究背景

（一）医院情况

某精神专科医院是某北方某省建院最早、规模最大、人才聚集、设备最先进的三级甲等精神疾病专科医院。历经近六十年的发展建设，现已成为集精神（心理）疾病预防、治疗、康复、教学、科研为一体的综合性医疗机构。医院亦是当地医科大学精神病学与精神卫生学的临床医疗、人才培训与科学研究基地。主要承担当地精神卫生工作的规划制定、业务指导、人员培训、督导考核等工作。

（二）医院开展绩效改革原因

从国家对公立医院的发展要求层面看，国务院办公厅《关于建立现代医院管理制度的指导意见》（国办发〔2017〕67 号文）明确指出："要认真落实习近平总书记提出的两个允许（允许医疗卫生机构突破现行事业单位工资调控水平，允许医疗服务收入扣除成本并按现行规定提取基金后主要用于人员奖励），稳步提高医务人员的薪酬水平，使他们切实感受到改革带来的红利，充分调动主力军参与改革的积极性"。

从医院发展层面看，院方希望医院能够在医疗、服务、管理等方面实现全面突破，做好开源节流，实现医院精细化管理。

从员工收入水平层面看，员工总觉得付出没有得到合理回报。奖金收入涉及每个员工的切身利益，通过绩效改革，将员工收入与其工作量和服务质量直接挂钩，这无疑将促进其工作的积极性。

（三）工作量价值评估体系

2016 年 4 月，医院引入 RBRVS（Resource-based Relative Value Scale）是以工作量为基础进行考核的评价体系，其在充分考虑医护人员为患者提供每项服务时投入时间、复杂程度、专科执业成本系数、风险系数的基础上，赋予每个诊疗项目相应的相对价值比率（Relative Value Scale，RVS 点值），同时，结合 2016 年基期数据算出货币转换系数（Conversion factor，CF），该系数与每项服务的 RVS 点值乘积即为每项服务支付给医务人员的价格。

二、医院绩效改革分配原则与分配方法

（一）绩效改革分配原则

绩效改革分配实行"按劳分配、多劳多得、优劳优得、效率优先、统筹兼顾"五大原则。按劳分配中的"劳"综合考虑脑力劳动、体力劳动、风险程度、责任程度等多个维度，设立公开清晰的奖惩机制，全面体现"多劳多得，优劳优得"。同时，绩效改革围绕五个基本点开展：权责发生制、与收费脱钩、医护技全面分离、院科两级管理制度、可控成本结余管控，为更好地实现公开、公平、公正的分配方案保驾护航。

（二）绩效工作量分配方法

医师绩效奖金计算方法：医师工作量奖金＝工作量奖金（1）＋可控成本结余奖金（2）；工作量奖金（1）＝项目总点数×点值＝判读费＋执行费。其中，医师判读费指开立检查化验并确诊病情所得奖金，体现医师诊断病情与订立治疗计划的脑力价值；医师执行费是指执行操作各项检查、治疗、手术等所得奖金，体现医师亲自劳动力的价值及医师照护病患诊察的劳动奖；项目点数则依照项目花费时间的长短、技术难度等角度考量；可控成本结余奖金（2）＝可控成本结余×提成比例

护理绩效奖金计算方法：护理人员的奖金分配不再和所在科室收益直接挂钩，而是采用护理部垂直管理模式，根据"工作＋量"的方式进行分配。护士主要分为两类：病区护士和非病区护士。病区护士奖金＝床日奖金（1）＋执行奖金（2）＋成本管理奖金（3）；床日奖金（1）＝（床日总数＋出入院人数×权重系数）×护理时数×绩效单价；执行奖金（2）＝护理执行项目×执行点数；成本管理奖金（3）＝（病区收入×可控成本费率－实际成本）×提成比例。非病区护士包括门诊、导诊等核算单元。

医技人员绩效奖金计算方法＝医技执行工作量（1）＋可控成本结余奖金（2）。

7

三、工作量绩效工作流程

（一）梳理基础数据明确人员归口

项目启动至今，完成了全院科室字典库更新工作、主诊负责制分组工作、医院欠费管理工作等医院重点工作，为绩效改革工作的全面铺开奠定了基础。同时，我们明确了将2016年作为数据分析基期，对2016年全院工作量、项目收费、人员情况、奖金分配等方面的数据进行了全面收集、分析与汇总，明确其各个不同数据的来源、口径，这对之后开展项目评估、数据测算与对比的完整性与准确性来说至关重要。以医技护全面分离为基本点，在与临床科室、医技科室科主任、护理部反复

沟通之后对人员属性逐步梳理，对人员归口不断调整，临床、医技人员纳入科室进行分配，护理人员纳入护理组进行分配。

（二）开展项目评估与项目打分表设计

绩效项目在设计不同科室的绩效方案时，重点考虑了符合医院特点的、满足医技护专科特性的评价维度，并以这些维度来设计各个科室的公共项目价值评价表和专科项目价值评价表。

首先，确定临床科室项目的分类，数据取数口径为该院信息科提供的 2016 年全年实际发生数，对所有的项目以执行科室为单位，根据 2012 年版《全国医疗服务价格项目规范》设计专科项目评价表（表 7-22），项目打分维度分为操作医生资质、作业时间、并发症比率、医疗安全时间损伤程度、药物治疗风险等 5 个方面，同时结合医院目前医院和科室重点发展项目作为附件项目评价。

表 7-22 临床医师专科项目价值评价表

操作医师资质 15%	<3 年主治医师	5	并发症比率 15%	>5%	1~2.5
	3~5 主治医师	7.5		6~10%	2.6~7.5
	>5 年主治医师	12.5		11~20%	7.6~15
	副高	20		>20%	16~25
	正高	25	医疗安全（不良）事件损伤程度 15%	轻度	5
作业时间（分钟）40%	≤30	10~15		中度	10

续表

作业时间 （分钟） 40%	31~45	16~ 25		重度	17.5
	46~60	26~ 40		灾难	25
	61~ 100	41~ 60		四级	101~ 175
	101~ 120	61~ 85	药物治疗 风险 15%	无需	2.5
	121~ 180	86~ 115		高危药	5
	181~ 240	116~ 150		麻醉药	10
	>240	151~ 190		放射药	17.5

（三）对临床科室、医技科室、护理部展开调研

项目评价表设计完成后，将医师专项项目打分表下发到每个临床科室、医技科室，让他们根据实际工作情况填写打分表。之后，与科主任逐一访谈，内容围绕科室目前科内二级分配制度、科主任对此次绩效改革方案的看法、科主任对绩效方案的疑虑、项目评价表内容的调整、科室特殊情况等展开。而医师公共项目将由医院专家委员会讨论后统一进行（表 7-23）。医技护分离意味着护理人员将归入护理组进行独立核算。在实际工作中，有许多工作是由护理人员协助医生共同完成的，这些项目的筛选、奖金分配也是本次改革的关注重点。

表 7-23 临床医师公共项目价值评价表

技术难度 35%	1~100	1~35
风险程度 15%	1~100	1~15

续表

作业时间 50%	≤10	1~3
	11~20	3~5
	21~30	5~10
	31~40	10~20
	41~50	20~30
	51~60	30~40
	>60	45~50

（四）界定科室可控成本

本次改革在成本考核方面从全成本核算考核制度改为可控成本核算考核制度。区分成本的可控与不可控，目的是为了区分成本责任，科室只对自己可以管控的成本负责。如卫生材料耗用、办公用品、人员绩效成本等支出是科室可控成本，房屋与设备折旧、水电煤、医疗纠纷等则是科室不可控成本。明确将可控成本作为考核目标，更能让科室明确其成本管控切入点和重点，省下能够省下的，管理能够管理的，真正将成本管控落到实处。

（五）数据测算与方案试运行

待数据完成收集、汇总与回馈工作后，我们将汇总后的数据根据医技护不同的绩效方案进行测算并得出每个项目相对应的点数和点值，并对比 2016 年基期数据进行分析、讨论和反复论证。

四、RBRVS 设计过程中值得思考的问题

（一）院科两级管理制度

考虑到医生的团队协作性、对医疗专业进步与教学研究的鼓励、资深员工的忠诚度、科主任的管理者身份、特殊保障任务等因素，改革后该院仍然实行院科两级管理制度，即医院将奖金计算到科室后由科室根据实际情

况进行二级分配，院科两级管理制度旨在充分体现团队绩效与个人奉献。目前，我们着眼于医生一线工作工作量的统计，对科教研部分的考量、成本管控等科室二级分配指导性意见的出台是我们下一阶段的工作。

（二）数据来源的可靠性和准确性

根据工作量直接计算奖金意味着数据的可靠性和准确性尤为关键，这不仅需要强大数据系统的支撑，也和精准记录医疗行为密不可分。我们在调查中发现：该院医务工作者在工作执行记录方面的意识薄弱，改革之后实际操作者是数据的直接来源，缺少相应记录将会直接影响当月工作量和奖金收入。特别在开单科室和实际执行科室不一致的情况下，缺少相应记录将会直接导致有些工作无法计算奖金。医疗行为的改变并非一朝一夕，因此，做好全院范围内的推广和解释工作对绩效改革的平稳运行至关重要。

7

绩效改革是全院的重点工作，其推行和实施离不开医院领导的大力支持，离不开全体医务工作者的齐心协力。以绩效改革为载体，更好地增收节支促发展，从源头上对医院注入活力、深层激发医疗工作者的工作热情、全方位提升医疗能力和服务质量，彰显社会效益、经济效益，这也是我们需要努力的方向。

院长点评——李毅（武汉市精神卫生中心 院长）

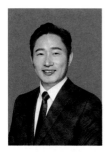

随着知识经济时代到来，人力资本的价值逐渐增加，对于人才引进和激励是当今医院发展过程中尤为重要的内容之一。"激励人做事"是非常复杂的管理活动，如何激发精神专科医院职工的主观能动性和积极性，挖掘其潜力，使"要我做事"转变成"我要做事"，促进职工和组织的长远发展是个永恒的话题。绩效考核和薪酬分配犹如孪生兄弟，是相辅相成、互相制约和互相促进的关系，只有将薪酬福利待遇与个人、部门和组织的绩效紧密联系，才能实现普通职工和组织战略的双赢。

绩效考核和薪酬分配并非易事，实施过程中要始终坚持一个理念：体现"人"的价值。过程中要让职工的努力得到回报和答谢，体现职工的工作态度和个人能力，在关注医院战略的同时，也要关注职工的发展空间和前景。要将外在激励性因素与内在激励性因素相结合，不仅看到经济效益，还应看到个人的成就感。同时要考虑到精神专科医院的特殊性，充分体现精神科从业人员的付出和所承受的巨大压力。人，人心，人的认知，才是人力资源管理的真正核心。

改革并非是一蹴而就的过程，2006 年，公立医院开始实行岗位绩效工资制度，在绩效工资分配方面，大多实行院科二级分配制度，一定程度上提高了职工积极性。随着社会发展，精细化管理对更为科学合理的绩效决策体系提出了挑战。精神专科医院也要在坚持组织战略的基础上，在确保医疗机构良性运行、基本医保支出可承受、群众整体负担不增加、提高医疗服务水平的基础上，逐步改革，动态调整，与国民经济发展相协调、与社会进步相适应。

绩效考核和薪酬分配改革是个长期的过程，任重而道远，如何把握好"度"，适度和进度，需要所有同仁持续不断的探索和努力。

（姜 民 李 毅 艾文庆）

参考文献

[1] 杨长青，王克霞. 再造医筹——PF 医师费制度实战全解析. 北京：化学工业出版社，2015.

[2] 彭望清，朱胤，绩效革命，北京：光明日报出版社，2013.

[3] 陈亚光. 绩效新约. 北京：光明日报出版社，2012.

［4］周燕勤，探析新医改背景下医院绩效考核与薪酬分配体系. 现代经济信息，2015，20.

［5］王丹，刘畅，医院绩效评价指标体系及其构建. 医院管理论坛，2017.

［6］王丹，原蔚航. 薪酬改革：提水平　调构成　理结构. 中国卫生，2018（03）：47-49.

7

第八章

财务与资产
管理制度

本章要点： 作为医院内部管理体系的核心，财务及资产管理是决定医院发展的关键环节。本章以医院财务管理为基点，介绍新形势下医院财务与资产管理的基本要求，重点探讨医院财务管理的改进与创新策略、经济活动的内部控制，及总会计师制度的实践。案例分析医院财务或资产管理实例，探讨如何从财务与资产管理制度建设的角度，挖掘潜力，促进医院的发展。

第一节 概 论

医院资产是指医院拥有或使用的能以货币计量，并给医院带来一定经济效益的经济资源，它包括流动资产、固定资产和无形资产，是医院赖以生存和发展的基础。加强医院资产的管理不仅便于利益相关方了解医院真实财务信息、提高医院综合竞争力还能适应新的医疗形势的需要。因而，医院管理方必须提高自己的管理水平，提高站位意识，采取各种措施，多管齐下，做好医院资产管理工作，这样才能提高医院的市场竞争力、服务于社会大众，适应新医改的需要，并最终提高医院的长期发展能力。

医院财务管理是医院经济工作的核心。它既是医院经营管理工作一个独立的方面，又是一项综合性很强的管理工作，是医院生存和发展的重要环节，是医院管理的重要组成部分。它以货币作为统一的计量单位，将各种不同的实物形态进行有效的综合，对医院有关资金的筹集、运用和分配等资金运动进行计划、组织、协调、控制、指挥和考核。调整与财务活动并存的相关利益方的冲突，约束和激励各方的行为，避免相互间的逆向选择和道德风险，这就保证了医院的经营活动得以顺利进行。随着医疗体制改革的不断深化，医疗市场化竞争越来越激烈。加强财务管理，可以促进医院合理地使用资金，提高资金使用效率，加速资金周转，降低医疗服务成本，提高医院经济效益。医院若想以优质、高效、低耗赢得市场份额，规范医院财务管理就具有十分重要的意义。在医改新形势下如何加强财务管理，促进医院经济发展，对处于日趋激烈竞争中的医院来说尤为重要。

但是在实际工作中，医院的资产财务管理却存在着很多问题。如何真正发挥资产财务管理在医院发展中的作用是一个值得探讨的问题。本章将以精神专科医院资产财务管理为基点，通过介绍新形势下医院财务与资产管理的基本要求及存在的各种问题，探讨如何健全医院资产财务管理的制度建设，同时通过重点阐述精神专科医院内控管理制度建设和总会计师制度实践下是如何进行财务与资产管理的，并通过案例来真实还原资产管理优化实例，从而挖掘潜力，促进医院发展。

第二节 精神专科医院财务资产管理制度建设

一、医院资产管理制度建设

（一）医院资产的定义

按照行政事业单位资产的定义：是指由各级行政事业单位占有、使用的，依法确认为国家所有，能以货币计量的各种经济资源的总称，即行政事业单位的国有（公共）财产。包括行政事业单位用国家财政性资金形成的资产、国家调拨给行政事业单位的资产、行政事业单位按照国家规定组织收入形成的资产，以及接受捐赠和其他经法律确认为国家所有的资产，其表现形式为固定资产、流动资产、在建工程和无形资产等。所以本章中精神专科医院的资产的定义为：医院资产是指医院拥有或使用的能以货币计量，并给医院带来一定经济效益的经济资源，它包括流动资产、固定资产和无形资产，是医院赖以生存和发展的基础。医院的资产管理是国有资产管理工作的一个重要方面。加强医院资产的管理不仅便于利益相关方了解医院真实财务信息、提高医院综合竞争力，还能适应新的医疗形势的需要。

（二）医院资产管理存在的问题

但是现实中，医院资产管理上仍然存在意识模糊、忽视资产保护与管理、制度不完善、管理落实不到位、重账轻实、重钱轻物、重买轻管、重有轻用等现象，具体体现在以下几个方面：

1. 制度不完善，"两张皮"现象普遍存在　有些医院缺乏完善的资产管理制度，如对固定资产没有形成统一的管理制度，虽然有固定资产管理信息系统，但缺少固定资产卡等实物管理手段，容易导致固定资产的遗失；对于应收账款或者其他应收医疗款等，缺乏账龄分析等管理制度，导致应收账款或者其他应收医疗款无法及时收回、甚至形成坏账，严重影响医院资金的正常周转。有些医院虽然制定了相对完善的资产管理制度，但是却只挂在墙上，不接地气，没有真正落实在工作中，导致制度制定与执行"两张皮"现象普遍存在。

2. 固定资产账实不符　固定资产作为医院最主要的资产组成部分，由于其具有价值比较大、使用时间比较长等特点，所以属于医院重点管理的部分，在实际中，固定资产的管理主要存在以下一些问题：

（1）为满足紧急工作需要，一些使用医院部门自有资金购置的固定资产，并未及时办理入账手续，导致低估医院固定资产；

（2）精神专科医院与综合性医院相比，总体存在固定资产信息系统落后，管理制度不健全等特点，如缺乏固定资产实物管理的卡片管理制度，容易导致固定资产的遗失，从而导致账实不符；

（3）医院缺乏相应的固定资产盘点制度，或者虽然存在相应的制度却很少将盘点落到实处，导致固定资产数量与实际严重不符；

（4）有些设备在长期的使用过程中，逐渐磨损，但是却没有相应的计提折旧导致固定资产价值的高估。还有的设备已经丧失其使用价值，不能继续使用，但是却没有进行清理或者及时的报废，导致这些资产仍然挂在账上，从而导致固定资产的高估；

（5）对盘盈、盘亏的资产不能及时查找原因并进行账务处理，导致不能真实反映固定资产的实际情况。

3. 流动资产资金占用量大，降低了资金周转速度

医院流动资产主要包括应收医疗款和其他应收医疗款、库存物资，医院作为公益单位，本着"救死扶伤"的原则救助和治疗患者，这就不可避免的导致医疗欠费，尤其是精神专科医院更是由于性质特殊，治疗起来周期长、费用高等导致欠费现象严重，虽然每年也都会经过上级部门批准核销一部分，但也只是占据了一小部分，仍然存在大量无法收回的医疗欠款滞留在账上，形成呆账，严重阻碍了医院资金的正常流转；另一方面，随着国家医疗体制改革不断深化，医保覆盖人数不断增加，医保患者持有社保卡到医院就诊人数不断增多。由于患者只需支付患者自付与自费部分医疗费用，医保负担医疗费用部分由医院先行垫付，住院与门诊数据由医院端上传到医保中心业务端，由医保中心审批后，进行对医院垫付费用的回款。但是，医保资金回款周期一般比较长，再加上占用医院资金的比例较大，这就导致医院资金不能及时周转，降低了医院资金的使用效率；第三，作为

8

医院流动资产的库存物资主要包括药品、卫生材料、低值易耗和其他材料，变现周期长，占据了医院大部分的资金，同样降低了资金的周转率，从而降低了资金的使用效率。

4. 无形资产价值不实　对于医院尤其是精神专科医院无形资产主要包括医院的社会声誉、知识产权、商标权、土地等无法直接感官但是又可以用货币衡量的资产。由于无形资产本身无形性等导致其价值很难准确评估，如医院的社会声誉。有些医院为了简化处理程序，直接将无形资产计入固定资产；有些无形资产自购入以来从来没有摊销；这些因素都导致无法准确地体现无形资产的真正价值，也就不能正确体现医院的资产的真实情况。

医院资产不实将无法准确反映医院真实的财务状况，导致会计信息失真，无法给医院的管理者和财务主管部门决策提供正确的依据。另外，随着公立医院改革的不断深入，医疗单位的产权置换、卫生资源整合重组、医疗成本的核算、分配制度的改革等实践，也迫切地需要我们加强医院资产的管理，正确反映医院资产的状况，保障医院资产的安全，促进卫生事业的可持续发展。所以，医院管理方必须提高自己的管理水平，提高站位和意识，采取各种措施，多管齐下，做好医院资产管理工作，这样才能提高医院的市场竞争力、服务于社会大众，适应新医改的需要并最终提高自己的长期发展能力。

（三）加强医院资产管理制度建设

1. 健全资产管理制度　医院要根据资产管理要求，结合实际工作情况，建立资产清查制度，资产处置核销制度，资产的采购、领用、保管制度，资产使用责任制度等，并将管理责任和目标落实到科室和个人，将考核与绩效挂钩，形成一个有序的管理监督系统，统一管理，正确核算，切实管好、用好医院资产。

2. 强化固定及无形资产管理　对财产物资采购、入库、领用、调拨、转移、报废等进行有效的控制；设立资产卡片管理制度，对每一项资产都粘贴相应的卡片，注明其所属科室、购置日期等基本信息以明确责任归属；对于部门自行购置的资产设置入账期限，以督促及时入账要并准确计算各项费用，作新增资产的账务处理；对无偿接受上级或者其他单位无偿赠送的资产，成本比照同类资产的市场价格或有关凭证注明的金额加上相关税费确定，纳入医院资产管理的范围。医院要建立健全资产清查制度并授权相关部门定期或者不定期开展全部或者局部资产清查。对于盘盈盘亏的资产在得到批准后进行处置并进行相应的账务处理。完善资产的折旧和摊销制度，定期对资产进行折旧和摊销。

3. 降低资金占用，加速资金周转　结合医院实际情况及上级部门的要求，设立结账周期制度，尽量缩短结账周期，控制应收医疗款的额度和收回时间。并采取结算催收制度，尽量避免医院的损失，必要的情况下采取司法程序处理。对确认无法收回的医疗应收款项可作坏账处理并及时上报上级主管部门批准，在坏账准备中冲销。对形成时间较长的其他应收医疗款，以及在坏账准备中不能冲销的医疗应收款，要审查核实，经确认确实无法收回的应报上级主管部门批准后核销；同时做好与医保部门的沟通，向医保部门阐述精神专科医院的特殊情况，必要的话向上级部门反映，加快回款的速度；加强对各科室的监督和考核，严格控制库存物资的采购，做到存量与储备相适应，同时健全库存物资的领用，加快资金的周转。

4. 加强信息化建设　加强医院资产的信息化建设，将各项资产全部进行信息化管理，并设置相应的参数，及时对资产进行折旧或摊销并更新资产价值的变化，同时在资产系统中明确科室和个人的责任归属以加强对资产的保护。

二、医院财务管理制度建设

（一）医院财务管理的定义及原则

1. 医院财务管理的定义　医院财务管理是指对医院

有关资金的筹资、分配、使用等财务活动所进行的计划、组织、控制、指挥、协调、考核等工作的总称，是医院经济管理的重要组成部分，包括医院筹资、投资、运营、收支结余及净资产管理、预算、成本核算、财务分析及评价等内容。

2. 医院财务管理的原则 医院财务管理的原则，是医院组织经济活动、处理财务关系的准则，主要内容如下：

（1）社会效益与经济效益相结合。我国公立医院是承担政府职能的公益性单位，根本目的是提高全民健康素质，保障国民经济和社会事业的发展，以社会效益为最高原则。尤其精神专科医院，作为特殊病种的医院，在维护社会的安定、促进经济的正常健康发展方面发挥了重大作用。但是，医院的运营也需要承担着人工、耗材、卫生材料等一系列成本，所以在进行财务管理的同时，也必须讲求经济效益，将社会效益与经济效益相结合。

（2）降低成本与提高收益相结合。与综合医院一样，精神专科医院也承担着人工、卫生材料、耗材、水电等一系列成本，也需要通过门诊和住院收入等医疗收入来覆盖这些成本，否则医院也无法正常运行。所以，在进行财务管理的同时，一方面要本着降本的原则，减少能耗，加强成本费用的管理，尽量的降低成本，但同时也要挖掘内部潜力，提高资金的使用效益，采取开设特设专科病房等措施提高医院收益。

（3）兼顾国家、医院和个人利益。精神专科医院作为公立医院，是相对独立的财务核算单位，在讲求社会效益、维护国家利益的同时，要兼顾自身利益，讲求经济效果；在职工利益处理方面，要坚持按劳分配制度，多劳多得，优劳优得。既要防止片面强调医院和个人利益，忽视国家利益，又要防止单纯强调国家利益，忽视医院和个人利益。

（二）医院财务管理存在的问题

面临错综复杂的财务管理环境以及不断提高的财务管理要求，我国医院财务管理存在较多问题，主要体现在以下几个方面：

1. 未引起领导者重视　在大多数人眼中的财务工作就是记账、算账，加上精神专科医院的业务相对单一，每月财务的工作就是向医院管理者提供财务报表，医院重大经济事项的决策都是院领导班子决定，很少有财务管理者参加，财务部门仅仅担当了后勤执行部门，导致财务管理未能引起领导者的重视，也导致财务无法对医院经济活动的事前预算、事中监督、事后的分析工作进行严格把控，无法充分发挥监督、管理职能。

2. 预算管理机制缺乏　预算是医院年度资金运用计划和资金需求的估算，也是年度事业目标计划的货币反映。预算管理是医院财务管理的基础和重要组成部分，做好预算管理对于医院工作的正常有序运行非常重要。目前大部分医院的财务预算并非结合实际财务状况制定，未严格按照"以收定支、收支平衡、略有结余"的原则制定，而仅仅是流于形式的简单计划和控制；有些医院的预算仅仅是根据上年报表数据进行增减变动得出，并没有科学地严格按年度收入、支出项目进行全面、细化的管理；有些医院虽然做了详细的预算编制，但是却没有严格执行，制度的制定与执行不同步，"两张皮"现象严重。没有起到严格控制医院资金流向的作用，导致资金被盗用、滥用的现象时有发生。

3. 财务管理职能不健全　根据原卫生部卫规财发〔2004〕410号发文《关于加强医疗机构财务部门管理职能、规范经济核算与分配管理的规定》的通知的规定，医疗机构财务部门的主要职能及工作主要包括会计核算、经济核算和奖金分配核算、门急诊与住院收费管理和核算工作、公费医疗、医疗保险的结算等14项职能，但是实际运作中，大多数医院财务职能仅限于日常的制度建设、资金安全监管、会计报销业务、传统的预算管理、

8

科室成本核算及财务报表分析等职能，但是随着我国新医改方案的深入推进和新医院会计制度的全面施行，财务管理职能需要不断扩展，才能满足医院日益发展的需要。

4. 收支管理不健全 精神专科医院的收入主要来源于门诊收入和住院收入。与综合医院相比，精神专科医院的收入来源较为单一。加上公立医院改革以来，药品加成的取消，政策性提高收费标准增加的医疗收入，不足以弥补药品收入和大型医疗设备的降价损失，导致医院收入的降低。另一方面，即使诊疗过程中能严格执行各项诊疗规章制度，严格按照医保诊疗目录、药品目录和医保工作各项规定从事诊疗活动，但部分患者还是超过定额标准，医保定额偏低。在医院收入总体降低的情况下，医院作为公益单位，本着"救死扶伤"的原则救助和治疗病号，这就不可避免的导致医疗欠费，尤其是精神专科医院更是由于性质特殊，治疗起来周期长、花费大等导致欠费现象严重，医院往往缺乏相应的应收医疗款催收制度，严重增加了医院的负担；医院支出包括人员经费、水电费、医用耗材、办公维修耗材以及用于医院发展的项目支出等所有支出。支出内容多而杂，导致医院难于控制。再加上有些管理者和医务人员的成本意识不高，大量使用昂贵的一次性卫生材料、支出多头审批、不经论证盲目购买仪器设备、重大项目支出不按照集体决策，损失浪费严重，缺乏监督机制，导致医院运行成本居高不下，医院的支出增长远远高于收入的增长。

5. 物价管理不严格 医疗收费是医院收入的主要来源。由于医院的特殊属性，决定了医院的收费都是按照国家物价局规定的收费标准来执行。但是实际操作中，自立收费项目、重复收费、分解收费、超标收费等不规范的收费现象屡屡皆是。究其原因，一方面出于医院的本位保护主义，另一方面是对物价政策掌握的不够透彻，未设立专职物价管理人员，未建立费用审查、考核和相关责任追究制度、未定期进行住院病历的自查、自纠、且没有制订相关收费投诉、追究、查实制度。

6. 成本核算基础薄弱，效能未能凸显　实行成本核算是加强医院经济管理、充分利用医院资源、降低服务成本的重要手段，同时也是医院实行效益考核和分配管理的重要依据。可以说成本核算在医院的财务管理中发挥着举足轻重的作用，所以在医院中制定成本核算制度、开展成本核算就显得非常必要。现实中，一些医院基本上都制定了完善的成本核算制度，但是多数是以科室效益为目的开展的核算，没有为临床服务、行政和后勤职能部门的管理成本进行核算，并不是真正意义上的全面核算，导致核算成本不完整，进而影响到医疗综合目标的管理以及各医疗项目成本的核算。另一方面，精神专科医院一般实行奖金分配制度，主要是按照收支结余提成分配的办法，这就导致偏重科室收益、轻视服务质量、缺乏服务效率衡量指标的弊端，导致奖金分配不能完全体现效率优先的原则。虽然现在药品加成已经取消，但是有些医院仍然存在开单提成的现象，开大处方，导致药占比居高不下。

7. 财务人员业务综合素质有待提高　财务人员是医院会计工作的主要承担者，业务水平的高低直接影响到医院财务工作的效率和质量。整体来看，精神专科医院财务人员业务素质总体偏低，精通医院业务特征及管理活动的专业型人才更少，有些地方医院财务连最基本的从业资格都不具备，主要是源于工作性质的特殊性、财务管理队伍建设的制度不完善以及人事招聘及人事管理的不成熟和关系化。这就导致精神专科医院财务管理观念落后、财务理论基础薄弱、工作效率和质量不高、财务管理意识缺乏等现象的出现，财务人员业务素质有待提高。

（三）加强医院财务管理制度建设的措施

1. 转变财务人员思想观念　财务人员要转变自己的观念，提高对财务管理的重视程度。从简单的记账、算账、提供报表向参与医院的决策管理转变。一般来讲，医院管理者都已结合医院的实际情况，并严格按照《中华人民共和国会计法》《医院会计制度》制订出了一套切实可行的财务管理制度；财务人员应该在严格遵守财务管理制度的同时，对于医院的各项资金支出决策，根据医院的实际情况，通过准确的数据分析，为领导者提供决策依据。积极参与决策，提出自己的意见和建议，充分行使自己的管理权限，真正参与到医院管理工作中来，充分发挥其监督和管理的作用。

2. 实施全面预算管理　首先要根据医院的战略目标制定预算目标，制定好全面预算管理制度。其次遵循科学、高效、权责明确等原则，建立健全全面预算管理组织体系，组织中应包括预算管理委员会以明确责任归属。预算的编制应归口并分级，预算调整要严格按照程序审批，依照预算科学化、精细化管理的要求，按照精打细算、统筹兼顾、突出重点、保障民生的原则，实行"花钱必有效、无效必问责"的财政预算绩效管理，将绩效结果作为预算安排的重要依据，切实提高公共资源的效率和财政资金的使用效益。每年的预算上报都要经过预算管理委员会讨论通过后上报上级部门；对于超过一定金额的预算外支出，在充分调研、反复论证的基础上，结合医院的实际发展情况，上报预算管理委员会，通过后才予以执行；财务科、审计科定期对预算执行情况进行检查，并执行月度、季度通报制度；在每年的职工代表大会上，向职工代表或者全体职工汇报当年预算执行情况，并对下一年的预算报告进行说明解释，广泛倾听群众意见，接受群众监督，按照全面预算从目标制定到监督考核每一环节都必须经过严格的管控程序，才能真正将预算落实，发挥其应有的作用。

3. 拓展财务管理职能　随着我国新医改方案的深入推进和新医院财务会计制度的全面施行，医院管理层需要进一步重视广大财务人员参与管理的必要性和不可或缺性，广大财务人员也需要不断拓展财务管理职能，创新财务思路，最大限度地发挥财务工作在医院管理中应起到的作用。在传统职能的基础上，可以通过创新管理手段、主导成本核算、执行阳光财务、完善风险预警指标、健全风险防范体系等手段拓展财务管理职能，以满足医院日益发展的需要。

4. 健全收支管理 对于医疗欠费，医院应尽量缩短结账周期，及时清理应收医疗款。结合医院实际情况及上级部门的要求，设立结账周期制度，尽量缩短结账周期，控制应收医疗款的额度和收回时间。并采取结算催收制度，尽量避免医院的损失，必要的情况下采取司法程序处理。对确认无法收回的医疗应收款可作坏账处理并及时上报上级主管部门批准，在坏账准备中冲销。对形成时间较长的其他应收医疗款，以及在坏账准备中不能冲销的医疗应收款，要审查核实，经确认确实无法收回的应报上级主管部门批准后核销；强化卫生材料、低值易耗等物资的领用管理，提高医院管理者以及医务人员的成本节约意识，并将医疗成本支出与病房的绩效挂钩，节约医疗成本；规范差旅费等的支出审批制度，防止多头审批；对于需要购买的仪器设备或者重大项目支出，经过科学论证和和合理性分析后由领导集体决策可购买或者支出，加强合同的审核、管理，并加强后期的监督力度，防止浪费现象的发生；加强票据的登记、缴销管理，从根源上杜绝乱收、乱支现象。

5. 规范物价管理

（1）建立健全物价管理制度。各医院应该严格按照《中华人民共和国价格法》《全国医疗服务价格管理办法》和国家有关法律、法规规定，结合医院的实际，制定医疗收费管理规定，从而建立健全物价管理制度；

（2）加强收费管理工作的组织领导，建立健全各医院的价格管理机构和内部价格管理制度，形成院级管理、科室管理、业务管理三级管理体系；

（3）完善内部价格和收费监督机制。可安排质检、审计、监察等部门定期或不定期组织对医疗收费情况进行检查。找出收费中存在的问题，及时更正收费中出现的不合理现象和弊端。对多收费或者漏收费现象，根据情况对相关科室给予多收或漏收金额的一定比例的惩罚并在绩效工资中予以扣除，情况严重者追究有关负责人和直接责任人的行政责任；落实科室价格管理承诺制度，并将科室医疗服务价格和收费管理纳入科室综合目标管理考核内容；建立健全医疗服务价格责任追究制，实行医疗服务价格投诉查实处理办法。妥善处理患者关于收费方面的投诉，经查属实者，视情节轻重对相关科室和有关责任人进行处罚；

（4）进一步落实和完善价格公示和费用查询制度。在就诊显眼区域通过电子显示屏和医疗价格收费牌等方式，向患者公示医院开展和使用的全部医疗服务、药品和医用耗材价格；向患者提供费用清单。费用清单应包括医疗服务、药品及医用耗材的名称、单价、数量、金额等内容；建立住院患者医疗项目查询制度，由病区负责（在不影响正常医疗工作前提下）向患者提供查询服务；强化社会监督，建立健全投诉接待制度，设立举报箱、意见簿和举报电话，并及时把调查和解决的情况回复当事人。

6. 强化成本核算基础，提高经济管理效能 为了加强资金管理，提高经济效益，在全院树立成本效益观念，实行工作成本的全过程、全方位控制，坚持"无预算不支出""花钱必有效，无效必问责"的原则，实行全成本核算。将人员工资、各种材料、各种费用（比如水电暖）等纳入全成本核算，使成本核算工作精细化、科学化；完善预算管理办法，从预算一开始，就制定相应的考核指标，与绩效工资挂钩，细化预算执行，将所有支出纳入预算，无预算不支出，某些费用实行科室定额管理，如有预算外支出需经过院长办公会或相关会议通过方能执行，切实加强支出管理，将成本控制落到实处；将预算作为管理的一种重要手段，建立切实可行、科学合理的预算执行评价体系，把预算管理与绩效考核有效结合，实现医院发展的战略目标。在物资采购方面，坚持"货比三家、价比三家"原则，按需采购，避免物资积压挤占资金，有效地降低材料费用支出。将各项支出与科室奖金挂钩，提高了各科室降本增效的积极性，从而降低了中心的各项成本。

7. 提高财务人员的综合素质　要全面提升财务人员综合素质，就要加强职业道德的教育与培训，积极开展"大学习、大调研、大改进"活动，使业务与财务相结合，不断提高财务人员的综合素质，突破传统的会计核算方式，使财会人员的观念逐渐从记账报账型向核算管理型转变，参与经营，参与决策，最大限度地发挥会计预算、决策、分析的职能，优化人员配置，使全体职工自觉主动参与到医院财务管理活动中来。

第三节　精神专科医院内部 控制管理制度建设

8

一、内部控制定义

内部控制是什么？内部控制框架（committee of sponsoring organization，COSO）给出了国际上最为权威的答案，它指出内部控制是受董事会、管理层和其他人员的影响，为运营的效率和效果、财务报告的可靠性、遵守适用的法律和法规等目标的实现提供合理保证的过程。COSO内部控制框架认为内控控制包含五大要素：控制环境、风险评估、控制活动、信息和沟通以及监控。

控制环境包括诚信和道德价值观、胜任能力承诺、董事会与审计委员会、管理理念与经营风格、组织结构、权力和责任的分配、人力资源的政策与实践等；风险评估为了实现组织目标而对相关的风险进行的识别与分析；控制活动是为了实现组织目标而采取的政策与程序；信息和沟通是保证组织成员履行职责而识别、获取的信息与沟通；监控指必须将内部控制置于有效监督之中并根据实际情况动态调整内控。对于内部控制来说，五大要素缺一不可。

为规范行政事业单位内部控制，我国出台了《行政事业单位内部控制规范（试行）》，对行政事业单位内部控制定义做出了规定，它指出行政事业单位内部控制是指单位为实现控制目标，通过制定制度、实施措施和执行程序，对经济活动的风险进行防范和管控。这一定义的主要内容与 COSO 内部控制框架所做定义本质上是吻合的，这也在很大程度上印证了 COSO 内部控制框架的普适性，《行政事业单位内部控制规范（试行）》是对 COSO 内部控制框架的中国化，对精神专科医院在内的行政事业单位内部控制工作有很强的指导意义。

二、内部控制目标

精神专科医院作为一个独立的运营主体，加之内部控制有其普遍规律性，因此一般企业内部控制目标对精神专科医院有相当的参考性；精神专科医院归属行政事业单位，《行政事业单位内部控制规范（试行）》对内部控制目标有明确界定，精神专科医院设置内部控制目标时应充分考虑《规范》的要求；此外，精神专科医院承担着保护广大人民群众心理及精神健康，维护社会安定团结的重要使命，具有先天的公益性，这一特性与其他组织有本质区别，在设置内部控制目标时必须加以考虑。综上，我们立足公益性充分借鉴整合 COSO 内部控制框架、《行政事业单位内部控制规范（试行）》相关建议和规定，认为精神专科医院内部控制目标应为医院以下几个方面提供合理保证：

（一）经济活动合法合规

增强法制观念和诚信意识，自觉遵守法律法规，通过各个业务流程的梳理和再造，防范法律法规风险，梳理医院良好的社会形象，不断提高经营管理的能力和水平。一方面，违反法律法规的可能给医院带来较高的违法或违约成本，比如可能会面临索赔、罚款及其他更为严重的后果。另一方面，违反法律法规的行为可能隐含着对国家利益更为严重的危害，比如国有资产转移和政府声誉受损等。

（二）医疗活动的效率和效果

所谓效果就是实现医院宗旨的程度，比如医院能否为社会提供让人民群众满意的精神卫生服务。所谓效率是指一定的资源投入所带来的产出量。资源包括人力、物力、财力和时间等，产出则是指实际提供的医疗服务工作量。公益性特质要求医院必须为医疗活动的效率和效果提供合理保证，这是医院内部控制的核心目标，只有这样才能体现医院的社会价值。

（三）财务报告的可靠性

财务报告综合反映医院事业成果和效率，同时为医院风险控制提供重要依据，因此，财务报告应当是可靠的。财务报告的可靠性一般从真实性和完整性两方面考虑，真实性指财务报告所反映的内容是真实的，完整性是指财务报告全面、详尽地反映了医院资产负债状况和运营情况。财务报告为管理层决策提供真实有效的依据，不真实、不完整的财务报告意味着医院面临重大风险。

（四）资产安全和使用有效

精神专科医院的资产归国家所有，医院代表国家管理和使用国有资产，保证国有资产安全和使用有效是国家赋予医院的重要任务，同时是医院内部控制的重要目标。医院内部控制以保护资产安全为目标是指保护药品、医用保护耗材、低值易耗品、货币资金、无形资产、固定资产等不被流失和非法占用。在保护资产安全的基础上，医院内部控制更加保障资产使用有效，使国有资产更好地服务于精神卫生事业的发展，造福广大人民群众。

（五）防范舞弊的发生

舞弊是单位管理层、员工或第三方以欺骗、隐瞒或违背信用手段获取不当或非法利益的故意行为。舞弊具有隐蔽性，特别是两人以上参与的串通舞弊更加难以防范，舞弊带来的危害是不可估量的，因此在制度层面对医院各项经济活动加以设计以防范舞弊的发生是十分必要的，内部控制是医院防范舞弊的最基本的措施，科学、有效的内部控制制度应当可以守住舞弊的大门，降低舞弊的机会。

三、内部控制原则

《行政事业单位内部控制规范（试行）》明确规定了我国行政事业单位建立与实施内部控制应当遵循全面性原则、重要性原则、制衡性原则和适应性原则等四大原则，精神专科医院属于行政事业单位范畴，在建立实施内部控制时应当遵循《行政事业单位内部控制规范（试行）》的要求。与此同时，我们应注意到精神专科医院与一般的行政事业单位相比更突出社会效益和公益性，因此在考虑内部控制原则时，除应遵循四项一般原则外，还必须考虑公益性原则。综上，精神专科医院构建内部控制体系时应当遵循以下五项原则：

（一）全面性原则

一般来说，内部控制的全面性原则体现在两个方面，一是内部控制应当贯穿于单位所有经济活动的全过程，实现对全部经济活动涉及的每一岗位与环节全覆盖；二是内部控制应当是全员参与，单位中的每一位成员都应共同承担内部控制责任。医院在构建内部控制体系时应广泛深入调查研究，通盘梳理医院业务各个方面，不可遗漏任何环节和岗位，同时考虑内控活动的全员参与。

（二）重要性原则

万山磅礴必有主峰，医院在构建内部控制体系时应当立足全面，突出重点，着重考虑单位重要经济活动和可能对医院运营产生重大影响的风险，抓住"牛鼻子"，识别分析内部控制关键点，有的放矢地设计和实施内部控制政策和程序，为将医院重点领域风险降低到可接受的水平提供合理保证。

（三）制衡性原则

制衡指两方或两方以上之间形成的一种互相制约的

关系。制衡性原则运用到医院内部控制就是要在职责分工、业务流程和科室管理等方面达成相互制约与监督的状态。制衡性原则的运用以实现精神专科医院整体目标为根本出发点，通过内控制度的合理设计在不同职责、不同流程、不同科室之间形成的稳定制衡状态有利于完善内部监督机制，有利于形成工作合力，促进医院整体目标的实现。

（四）适应性原则

每个单位所处的内外部环境、发展周期不同，面临的机会、威胁、优势、劣势各不相同，同一套内部控制体系不可能放之四海而皆准。设计内部控制体系，遵守国家有关规定是基础，深入考虑单位具体情况因异施策是关键。单位的发展是一个动态的过程，同一单位在不同时期所面临的情况和发展需要不尽相同，内控控制制度的设计不可能一劳永逸，加之国家医疗改革不断推进，建立一套与精神专科医院自身发展相适应的内部控制体系并加以动态调整改进至关重要。

8

（五）公益性原则

任何单位的制度建设都要服从组织目标，公益性是精神专科医院最本质的特征，无论公立医院如何深化改革，公益性始终是医院坚守的底线，因此医院内部控制建设必须遵循公益性原则不放松、不动摇。医院内部控制应体现人道主义关怀，兼顾社会主义道德标准，致力于为患者创造优良的就医环境，在不断提高医疗服务水平的同时降低患者负担，为社会安定团结做出积极贡献。

四、内部控制方法

为实现内部控制目标，医院应当采用科学有效的内部控制方法。内部控制是一套完整的体系，与之相适应内部控制方法的运用是系统工作，一般情况下单位不会单独使用某一种内控方法，而是多种内控方法的综合运用。一般而言，在精神专科医院内部控制体系建设中应当综合使用以下内控方法：

（一）不相容岗位相互分离

不相容岗位如果得不到分离则可能发生并掩盖错误和舞弊行为，因此不相容岗位必须分离。不相容岗位分离的核心要义是内部牵制，采用不相容岗位相互分离内部控制方法就是要全面梳理业务流程，合理设置内部控制关键岗位，明确划分职责权限，实施相应的分离措施，形成相互制约、相互监督的工作机制。按照内部牵制思路，对于一项经济业务授权与执行的岗位要分离，执行与审核的岗位要分离，执行与记录的岗位要分离，记录总账与记录明细账的岗位要分离，记录日记账与记录总账的岗位要分离，记录与保管的岗位要分离。

（二）内部授权审批控制

内部授权审批控制要求单位工作人员在授权审批范围内办理业务，不得开展未经授权的业务。授权可以分为一般授权和特别授权，一般授权是指对办理常规业务时权力、条件和责任的规定，一般授权时效性较特别授权要长；特别授权是指对特别业务或不常发生业务权利、条件和责任的规定。内部授权审批制度要求医院明确界定各岗位工作人员办理业务应经过的审批程序，被赋予的权限范围和承担的业务责任。

（三）归口控制

归口控制是为厘清权责防止重复和多头管理而将同类业务交由某一特定部门管控，通过对同类经济活动实行统一管理可以促进相关业务专业化、规范化、标准化，提高医院不同领域管理效率，降低运营成本，有效管控风险。

（四）预算控制

预算最基本的含义是对单位各项开支所做的详细计划，预算控制就是在有效执行计划的基础上强化单位对经济活动预算约束，可以说医院目标的实现离不开预算控制。精神专科医院应当实施全面预算管理制度，强化预算动态管理思维，设置合理的事前、事中、事后预算控制流程，加强预算编制、执行、反馈等方面的控制，有效发挥预算的指导与控制作用。

（五）财产保护控制

公立医院财产归国家所有，促进国有资产保值增值是法律义务，同时《行政事业单位内部控制规范（试行）》明确指出资产安全和使用有效是内部控制一大目标，因此行之有效的财产保护控制对医院来说十分重要。医院应当建立财产日常管理制度和财产清查制度，真实完整地记录各项资产，加强实物资产保护，开展定期盘点和不定期盘点，确保账实相符，确保资产安全完整。

（六）会计控制

由于会计部门的核算职能，单位所有经济活动都与会计部门产生关联，会计控制便成了医院内部控制的重要抓手。会计控制能否有效发挥作用取决于多方面因素，首先科学完善的会计部门管理制度建设对推动经济活动管理科学化、效率化至关重要；其次会计工作非常依赖基础性工作，良好的会计基础工作是会计控制发挥作用的前提；再者一切工作都有赖于人，会计控制要求医院配备足够数量德才兼备爱岗敬业的会计工作人员。

（七）单据控制

医院单据控制本质上来说是对医院所有经济活动的痕迹进行控制，各类单据是经济活动来龙去脉的最佳体现同时是经济活动业务流程活的导图，单据控制通过建立对单据的使用、审核、流转、记账和归档管理体系保证经济活动真实合法有据可查。

（八）信息内部公开

信息与沟通是内部控制的要素之一，也是整个内部控制系统的生命线。信息内部公开是信息与沟通的重要途径，医院信息内部公开制度通过确定信息内部公开的内容、范围、方式和程序将真实恰当的信息在单位内部传递，一方面促进广大干部职工理解单位各项事务明确自身在内部控制中的责任，另一方面构成内部监督机制的组成部分，为抵御风险发挥积极作用。

（九）运行分析和绩效考评控制

运行情况分析要求医院综合运营后勤、医务、财务等方面的信息，通过因素分析、对比分析、趋势分析等方法，定期开展运行情况分析，发现存在的问题，及时查明原因并加以改进。绩效考评控制要求医院科学设置考核指标体系，对内部各责任部门和全体员工的业绩进行定期考核和客观评价。

五、构建内部控制体系

一般来说，每家精神专科医院都制定了符合自身发展的单位层面目标和业务层面目标。

单位层面目标是单位总目标和相关战略计划，与高层次资源的分配和优先利用相关，与之相适应单位层面风险相对而言具有宏观性，对组织的影响更为深刻。对于精神专科医院而言，单位层面风险主要分布在内部控制工作组织、组织结构、薪酬制度、风险评估机制领域。

业务层面目标是总目标的子目标，是针对单位经济活动更加专门化的目标，因此业务层面风险更加微观和细节化。对于精神专科医院而言，预算管理、收支管理、资产管理、合同管理、政府采购、建设项目等方面是业务层面风险的关键所在。

内部控制是为组织目标的实现提供合理保证，为了实现目标就要管控各种风险，因此一个完善的内部控制体系必须涵盖必要的风险评估机制。风险评估是对单位层面风险和业务层面风险进行识别和分析进而确定建立与之匹配的内部控制来管控风险，风险评估机制是内部控制发挥作用的重要基础。因此，医院应当重视风险评估工作，成立由院领导任组长的风险评估小组对影响医院目标实现的风险进行独立、客观、系统、全面的评估。

为合理保证实现组织目标，医院内部控制政策与程序应当与风险评估相匹配，重点关注单位层面和业务层面的关键风险领域，将影响医院目标实现的风险降低到可以接受的水平。

（一）单位层面内部控制建设

1. 内控组织方面 从内部控制定义可以看出，组织内的全体人员为内部控制负责，然而内部控制的主要责任在管理层。只有明确自身在内部控制中的责任，医院高层才能真正重视内部控制工作并借助其高层影响力在单位内部推进内控工作。一般来说，组织良好的内部控制工作应当是高层重视，全员参与，责任明确，问责监督机制健全，目标定位准确，识别源于医院内外部对目标产生影响的潜在风险，综合运用风险评估方法，依据成本效益原则把有限的资源更多地投入到重点风险领域。

2. 组织结构方面 为便于开展内部控制，医院应调整组织结构中与内控工作不相适应的部分，使组织结构能够全面地覆盖医院各项职能业务，明确划分决策、执行、和监督层次；建立健全"三重一大"制度，明确规定"三重一大"事项的划分标准、划分范围、决策方法、参与人员等事项；部门设置应体现衡性、适应性、协同性原则，避免关键部门职能交叉重叠，确保医院决策、执行、监督部门在互相分离、互相制约与监督的同时互相协调配合。为最大程度地提高内部控制开展力度，医院应成立由院领导直接负责的内部控制小组，从高层推动全体员工特别是医护人员对内部控制各项政策与程序的重视程度和执行力度。为加强对内部控制的监督力度，医院应明确内部审计部门在内部控制中的作用，调整组织结构由院长直接领导内部审计部门，赋予内部审计独立性，树立内部审计权威性。

3. 薪酬制度方面 薪酬制度涉及广大干部职工的切身利益，是医院全员关注的问题，对职工工作积极性有极大的影响，内部控制归根结底依靠的是人，因此内部控制效果如何有赖于医院的薪酬制度是否科学合理。医院薪酬制度应坚持多劳多得、业绩导向，重点向临床一线、业务骨干、关键岗位和有突出贡献的人员倾斜，允许存在合理的收入差距，但要防止收入差距过大。医院应细化绩效考核制度，对工作效率、医疗服务质量、管

8

理效能等全面考核，明确分配绩效考核指标。医院绩效考核应与奖惩挂钩，对医护人员工作业绩和其他具体行为采取适当奖励和惩罚，形成科学合理的激励与约束兼顾的薪酬制度，以全面提高广大干部职工承担内部控制责任的积极性，保证内部控制工作的有效运行。

4. 风险评估方面　风险评估是医院及时识别、系统分析各类活动中与实现内部控制目标相关的风险，合理确定风险应对策略。医院开展风险评估应当成立风险评估工作小组，通常由医院分管财务工作的领导（总会计师）担任组长。为及时发现风险，医院应当建立风险定期评估机制，对医院存在的风险进行全面、系统和客观评估。风险评估至少每年进行一次，外部环境、经济活动或管理要求等发生重大变化的，应及时对风险进行重估。风险评估结果应当形成书面报告并及时提交单位领导班子，作为完善内部控制的依据。

8

（二）业务层面内部控制建设

1. 预算管理方面　预算管理是医院业务层面工作的重中之重，涵盖医院运营的方方面面，所涉风险对医院目标的影响显著，这就突出了与之相关的内部控制重要性。医院部署预算管理工作应结合单位实际情况建立完善的预算管理制度与流程，保证在预算编制、执行、评价等方面有章可循。在预算编制方面，应当制定实施包括预算草案编报、批复和下达在内的政策和程序；在预算执行方面，应当制定实施预算相关指标责任、执行分析、执行监督、动态调整与审批等政策和程序；在预算评价方面，应当制定实施决算编制、决算审批、预算考核与评价等政策和程序。

2. 收支管理方面　收入和支出是医院经济活动的主要体现，收支管理方面的内部控制对于管控医院经济活动风险是必不可少的。因为实行收支两条线管理，医院收支内部控制也是分开操作的。医院收入方面内部控制的重点是合理保证收入合法合规、公开透明、核算规范。医院应制定政策与程序以保证对国家和地方各项有关法律法规的遵循,保证每一笔收入均合法合规;医院应切实履行收费公示义务,保证每一笔收入均公开透明;医院应制定符合财务相关制度的政策与程序保证将收入如实规范核算,保证财务信息真实可靠;医院应针对收入控制建立财务、审计、物价、收费、住院等部门之间的监督制约机制。医院支出方面内部控制关键点是在支出预算控制的基础上建立支出岗位控制、支出程序控制。所有支出业务建立岗位责任制,实行职能分工控制,合理设置岗位,明确与支出相关部门和岗位的职责、权限,加强制约和监督;健全支出的申请、审批、审核、支付等管理制度,明确支出审批权限,责任和相关控制措施。

3. **资产管理方面** 医院的药品、医用耗材、低值易耗品数量大、品种繁多、出入库频繁,管理好坏体现着医院的内部控制水平。医院需在采购申请、批准、入库、保管、出库、盘点等方面建立政策和程序,确保不相容职责分离,明确相关人员责任,提高药品、医用耗材、低值易耗品等使用效率,避免浪费,节约成本。固定资产和无形资产是医院重要的国有资产,医院应制定政策和程序保证固定资产和无形资产的取得、使用、盘点、维护、折旧摊销、处置符合法律法规的规定,确保不相容职责分离,明确相关人员责任,提高固定资产和无形资产使用效率,避免单位国有资产流失。

4. **政府采购方面** 政府采购是维持医院正常运转的重要经济活动,将与政府采购有关的风险降至可接受的水平离不开内部控制。医院应当制定与政府采购计划、申请、授权审批和验收有关的政策和程序,确保政府采购与医院实际需求相匹配,符合政府部门有关规定,不经授权审批不得开展,确保政府采购过程中不出现欺诈、舞弊等行为。鉴于政府采购价格较高等现实存在的问题,医院应当制定政策与程序用于规范采购方式和流程以及供应商的选择以便在满足医院需求的前提下尽可能地节约资金降低成本。

5. **合同管理方面** 签订合同是医院经济活动中的重

8

要工作，稍有不慎则会给医院带来不同程度的风险，因此制定相关政策和程序来规范在合同订立、履行和归档等方面的工作尤为重要。合同订立方面，医院建立内部控制时应重点关注与履约能力调查、合同内容规范性、合同权利与义务及违约责任界定等有关的政策和程序以降低违约风险保护医院权益不受损害；合同履行方面，医院应重点制定与监控合同履行，解决合同纠纷，合同调整、补充、转让和解除，合同支付程序等有关的政策与程序。合同归档方面，医院至少应制定政策与程序做好合同分类、登记、统计和分析、保管、保密、档案检查等方面的工作。

六、内部控制监督与评价

（一）内部控制现状

以上介绍了构建精神专科医院内部控制体系的关键方面，然而在内部控制工作实践中尚存在一系列问题，总结起来对内部控制影响深远和广泛的主要有以下问题：

1. 风险管理机制不完善　目前，多数精神专科医院尚未形成良好的与内部控制有关的风险管理文化。一是未能在全员范围内正确理解内部控制，未能明确全员在内部控制中的职责，导致片面认为内部控制是财务部门或者纪检监察部门的责任而与己无关，正出于此，与医疗服务相关的风险往往被不同程度地忽略；二是在实际工作中缺乏风险评估和相应的风险应对机制，与风险评估相关的管理制度内容浮于表面、难以量化，在执行层面存在很大的障碍。因此，风险管理机制的缺乏导致医院风险管理工作相对滞后。

2. 组织结构不完善　现阶段多数精神专科医院内部控制工作缺乏组织结构顶层设计方面的支撑，没有形成理事会或医院高级管理层直接负责下的内控组织体系，部门层次重叠职责界定不清，部门间牵制力有限，不能保证内控实施的独立性。组织结构对内部控制的影响是深层次的，组织结构缺陷容易导致行为凌驾于内部控制之上使内部控制形同虚设，置医院于未知风险之中。

3. 人事薪酬制度不健全　内部控制工作归结底要靠人，换言之，人事薪酬制度对精神专科医院内部控制影响深远。目前来说，多数精神专科医院人事薪酬制度构建尚未跟上内部控制工作需要，在医德医风、医疗技术、患者医药费用控制、医疗服务质量、成本控制等与内部控制息息相关的重要方面欠缺科学合理的绩效考核体系，没有推行完善的奖惩措施，不能很好地激发员工主观能动性主动承担内部控制责任。

4. 内部审计作用有待加强　一般来说，精神专科医院均已设立内部审计部门，但多数医院内部审计部门规模较小人员数量有限，日常工作被内外审计活动所占据，客观上无法很好地履行内部控制监督评价职责。同时，内部审计部门也未能通过合理途径引起医院高层对内部审计在内部控制中作用的关注和重视。因此，监督评价是精神专科医院内部控制体系中较为薄弱的环节，在监督检查缺失的情况下，内部控制制度设计合理性和执行有效性很难得到保证。

8

与以上问题相对应的对策在上文构建内部控制体系部分已有所体现，与此同时笔者认为加强内部控制监督与评价对解决精神专科医院内部控制现状中的各类问题来说都是不可或缺的。科学的内部控制体系离不开对内部控制本身的监督与评价，那么如何对内部控制是否设计完善执行良好进行监督与评价呢？笔者认为发挥内部审计作用和引入外部服务是重要的有效途径。

（二）发挥内部审计作用

国际先进理念普遍认为现代组织风险有三大防线：第一道防线为具体业务流程，第二道防线是内部控制，第三道防线则为内部审计；另外国际注册内部审计师协会（IIA）明确指出内部审计部门必须评估内部控制的效率和效果，并促进内部控制持续改进，从而协助组织维持有效的控制。综上，医院必须明确内部审计部门在内部控制监督与评价中的地位和作用。内部审计部门应当确保其用于评价内部控制的标准是适用的且与医院整体目标是相匹配的。内部审计部门负责评价内部控制设计的充分性，并负责监督检查内部控制执行情况，确保内部控制设计符合医院发展需要，符合各项法律法规的要求，确保设计良好的内部控制制度的有效执行。

（三）引入内部控制外部评价

外部中介机构兼具专业性和独立性，可以为医院提供独立客观专业的内部控制评价服务。医院可适当聘请外部独立中介机构或相关专业人员，对内部控制制度的建立健全及实施进行评价，并对内部控制中的重大缺陷提出书面报告。医院对评价机构发现的问题和薄弱环节，要采取有效措施，以期改进和完善。

第四节 精神专科医院 总会计师制度实践

8

一、总会计师概述

（一）总会计师基本定义

总会计师，是组织领导本单位的财务管理，成本管理，预算管理，会计核算和会计监督等方面的工作，参与本单位重要经济问题分析和决策的单位行政领导人员，总会计师协助单位主要行政领导人员工作，直接对单位主要行政领导人负责。所以总会计师不是一种专业技术职务，也不是会计机构的负责人或会计主管人员，而是一种行政职务。

（二）医院总会计师制度

1. 医院总会计师的任职条件 结合《总会计师条例》《公立医院领导人员管理暂行办法》等文件中对任职条件的规定，《关于加快推进三级公立医院建立总会计师制度的意见》要求总会计师原则上应当具有大学本科以上文化程度，同时应当满足政治素养、专业素质及工作年限、综合管理能力、身体素质等4方面的要求。

一是政治素养方面，坚持德才兼备，以德为先的标准，要求总会计师坚持"四个意识"，坚持原则、廉洁奉公、诚实守信、客观公正。二是专业素质及工作年限方面，总会计师工作以经济管理为核心，同时涉及医院运营的方方面面，以学科带头人的标准，要求总会计师熟悉财经法规，精通会计、财务、审计、金融、税法等专业知识。同时要求具备下列条件之一：

（1）具备财经类高级专业技术资格，或者具有注册会计师资格并从事财务会计工作5年以上（对财经类高级专业技术资格人员未做工作年限要求，主要考虑高级专业技术资格考试本身有工作年限要求；对具有注册会计师资格的人员要求从事财务会计工作5年以上，主要考虑注册会计师考试没有工作年限要求，总会计师作为医院的高级管理岗位，需要一定的工作经验）。

（2）具有会计师任职资格的，要求主管一个单位或者单位内一个重要方面财务会计工作的时间不少于3年。

（3）从事财务、会计、审计、资产等管理工作不少于15年，担任经济管理部门主要领导职务3年以上。《关于加快推进三级公立医院建立总会计师制度的意见》对具备不同资格人员设置了相适应的条件，使相关人员能够参加总会计师选拔。三是综合管理能力方面，要求具备深厚的医疗卫生计生行业知识和过硬的组织领导、决策、创新及管理能力。四是要求身体健康，能够胜任总会计师工作，并符合有关法律法规和行业主管部门规定的其他任职资格要求。

2. 医院总会计师的职责和权限　总会计师具体职责包括三个方面。一是负责组织本医院贯彻执行国家有关法律法规，遵守财经纪律，加强财务管理和监督，保护国家财产。具体包括建立健全制度、进行财务管理、编制执行预算及财务收支计划等、开展会计核算、强化经济分析、加强资产管理和内部审计。二是对医院的运

8

营管理、业务发展、基本建设以及资本运营等重大事项发挥监督和决策支撑作用。具体包括参与医院战略规划、重大财经管理活动的分析决策等，参与重大经济合同和经济协议的研究、审查，参与新业务开展、技术创新、科技研究、服务价格、工资福利等方案的制定。考虑到总会计师属于院领导的职能定位，将总会计师的职能范围延伸到负责医院的整体运营管理，而非局限在经济管理方面。三是承办院长交办的其他工作。

为确保总会计师能够有效履行职责，必须赋予总会计师相应权限，达到权责利的统一。权限的明确是总会计师履行医院经济与运营管理职责的重要保障，也对约束和激励总会计师提供了依据。《关于加快推进三级公立医院建立总会计师制度的意见》明确总会计师的权限主要有八个方面：一是组织医院各职能部门开展经济核算、财务管理相关工作；二是签署医院预决算、财务收支计划、财务报告等；三是联签重大或特定经济活动事项；四是会签涉及财务收支的经济合同或协议；五是对医院财会机构设置和会计人员配备等提出方案和建议；六是参与拟定医院年度运营目标、中长期发展规划等；七是对医院经济决策以及经济运行进行监督；八是对违反法律法规、规章制度和有可能在经济上造成损失、浪费以及涉嫌非法集资的行为进行制止或纠正。

3. 医院总会计师的奖惩　建立考评奖惩机制，发挥奖惩的激励和约束作用，对于推动总会计师树立正确的价值观，督促总会计师勇担职责、敢于作为、无私奉献，防范总会计师失职失误等具有重要作用。参照《总会计师条例》《公立医院领导人员管理暂行办法》相关规定，结合实际，《关于加快推进三级公立医院建立总会计师制度的意见》规定总会计师奖励情形以日常管理为基础，突出工作实绩和社会效益，同时将党建工作纳入考评范围。具体来说，出现如下五种情况之一的，依照国家有关规定给予总会计师奖励：一是提高财务管理水平和经济效益；二是在组织经济核算、控制成本费用、提高资金使用效益等方面取得显著成绩；三是在抵制违法行为，保护国家财产方面有突出贡献；四是在廉政建设方面有突出成绩；五是其他方面有突出成绩的。

《关于加快推进三级公立医院建立总会计师制度的意见》规定的总会计师惩罚情形以法律法规为红线、以勤勉尽责为基础、以医院和国家利益为根本。具体来说，出现如下五种情况之一的，应当区别情节轻重，依照国家有关规定给予总会计师处分或处罚：一是违反法律法规、财政制度，造成财会工作严重混乱；二是对损害国家利益的行为，不抵制、不制止、不报告，致使国家利益遭受损失；三是职责范围内发生严重失误或者由于玩忽职守，致使医院或者国家利益受损的；四是以权谋私，弄虚作假，徇私舞弊，致使医院或者国家利益遭受损失，或者造成恶劣影响的；五是其他渎职行为或严重错误。

二、公立医院设置总会计师的必要性

随着医疗卫生制度的改革，越来越多的公立医院开始融入到市场经济的大环境来，医院不仅仅是过去计划经济时代的政府下属事业单位，很多医院都开始不再依靠财政拨款，而是自主经营，自负盈亏，在很大程度上带有私营的性质。这种形势的变化，对于医院的财务工作提出了越来越高的要求。

总会计师制度是财务管理制度的重要组成部分，在医院的财务和会计工作的管理中发挥着重要的作用。总会计师属于高级财务管理人才，可以从宏观上对于医院的财务战略，会计工作以及其他经济活动进行很好的管理和组织，领导医院的会计财务人员做好成本管理，预算管理，会计核算等工作。尤其在我国医疗卫生制度改革不断深化的大背景下，在医院设立总会计师，对于提高医院的市场竞争力，提升医院的经济效益和社会效益都有着非常重要的意义。

通过建立总会计师制度的契机，抓住总会计师制度的核心环节推动并加强医院经济管理职能的转变和管理队伍的建设，重点解决目前医疗机构的医疗费用控制的难题，使医疗费用与社会经济的发展、社保的水平及群众支付能力相适应，并提高医疗机构的经济效益，有利于促进医疗机构内部管理流程的精细化。随着医改的进一步深化，医疗服务价格调整、医保政策变化、分级诊疗制度建立、药品加成政策取消及新的医院薪酬制度等变化，为医院抓住建立总会计师制度的核心环节，整合医院内部管理资源，加强医院经济管理提供了契机。通过加强医院经济管理促进社会医疗成本的合理有效的控制，推动医疗卫生总需求和总供给达到均衡，使医疗资源的分布趋于合理化。

三、总会计师制度的现状及加快完善的建议

（一）医院总会计师制度的现状

众所周知，大中型公立医院实行总会计师制度，对于完善医院财务管理制度、加强财务监督等方面具有重要的现实意义。2010 年财政部、原卫生部联合发布《医院财务制度》，提出"三级医院须设置总会计师"，即从国家宏观政策法规层面明确了"允许做、要求做"。但是，不可否认的是，目前医院总会计师制度的发展仍较为缓慢，实际设置总会计师岗位的医院较少，大多医院也未真正考虑到此项人事安排，总会计师不能有效发挥其提高医院竞争力、促进医院持续、健康、跨越式发展的作用。

1. 医院领导缺乏财务管理意识，不重视财务管理工作 我国医院的领导大多数是医疗卫生人员出身，他们大都对于财务方面的知识缺乏了解，对于财务工作的重要性比较淡漠，不重视财务管理制度的建设。许多医院的领导对于医院财务方面的工作仅仅停留在对于医院会计账目的管理和记录层面，认为财务控制工作只需要通过会计工作和资金管理就可以很好地完成，财务部门在医院的经营管理中很难发挥主导作用。另外，由于国家对于医院的财务工作的监督和管理仍然是按照行政事业单位的管理办法，主要是以收支两条线为主，按照国库集中管理的办法在实施。因此，医院的领导对于财务工作的重点也就放在对于资金的预算管理和会计工作的规范性方面。随着市场经济的发展和医疗卫生制度的改革，医院的资金来源和支出的渠道越来越多，财务工作的难度和复杂性也越来越大，这种新形势对于医院的财务管理提出了很高的要求。如果不重视财务管理制度的建设，将导致医院财务管理工作的混乱，从而影响医院的经济效益。

2. 医院缺乏新形势下的高级财务会计管理者　我国于 2009 年开始推行新一轮的医疗卫生制度改革，尤其是以医院的改革为重点。根据国家相关的医疗改革方案和规定，对于公立医院管理体制，运行机制和监管体制都提出了很多的改革要求。为了很好地完成上述改革任务，加强医院的财务管理制度改革势在必行。随着医院越来越融入市场经济的大背景中，医院财务管理工作的复杂性也越来越大，其中，对于医院的预算管理和收支管理，成本核算和控制以及会计监督等工作提出了越来越高的要求。然而由于医院长期对于财务管理工作的不重视，导致我国的医院缺乏专业水平比较高的高级财务会计人员，尤其是缺乏新形势下从宏观上对医院的财务，会计等经济活动进行组织和管理的人才。

（二）加快完善医院总会计师制度建议

2010 年，财政部颁布的《医院财务制度》进一步明确指出"三级医院须设置总会计师"，为三级医院设置总会计师提供了法制保障和制度基础。但是从我们的调研和访谈结果中不难看出，推动三级医院设立总会计师还面临着不小的困难，有鉴于此，结合《总会计师条例》以及目前三级医院经济管理现状，提出以下

8

建议：

1. **高度重视总会计师制度建设** 医院设立总会计师是一个工作量巨大的工程，需要联合人事、卫生行政和财政管理等部门共同开展。地区政府部门应重视医院财务管理，勇于开拓，敢于改革，首先结合本地区医院的等级、规模、收入状况等指标下达具有针对性的地方政策法规条文，要求符合条件的医院"必须"建立总会计师制度；《总会计师条例》中"总会计师是单位行政领导成员，协助单位主要行政领导人工作，直接对单位主要行政领导人负责"明确地指出了总会计师的地位。我们在调查中发现，"没有岗位职数""主管单位无要求"成为三级医院没有设立总会计师的最主要原因。由于现在的公立医院是事业单位，具有一定的行政级别，其行政班子领导成员要按照干部管理权限任命、审批。而目前在医院领导班子职数设置中，基本上没有单独的总会计师岗位职数。建议一是逐步改革目前医院领导班子职数配置结构，明确医院总会计师岗位。二是鼓励有条件的医院自行聘任总会计师。

2. **改变管理理念，明确总会计师的权责地位** 各级领导尤其是医院领导要清楚认识到加快建立医院总会计师制度的紧迫性和重要性，明确总会计师在医院管理中的地位和作用。总会计师不是一种专业技术职务，也不是财务会计机构的负责人或主管人员，而是一种行政职务。如果总会计师的设置与公立医院的体制有冲突或需要突破的地方，应该向组织人事部门及时反馈有关意见，获得相关的政策支持或制订合理的替代方案，例如应注意总会计师制度与现行院长负责制等制度的关联与衔接，积极探索合理的人才配备方案。另外，可以采取"以下促上"策略，由医院财务管理部门出面，向医院领导班子提出配备总会计师岗位的具体建议，包括配备总会计师岗位的政策依据、总会计师的作用、任职条件、职责和权限等，医院领导班子应召开院办公会议，研究、讨论该项建议，并向上级组织人事部门呈报有关材料，做到事事主动积极，而不是消极等待上级领导任命或上级管理部门强制推行。

3. 加强总会计师职业技能培养 现代医院对总会计师的专业知识、专业能力要求越来越高。在专业知识方面，要求医院总会计师要具备内控建设、财务分析、财务战略、风险管理、资本运营、法律制度、价值管理、税收筹划、信息系统等方面的专业知识；在专业能力方面，要求医院总会计师要具备交际组织能力、驾驭团队能力、创新变革能力、沟通协调能力、风险管理能力、专业技术能力、决策分析能力和战略规划能力等。而目前医院财务队伍的现状大多是"从学校毕业进医院，工作到一定年限后论资排辈干上财务科处长"，离现代医院对总会计师经济管理的能力、素质要求还有相当的差距。管理培训是医院管理干部完善知识结构和提高实践能力的有效途径，尤其对于没有管理学历背景的医院管理干部，培训是其达到专业化要求的主要途径。因此，我们建议进一步加强总会计师能力素质培养。当前，财政部已进行了多期全国会计领军人才培养，原国家卫计委也从 2014 年启动了卫生计生行业经济管理领军人才的培养，这是国家层面的培养；其次，作为三级医院，从卫生事业改革发展对公立医院的要求，从自身经济管理需要而言，也要从大局、大势出发，有意识地加强单位财务队伍建设，加强对医院总会计师的遴选与培养；第三，作为财务人员也需要自身通过有计划的、连续性、系统性的学习，加强与其职业化相关的财务管理知识和专业能力培训，不断提升业务素质和专业技术能力。

第五节 资产管理优化实践案例

本节以山东×××医院医用物资材料管理模式为例，阐述资产管理优化实例。

一、×××医院医用物资材料管理优化之前

当前医用物资材料,尤其医用卫生材料种类越来越多,用量越来越大,管理也越来越复杂。之前医院对物资材料管理的流程及方式方法为:由物资材料的主管部门根据临床需求,向供应商采购、验收入库后,由临床科室或病区直接领用。财务核算方式大多采用"以领代支"的成本核算模式,即临床病区领用后,财务核算部门直接列入科室病区支出,而不以是否已使用或何时确认收入时间为准。这种"以领代支"的管理模式,未能体现"收支配比"的会计核算原则,同时对物资材料管理由医院层级分散至各临床病区,管理权限分散,管理模式粗放,在医院管理层面仅以列入科室病区支出为唯一的管理手段,不能充分有效的控制此类成本。

鉴于该医院医用物资材料管理存在的问题,在院领导的共同决议下,首先对医用物资材料管理模式进行创新,然后借助绩效管理平台对材料成本控制有效落实来完善医用物资材料管理的方法,以进一步优化医用物资材料的管理。

二、创新医用物资材料管理模式

(一) 借助绩效管理系统对医用物资材料实行分类

按照医用物资材料的使用计费情况分为四大类:第一类是高值耗材,相对低值耗材而言,主要是指单价较高,直接植入人体的医用专用耗材,如植入人体材料、介入材料等;第二类是可收费可计量的卫生材料,即根据医疗收费物价管理规定,可以向患者单独计费,且容易按数量管理的卫生耗材;第三类是可收费不易计量卫生材料,此类卫生材料按医疗收费物价管理规定可以向患者单独计费,但实际管理过程中又不容易按数量管理,如一次性注射(输液)器、医用弹力绷带、止血材料等;第四类是不可收费物资材料,按医疗收费

物价管理规定，这类材料在医疗使用过程中不得单独向患者计费，如医用纱布（垫）、棉签及各种消毒用品等。

在此分类的基础上，全面推行科室"二级库房"管理，完善物资材料管理体系，实现了物资材料管理从"预算、招标、采购、验收入库、领用、按医嘱计费、按计费核减库存"，全过程"唯一码""无缝隙"追溯管理。

（二）根据医用物资材料种类进行分类管理

1. 总体思路　首先按照各科室需求，由物资材料主管部门汇总需求后，提交医院物资材料管理委员会论证通过；二是将物资材料管理委员论证通过的物资材料需求明细表提交医院招标办公室，进行招标确定供应商及中标价格，由物资材料主管部门按照中标产品目录，在医疗物流管理系统中建立中标物资材料的基础信息，包括产品名称、品牌、规格型号、单价、注册证号、生产商、供应商等基础资料，并通过物流管理系统上传至医院收费物价管理部门，由物价管理部门维护卫生材料收费编码，同时经医院医疗保险管理部门核对相应医保管理目录后，方可进入医院使用。

2. 分类管理　按照前面我们分好类的医用物资材料进行管理。

（1）医用高值耗材管理：医用高值耗材管理（即第一类材料）采用"零库存代销品"管理模式。已维护并进入医院 HIS 系统的高值材料，使用前由物资材料主管部门先行验收入"代销品库"（此库存不增减医院资产），并粘贴院内统一码。科室在使用高值耗材时，根据医嘱可直接扫描院内码计费。计费信息通过 HIS 系统回传物流管理系统，同时完成物流管理系统高值耗材的出、入库管理。月末，由物资材料主管部门按照供应商输出高值耗材本月出、入库数量金额情况，与供应商核对无误后，开据销售发票，补充出入库发票信息资料后，将相关票据及出入库信息传至财务管

8

理部门及会计核算系统，自动进行账务处理，并生成应付账款凭证。高值耗材管理实现 HIS 系统、物流管理系统及财务会计核算系统的链接，通过物流管理系统可随时查询材料在 HIS 系统中的使用情况，如患者信息、收治医生、收治科室等信息。从高值耗材招标采购、物价管理、医保管理、材料验收、患者计费、出（入）库、财务应付账款等管理实现全过程"无缝隙"链接及可追溯管理。

（2）可收费可计量普通卫生材料管理：可收费可计量普通卫生材料实行科室病区"二级库房"管理模式。按护理单元设立多个"二级库房"，此类材料的日常领用管理主要由病区护理人员负责，以护理单元而非按临床科室设立"二级库房"，有效避免"混合病区"护理单元材料领用及核算的管理难题。各护理单元"二级库房"在领用此类材料时，通过物流管理系统进行网上"申领"，物资材料主管部门在审核各"二级库房""申领"信息后，确认一级库房备货，通过网络做"移库"处理，即医院"一级库房"移至各护理单元"二级库房"，不以常规"出库"形式办理。移库至"二级库房"管理的材料，与"一级库房"材料核算方式相同，不列科室病区支出。各护理单元依据医嘱信息，在确认患者已使用此类材料后，方可计费，计费信息同时核减"二级库房"材料，即"二级库房"材料"出库"，财务核算以"二级库房"实际计费出库材料成本为依据，实现"收支配比"核算原则。同时，亦可实现与"高值耗材"管理模式相同的"追溯管理"。

（3）可收费不易计量卫生材料及不收费材料管理：可收费不易计量卫生材料及不收费材料（即第三、四类材料），针对此类材料日常用量较大，单价较低，按数量管理成本过高等特点，可采用成本比例管控法。这类材料主要使用及管理一般均由护理人员负责，材料管理及考核责任由护理单元承担。通过对各护理单元历史材料领用情况、科室医疗业务收入等数据，结合科室病区新技术开展情况及物价等因素，进行初步测算此类材料占医疗收入比重，作为新一年度护理单元控制比例，即可控材料成本比例，日常管理以可控成本比例为核算标准。

（三）借助绩效管理平台落实材料成本控制

实行"院科二级"全过程全方位管理模式，主要采用综合目标管理形式，将医疗质量、科研教学、经济效益效率和科室管理等管理目标，细化成考核指标落实到各科室，各职能管理部门以综合目标管理责任书所签订指标的特点，并结合部门职责，分月度、季度、半年和年度考核，考核结果与科室绩效核算奖金挂钩，并以质量控制简报形式反馈相关科室，便于科室及时整改。

第一类高值耗材在医院材料使用中占比重较大，除了按追溯系统监管外，在科室综合目标管理体系中，设立"百元医疗收入卫生材料支出水平"，赋予一定分值，每月考核，与绩效奖励挂钩。

第二类材料管理责任在护理单元，日常使用护理人员遵医嘱系统，护理人员自主选择权较小，针对此特点，在日常管理中主要采用定期或不定期对护理单元"二级库房"进行盘点。此类材料单价较高，且用量不大，易于按数量管理。在实际盘点过程中，若发现"二级库房"实物盘亏，盘亏数额直接与病区护理绩效挂钩。

第三、四类材料按上年度病区可控材料比例核算，即标准用量之内节约以绩效形式奖励科室病区护理，超出之外由科室病区护理全额承担。此类方式引导科室病区领用人员尽量按实际用量领用材料，避免过去科室病区积压材料，占用医院资金成本。此类管理方式，一定意义上有效控制了医院采购部门的采购价格，督导采购实现"物美价廉"。

8

院长点评——王汝展（山东省精神卫生中心 院长）

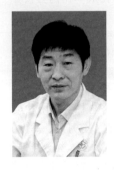

面对当前医用卫生材料种类越来越多、用量越来越大、管理也越来越复杂、传统医用物资材料管理方法仅采用"以领代支"、无法做到"收支配比"的现状，对医用物资进行分类管理，并与科室绩效管理挂钩是一种非常好的创新。医用物资分类管理方式可以做到针对不同材料特点，采用不同的成本管理方式，个性化成本管控，较过去"大收减大支"模式，大大提高了"精准管控力度"；改变了医用物资的管理由过去"院、科"两级分段式管理，实现医院从购入、移库、出库、使用、核算全过程的"闭环式"监管模式。精细化的医用物资成本管理在优化医院收支结构、降低医用耗材成本，降低患者医疗费用。同时还降低了库存资金的占用率、医务人员的工作量，有效规范了物资在医院的流转，提高了医院的管理水平和资金循环利用率。

（郝庆美 邢金水 薛燕丽 杨宏森 孔 颖 范 军）

参考文献

[1] 陈燕暘，张红雁. 医院资产管理中的一些思索. 中国医院管理，2006，26：187-188.

[2] 杨少雄，许海雄. 关于加强医院财务管理的几点看法. 现代医院（医院管理篇），2009，9（10）：122-123.

[3] 高颖. 我国公立医院财务管理研究. 燕山大学，2009.

[4] 张景红. 医院财务管理规范性的新思路. 中国保健营养，2017，04：4.

[5] 戴小喆，郑大喜. 新制度下医院财务管理的职能拓

展与思路创新研究. 医学与社会，2012，25（3）：47-49.

［6］顾凯宏. 浅谈医院设立总会计师的必要性. 中国集体经济，2013，10：127-128.

［7］许军. 医院实行总会计师制度的现状及对策研究. 中国总会计师，2017，1：56-58.

［8］丁丽娜. 三级医院总会计师制度建设. 财经界，2016（9）. 290-291.

［9］郝庆美. 创新医用物资模式，强化材料成本控制. 中国科技博览，2018（43），68.

8

第九章

信息化管理制度

本章要点：作为医院管理的重要组成部分，信息化管理是提高医院管理效能和服务质量的重要措施。本章介绍精神专科医院信息系统标准化和规范化建设现状，探求信息化建设对医疗服务管理、廉洁风险防控等功能方面的开发与利用，促进医院信息化建设与整体布局。案例从信息采集和数据安全角度，介绍医院信息化建设或患者信息安全等方面的实例。

第一节　概　论

随着医改工作的不断深入，医院信息化建设已成为医改的一个重要抓手和切入点，各级政府都十分重视。随着信息技术的发展与应用的拓展，信息化已深入到医院工作的各个层面，成为医院不可或缺的基础建设。虽然经过几十年的不断探索和实践，但医院信息化建设整体情况不容乐观。医院信息化建设存在缺乏整体规划和顶层设计，把信息化建设等同于信息系统建设，医院内部遍布信息孤岛、信息难以互联互通，信息化建设过程中没有进行标准化、许多信息化的流程只是手工流程的翻版等诸多问题。虽然医院信息化建设投入巨大，但由于以上问题的存在，对医院运营数据不能进行有效的利用，无论对医院精细化管理，还是对优化服务流程、提高患者诊疗体验等都没有取得充分的效果。因此需要加强信息化管理制度建设，使得医院信息化工作有章可循。

一、我国医院信息化发展概述

我国在 20 世纪 70 年代开始了计算机在医院业务中的应用，1973 年医科院肿瘤医院成立了计算机室，开展了全国肿瘤疾病死因调查数据统计处理工作；1978 年南京军区总医院引进 DJS-130 小型机开展药品管理工作。

1986 年原卫生部成立计算机领导小组，将医院信息化建设提升到政府主管部门。

1989 年原卫生部在等级医院评审时，提出各医疗机构成立信息部门的要求，极大地促进了医院信息化的发展。

1997 年原卫生部颁布《医院信息系统软件评审管理办法（试行）》，1998 年原卫生部颁布了《医院信息系统（HIS）软件基本功能规范》，详细规定了医院信息系统遵循的数据标准和 16 个基本功能模块。

2002 年原卫生部颁布了《医院信息系统基本功能规范》，医院进入了以收费系统为主要核心的信息化建设阶段。

2010 年原卫生部颁布了《电子病历基本规范（试行）》和《电子病历系统功能规范（试行）》，出台了《电子病历试点工作方案》，极大地促进了我国电子病历系统的发展。2011 年原卫生部颁布了《电子病历系统功能应用水平分级评价方法及标准（试行）》（2018 年，国家卫健委发布了新版），2012 年原卫生部统计信息中心启动"卫生信息互联互通标准化成熟度测试"工作。医院进入了以电子病历系统为核心的信息化建设阶段。

2015 年李克强总理在《政府工作报告》中提出"互联网+"行动计划，国务院办公厅下发《关于印发全国医疗卫生服务体系规划纲要（2015-2020 年）》的通知，要求开展健康中国云服务计划：应用移动互联网、物联

9

网、云计算、可穿戴设备、健康大数据，转变医疗服务模式，提高服务能力和管理水平。

2016年习近平总书记在《"健康中国2030"规划纲要》中提出建设健康信息化服务体系，发挥信息化引领支撑作用，创新医疗卫生服务供给模式，提升医疗服务水平和质量。

2017年国务院办公厅关于《建立现代医院管理制度的指导意见》中提出，建立现代健全信息化管理制度。强化医院信息系统标准化和规范化建设，与医保、预算管理、药品电子监管等系统有效对接。完善医疗服务管理、医疗质量安全、药品耗材管理、绩效考核、财务运行、成本核算、内部审计、廉洁风险防控等功能。加强医院网络和信息安全建设管理，完善患者个人信息保护制度和技术措施。

2018年4月国家卫生健康委员会办公厅颁布了《全国医院信息化建设标准与规范》（试行），明确了医院信息化建设的内容和要求。

二、医院信息化建设概念

医院信息化建设是医院利用信息技术实施医院管理、优化业务流程的过程。

医院信息化建设并不是简单地部署几个信息系统，而是一个完整体系建设，包括信息化建设的规划制定；医院信息化管理机构设置、人员配备、职能定位；数据中心机房、服务器、交换机、网络综合布线等基础设施的建设；PC、打印机、扫描仪、PDA（personal digital assistant）等终端硬件设备的配备；信息集成平台、医疗应用系统、患者应用系统、医院管理系统等软件配置；信息系统及数据安全体系建设和运维管理等一系列任务；最后还要对数据进行挖掘和利用。

针对这一系列的任务都应当建立相应的管理规章制度。

第二节　精神专科医院
信息化建设与布局

广义上讲，这部分也应该属于医院信息化管理制度的一部分，但由于建设与布局是长期的过程，所以单列进行阐述。

一、医院信息化建设的目标和任务

（一）医院信息化建设的目标

医院信息化建设的目标是围绕医院整体的战略目标而形成的，最终的目的是实现数字化医院和智慧医院。在总目标的指导下，还有一系列具体目标，如互联互通等级测评、电子病历功能评级、HIMSS 评级、信息安全等级保护测评等。

（二）医院信息化建设的任务

建设任务是为了达成建设目标而需要完成的工作，需要全院各部门的配合。

一是标准化，医院信息化建设始终伴随着医疗服务流程的重建和改造，伴随着医院管理的标准化，绝不能成为手工流程的翻版。二是医疗服务的闭环管理，这个需要多个业务部门和相应业务管理部门的联合工作。三是信息集成平台建设，要实现精细化管理，所有的数据和流程都需要建立在严密完整的信息集成平台上，才能通过统一化、规范化的数据保证精细化管理的有效性。

二、医院信息化组织机构建设

医院信息细化管理的组织体系是医院信息化建设的组织保障。医院应根据相关的要求，结合医院规模和医院实际情况，建立与之相适应的、运行有效的组织管理体系。医院信息化建设是一项长期、复杂的系统工程，涉及科室众多。在建设过程中，技术问题是次要的，主要的风险来自医院业务流程的再造、与信息化建设相适

9

应的职能和岗位的调整、人为因素所造成的使用效率及准确性等管理问题。因此，医院应成立医院信息化建设领导小组或信息化建设委员会，由"一把手"院长担任组长，所有院领导任副组长，所有职能科室和临床、医技、后勤等科室主要负责人为组员的领导机构。机构的日常办公室设在信息中心，以贯彻执行领导小组拟定的各项任务。

（一）医院信息化建设领导小组主要职责

1. 贯彻落实各级政府、各级卫生行政部门医院信息化工作的方针、政策，领导全院的信息化建设工作。

2. 进行顶层设计，制定医院信息化建设的远景目标和战略规划。

3. 批准医院信息化建设的五年规划和年度计划。

4. 批准医院信息化建设的年度预算。

5. 审定医院信息化建设的有关规范、制度和技术标准。

6. 协调和解决医院信息化建设中的重大问题和事项。

（二）信息中心主要职责

1. 在医院信息化工作领导小组的领导下，负责与上级主管部门、医院其他平行部门的日常工作联系。

2. 负责制定并落实五年规划和年度计划。

3. 编制医院信息化建设年度预算。

4. 建立健全各项规章制度、流程、预案等。

5. 制定并实施各类信息规范和标准。

6. 建设、管理和维护医院信息系统，处理应急事件。

7. 采集、整理、分析医院信息资源。

8. 承担信息化领导小组交办的其他工作。

三、医院信息化建设规划和方案制定

医院信息化建设是利用信息技术协助医院进行管理，是医院的一项重大基础建设。其特点是建设周期长、投资大、涉及医院的方方面面。如果没有一个整体的规划，建设出来的信息系统必将是各自为政、信息不能流通共享，还会出现大量的重复建设。因此，要基于医院的整体战略规划，结合医院的实际情况，包括信息化的基础条件、业务需求、资金情况等综合因素，制定切实可行的目标（包括总体目标和阶段性目标），分步骤逐步实施。在实施过程中根据信息技术发展情况做适当调整，那种等信息技术发展成熟后再加大投入、一步到位的想法是错误的。

制定医院信息化建设规划方案，是一个严密、谨慎的过程。包括从规划立项、成立规划小组、市场及医院现况调研、规划编写、专家论证并在院长办公会审议等一系列阶段，切忌拍脑袋决策。

医院信息中心根据规划，制定信息化建设方案。要根据有关软件的功能，结合医院的具体条件和业务需求，制定可行的实施步骤。如果信息中心技术力量薄弱，也可以借助厂家和社会专业机构制定实施，但是切不可完全拿厂家的技术方案作为医院的信息化建设方案。

9

四、医院信息化的布局工具——顶层设计

如何落实医院信息化建设的规划，使得医院的信息化建设能够做到互联互通，就需要一个系统工程的方案，"顶层设计"就是这样的一种工作方法。顶层设计本来是一个工程学术语，其在工程学中的本义是统筹考虑项目各层次和各要素，追根溯源，统览全局，在最高层次上寻求问题的解决之道。

"顶层设计"在中共中央关于"十二五"规划的建议中首次出现，正成为中国新的政治名词。顶层设计是运用系统论的方法，从全局的角度，对某项任务或者某个项目的各方面、各层次、各要素统筹规划，以集中有效资源，高效快捷地实现目标。

医院在进行信息化建设顶层设计时要考虑两方面架构：一是业务架构，二是信息技术架构。业务架构指的

是医院实际运行过程中的组织形式，包括医院的组织关系、人财物等要素、业务流程、规章制度等；信息技术架构就是对医院运行的业务架构进行数据化支撑、记录，包括信息系统基础架构、数据架构和应用系统架构。业务架构和信息系统架构相辅相成、互相制约，实现医院的良好运行。

（一）信息化建设顶层设计的核心

信息化建设的核心是数据。医院的数据可以分为三类：第一类是基础数据，也就是数据字典。是医院的人、财、物等基本信息的数字表达，设计时一定要按照国家标准、行业标准、地方标准等进行标准化；第二类是业务数据，是医院运行的中间结果和最终结果数据。设计时要按照医院管理和科研等的要求，对数据进行存储；第三类是决策数据，也就是通过商务智能（business intelligence，BI），根据医院的管理需要，对现有的业务数据进行有效的抽取、清洗、分析整合，快速准确形成的数据集合。

在信息化建设时要系统考虑，特别是业务数据，有些中间结果数据如果不在设计时就进行存储，在 BI 分析时将会无法引用，制约决策数据的形成。

（二）信息化建设顶层设计的目标

1. 促进医院的标准化建设　在医院信息化的同时，需要对医院各个流程进行标准化，这也有利于医院的业务和管理建设。

2. 为医院各业务部门提供操作友好的应用系统　为各业务部门提供应用系统是信息化建设的基本需求，应提供简便、易行的应用系统以减轻业务部门的工作负担。

3. 满足医院职能部门的精细化管理数据需求　用数据说话成为现代医院精细化管理的基本要求，对各项工作流程的数据记录，有利于职能部门对业务行为和业务过程进行科学分析，从而进一步优化流程，提升医疗质量和医疗安全。

4. 满足临床、科研等的数据需求。

5. 满足院内、医院之间的互联互通需求　在设计时不仅要考虑院内系统的互联互通，还要考虑与上级有关部门、医联体单位之间的互联互通。

6. 满足云平台、大数据挖掘利用的需求　这个主要是对数据库的结构和数据存储的要求，设计时可以考虑云数据中心架构。

7. 充分保障信息系统及数据安全　要有防火墙、入侵检测、防病毒软件等安全检测及防护系统的设计，有数据库准入、防水坝、安全审计、数据脱敏、数据加密等数据库安全防护措施，以及容灾备份及恢复机制。

（三）信息化建设顶层设计的原则

1. 整体性原则　从战略层面规划医院信息技术架构、确定医院的主索引、各应用系统的接口。

2. 先进性原则　应考虑信息化建设的快速升级换代，在数据管理、技术架构等方面参照国内外的先进技术。

3. 兼容性原则　遵循"松耦合"的设计思想，满足开放性、扩展性和统一性要求，能实现多时代、多厂家的兼容。

4. 时效性原则　按照时间节点的要求，按时完成有关目标。否则就会出现旧的系统还没上就已经过时的情况。

5. 安全性原则　医院信息安全已列入 2018 十大患者安全目标，医院信息系统的安全设计要符合国家有关信息安全等级的要求。

五、基于以电子病历为核心的医院信息平台建设

医院信息平台建设是医院信息化发展到一定水平的必然要求，也是医院互联互通标准化成熟度分级评价的核心内容。一个医院完整的信息系统运行，需要几十个乃至上百个子系统，这些系统在信息化建设过程中在不同时期建成，来源于不同的厂家，基于不同的技术，这

些系统的集成整合往往会逐渐成为制约医院数字化发展的主要障碍。如果以传统的系统间开发数据接口的方式整合，会出现接口众多、系统耦合度高、维护难度大等难题，而且为系统运行的稳定性、安全性、可靠性和运行效率带来巨大隐患，这就需要一个能集成各类应用系统数据交换和协作的平台。原国家卫计委于 2014 年 5 月 30 日发布了《基于电子病历的医院信息平台技术规范（WS/T447—2014）》，规定了医院信息平台的总体技术要求、平台基本功能要求、信息资源规范、交互规范、IT 基础设施规范、安全规范和性能要求等，适用于二、三级医院信息平台的建设，保障了医院信息平台的服务提供。

（一）医院信息平台总体框架

医院信息平台总体框架主要包括基础设施、信息资源中心、医院信息平台服务、基于医院信息平台的应用以及在各层面都需要落实的标准规范和信息安全，如图9-1所示。

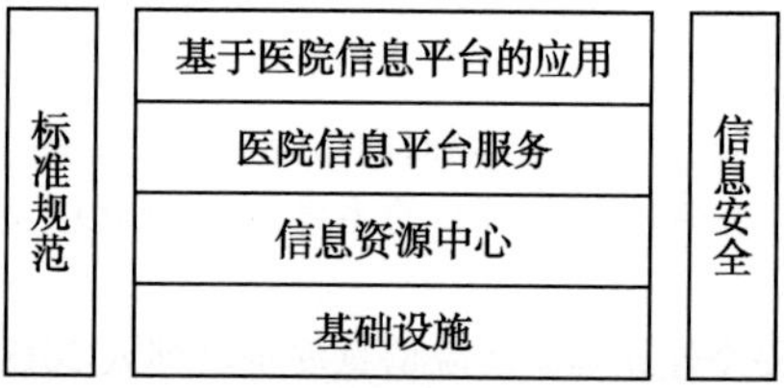

图 9-1 医院信息平台总体框架

（二）医院业务应用系统

1. 临床服务系统　临床服务系统主要包括门急诊挂号系统、门诊医生工作站、分诊管理系统、住院患者入出院系统、住院医生工作站、住院护士工作站、电子化病历书写与管理系统、合理用药管理系统、临床检验系统、医学影像系统、超声/内镜/病理管理系统、手术麻醉管理系统、临床路径管理系统、输血管理系统、重症监护系统、心电管理系统、体检管理系统等。

2. 医疗管理系统　医疗管理系统主要包括门急诊收费系统、住院收费系统、护理管理系统、医务管理系统、院感/传染病管理系统、科研教学管理系统、病案管理系统、医疗保险/新农合接口、职业病管理系统接口、食源性疾病上报系统接口、重性精神疾病上报接口等。

3. 运营管理系统　运营管理系统主要包括人 OA（Office Automation）系统、人力资源管理系统、财务及预算管理系统、药品管理系统、物资供应管理系统绩效管理系统等。

六、智慧医院建设

智慧医疗英文简称"WIT 120"，是最近兴起的专有医疗名词，是一套融合物联网、云计算等技术，以患者数据为中心的医疗服务模式。

从结构上讲，智慧医疗应当由三部分组成，分别为智慧医院系统、区域卫生系统以及家庭健康系统。

1. 智慧医院系统　由数字医院和扩展应用两部分组成。

2. 区域卫生系统　由区域卫生平台和公共卫生系统两部分组成。

3. 家庭健康系统　包括针对行动不便无法送往医院进行救治病患的视讯医疗，对慢性病以及老幼病患远程的照护，对智障、残疾、传染病等特殊人群的健康监测，还包括自动提示用药时间、服用禁忌、剩余药量等的智能服药系统。

从技术角度分析，智慧医疗的概念框架包括基础环境、基础数据库群、软件基础平台及数据交换平台、综合运用及其服务体系、保障体系五个方面。

智慧医院是在智慧医疗概念下对医疗机构的信息化建设。是在"互联网+"的基础上兴起的，目前正处于探索阶段，也是将来的发展方向。

从狭义上来说，智慧医院可以是基于移动设备的掌上医院，在数字化医院建设的基础上，创新性地将现代

9

移动终端作为切入点，将手机的移动便携特性充分应用到就医流程中。

国内已兴起的智慧医院项目总体来说已具备以下功能：手机挂号、智能分诊、门诊叫号；自助取报告单、自助化验单解读、在线医生咨询；医院医生查询、医院周边商户查询、医院地理位置导航、院内科室导航；健康信息查询（每一个患者都可以通过手机应用查看个人曾在医院的历史预约和就诊记录，包括门诊/住院病历、用药历史、治疗情况、相关费用、检查单/检验图文报告、在线问诊记录等）；药物使用、急救流程指导、健康资讯播报等。实现了从身体不适到完成治疗的"一站式"信息服务。

需要注意的是，智慧医院应用要真正落实到具体医院、具体科室、具体医生，将患者与医生点对点的对接起来。

七、信息化与医院精细化管理

9

精细化管理是国家对公立医院改革的要求之一，也是医院自身发展到一定阶段后的必然要求。精细化管理是一种理念，一种文化。它是源于发达国家（日本 20 世纪 50 年代）的一种企业管理理念，它是社会分工的精细化以及服务质量的精细化对现代医院管理的必然要求。

精细化管理是管理者用来调整产品、服务和运营过程的技术方法。它以专业化为前提、技术化为保证、数据化为标准、信息化为手段，把服务提供者的焦点聚集到满足被服务者的需求上，以获得更高效率、更高效益和更强竞争力。"精"就是切中要点，抓住运营管理中的关键环节；"细"就是管理标准的具体量化、考核、督促和执行。在制造企业中，精细化管理涉及企业生产过程的每一个环节，采集生产过程中发生的所有事件，并对物料消耗、设备监控、产品检测进行管控。在医院管理中，对医院管理和医疗服务的各个系统、各个环节发生的所有事情进行管控，没有信息化的支撑是无法完成的。

通过信息化的建设要能达到以下医院精细化管理的内容要求：

1. 诊疗过程精细化　指医疗活动中的每一个行为都要严格按医疗行业的指南和规范要求来完成。对诊疗过程中的各种要求进行标准化并实行信息化闭环管理，减少偏差与偏离度，从而使得医院的各种医疗行为更加规范化和标准化。

2. 管理过程精细化　医院组织内部的管理要形成一个有计划、执行、考核和反馈的过程。让这个管理回路的流程控制过程在整个信息系统中体现出来，就能控制好医院活动整个管理过程，防范可能出现的系统错误和管理漏洞。

3. 经营管理精细化　对医院收支情况的分析、物料进出的闭环管理、设备设施运行分析、医院发展的趋势预测等进行信息化处理，可以避免医院的决策错误和浪费，也可以进行廉洁风险的防控。

第三节　医院信息化评价

一、医院信息化评价概述

医院信息化的建设需要投入大量资金、人力、物力，但信息化的产出却并不明显，这也成为制约医院信息化发展的一个因素。对医院的信息化建设给出一个全面、客观、量化的评价是行业内追求的一个目标，但评价的需求和评价的方法又随着信息技术的发展和应用范围的扩大而不断变化。因此，很难有一种方法能够全面评价医院的信息化程度。

目前对医院的信息化评价主要分为两大类：一类是综合评价，即全面评估医院整体信息化建设的情况。这类评价通常比较宏观地对整个医院的信息化建设理念、人员与设备配备、信息系统功能覆盖范围、系统应用情

9

况、信息化效益等进行全方位的评估。二是专项评价，即针对信息化建设的某个方面、某类系统等进行评估。专项评价往往能够进行比较深入与量化的考察比较，形成比较细致的评估结果。如电子病历系统功能应用水平分级评价、HIMSS EMRAM 评级、医院信息系统互联互通标准化成熟度评价、信息安全评价等。

二、电子病历系统功能应用水平分级评价

原卫生部 2011 年制定的《电子病历系统功能应用水平分级评价方法及标准（试行）》是评估医院电子病历建设水平的一个重要工具。2018 年进行了修订，截至完稿时国家卫健委官网尚未发布，本节依据 2018 年《电子病历系统功能应用水平分级评价方法及标准（讨论稿）》进行撰写。

（一）评级分级

电子病历系统应用水平划分为 0~8 级共 9 个等级。每一等级的标准包括电子病历系统局部的要求和整体信息系统的要求。

0 级：未形成电子病历系统。

局部要求：无。医疗过程中的信息由手工处理，未使用计算机系统。

整体要求：全院范围内使用计算机系统进行信息处理的业务少于 3 个。

1 级：独立医疗信息系统建立。

局部要求：使用计算机系统处理医疗业务数据，所使用的软件系统可以是通用或专用软件，可以是单机版独立运行的系统。

整体要求：住院医嘱、检查、住院药品的信息处理使用计算机系统，并能够通过移动存储设备、复制文件等方式将数据导出供后续应用处理。

2 级：医疗信息部门内部交换。

局部要求：在医疗业务部门建立了内部共享的信息处理系统，业务信息可以通过网络或介质交换在部门内

部共享并进行处理。

整体要求：

（1）住院、检查、检验、住院药品等至少三个以上部门的医疗信息能够通过联网的计算机完成本级局部要求的信息处理功能，但各部门之间可未形成数据交换系统，或者部门间数据交换需要手工操作。

（2）部门内有统一的医疗数据字典。

3级：部门间数据交换。

局部要求：医疗业务部之间门可通过网络传送数据，并采用任何方式（如界面集成、调用信息系统数据等）获得部门外数字化数据信息。本部门系统的数据可供其他部门共享。信息系统具有依据基础字典内容进行核对检查功能。

整体要求：

（1）实现医嘱、检查、检验、住院药品、门诊药品、护理至少两类医疗信息跨部门的数据共享。

（2）有跨部门统一的医疗数据字典。

4级：全院信息共享，初级医疗决策支持。

1. 局部要求：通过数据接口方式实现所有系统（如HIS、LIS等系统）的数据交换。住院系统具备提供至少1项基于基础字典与系统数据关联的检查功能。

2. 整体要求：

（1）实现患者就医全流程信息（包括用药、检查、检验、护理、治疗、手术等处理）的信息在全院范围内安全共享。

（2）实现药品配伍、相互作用自动审核，合理用药监测等功能。

5级：统一数据管理，中级医疗决策支持。

局部要求：各部门能够利用全院统一的集成信息和知识库，提供临床诊疗规范、合理用药、临床路径等统一的知识库，为本部门提供集成展示、决策支持的功能。

整体要求：

（1）全院各系统数据能够按统一的临床数据管理机

9

制进行信息集成，并提供跨部门集成展示工具。

（2）具有完备的数据采集智能化工具，支持病历、报告等的结构化、智能化书写。

（3）基于集成的患者信息，利用知识库实现决策支持服务，并能够为临床科研工作提供数据挖掘功能。

6级：全流程医疗数据闭环管理，高级医疗决策支持。

局部要求：各个医疗业务项目均具备过程数据采集、记录与共享功能。能够展现全流程状态。能够依据知识库对本环节提供实时数据核查、提示与管控功能。

整体要求：

（1）在药疗、检查、检验、治疗、手术、输血、护理等实现全流程数据跟踪与闭环管理。并依据知识库实现全流程实时数据核查与管控。

（2）形成全院级多维度医疗知识库体系（包括症状、体征、检查、检验、诊断、治疗、药物合理使用等相关联的医疗各阶段知识内容），能够提供高级别医疗决策支持。

7级：医疗安全质量管控，区域医疗信息共享。

局部要求：全面利用医疗信息进行本部门医疗安全与质量管控。能够共享患者外部医疗机构的医疗信息进行诊疗联动。

整体要求：

（1）医疗质量监控数据全部来自日常医疗信息系统，重点包括：院感、不良事件、手术等方面质量指标，具有及时的报警、通知、通报体系，能够提供智能化感知与分析工具。

（2）能够将患者病情、检查检验、治疗等信息与外部医疗机构进行双向交换。患者识别、信息安全等问题在信息交换中已解决。能够利用院内外医疗信息进行联动诊疗活动。

（3）患者可通过互联网查询自己的检查、检验结果，获得用药说明信息。

8级：健康信息整合，医疗安全质量持续提升。

局部要求：整合跨机构的医疗、健康记录、体征检测、随访信息用于本部门医疗活动。掌握区域内本部门相关的医疗质量信息，并用于进行本部门医疗安全与质量持续改进。

整体要求：

（1）全面整合医疗、公共卫生、健康监测等信息，完成整合型医疗服务。

（2）对比应用区域医疗质量指标，持续监测与管理本医疗机构的医疗安全与质量水平，不断进行改进。

（二）评价方法

采用定量评分、整体分级的方法，综合评价医疗机构电子病历系统局部功能情况与整体应用水平。

对电子病历系统应用水平分级主要评价以下四个方面：

- 电子病历系统所具备的功能
- 系统有效应用的范围
- 电子病历应用的技术基础环境
- 电子病历系统的数据质量

9

1. 局部功能状态评价。

评价项目：根据《电子病历系统功能规范（试行）》《电子病历应用管理规范（试行）》等规范性文件，确定了医疗工作流程中的 10 个角色，39 个评价项目（表9-1）。

局部功能状态评价方法：就 39 个评价项目分别对电子病历系统功能、有效应用、数据质量三个方面进行评分，将三个得分相乘，得到此评价项目的综合评分。即：单个项目综合评分＝功能评分×有效应用评分×数据质量评分。各项目实际评分相加，即为该医疗机构电子病历系统评价总分。

（1）电子病历系统功能评分：对 39 个评价项目均按照电子病历应用水平 0～8 等级对应的系统局部要求，确定每一个评价项目对应等级的功能要求与评价内容

（评为某一级别必须达到前几级别相应的要求）。根据各医疗机构电子病历系统相应评价项目达到的功能状态，确定该评价项目的得分。

（2）电子病历系统有效应用评分：按照每个评价项目的具体评价内容，分别计算该项目在医疗机构内的实际应用比例，所得比值即为得分，精确到小数点后两位。

（3）电子病历系统数据质量评分：按照每个评分项目中列出的数据质量评价内容，分别评价该项目相关评价数据的质量指数，所得指数为 0~1 之间的数值，精确到小数点后两位。

数据质量评分主要考察数据质量的四个方面：

（1）**数据标准化与一致性**：考察对应评价项目中关键数据项内容与字典数据内容的一致性。以数据字典项目为基准内容值，考察实际数据记录中与基准一致内容所占的比例。一致性系数＝数据记录对应的项目中与字典内容一致的记录数/数据记录项的总记录数。

（2）**数据完整性**：考察对应项目中必填项数据的完整情况，常用项数据的完整情况。必填项是记录电子病历数据时必须有的内容。常用项是电子病历记录用于临床决策支持、质量管理应用时所需要的内容。

以评价项目列出的具体项目清单为基准，考察项目清单所列实际数据记录中空项（或内容少于合理字符）项所占的比例。完整性系数＝（1-项目空值（或内容少于合理字符）记录数）/项目总记录数。对于结构化数据，直接用数据项目的内容进行判断；对于文件数据，可使用文件内容字符数、特定的结构化标记要求内容进行判断。

（3）**数据整合性能**：考察对应项目中的关键项数据与相关项目（或系统）对应项目可否对照或关联。按照列出的两个对应考察项目相关的数据记录中匹配对照项的一致性或可对照性，需要从两个层次评估：是否有对照项；对照项目数据的一致性。数据整合性系数＝对照项可匹配数/项目总记录数。空值（或空格值）作为不可匹配项处理。

（4）数据及时性：考察对应项目中时间相关项完整性、逻辑合理性。

根据列出时间项目清单内容进行判断，主要看时间项是否有数值，按照内容是否符合时间顺序关系。数据及时性系数=数据记录内容符合逻辑关系时间项数量/考察记录时间项目总数量。针对每个项目，需要列出进行考察的时间项目清单以及这些项目之间的时间顺序、时间间隔等逻辑关系。

2. 整体应用水平评价 整体应用水平评价是针对医疗机构电子病历整体应用情况的评估。整体应用水平主要根据局部功能评价的 39 个项目评价结果汇总产生医院的整体电子病历应用水平评价，具体方法是按照总分、基本项目完成情况、选择项目完成情况获得对医疗机构整体的电子病历应用水平评价结果。电子病历系统的整体应用水平按照 9 个等级（0~8 级）进行评价，各个等级与"评价分级"中的要求相对应。当医疗机构的局部评价结果同时满足"电子病历系统整体应用水平分级评价基本要求"所列表中对应某个级别的总分、基本项目、选择项目的要求时，才可以评价医疗机构电子病历应用水平整体达到这个等级（表 9-2），具体定义如下：

（1）电子病历系统评价总分：评价总分即局部评价时各个项目评分的总和，是反映医疗机构电子病历整体应用情况的量化指标。评价总分不应低于该级别要求的最低总分标准。例如，医疗机构电子病历系统要评价为第 3 级水平，则医疗机构电子病历系统评价总分不得小于 85 分。

（2）基本项目完成情况：基本项目是电子病历系统中的关键功能，"电子病历系统应用水平分级评分标准"中列出的各个级别的基本项是医疗机构整体达到该级别所必须实现的功能，且每个基本项目的有效应用范围必

9

须达到 80%以上，数据质量指数在 0.5 以上。例如，医疗机构电子病历系统达到第 3 级，则电子病历系统中列为第 3 等级的 14 个基本项目必须达到或超过第 3 级的功能，且每个基本项目的评分均必须超过 $3×0.8×0.5=1.2$ 分。

3. 选择项目完成情况　考察选择项的目的是保证医疗机构中局部达标的项目数（基本项+选择项）整体上不低于全部项目的 2/3。选择项目的有效应用范围不应低于 50%，数据质量指数在 0.5 以上。例如，医疗机构电子病历系统达到第 3 级，则电子病历系统必须在第 3 等级 25 个选择项目中，至少有 12 个选择项目达到或超过 3 级，且这 12 个选择项目评分均必须超过 $3×0.5×0.5=0.75$ 分。

表 9-1　电子病历系统应用水平分级评价项目

项目序号	工作角色	评价项目	有效应用评价指标	数据质量评价指标
1	一、病房医师	病房医嘱处理	按出院患者人次比例计算	按医嘱记录数据中符合一致性、完整性、整合性、及时性要求数据的比例系数计算
2		病房检验申请	按住院检验项目人次比例计算	按病房检验申请数据中符合一致性、完整性、整合性、及时性要求数据的比例系数计算

续表

项目序号	工作角色	评价项目	有效应用评价指标	数据质量评价指标
3	一、病房医师	病房检验报告	按住院检验项目人次比例计算	按病房检验报告数据中符合一致性、完整性、整合性、及时性要求数据的比例系数计算
4		病房检查申请	按住院检查项目人次比例计算	按病房检查申请数据中符合一致性、完整性、整合性、及时性的比例系数计算
5		病房检查报告	按住院检查项目人次比例计算	按病房检查报告数据中符合一致性、完整性、整合性、及时性要求数据的比例系数计算
6		病房病历记录	按出院患者人次比例计算	按病房病历记录数据中符合一致性、完整性、整合性、及时性要求数据的比例系数计算

9

续表

项目序号	工作角色	评价项目	有效应用评价指标	数据质量评价指标
7	二、病房护士	患者管理与评估	按使用病房比例计算	按护理评估记录、患者流转管理数据一致性、完整性、整合性、及时性的比例系数计算
8		医嘱执行	按使用病房比例计算	按医嘱执行记录数据中符合一致性、完整性、整合性、及时性要求数据的比例系数计算
9		护理记录	按出院患者人次比例计算	按危重患者护理记录、医嘱执行记录数据中符合一致性、完整性、整合性、及时性要求数据的比例系数计算
10	三、门诊医师	处方书写	按门诊处方数计算	按处方记录数据中符合一致性、完整性、整合性、及时性要求数据的比例系数计算

续表

项目序号	工作角色	评价项目	有效应用评价指标	数据质量评价指标
11	三、门诊医师	门诊检验申请	按门诊检验项目人次比例计算	按门诊检验申请数据中符合一致性、完整性、整合性、及时性要求数据的比例系数计算
12		门诊检验报告	按门诊检验项目人次比例计算	按门诊检验报告数据中符合一致性、完整性、整合性、及时性要求数据的比例系数计算
13		门诊检查申请	按门诊检查项目人次比例计算	按门诊检查申请数据中符合一致性、完整性、整合性、及时性要求数据的比例系数计算
14		门诊检查报告	按门诊检查项目人次比例计算	按数门诊检查报告数据中符合一致性、完整性、整合性、及时性要求数据的比例系数计算

9

续表

项目序号	工作角色	评价项目	有效应用评价指标	数据质量评价指标
15	三、门诊医师	门诊病历记录	按门诊人次数计算	按门诊病历记录数据中符合一致性、完整性、整合性、及时性要求数据的比例系数计算
16	四、检查科室	申请与预约	按总检查项目人次比例计算	按检查申请数据中符合一致性、完整性、整合性、及时性要求数据的比例系数计算
17		检查记录	按总检查项目人次比例计算	按检查记录数据中符合一致性、完整性、整合性、及时性要求数据的比例系数计算
18		检查报告	按总检查项目人次比例计算	按检查报告数据中符合一致性、完整性、整合性、及时性要求数据的比例系数计算

续表

项目序号	工作角色	评价项目	有效应用评价指标	数据质量评价指标
19	四、检查科室	检查图像	按有图像结果检查项目比例计算	按检查图像数据中符合一致性、完整性、整合性、及时性要求数据的比例系数计算
20	五、检验处理	标本处理	按总检验项目人次比例计算	按标本记录数据中符合一致性、完整性、整合性、及时性要求数据的比例系数计算
21		检验结果记录	按总检验项目人次比例计算	按检验结果记录数据中符合一致性、完整性、整合性、及时性要求数据的比例系数计算
22		报告生成	按总检验项目人次比例计算	按检验报告数据中符合一致性、完整性、整合性、及时性要求数据的比例系数计算

9

项目序号	工作角色	评价项目	有效应用评价指标	数据质量评价指标
23	六、治疗信息处理	一般治疗记录	按治疗项目人次比例计算	按一般治疗记录数据中符合一致性、完整性、整合性、及时性要求数据的比例系数计算
24		手术预约与登记	按手术台次比例计算	按手术记录数据中符合一致性、完整性、整合性、及时性要求数据的比例系数计算
25		麻醉信息	按手术台次比例计算	按麻醉记录数据中符合一致性、完整性、整合性、及时性要求数据的比例系数计算
26		监护数据	按监护人次比例计算	按监护记录数据中符合一致性、完整性、整合性、及时性要求数据的比例系数计算

9

续表

项目序号	工作角色	评价项目	有效应用评价指标	数据质量评价指标
27	七、医疗保障	血液准备	按输血人次比例计算	按血液记录数据中符合一致性、完整性、整合性、及时性要求数据的比例系数计算
28		配血与用血	按输血人次比例计算	按配血与用血记录数据中符合一致性、完整性、整合性、及时性要求数据的比例系数计算
29		门诊药品调剂	按处方数人次比例计算	按门诊药品调剂记录数据中符合一致性、完整性、整合性、及时性要求数据的比例系数计算
30		病房药品配置	按出院患者人次比例计算	按病房药品配置记录数据中符合一致性、完整性、整合性、及时性要求数据的比例系数计算

9

续表

项目序号	工作角色	评价项目	有效应用评价指标	数据质量评价指标
31	八、病历管理	病历质量控制	按出院患者人次比例计算	按病历质控记录数据中符合一致性、完整性、整合性、及时性要求数据的比例系数计算
32		电子病历文档应用	实现要求的功能	无
33	九、电子病历基础	病历数据存储	实现要求的功能	无
34		电子认证与签名	实现要求的功能	无
35		基础设施与安全管控	实现要求的功能	无
36		系统灾难恢复体系	实现要求的功能	无
37	十、信息利用	临床数据整合	实现要求的功能	按整合的临床医疗数据中符合一致性、完整性、整合性、及时性要求数据的比例系数计算

续表

项目序号	工作角色	评价项目	有效应用评价指标	数据质量评价指标
38	十、信息利用	医疗质量控制	按电子病历系统中产生卫统报表、三级医院等级评审质量指标、专科质控指标等指定项目的比例情况计算	无
39		知识获取及管理	实现要求的功能	无

表9-2 电子病历系统应用水平分级评价基本要求

等级	内容	基本项目数（项）	选择项目数（项）	最低总评分（分）
0级	未形成电子病历系统	—	—	—
1级	独立医疗信息系统建立	5	20/32	28
2级	医疗信息部门内部交换	10	15/27	55
3级	部门间数据交换	14	12/25	85
4级	全院信息共享，初级医疗决策支持	17	9/22	110

9

续表

等级	内容	基本项目数（项）	选择项目数（项）	最低总评分（分）
5级	统一数据管理，中级医疗决策支持	20	6/19	140
6级	全流程医疗数据闭环管理，高级医疗决策支持	21	5/18	170
7级	医疗安全质量管控，区域医疗信息共享	22	4/17	190
8级	健康信息整合，医疗安全质量持续提升	22	4/17	220

注：选择项目中"20/32"表示32个选择项目中需要至少20个项目达标

（三）HIMSS EMRAM评级

1. HIMSS　医疗信息与管理系统学会（Healthcare Information and Management Systems Society，HIMSS）前身为HMSS（Hospital Management Systems Society），于1961年在美国芝加哥成立，随着关注领域的不断拓宽，HMSS改名为HIMSS。HIMSS是一家全球性的、以理念为基础的非营利性组织。目前，在全球拥有52000余名个人会员，600多家企业会员和250多家非营利性合作组织，并在欧洲和亚洲设立有分支机构。

HIMSS及HIMSS大中华区的根本目的是希望通过信息技术的使用以驱动医疗的变革，从而促进医疗流程的优化，最终提高医疗安全和医疗质量，改善患者体验。信息技术的能力和水平，正在越来越多地影响到医院在

9

医疗服务和运营管理方面的能力和水平。HIMSS 评级虽然评的是现代医疗信息技术在医院使用的广泛和深入程度，但是，如果没有先进的管理思维和强劲的领导力，通过 HIMSS 七级也是难以想象的。HIMSS 七级的验证过程十分严谨，在美国也仅有 3% 的医院获得七级认证，美国以外全球有七家医院通过七级认证。HIMSS 评审围绕电子病历系统展开，共有八个等级。个性化医疗、循证医学、循证管理都决定性地依赖于对现代信息技术广泛而深入的使用。

2. HIMSS 大中华区　2014 年，HIMSS 正式设立大中华区，服务范围包括中国大陆、香港和澳门特别行政区，以及台湾地区。各项事务直接向总部负责，根据 HIMSS 的理念，为所属区内的医疗机构、IT 企业、组织机构和专业人士提供 HIMSS EMRAM（HIMSS Electronic Medical Records Adoption Model）评级、咨询、培训、教育、考试认证、会展活动、市场调研和媒体服务。建立 HIMSS 大中华区平台的意义在于帮助增强国内医疗机构与 HIT（HealthCare Information Technology）企业的沟通，充分利用国际标准具备全球可比性的特点，吸收国际 HIT 的经验教训，少走弯路。同时，国内医院参加国际评审也是展现我国技术和管理水平的一种平台。HIMSS 标准评价的不只是技术，还有这些技术在医疗中的实际应用效果，即如何用技术为患者服务，为医疗人员服务。

3. HIMSS 评级　HIMSS 制订了电子病历的分级标准（表9-3），这个分级标准把电子病历成熟度级别分成 0 到 7 级（备注：HIMSS 对电子病历的定义，与中国狭义的电子病历不一样。国内医疗界将医生所填写的部分称为电子病历，但 HIMSS 则将与临床流程相关的所有信息内容，比如患者注册、入院、检验、影像、手术等，全部纳入到电子病历的范围之内）（表9-4）。HIMSS 对医院的信息系统进行评级。HIMSS 评级是一个标准化的评价模型，目前全球范围内超过 8000 家医院接受了 HIMSS 评级。各国、各地的信息化建设固然有一定的当地特色，

9

但是中间的基本规律是共通的。同时，采用 HIMSS 标准化的评价模型也便于国内医院将自己的信息化建设水平与国际水平进行比较，进一步与国际接轨。

表 9-3　HIMSS Analytics EMRAM
（住院急诊）电子病历应用模型

级别	电子病历应用模型累积能力要求
7	全面的电子病历；外部健康信息交换；数据分析能力，治理，灾备，隐私与安全
6	基于技术手段的用药、输血和母乳闭环；风险评估与报告
5	医生文书，含结构化模板；入侵监测、设备保护
4	电子医嘱，含临床决策支持（CDS）功能；护理和辅助科室文书；基本业务连续性
3	护理和辅助科室文书；电子用药记录（eMAR）；基于角色的信息安全
2	临床数据中心（CDR）；内部互操作性；基本信息安全
1	3 个主要医技科室系统全部上线，包括检验科、药房和放射科系统；放射和心脏放射 PACS；非 DICOM 格式影像存储
0	3 个主要医技科室系统部分或全部未上线

住院急诊（HIMSS EMRAM）标准

分级标准具体要求：

0 级：医院 3 个主要医技科室系统部分或全部未上线（检验科、药房和放射科）。

1 级：所有 3 个主要医技科室系统全部上线运行（检验科、药房和放射科）。放射科和心脏放射 PACS 系统全面上线，医生通过内网调阅医学影像，全面取代影像胶片。非 DICOM 格式影像资料以患者为中心方式存储。

2 级：主要临床医技系统具备内部互操作性，并将数据汇入一个临床数据中心（CDR，Clinical Data Repository）或者多个高度整合的数据存储，临床工作者可通过一个统一的用户界面无缝调阅所有医嘱、结果、放射和心脏放射影像。CDR 或多个整合存储包含受控医学字典，利用临床决策支持（CDS，Clinical Decision Support）规则引擎对医嘱进行审核，进行基础性的冲突查验。在本级，文书图像系统数据可接入 CDR。医院具备针对物理接触、合理使用、移动设备安全、加密、杀毒软件、防恶意病毒软件和数据销毁的制度和技术能力。

3 级：50% 以上的护理和辅助科室文书（如生命体征、三测单、护理记录、护理任务、护理计划等）完成实施并接入 CDR（医院确定百分比算法）。急诊科也应具备上述系统功能，但不计入 50% 比例要求。电子用药记录（eMAR，Electronic Medication Administration Record）上线。实现基于角色的系统使用管控。

4 级：50% 以上的医嘱由具有医嘱权限的临床人员使用电子医嘱（computerized provider order entry，CPOE）下达。利用临床决策支持规则引擎为电子医嘱提供基础性的冲突查验，医嘱自动加入护理和 CDR 功能模块。急诊也使用 CPOE，但不计入 50% 比例要求。护理和辅助科室文书上线比例达到 90% 以上（不包括急诊）。有条件的地区，医生可获取国家或地区患者数据库数据，为其临床决策提供支持（如用药、影像、免疫接种、检验结果等）。在发生系统宕机时，临床工作者可获得患者的过敏信息、问题/诊断清单、用药信息和检验结果等。具备网络入侵监测系统，发现可能的网络入侵。为护理提供二级临床决策支持功能，包括循证护理规范（如风险评估分数触发护理任务建议）。

9

5级：全面的医生文书（如病程录、会诊记录、出院小结、问题/诊断清单等）实施并达到全院50%的覆盖率，其中包括结构化模板和离散数据。急诊科也应设施，但不纳入50%比例要求。医院可追溯并报告护理的医嘱完成及时性。具备入侵防御系统，不仅能发现可能的攻击，并能对攻击进行防御。可识别属于医院的移动设备，并对其进行授权进入内网操作，在设备丢失时可对设备进行远程擦除。

6级：采用技术手段实现用药、输血、母乳，以及检验血液标本采集和追溯的闭环流程。上述闭环流程全院覆盖率达到50%以上。急诊也应实现相应的闭环流程，但不计入50%比例要求。利用 eMAR 和必要的技术手段，与 CPOE、药房和检验科系统进行整合，最大限度确保执行流程和结果的安全性。利用更高水平的 CDS功能，进行用药"5个正确"和输血、母乳和检验标本的其他正确性核查。具有至少一例由医生文书触发的、针对临床路径/组套和临床结局的高级 CDS 功能，其形式采用变异和依从性提示（如 VTE 风险评估触发相应的VTE 临床组套建议）。具有移动设备安全制度，并覆盖使用者的个人设备。医院每年开展风险评估，并向其治理单位提交报告，以采取相应措施。

7级：医院不再使用纸质病历开展和管理患者照护，其电子病历系统包含离散数据、文书图像和医学影像。利用数据仓库技术分析临床数据中的趋势，以改进医疗质量、患者安全和诊疗效率。可通过标准化电子交互（即 CCD，Consolidated Clinical Document 综合临床文书）与有权对患者进行诊疗的所有单位和个人共享临床信息，或实现健康信息交换（即同处于数据分享环境中的其他非关联医院、诊所、亚急性诊疗机构、用人单位、支付方和患者）。医院具备本院各诊疗层级（如住院、门诊、急诊和自有或托管诊所）之间的病历小结数据连续性。医生文书和 CPOE 覆盖率达到90%以上（不包括急诊），闭环流程覆盖率达到95%以上（不包括急诊）。

表 9-4　HIMSS Analytics O-EMRAM
（门诊）电子病历应用模型

级别	电子病历应用模型累积能力要求
7	完整的 EMR；对外 HIE，数据分析能力，治理，灾备
6	高级临床决策支持；主动式诊疗管理，结构化消息
5	个人健康档案，在线患者门户
4	CPOE，利用结构化数据实现 EMR 可及性以及内外数据共享
3	电子消息，电子病历完全取代纸质病历，护理和辅助科室文书和临床决策支持
2	初步建立 CDR，包含医嘱和结果数据，诊间使用计算机，院外可调阅结果
1	台式电脑调阅临床信息，非结构化数据，多个数据源，部门间/非正式的消息
0	纸质病历

9

门诊电子病历分级标准要求：The HIMSS Analytics Outpatient Electronic Medical Record Adoption Model^SM（O-EMRAM）

0 级：门诊机构采用纸质病历，没有任何临床内容或参考资料的在线获取手段。

1 级：医生和护士可以只读方式在线调阅参考资料、患者合规信息和外来检验结果。

2 级：开始具备 CDR，且各种来源的诊断检验结果汇入其中。本阶段 CDR 里的数据还可包括患者基本信息、基础护理记录等。

3 级：护士和其他人员在诊间记录病历，包括用药史、生命体征、部分现病史等。医生维护在线的问题清单，并在诊间下达电子医嘱。

4级：医生和其他有权限的医务人员在诊间以电子医嘱形式下达各种医嘱，且医嘱具有临床决策支持功能。医生文书具有结构化模板，且可产生一定的离散数据，驱动决策支持功能。所有检验结果均以结构化形式导入和存储，可用于驱动临床决策支持功能。可向各类外部数据库发送电子报告，如地区或国家疫苗接种数据库、肿瘤注册中心等。

5级：具备患者门户，可调阅检验结果，获取患者宣教内容，与医务人员互动，更新个人信息和过敏信息，申请预约排期等。在本阶段应有一定证据展示，医务人员在开展促进患者参与的活动，并能了解患者人群对患者门户的使用情况。

6级：具备并能展示循证临床路径或套餐等高级临床决策支持功能。具备并能展示健康状况和预防性诊疗提醒功能。有证据和结果数据显示，患者参与项目对相应患者人群的健康水平起到了改善作用。诊疗区域部分医疗设备接入系统。门诊机构维护并利用疾病数据库信息，用于病例管理和改善人群健康。

7级：医院不再使用纸质病历开展和管理患者照护，其电子病历系统包含离散数据、文书图像和医学影像。利用数据仓库技术分析临床数据中的趋势，以改进医疗质量、患者安全和诊疗效率。可通过标准化电子交互（即CCD）与有权对患者进行诊疗的所有单位和个人共享临床信息，或实现健康信息交换（即同处于数据分享环境中的其他非关联医院、诊所、亚急性诊疗机构、用人单位、支付方和患者）。医院具备本院各诊疗层级（如住院、门诊、急诊和自有或托管诊所）之间的病历小结数据连续性。医生文书和CPOE覆盖率达到90%以上（不包括急诊），闭环流程覆盖率达到95%以上（不包括急诊）。

三、医院信息互联互通标准化成熟度分级评价

（一）简述

为规范开展区域（医院）信息互联互通标准化建设，原国家卫计委2017年8月31日颁布了《国家医疗健康信息区域（医院）信息互联互通标准化成熟度测评方案（2017年版）》。

医院信息互联互通标准化成熟度测评（以下简称：医院信息互联互通测评）是互联互通测评的重要组成部分，通过对各医疗机构组织建设的以电子病历和医院信息平台为核心的医院信息化项目进行标准符合性测试以及互联互通实际应用效果的评价，构建了一套科学的、系统的医院信息互联互通成熟度分级评价体系。互联互通测评以卫生信息标准为核心，以信息技术为基础，以第三方测评为手段，促进实现互联互通和信息共享。医院信息互联互通测评旨在促进卫生信息标准的采纳、实施和应用，推进医疗卫生服务与管理系统的标准化建设，促进业务协同，为医疗卫生机构之间标准化互联互通和信息共享提供技术保障。

9

（二）评价分级

医院信息互联互通测评的项目应用评价分为七个等级，由低到高依次为一级、二级、三级、四级乙等、四级甲等、五级乙等、五级甲等（表9-5），每个等级的要求由低到高逐级覆盖累加，即较高等级包含较低等级的全部要求。

表9-5　医院信息互联互通标准化成熟度分级方案

等级	分级要求
一级	部署医院信息管理系统，住院部分电子病历数据符合国家标准
二级	部署医院信息管理系统，门（急）诊部分电子病历数据符合国家标准

续表

等级	分级要求
三级	初步建成医院信息集成系统或平台，实现电子病历数据整合； 建成独立的电子病历共享文档库，住院部分电子病历共享文档符合国家标准；实现符合标准要求的电子病历档案服务； 集成系统或平台上的应用功能（公众服务应用、医疗服务应用、卫生管理应用）数量不少于6个； 连通的业务系统（临床服务系统、医疗管理系统、运营管理系统）数量不少于6个； 联通的外部机构数量不少于2个
四级乙等	初步建成基于电子病历的医院信息平台； 建成基于平台的电子病历共享文档库，门（急）诊部分电子病历共享文档符合国家标准； 平台实现符合标准要求的注册服务以及与上级平台的基础交互服务； 平台上的应用功能（公众服务应用、医疗服务应用、卫生管理应用）数量不少于13个； 连通的业务系统（临床服务系统、医疗管理系统、运营管理系统）数量不少于15个； 联通的外部机构数量不少于3个
四级甲等	建成较完善的基于电子病历的医院信息平台； 建成基于平台的独立临床信息数据库； 平台实现符合标准要求的电子病历整合服务、就诊信息查询及接收服务，基本支持医疗机构内部标准化的要求； 连通的业务系统（临床服务系统、医疗管理系统、运营管理系统）数量不少于24个； 联通的外部机构数量不少于4个

9

续表

等级	分级要求
五级乙等	法定医学报告及健康体检部分共享文档符合国家标准； 平台实现符合标准要求的术语和字典注册、与上级平台交互的共享文档检索及获取服务； 平台实现院内术语和字典的统一，实现与上级平台共享文档形式的交互； 平台上的应用功能（公众服务应用、医疗服务应用、卫生管理应用）数量不少于 15 个； 平台初步实现与上级信息平台的互联互通；联通的外部机构数量不少于 5 个
五级甲等	平台实现符合标准要求的与上级交互的术语和字典调用及映射服务、预约安排及预约服务； 通过医院信息平台能够与上级平台进行丰富的交互，实现医院与上级术语和字典的统一； 平台实现丰富的跨机构的业务协同和互联互通应用； 联通的外部机构数量不少于 6 个

9

一级是对采纳、应用电子病历数据标准的基本要求，医疗机构的住院电子病历数据应符合标准中对数据元属性的要求。

二级是在满足一级要求的基础上，增加了对门（急）诊电子病历数据的要求，电子病历数据完全符合标准要求，逐步提高对电子病历数据标准的采纳、应用水平，为规范电子病历数据的传输和共享提供标准数据。

三级是在满足二级要求的基础上，住院电子病历共享文档符合标准，从单纯的"数据"维度测评扩展为包括共享文档、医院信息平台交互服务、医院信息平台建设、平台基础设施建设和实际应用效果的"多维度"测评，是从数据采集到数据应用的进一步规范，初步实现医院信息集成系统或平台，实现电子病历数据整合。

四级乙等是在满足三级要求的基础上，门（急）诊电子病历共享文档符合标准，初步建成基于电子病历的医院信息平台和电子病历共享文档库，且注册服务、与上级平台的基础交互服务符合标准要求，并进一步规范了医院信息平台建设、平台基础设施建设和实际应用效果等内容。

四级甲等是在满足四级乙等要求的基础上，建成较完善的基于电子病历的医院信息平台和基于平台的独立临床信息数据库，平台服务基本支持医疗机构内部标准化的要求，平台上的应用、平台内、外联通的业务系统数量符合标准要求。

五级乙等是在满足四级甲等要求的基础上，法定医学报告及健康体检共享文档符合标准，平台实现院内术语和字典的统一以及与上级平台共享文档形式的交互，满足院内业务协同和管理决策支持，医院信息平台的性能满足接入上级信息平台的要求，初步实现与上级信息平台的互联互通。

五级甲等是在满足五级乙等要求的基础上，医院信息平台实现与上级信息平台进行丰富的交互且医院信息平台的交互服务完全满足医疗机构内部标准化的要求，医院与上级平台实现术语和字典的统一，实现跨机构的业务协同和互联互通应用。

（三）等级评定

医院信息互联互通标准化成熟度的评级主要由等级分数决定，分数反映了医院信息互联互通的标准化成熟度，体现了等级差异。

《医院信息互联互通标准化成熟度测评指标体系》中规定的每个指标均有其权重分值，满足其对应要求则得到相应分值，不满足相应要求则不得分。

对于定量指标，根据实验室测试报告的测试结果对每个指标进行评分；现场查验时抽测定量指标，如抽测不通过，该指标最终不得分。

对于定性指标，需对所有定性指标进行评审并给出相应得分。专家组每位成员分别对每个定性指标进行评分后，由检测机构进行结果汇总。结果汇总原则为：对于专家文件审查时已确认和现场查验时的指标，均根据奇数专家组中半数以上专家给出的得分为该指标得分。最终汇总专家文件审查指标得分和现场查验指标得分，得出每个定性指标的得分。

医院信息互联互通测评的得分包括两部分：等级分和可选分。等级分由当前所在等级和高1级指标的汇总得分组成；可选分由高2级及以上得分和性能指标的汇总得分组成。当前所在等级是指所有等级指标全部满足的最高等级，例如：测评指标中，所有三级要求指标全部得分，四级乙等指标部分得分，则当前所在等级为三级。

汇总测评指标的等级分和可选分后，由等级分判定卫生机构所在的测评等级。三级等级分区间在60~69.99分之间，四级乙等等级分在70~79.99分之间，四级甲等等级分在80~89.99分之间，五级乙等等级分在90~94.99分之间，五级甲等等级分在95~100分之间。

《医院信息互联互通标准化成熟度测评指标体系》中每部分的最低等级分要求如表9-6所示。

表9-6　测评内容的指标达标要求

	一级	二级	三级	四级乙等	四级甲等	五级乙等	五级甲等
2.1 数据标准建设情况（满分15分）	10分	15分	15分	15分	15分	15分	15分
2.2 共享文档建设情况（满分15分）	—	—	13分	14分	14分	14分	15分

9

续表

	一级	二级	三级	四级乙等	四级甲等	五级乙等	五级甲等
3.1 平台技术架构（满分10分）	—	—	6分	7分	8分	9.9分	10分
3.2 平台服务功能（满分25分）	—	—	10.5分	13.2分	19.9分	23.8分	25分
3.3 运行性能（满分5分）	—	—	—	—	—	—	—
4.1 硬件基础设施情况（满分5分）	—	—	3分	3.8分	4分	4.9分	5分
4.2 网络及网络安全情况（满分5分）	—	—	3.6分	4.4分	4.8分	5分	5分
4.3 信息安全情况（满分2分）	—	—	1.4分	1.6分	1.7分	1.8分	2分
4.4 业务应用系统建设情况（满分3分）	—	—	1.5分	1.9分	2.2分	2.5分	3分
5.1 基于平台的业务应用建设情况（满分9分）	—	—	5分	7分	7分	8.4分	9分

9

续表

	一级	二级	三级	四级乙等	四级甲等	五级乙等	五级甲等
5.2 平台联通业务范围（满分6分）	—	—	1分	2.1分	3.4分	4.7分	6分
各等级最低等级分（达标分数）	10分	15分	60分	70分	80分	90分	95分

（四）主要测评内容

医院信息互联互通测评分为实验室测试和项目应用评价两个环节，分别针对以电子病历和医院信息平台为核心的医疗机构信息化项目进行标准符合性测试以及互联互通实际应用效果的评价。

实验室测试是指在实验室模拟测试环境下对各医疗机构组织建设的以电子病历和医院信息平台为核心的医疗机构信息化项目中应用的医院信息平台从数据集、共享文档、基本交互服务等方面验证与国家卫生行业标准的符合性。

项目应用评价是指对各医疗机构组织建设的以电子病历和医院信息平台为核心的医疗机构信息化项目的数据集、共享文档、基本交互服务等进行标准符合性测试，以及技术架构、基础设施建设、互联互通应用效果等进行评审；包括：项目文审和现场查验两个阶段。

（五）实验室测试（标准符合性测试）

1. 数据集标准符合性测试方法　采用"黑盒测试"的方法，向测试对象输入测试数据，测试数据经测试对象处理后，输出到测试工具，测试工具进行校验得到测试结果。数据集标准符合性测试，根据 WS445-2014 的要求，对数据类型、表示格式、数据元值及代码等数据元属性的标准化程度进行定量指标测试。

2. 共享文档标准符合性测试方法 采用"黑盒测试"的方法，通过测试工具将测试数据或共享文档输入测评对象和接收测评对象生成共享文档的输出两个方向进行"双向验证"，验证测评对象的电子病历共享文档是否符合标准的要求。具体方式为：

测评对象生成共享文档的输出测试：首先测试工具输入测试数据至测评对象，然后测评对象利用输入的测试数据生成一份电子病历共享文档，将该共享文档输出到测试工具中，测试工具接受该文档后，验证该共享文档是否符合标准的要求。

测评对象共享文档输入测试：测试工具生成正确（或错误）的电子病历共享文档实例，并输入至测评对象，检测测评对象能否准确判断共享文档的正确性，作出正确的响应，包括：解析、保存、注册到文档库等。

共享文档标准符合性测试，根据 WS/T500-2016、WS/T483.2-2016 等标准的要求，对其结构、内容的规范性进行定量指标测试。

3. 交互服务标准符合性测试方法 采用"黑盒测试"方法，将信息平台视为"黑盒"，通过测试工具向测评对象发送服务请求；测评对象处理服务请求并返回处理结果给测试工具；测试工具分析校验返回的结果，判断测评对象是否符合医院信息平台技术规范。

（六）项目应用评价（互联互通实际应用效果评价）

包括定量测试和定性测试两个方面内容

1. 定量测试 现场查验环节的定量指标抽测主要采用定量测试的方式，抽样比例为数据集、共享文档、交互服务测试的申请测评等级指标的 20%。

1）电子病历数据测试方法。根据抽样原则在测评对象中选择样本数据。由测评对象将样本数据按照测试所要求的格式导出，测试工具判断测评对象导出的数据是否符合电子病历数据标准，并打印测试结果。

2）电子病历共享文档测试方法。抽取测评对象中已经存在的电子病历共享文档，提交给测试工具，测试工具执行测试用例，验证共享文档是否符合标准。

3）互联互通服务功能测试方法。采用"黑盒测试"方法，将信息平台视为"黑盒"，通过测试工具向测评对象发送服务请求；测评对象处理服务请求并返回处理结果给测试工具；测试工具分析校验返回的结果，判断测评对象是否符合医院信息平台技术规范。生产环境仅抽测查询、调阅类交互服务功能的测试。

4）平台运行性能测试方法。医院信息平台运行性能测试采用专用性能测试工具、查看日志等方式进行测试，根据专用工具的测试结果，或采用人工验证方法测试的结果，并通过申请机构提供的相关技术文档等对测评指标进行测试。

2. 定性评审 定性评审主要根据指标体系中的定性指标，通过文件审查、现场验证、现场确认和演示答疑等形式对被测系统实际生产环境进行验证测评和打分，根据最终得分确定医院信息互联互通标准化成熟度级别。

定性评审指标主要包括互联互通标准化建设中的技术架构、基础设施建设以及互联互通和创新服务应用效果三部分。

1）技术架构评审。医院信息平台技术架构评审主要采用专家评审的方式进行评价，通过审核相关技术文档、现场讲解答疑等形式对测评指标进行评分。

2）基础设施建设评审。基础设施建设评审主要采用专家评审的方式进行评价，通过审核相关技术文档、现场讲解答疑等形式对测评指标进行评分。

3）互联互通应用效果评审。互联互通应用效果评审主要采用文件审查、现场验证、现场确认和演示答疑等定性审核方法，分别对申请机构提交医院信息平台相关技术文档和实际生产环境，按照相关指标要求由测评专家组确认并打分。

四、信息安全评价

到目前为止，没有专门的卫生信息安全评价体系出台。原卫生部于2011年11月29日发布了《卫生行业信息安全等级保护工作的指导意见》（卫办发〔2011〕85号），卫生行业各单位应当对本单位建设与运营的卫生信息系统进行自查，对未定级、定级不准的信息系统，应当按照《信息安全技术信息系统安全等级保护定级指南》开展定级工作。

国家信息安全等级保护制度将信息安全保护等级分为五级：第一级为自主保护级，第二级为指导保护级，第三级为监督保护级，第四级为强制保护级，第五级为专控保护级。以下重要卫生信息系统安全保护等级原则上不低于第三级：

（1）卫生统计网络直报系统、传染性疾病报告系统、卫生监督信息报告系统、突发公共卫生事件应急指挥信息系统等跨省全国联网运行的信息系统；

（2）国家、省、地市三级卫生信息平台，新农合、卫生监督、妇幼保健等国家级数据中心；

（3）三级甲等医院的核心业务信息系统；

（4）卫健委网站系统；

（5）其他经过信息安全技术专家委员会评定为第三级以上（含第三级）的信息系统。

医院的电子病历系统是三级甲等医院的核心业务信息系统，应当按照《信息安全技术信息系统安全等级保护基本要求》《信息安全技术信息系统等级保护安全设计技术要求》等国家标准，制订信息系统安全等级保护建设整改方案。

第四节　精神专科医院信息化管理制度建设

医院信息化工作的制度建设是医院信息系统安全运行与有效管理的重要保障，规章制度与信息技术、产品等同等重要。

一、人员管理制度

（一）本院人员管理制度

信息中心至少设有主任（副主任）、数据库管理人员、网络管理人员、机房管理人员、数据统计分析人员、系统安全管理员、审核管理员、保密管理员、应用系统运维人员等，最好是制作这几类人员的岗位说明书，制定其职责、岗位要求及履职要求等；至少要制定其岗位职责。

（二）外包服务人员管理制度

随着社会分工的精细化和医院信息系统来源的多极化，医院信息系统的维护往往会由有相应资质的专业公司技术人员负责，医院需要制定相应的制度统一要求、统一管理。

（三）外方人员接待管理制度

信息化建设过程中医院之间的交流沟通是不可避免的，对外方人员的来访接待、信函交流等权限授予应有明确的规定。

9

二、硬件管理制度

（一）信息中心机房管理制度

信息中心机房是医院信息工作的核心部位，要建立机房环境管理、设备维护、设备巡查、消防安全、人员出入等管理制度要求。

（二）信息设备资产管理制度

信息中心（或资产管理部门）应对全院的信息硬件、软件进行登记管理，包括购买、更新、升级、报废等制定相应的管理制度。

（三）信息终端使用管理制度

建立信息终端（PC机、打印机、PDA等移动终端）的使用范围、操作规程、维修保养、培训等制度。

（四）网络设备巡检制度

除信息中心机房外，还有许多的网络设备及线缆

（如光纤、双绞线交换机等）分布在各楼宇弱电间（井）处，应当建立定期巡检、维护保养和安全管理制度。

三、软件管理制度

（一）软件装卸管理制度

软件的装卸可能会导致用户 PC（personal computer）乃至整个网络运行异常，严重时会导致病毒侵入，因此，应当建立有关制度。

（二）应用系统终端用户管理制度

主要是应用系统的培训和权限管理。

（三）远程接入用户管理制度

对局域网内和局域网外的远程接入要有明确的规定。

（四）医院网站及 OA 系统公告通知管理制度

对内、对外公告的审批、发布、删除等要有规定。

四、安全管理制度

（一）信息中心机房消防管理制度

信息中心机房的用电、用火、消防器材的配备等。

（二）信息系统安全管理制度

（三）信息系统防火墙、备份、安全日志（服务器病毒、漏洞定期检测和日志保存制度）、外网的访问控制、网络的主、辅节点访问控制、网线设施、服务器等的安全管理。

（四）信息保密制度

信息系统涉密文件的收发、传阅、存储、销毁，掌握医院信息系统核心技术、核心信息等人员的管理制度。由于精神科患者资料的特殊性，根据《精神卫生法》第四条第二款"有关单位和个人应当对精神障碍患者的姓名、肖像、住址、工作单位、病历资料以及其他可能推断出其身份的信息予以保密；但是，依法履行职责需要公开的除外"的要求，在与上级有关部门联网上传病历时应先取得患者授权，或对数据进行特殊处理。

（五）授权审核管理制度

各应用系统的登录、查询、修改、删除等的权限管理。

（六）数据库安全管理制度

数据库的备份、恢复及访问权限等管理制度。

五、商务管理制度

（一）信息产品采购管理制度

信息产品的申请、采购、安装、验收、维保等制度。

（二）测试、试用产品上线和不上线管理制度

测试产品的引入、不上线数据清除。

（三）产品外包服务管理制度

外包的合同、责任、考核等。

六、应急预案

包括消防应急预案、网络运行事故应急预案、服务器运行事故应急预案等。

第五节　信息采集和数据安全实践案例

案例　南京脑科医院

（一）案例概述

随着社会的发展，信息技术在医疗领域迅猛普及，信息系统几乎覆盖医院运营的各个环节，信息化建设对于医院未来发展至关重要。在新一轮深化医药卫生体制改革的背景下，要求加大医疗卫生行业信息化建设投入，加快新技术新项目的革新。然而专科医院相较于综合性医院，在体量和业务收入等方面均有一定的差距，这在某种程度上也制约了专科医院的信息化建设投入。

南京脑科医院作为江苏省精神卫生中心，始建于1947年，是我国最早的国立神经精神病专科医院，承担

着南京市、江苏省乃至全国神经、精神疾病的医疗、康复、预防、教学、科研、司法鉴定等任务，还承担着相关政府指令性工作及突发应急事件的心理救援等处置任务，在国家重大城市任务和突发公共卫生事件处置中，发挥社会维稳作用。

本节将结合南京脑科医院的信息化建设历程及未来三年信息化建设规划，阐述该院充分利用有限的资金投入，逐步将信息技术应用于医院管理各环节中，探索建立专科医院信息化管理体系。

（二）信息系统的建立和数据采集

1. 传统的单业务系统信息采集　南京脑科医院从1998年开始首建HIS（医院信息管理）系统，从药品药库管理需求延伸至财务收费计费，再到医生、护士工作站，发展至今形成一个庞大的医院综合管理信息系统。该系统建设初期，仅提供单业务系统的信息采集、数据查询及报表展现。

2. 多系统之间的信息调用和数据共享　随着医院信息化进程的推进，逐步建设引进了EMR（电子病历系统）、LIS（检验信息系统）、PACS（影像系统）、手术麻醉系统等主要业务系统，这些系统都需要患者的基本信息、挂号缴费状态等数据，因此各自与HIS之间开发形成了数据接口，可以简单的调用HIS系统数据，避免了临床重复录入，初步实现了多系统之间的数据共享。

3. 多系统高耦合带来的问题　随着医院信息化程度的深入，HIS系统需要为每个新系统量身定制数据接口，开发工作量大，标准难以统一，造成后期接口数据调用失败，查找原因困难，排查解决问题周期长，影响医院业务的正常开展。

另外，高耦合的数据接口大大降低了系统的运行效率，一个涉及多系统的复杂报表查询，可以直接令HIS系统处于瘫痪状态。虽然信息科与HIS开发公司经过对数据库的优化，并将一些复杂查询强制在非工作时间进行，暂时缓解了系统的压力，但显然非长久之计。医院信息系统整体架构的改造已经势在必行。

（三）以电子病历为核心的信息集成平台建设

随着"互联网+""云平台"等相关互联网名词的出现，许多新的技术被运用到了医院的信息化建设上。未来，南京脑科医院将通过建立以电子病历为核心的信息集成平台，实现底层数据的统一化、标准化和互联互通，患者健康管理平台，融合医院临床数据中心交换平台、慢病管理平台以及健康物联接入平台（如智能床、院内PSG 多导睡眠仪、脑电、心电等），在院前、院中、院后均可通过互联网技术进行数据采集、分析及展现，最大程度提升患者的就医体验。具体建设标准如下：

1. 基于行业标准的顶层设计

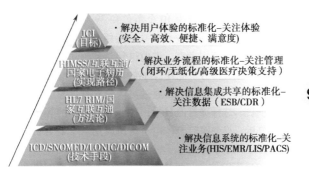

• 以 ICD/SNOMED/LONIC/DICOM 等国际标准为技术手段，解决 HIS/EMR/LIS/PACS/ 手麻重症等信息系统的标准化；

• 以 HL7 RIM/IHE 为方法论，基于 ESB （Enterprise Service Bus，企业服务总线）和 CDR，解决信息集成共享的标准化；

• 以互联互通、电子病历评级、HIMSS 评审作为实现路径，解决业务流程的标准化，实现医护流程的闭环管理、无纸化和高级医疗决策支持；

• 以 JCI 为最高标准，实现安全、高效、便捷的患者就医流程，提升患者满意度，解决用户体验的标准化。

2. 建设标准和规范

（1）电子病历系统应用水平分级评价5级及以上标准：按照国家卫健委2018年4月份发布的最新《电子病历系统功能应用水平分级评价方法及标准（修订征求意见稿）》，目的是使卫生行政管理部门能够掌握和了解医院的电子病历建设和应用情况，引导医疗机构在信息化建设方面朝着实用、注重实效、提高医疗质量和医疗安全的方向发展。目前，国内已经有超过180家医院作为试点而采用该标准进行了评估。

电子病历系统功能应用水平分级评价方法及标准（修订征求意见稿）》是一种侧重于对系统功能和应用质量进行综合评估的方法。该标准是在参考和借鉴了包括HIMSS在内的众多国外标准之后推出的。在该标准中，把医疗过程划分为10个角色和39个考察项目，对每个项目进行0~8共9级的功能等级划分。同时对每个项目进行应用范围考察，进而得到与系统功能和应用质量相关的综合评分。此外，标准中还将这39个项目划分为基本项目、选择项目。通过对医院获得的总分，实现基本项目、选择项目的数量，各个项目达到的等级进行统计分析，得到医院整体电子病历应用水平的评价。该评价体系侧重于评估电子病历系统建设的平衡性。

（2）医院信息互联互通标准化成熟度测评四甲及以上标准：国家卫生健康委医院信息互联互通标准化成熟度测评主要通过对电子病历与医院信息平台标准符合性测试以及互联互通实际应用效果的评价，构建医院信息互联互通成熟度分级评价体系。电子病历与医院信息平台标准符合性测试是针对医疗机构所采用产品的电子病历数据、电子病历共享文档、平台交互服务分别与对应卫生信息标准的符合性测试。互联互通实际应用效果的评价是针对医疗机构内部、医疗机构与上级信息平台之间的应用效果等情况进行评价。

通过开展医院信息互联互通标准化成熟度测评工作，实现的最终目标为：建立起一套科学、系统的卫生信息标准测试评价管理机制，指导和促进卫生信息标准的采纳、应用和实施，推进医疗卫生服务与管理系统的标准化建设，促进实现医疗卫生机构之间标准化互联互通和信息共享。

（3）HIMSS EMRAM 7级标准：HIMSS EMRAM 是一种电子病历应用系统功能评估方法，由 HIMSS 的一个咨询公司 HIMSS ANALYTICS 负责实施。评估侧重于对临床系统的信息处理功能，相关的放射、检验、药房等辅助部门系统功能、临床数据中心 CDR 功能实现等进行评价。根据实现功能的不同将医院电子病历整体应用水平划分为 0~7 共 8 个等级。

EMRAM 为每个等级定义了一个概念和一组指标，当医院的信息系统建设达到相应指标时就通过评分达到对应的等级。总的来说对功能和应用效果评价是 EMRAM 的主要目标，尤其关注通过信息系统的建设是否能够让医护人员有良好的系统用户体验，强调信息在整个医护过程中的流畅性和有效性，强调通过信息化能否提升患者的医疗质量和安全，能否简化和方便患者的就医过程。

（4）其他标准：其他主要依据的规范和标准如下：

1）《病历书写基本规范》（卫医政发〔2010〕11号）。

2）《电子病历应用管理规范（试行）》（国卫办医发〔2017〕8号）。

3）《基于健康档案的区域卫生信息平台建设技术解决方案》。

4）《基于电子病历的医院信息平台建设技术解决方案》。

5）GB/T 22239-2008《信息安全技术信息系统安全等级保护基本要求》。

3. 基于医院信息平台的整体架构设计　按照国际主流的 SOA 架构，采用分布式、多层次和松耦合结构设计了医院信息平台，并以此为核心进行医院整体信息化解决方案的整合，提出了基于医院信息平台的医院整体架构设计，最终形成以不同用户角色的工作台，如：医生工作台、护士工作台、患者服务平台、医院运营平台、临床医技平台、临床辅助平台、医教研管理平台及互联网服务平台等8大平台。

（四）信息系统数据安全管理

医院信息系统数据安全管理可概括为信息系统的硬件、软件及其中的数据受到保护，不因偶然的或者恶意的原因而遭受到破坏、更改、泄露，信息系统连续可靠正常地运行，网络服务不中断。根据医院信息化建设发展的需要，信息系统数据包括三个层次的内容：一是在网络和系统中被采集、传输、处理和存储的对象，如技术文档、存储介质、各种数据等；二是指使用的各种软件；三是安全管理手段的密钥和口令等信息。

1. 总体目标

保密性：信息不泄露给非授权用户、实体或过程，或供其利用。

完整性：数据未经授权不能进行改变，即信息在存储或传输过程中保持不被修改、不被破坏和丢失。

可用性：可被授权实体访问并按需求使用。

可控性：对信息的传播及内容具有控制能力。

可审查性：出现安全问题时提供依据与手段。

2. 安全管理措施

（1）物理硬件安全：机房和场地设施需要满足防水、防火、防静电、防雷击、防辐射、防盗窃等国家标准。人员出入控制，需要根据安全等级和涉密范围，采取必要的技术与行政措施，对人员进入和退出的时间及进入理由进行登记等。网络设备需防止电磁辐射、电磁泄漏和自然老化。对集线器、交换机、网关设备或路由器，需防止受到拒绝服务、访问控制、后门缺陷等威胁。对传输介质需防止电磁干扰、搭线窃听和人为破坏。

（2）网络架构安全：网络拓扑结构设计直接影响到网络系统的安全性。假如在外部和内部网络进行通信时，内部网络的机器安全就会受到威胁，同时也影响在同一网络上的许多其他系统。透过网络传播，还会影响到连上 Internet/Intranet 的其他的网络。因此，我们在设计时有必要将公共服务器（WEB、DNS、EMAIL 等）和外网及内部其他业务网络进行必要的隔离，避免网络结构信息外泄；同时还要对外网的服务请求加以过滤，只允许正常通信的数据包到达相应主机，其他的请求服务在到达主机之前就应该遭到拒绝。

（3）软件系统安全：软件系统主要包括操作系统、数据库系统、应用软件、网络管理软件以及网络协议等。操作系统是整个计算机系统的基石，由于它的安全等级不高，需要提供不同安全等级的保护。对数据库系统，需要加强数据库的安全性，并采用加密技术对数据库中的敏感数据加密。目前使用最广泛的网络通信协议是TCP/IP 协议。由于存在许多安全设计缺陷，常常面临许多威胁。网络管理软件是安全管理的重要组成部分，常用的有：HP 公司的 OpenView，IBM 公司的 NetView，SUN 公司的 NetManager 等，也需要额外的安全措施。

（4）存储介质安全：存储介质的安全对信息系统的恢复、信息的保密、防病毒起着十分关键的作用。对不同类别的存储介质，安全管理要求也不尽相同。对存储介质的安全管理主要考虑存储管理、使用管理、复制和销毁管理、涉密介质的安全管理。技术文档的安全管理。技术文档是系统或网络在设计、开发、运行和维护中所有技术问题的文字描述。技术文档按其内容的涉密程度进行分级管理，一般分为绝密级、机密级、秘密级和公开级。对技术文档的安全管理主要考虑文档的使用、备份、借阅、销毁等方面，需要建立严格的管理制度和相关负责人。

（5）保密设备安全：主要包括保密性能指标的管理、工作状态的管理、保密设备类型、数量、分配、使用者状况的管理、密钥和口令的安全管理。密钥是加密解密算法的关键，密钥管理就是对密钥的生成、检验、分配、保存、使用、注入、更换和销毁等过程所进行的管理。口令是进行设备管理的一种有效手段，对口令的产生、传送、使用、存储、更换均需要有效的管理和控制。

（6）信息系统运行安全：信息系统和网络运行安全主要需关注安全审计和安全恢复两个方面。

安全审计是指对系统或网络运行中有关安全的情况和事件进行记录、分析并采取相应措施的管理活动。目前主要对操作系统及各种关键应用软件进行审计。安全审计工作应该由各级安全机构负责实施管理，安全审计可以采用人工、半自动或自动智能三种方式。人工审计一般通过审计员查看、分析、处理审计记录；半自动审计一般由计算机自动分析处理，再有审计员作出决策和处理；自动智能审计一般由计算机完成分析处理，并借助专家系统作出判断，更能满足不同应用环境的需求。

安全恢复是指网络和信息系统在受到灾难性打击或破坏时，为使网络和信息系统迅速恢复正常，并使损失降低到最小而进行的一系列活动。安全恢复的管理主要包括安全恢复策略的确立、安全恢复计划的制定、安全恢复计划的测试和维护、安全恢复计划的执行。

院长点评——姚辉（南京脑科医院 院长）

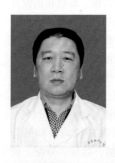

　　在信息化建设方面，专科医院与综合医院并没有本质的区别。信息系统犹如生活中的路网，顺畅、安全才能保证医院正常运行，现代医院运营管理已离不开信息系统。医院信息化是一个漫长的过程，我院从 1998 年开始首建 HIS 系统，到现在几乎所有部门的工作都在各种信息系统的支持下完成。现代医院管理需要大量的数据分析支撑，如何高效、快捷、完整地搜集数据、分析数据是信息化建设过程中必须要考虑的问题。我院在 20 年的医院信息系统建设过程中不断探索，建立了比较完善的数据采集和应用系统。未来我们将继续优化完善信息系统架构，实现医、教、研数据共享，继续发掘大数据及人工智能在专科专病医疗领域中的应用。探索专科医院信息化建设发展，我们永远在路上。

（姚 辉 徐国彬 李晓菲 孙 丰）

参考文献

［1］王韬. 医院信息化建设. 北京：电子工业出版社，2017.
［2］沈崇德 刘海一. 医院信息与评价. 北京：电子工业出版社，2017.

9

第十章

后勤管理制度

本章要点：随着医疗卫生事业的发展和医改的深入，医院后勤管理专业化、现代化的要求也不断提高。本章对医院后勤质量管理体系、制度建设等方面取得的经验进行了探讨和总结，如医院后勤服务社会化及能源管理模式等；重点介绍精神专科医院在基础建设方面的特色，如何在做好消防、安全生产的前提下，充分保障为患者及医务人员服务。结合实际案例，对医院后勤管理工作具体情况进行分析，寻求创新性举措。

第一节 概 论

现代医院后勤管理既是一门实践性很强的应用学科，又是构成医院管理工作的重要支柱，是医疗、教学、科研、预防等工作能够顺利完成的可靠保障，主要担负着管理、保障和服务三项职能。管理范围涉及医院安全、建筑维护、物资供应、设备设施、生活服务、环境卫生等诸多方面。

一、医院后勤保障的内涵

（一）医院后勤保障的发展与演变

改革开放前，我国医疗机构主要是国家投资政府举办，由于经济制约，医院发展缓慢，后勤管理多以粗犷的传统模式为主。党的十一届三中全会之后，在改革开放的新形势下，医疗机构发展迅速，医院建设全面推进，后勤管理改革也应运而生，逐步由传统模式向医院后勤管理服务社会化过渡。截至 2015 年，全国共有医院27 587家，其中公立医院 13 069 个，民营医院 14 518 个。全国卫生人员总数达 1069.4 万人，医疗机构后勤人员为82.3 万名，而为各类医疗机构从事后勤服务的物业人员也有将近一千万人，与卫生人员总数相当。

从事外包服务的公司有几千家。可以看出，医院后勤服务系统规模大、门类多、职责复杂，是医院服务的重要支撑系统，对我国医院现代化建设起到了至关重要作用。党的十九大报告"实施健康中国战略"的提出和《"健康中国2030"规划纲要》的颁布，开启了我国卫生与健康事业发展的新历程。在新的形势下，医院后勤保障要在完善健康服务体系，满足人民群众基本服务需求的基础上转变观念，迎战社会快速变革中人民群众对健康管理多样化、多层次的需求，在大健康产业的新平台上，全面打造现代化医院后勤保障系统，推进后勤改革社会化、管理团队专业化、管理数据信息化、质量管控规范化、物资能源集约化的进程，进一步改善群众的就医体验，切实提升医疗卫生机构的"软""硬"件水平。

10

（二）医院后勤保障工作主要内容

目前我国公立医院的后勤组织架构分为由一个部门统一管理和由多个部门协同管理两种模式，主要内容包括：后勤运行、维修、设备物资管理、房产、基建、膳食、绿化养护、保洁、运送、洗涤、车辆管理和外包服务管理、安保消防等。其职责如下：

1. 负责动力、设备、基建、房产、维修的运转和使用，使其长期处于最佳工作状态；负责每日巡视制度，及时解决一线部门的水、电、暖、设备出现的问题，保证医疗工作正常运转。

2. 完善和制定明确的岗位职责和安全操作规程及技术标准；负责后勤各岗位职工的调配、技术培训和考核工作；检查监督各班组的正常工作，推行服务到位、维修到位、设备保养到位的制度。

3. 加强资产管理，严格报废、更新手续，充分提高设备的使用率和完好率。

4. 配合医院成本核算，做好全院的水、电、设备等审核、登记、统计工作，努力降低成本，为医院运行节约资金。

5. 全面掌握医院的房产、地产情况，按照医院的规划做好基建项目的立项、论证项目标书、审报等有关工作，并组织和参加院内基建项目的招投标和实施工作。

6. 做好与社会各相关部门及周边单位的外联及协调工作。

7. 加强医院的卫生管理，搞好绿化、美化，做好环保、排污、修缮管理工作；负责医疗垃圾的处理工作。

8. 负责对物业、配电室、空压机房、机修室、总机和洗衣房等岗位的管理工作。

9. 兼具消防与安全生产职责，熟悉并认真贯彻执行国家有关锅炉、变电、压力容器、电梯、污水、医疗废弃物等安全管理工作"条例""办法""标准"和"通知"中的具体要求，并做到具体组织落实；负责协助技术管理人员制定锅炉房、变电室、氧气房、电梯、污水、医疗废弃物等部门的各项安全生产管理职责及制度，并每周定期检查各班组安全工作执行情况；及时传达、贯彻、落实安全生产监督和管理部门下达的有关安全生产的文件。定期召开消防安全和安全生产会议，并对不安全隐患做好记录，制定整改措施，逐一落实；对设备存在的重大问题（如隐患、违章指挥、违章操作）及时向上一级领导汇报，对安全生产存在的重大隐患应及时整改；定期听取各主管班组长及技术人员有关安全工作的汇报，对锅炉房、变电室、电梯、氧气、污水等要害部门每周检查并签字记录；检查各班组等要害部门的定期检验、定期检修工作的执行情况；对违章指挥、违章操作、违反劳动纪律的人员进行严肃处理。

10. 严格落实合同管理规定、招投标法律法规，对医院内工程项目进行全程监管，严格执行医院内控并降低项目建设中的流程风险。

11. 负责组织全院医疗仪器设备、器械、卫生材料、物资供应的采购、供应、管理，加强对房屋修建、水电设备器械的维修工作，保证医疗、教学、科研、预防工作顺利进行。

12. 了解、检查各科室对医疗器械设备的需要及使用管理情况，做好合理供应和调配，发现问题及时协调处理。

13. 负责组织有关人员对调入、购入的贵重仪器设备进行验收鉴定工作，组织建立贵重仪器管理和使用制度，督促使用人员、维修人员严格执行操作规程，提高设备使用率。

14. 负责组织清仓查库及医疗设备、物资的鉴定报废、调拨等工作。

15. 负责对医院工作人员进行法制、国家安全、维护社会稳定和治安保卫工作的宣传教育，增强员工的法制观念、政权意识和安全防范意识，预防和减少违法犯罪行为。

16. 负责及时调解处理院内的治安纠纷，维护院内的治安秩序，依据有关规定对扰乱院内秩序的人员进行处理，保障医院职工及患者的人身安全。

二、医院后勤管理发展现状

（一）传统后勤管理模式存在的问题

1. 总体规划缺乏前瞻性　由于传统的医院后勤管理定位不清、目标不明，医院后勤保障系统建设没有得到管理层的重视，导致建院较久的老、旧医疗机构水、电、气等维持医院运行的设施设备配置标准不高，布局分散不科学，造成耐用性差、故障维修率高、且存在耗费值守人力的现状。

2. 运行管理缺乏科学性　由于传统医院后勤保障职

能分散于多个部门，部门负责人考虑问题大多从本部门角度出发，致使医院后勤保障工作被人为的划分。同时，制度规范不完善、管理流程不顺畅、沟通协调不到位、数据分析不及时等综合因素，导致后勤部门服务能力弱化、服务效率低下。

3. 从业人员缺乏专业性　由于传统医院后勤保障从业人员学历、职称水平偏低，技术技能陈旧落后，专业分工不够精细，人力资源结构失衡等因素导致后勤管理的专业人员匮乏，严重制约了医院后勤从业人员的生存和发展。后勤保障工作没有被提高到学科建设的高度来加以重视，进行理论提升和课题研究探讨的氛围不强。

4. 监督管理缺乏规范性　随着后勤服务社会化进程的不断推进，越来越多的社会机构承接了医院后勤管理的服务项目。由于缺乏统一的行业监管标准，对一些技术水平要求较高、工艺操作复杂的大型设备设施的维护监管存在缺陷。特别是一些存在设计、选型、施工（含隐蔽工程）等缺陷的新建医院，在后期医院运行的维护维修方面会存在管理和监管均不到位的风险。

（二）国外医院后勤管理现状概述

1. 美国医院后勤管理现状

（1）采用集中管理模式：美国医院集团采用集中管理模式，在人员、财务、信息、基本建设、物资采购、后勤服务方面实行垂直化管理，集团在相应医院设立分支机构。

（2）后勤服务外包：美国的医院将后勤服务进行外包的目的主要是为了改善医院运行质量、提高患者满意度、节约费用。其中，将保洁运送外包的医院占71%，将绿地养护外包的医院占59%，将洗衣服务外包的医院占51%，将餐饮服务外包的医院占57%，将机电维护外包的医院占36%。而在满意度方面，82%的医院对服务外包的效果感到满意，13%的医院对服务外包的效果比较满意，对外包效果不满意的医院占5%。

（3）外包供应商服务标准化：美国医院后勤服务外

包供应商有先进的服务理念、完整的服务标准以及现代化服务手段。同时，医院后勤服务标准必须符合美国医疗机构评审联合委员会（JCAHO）制定的医院服务和管理标准（截至 2008 年，美国有超过 84% 的医院通过 JCI 标准认证）。

2. 德国医院后勤管理概况

（1）采用现代化管理手段：德国公立医院引入现代管理经验，通过流程优化、财务成本控制、集团采购、标准化等手段提高效率，降低成本。很多公立医院的法人治理结构也发生变化，主要包括自主化和公司化改革。自主化改革是指采取公司法人治理方式，公立医院逐渐从政府管理部门中分离出来，转化为相对独立的经营实体，在兼顾社会效益的同时追求自身生存和发展的目标。公司化改革则是正式成为企业法人，按照企业管理运作。

（2）整体服务外包：在德国几乎所有医院将保洁运送、洗衣服务和员工餐饮进行外包，将患者餐饮外包的医院占 60%，而将机电维护外包的几乎没有一家。

（3）后勤服务标准化：德国医院后勤服务标准须符合德国医疗透明管理制度与标准委员会（KTQ）制定的医院服务和管理标准，它是德国最权威的医院评审机构（截至 2010 年，已有 2000 多家医院通过德国 KTQ 标准认证，占德国医院总数的 2/3）。

（4）重视人才培养：德国吉森大学的"医院技术管理专业"专门为欧盟国家的医院培养和输送后勤管理人才，每年招收 120 名本科生。学生本科毕业后，再经过研究生培养后，到医院担任技术主管（后勤管理）和技术院长（后勤院长）。

（三）我国现代医院后勤管理发展现状

1. 现代医院后勤管理正在逐步由粗放型、经验型管理向集约化、科学化管理转变　随着医疗改革的逐渐深化，医院后勤管理在医院运营管理中越来越重要。后勤管理已从传统的物资管理和后勤保障管理，逐渐演变为医院各类物资的供应链管理，其水平高低已直接影响医

10

院医疗质量和经济效益。如：上海申康医院发展中心（下称申康中心）基于互联网、物联网、大数据等信息技术的整合应用，建立了"后勤智能化管控平台"。该平台的建设提高了医院建筑设备设施的标准化、专业化、集约化管理水平，为医院后勤管理实现"安全、高效、舒适、节能、精细"目标发挥了重要作用，形成了医院后勤管理的申康模式。

2. 现代医院后勤管理人才培养正在逐步向专业化、职业化、复合型人才转变　医院后勤管理者在多年的工作实践中积累了丰富的经验，但大多未对该学科进行深入的研究，尚未形成专业细化和以学科带头人为核心的后勤科研团队，后勤管理学科基础理论薄弱。后勤部门的管理干部、专业技术人员后继乏人，年龄偏大，缺乏现代管理知识和简单的医学常识，机电、水暖、设备等专业人才缺少系统培训，无法满足后勤管理的发展需求。因此，医院后勤人才实行管理团队、技术团队、一般工勤分岗设置、分层次培养可以有效保障后勤人才队伍的专业化水准，确保医院后勤管理水平与"医、教、研、防"发展水平相适应，从而保障医院健康科学发展。如：上海健康技术学院在复旦医院后勤管理研究院的倡议下，自 2013 年起开设了既懂管理，又懂后勤相关专业技能的医院后勤专业管理班，为医院后勤管理岗位输送了许多优秀人才。

3. 现代医院后勤管理正在逐步向精细化、信息化转变　在医院后勤管理中，各类规章制度和审核标准是否齐备、各类管控文件是否精准、各类流程文件是否细致、各类数据记录是否严谨，都是体现管理是否"精""细"的重要体现。依托于大数据信息化的精细化管理是医院后勤发展的大势所趋。如：公立医院后勤管理人员在能源管理项目建设中运用规范文档管理、分析运行数据、优化成本控制等精细化管理理念，不断提高工作品质，降低运行损耗，实现效能管理最大化，有效激励了工作人员。

4. 现代医院后勤保障服务社会化的探索与实践在加速推进　医院后勤管理"社会化"是指将同一医院的所有后勤部门整合成为一个"企业"，并将其从医院剥离出去自主经营、自负盈亏的管理模式。在这一管理模式下，后勤管理部门为医院提供后勤服务，是服务商与消费者之间的关系。此种模式一方面解决了医院管理过于复杂、后勤占用大量资源的问题，同时也可以有效提高后勤服务水平，多家医院之间更好的整合资源，形成一个整体的后勤保障体系。后勤管理工作是医院日常运行管理工作的重要组成部分，传统的管理模式已不能满足当前医院的发展需求，加强后勤管理工作的系统性，对于全面提升医院管理工作质量具有十分重要的意义。

第二节　精神专科医院后勤管理制度建设

一、我国医院后勤管理制度建设的遵照原则

国务院办公厅《关于建立现代医院管理制度的指导意见》中指出：健全后勤管理制度。强化医院发展建设规划编制和项目前期论证，落实基本建设项目法人责任制、招标投标制、合同管理制、工程监理制、质量责任终身制等。合理配置适宜医学装备，建立采购、使用、维护、保养、处置全生命周期管理制度。探索医院"后勤一站式"服务模式，推进医院后勤服务社会化。

二、目前我国医院后勤管理重点制度的具体介绍

（一）后勤岗前培训制度

1. 目的　要使新进人员了解本岗工作职责和规章制度，便于新进人员更快地胜任岗位的工作并遵守规定。

2. 岗前培训的内容包括 5 个方面：①本岗安全生产

基本知识；②岗位工作职责；③各项管理制度；④各项台账记录的填写；⑤设备的操作和注意事项。

3. 对于新进人员的培训，应事先制订日程和培训计划，培训中做好记录。

4. 对于新进人员的培训，按工作环境与程序一般分为3个阶段：①科室培训；②班组长培训。③实地训练。

5. 培训重点进行4个部分：①熟悉拟任岗位的工作环境；②介绍拟任岗位情况及如何与其他部门配合；③介绍设备的操作方法和设施的使用方法。④必要时聘请专家实施培训。

6. 各专业教育培训的重点在于实际操作技术、技能的培训，其要点有4条：①每天的日常工作及可能的临时性业务；②拟任岗位的工作技能及工作方法；③台账记录的填写方法；④工作任务的达成率。

7. 各专业教育培训负责人必须有丰富经验，并掌握相应的工作技术，必须强调与实地训练密切配合。

8. 实地训练即在专业技术人员的技术指导下，尝试从事即将开展的工作，指导者应协助受训者完成工作并随时指出注意事项和应改进的地方。

9. 从事培训指导的人员本身必须精益求精，要能圆满地完成指导培训工作。

10. 为有效达成教育培训目标，应酌情安排、灵活制订上述教育培训阶段的计划，并严格予以实施。

11. 教育培训的内容，由后勤部门会同培训人员根据拟任岗位的特点确定并安排，一般说来，必须具备3项：①基础知识和专业技能的教育培训；②安全生产知识；③工作态度与团队精神教育培训。

12. 必须确保新进人员通过岗前培训，使其具有相应的基础知识与基本技能，熟悉本岗的工作职责和规章制度。

13. 凡新进人员，都应对他们进行系统的教育培训，培养他们工作中的时间管理和计划能力，从而使其在今后的工作中能通过适当的组织与协调工作，按一定的程序达成工作目标。

14. 态度与语言的教育培训，目的在于提高新进人员的乐观、自信的精神与积极的态度，以热忱服务、信誉至上的信念履行职责。

15. 教育培训要注重讲究效率，按一定的计划与步骤促进培训成功与医院的发展。

（二）后勤职工岗位消防责任制

1. 熟悉掌握四懂四会的防火知识，牢固掌握本岗各项工序中火灾危险性及预防措施。四懂即：懂得岗位火灾的危险性；懂得预防火灾的措施；懂得扑救火灾的方法；懂得逃生疏散的方法。四会即：会使用消防器材；会报火警；会扑救初起火灾；会组织疏散逃生。

2. 爱护各种消防器材，各种消防器材不得任意动用或移动，并互相监督，严禁在消防器材设施周围堆积物品。发生火警立即切断电源并及时报警和灭火并保护现场。

3. 各种明火及电器作业必须严格遵守操作规程，不得麻痹大意，工作后及时清理现场及易燃物品，防止火灾事故发生。

4. 各种机电设备出现异常现象（异声、异味、短路），应立即停用并报有关部门修理。

10

5. 不准在禁止吸烟的地方吸烟，严禁乱扔烟头，不准在床上吸烟，以免睡后烟火掉落在被褥上引起火灾。

6. 本着谁主管谁负责谁检查谁整改的原则，消防工作要做到三同时，即布置检查总结工作时，要布置检查总结消防工作，消防工作和日常工作同步进行，两条腿走路的原则。

（三）后勤安全生产责任制

1. 安全生产领导小组 设立安全生产领导机构，机构法人为安全生产领导机构的主要负责人；落实"党政同责，一岗双责"要求；明确领导机构工作职责和监管范围，以文件的形式确定。每月至少召开一次安全生产例会或专题会，协调解决安全生产相关问题，并形成会议纪要；年底应审议年度安全生产工作总结并提出下一年度安全生产工作要求；制定领导干部在岗值班制度，确保政令和信息畅通；保存值班记录。

2. 安全生产管理机构　从业人员超过 100 人的，设置安全生产管理机构或配备 2 名以上专职安全生产管理人员；从业人员小于 100 人的，配备专职或兼职安全生产管理人员；建立安全生产管控三级网络；涉及现场风险控制的重点部门配备兼职安全生产管理人员，协助部门负责人做好日常安全生产管理工作。

3. 安全生产投入　安全生产领导机构应确保安全生产条件所必需的资金投入；制定年度安全生产资金的使用预算并建立台账；按预算使用安全生产资金，专款专用；安全生产管理机构对各类资金使用情况进行协调和监督检查。

4. 安全生产教育培训及文化建设　安全生产管理机构征求各部门的教育培训需求，制定教育培训计划，经相关领导批准后下发实施；计划中应包括具体组织职责、时间、主要内容和要求；能确定的外部培训、复审应纳入培训计划，并对相关部门提出部门级安全培训的时间、主要内容和要求；建立安全生产教育培训档案，培训完成后，进行效果评估和改进，如实记录安全生产教育和培训的时间、内容、参加人员以及考核结果等情况；对新进单位的员工，包括外来务工人员等进行三级安全教育培训。

5. 危险源管理　安全生产管理机构组织制定危险源管理制度，规定危险源辨识、风险评价和控制措施清单确定的流程、方法和要求；安全生产管理机构根据各部门的危险源辨识、风险评价和控制措施初步结果，组织评审并汇总形成本单位危险源辨识、风险评价和控制措施清单，经过安全生产主管领导批准后下发各部门；重大危险源应登记建档，进行定期检测、评估、监控，并制定应急预案，告知从业人员和相关人员在紧急情况下应采取的应急措施。

6. **承包及服务外包**　安全生产管理机构建立重点承包及服务外包方台账或清单，登记各重点承包及服务外包方的资质情况、主管部门和工作人员花名册；与承包、承租单位签订安全生产协议，明确规定双方的安全生产职责，包括现场管理、消防器材配置、设备安全管理、人员安全教育与培训、安全检查与监督，对事故隐患排查、治理和防控的管理职责等，并对其负有统一协调和监督管理的职责；安全生产管理机构会同承包及服务外包方主管部门，定期对重点承包及服务外包方服务或作业的安全情况进行监督检查，可与本单位和部门的安全检查同时进行，并保存记录；安全生产管理机构会同承包及服务外包方主管部门，每年年底对重点承包及服务外包方进行年度安全绩效考核，并保存考核记录。

7. **体系审核**　按照计划的时间间隔和安全生产标准化要求对安全生产体系进行内部审核（自评）；保存计划和审核结果等相关记录。

8. **应急演练**　每年应按照《中华人民共和国安全生产法》要求进行专项或综合应急演练。

（四）后勤采购制度

1. **计划编制**　医院公用物品的采购，由使用科室根据工作需要，做出包括品名、数量、质量、初步预算及其理由的年度采购计划，交由医院公用物品管理科室进行统一汇总，编制《年度公用物品分类采购方案》。物资采购计划一经确定，原则上不得变动。未纳入采购计划的物品，除特殊情况外，一律不得开展购置。预算外项目必须采购的，需经院党委会讨论决定。

2. **计划审批**　单价在一定数额内的公用物品采购，由使用科室申请、政府采购归口管理科室报告、分管院长批准后，按规定程序办理。单价超过一定数额的公用物品采购，由使用科室申请、政府采购归口管理科室报告、分管院长审核、院长批准，按规定程序办理。用量较大的、作为库存品种的日常办公和消耗性用品及相关物品的采购，由政府采购归口管理科室根据全院实际需

10

求量及规定库存定额，制定年度补充购置计划，报院长办公会或党委会审批。信息化建设、网络装备、消防灭火、保安监控、车辆购置等专业性较强的固定资产类公用物品采购，由使用科室申请，报政府采购归口管理科室按照规定进行审批。

3. 专项论证　院相关委员会按规定对政府采购归口管理科室提交的大额度采购及专业性、专用性较强物品的采购报告，从物品名称、数量、规格、型号、用途、性能、购置理由、采购预算等进行全面论证，做出是否适宜购置的意见，并形成书面论证材料，报院长办公会或党委会审批。

4. 集体决策　党委会、院长办公会对政府采购归口管理科室和相关委员会形成提交的《全院年度物品补充购置计划》《大额度采购及专业性较强物品的采购方案》进行讨论，根据购置品种、金额和有关政策法规，对采购的组织形式和采购方式作出确认。分别做出市政府招标采购、第三方代理机构采购、呈请市政府批准院内招标采购的决定和邀请招标、竞争性谈判或询价采购方式的决定（具体参见医疗器械采购）。决策和审批医疗器械购置的会议，必须有三分之二以上成员到会方能召开，采取举手、无记名投票等方式进行，必须有到会人员半数以上同意，方可形成决议。单价器械设备超过一定数额的较大采购项目，必须经过职工代表大会批准。医疗器械的购置决策要形成专题会议纪要。

5. 许可审批　专门、专用物品应有上级主管科室审批许可，由政府采购归口管理科室按集体决定及时呈报配置许可审批报告，批准后进入采购实施程序。

6. 采购实施　按规定进行市政府招标采购，由政府采购归口管理科室完成、呈报有关材料并履行报批程序。视情况分别采取公开招标、邀请招标、竞争性谈判、询价等采购方式及进行。无论何种形式都要严格按规定程序，公开组织实施。批准的购置的零星、小额、不宜采用邀请招标、竞争性谈判方式、单一来源方式采购，适宜询价采购方式的医疗器械，严格执行"三三制"采购制度。即政府采购归口管理科室、使用科室、审计科室三方参与，三人同行，货比三家的办法组织实施采购。

7. 采购结果公示　公示采购方式及中标供应商名称及产品"三证"齐全情况；公示购置器械（耗材）名称、数量、规格、成交单价。

8. 合同监管　采购活动结束后，医院与供应商就一次超过一定数额的大额采购物品，签订《公用物品购销合同》，对产品质量、售后服务、付款方式及期限进行约定，并跟踪、监管合同履行情况。

（五）后勤建设项目控制制度

1. 建设项目立项流程描述

（1）项目建议书的编制与审批：基建科负责人根据医院的项目建设意向，指定本科室业务员组成工作小组，编制项目建议书。项目建议书编制完成后，首先由基建科负责人审阅，并与工作小组集体讨论，形成项目建议书草案。项目建议书草案需由基建科会同财务科共同审议。经主管院长同意，也可聘请外部专家参与评审或委托外部机构进行评审。项目建议书经内部评审通过后，由基建科负责人向主管院长和院长办公会进行专题汇报，通过后，由党委会对项目建议书进行决策。

（2）项目可行性研究报告的编制与审批：项目建议书经医院党委会批准后，基建科负责组织项目可行性研究报告的编制工作。项目可行性研究报告原则上应委托外部专业机构编制。项目可行性研究报告需要由基建科负责与财务科共同讨论评议。讨论通过后，由基建科报主管院长及院长办公会审议，通过后报党委会批准。需要报上级机关批准的，由办公室行文上报。基建科负责对项目可行性研究报告的审议过程进行记录，相关记录应与可行性研究报告一并存档。项目可行性研究报告经本医院党委及上级机关批准后，医院必须按照决策内容执行，任何个人不得擅自改变决策内容。

2. 建设项目设计流程描述

10

（1）设计单位的选择：基建科负责设计单位的筛选与初步资料的收集，并作为合同经办部门，按照本手册《合同控制》合同调查的程序确定候选设计单位，报院长办公会讨论，通过后报院党委决定。

（2）设计过程监督：基建科负责对设计过程进行跟踪，组织相关部门及专业技术人员对设计方案进行分阶段审核、监督设计工作，确保设计方案与经批准的可行性研究报告的一致性。

（3）概预算控制：建设项目概预算一般委托外部专业机构编制，基建科预算员对编制的概预算进行审核，重点审查编制依据、项目内容、工程计量、定额套用等方面是否真实、完整、准确。

3. 建设项目招标

（1）招标的具体范围和规模标准：①一次性采购单项价值在特定数额以上的材料物资、设备；②一次性采购单项价值在特定数额以上的办公用品及办公家具；③价值在特定数额以上的服务采购；④总价在特定数额以上的建设项目的设计、监理、施工劳务的采购；⑤党委会决定的其他项目。

（2）招标：本医院项目招标参照政府采购管理的招标流程执行。

4. 建设过程监控

（1）工程监理控制：本医院投资额在特定数额（含）以上的建设项目，必须聘请符合资质的监理单位，对项目施工过程中的质量、进度、安全、物资采购、资金使用以及工程变更进行监督。

（2）工程质量、安全控制：基建科负责建设项目建设过程的监控，具体监控内容包括项目进度监控、项目施工质量监控、项目施工安全生产监控。通过相关制度以及合同约定，明确建设单位、施工单位、监理单位及相关方在工程质量、安全生产方面的责任与义务，保证工程质量与生产安全。

5. 工程物资采购　本医院工程物资的采购控制按照

政府采购流程执行。

6. 工程结算　工程款的支付严格执行预算管理要求，基建科不得提报无预算的项目支付申请。经批准的投资概算是工程投资的最高限额，未经批准，不得突破。基建科提报的工程结算申请中，请详细说明投资概算、已完成投资额、已结算工程款、预计完工需要追加投资额等信息。对于超过投资概算的工程结算，不得提报。对于完成项目预计将突破投资概算的工程结算，就详细说明理由，并提出调整投资概算的方案。

工程结算的款项支付流程按照财务收支流程执行。

7. 建设项目竣工流程描述

（1）初验及专项检查：基建科收到施工单位竣工验收申请后，应会同施工、监理三个单位的各专业人员根据该工程的实际功能分别组成几个专业小组对工程进行全面、细致的竣工预验（即内部初验）。确认工程具备验收条件后，基建科负责通知勘察、设计、施工图审查机构、规划、公安消防、环保、节能、人防、电梯、档案、监理、施工等部门，对竣工项目进行专项检查，并写出各自的专项检查合格报告或准许使用文件。

（2）组成竣工验收小组。验收小组设组长一名，由院长委托基建科负责人担任。验收委员会成员一般不少于6人，除负责人以外，分别由持有各单位法定代表人委托书的勘察、设计、施工、监理、施工图审查机构等单位的被委托人担任。

（3）竣工验收小组组织工程验收：竣工验收小组按照建设工程竣工验收规范，组织相关单位实施工程竣工验收工作，最终取得建设工程主管机关及专业管理机构的竣工验收证明文件。

（4）办理竣工结算：工程竣工结算是指施工单位按照合同规定的内容完成全部所承包的工程，经验收质量合格并符合合同要求之后，与建设单位进行的最终工程价款结算。竣工结算由基建科负责审查，基建科可以进行审查，也可以委托具有相应资质的工程造价咨询机构

10

进行审查。竣工结算审查完毕，应根据确认的竣工结算书在合同约定时间内向施工单位支付工程竣工结算价款。具体流程按财务收支流程执行。

（5）办理竣工决算及资产移交：工程竣工验收后，基建科应当及时组织竣工决算工作，基建科可以视工程项目的投资额度、复杂程度决定自行开展竣工决算或者委托外部专业机构编制竣工决算。竣工决算必须经过政府投资项目专业审计机构的审计。竣工决算经过审计后，基建科负责将决算报告提请本医院决策机构批准，需要报项目立项审批机关批准的，还需按规定报批。竣工决算批准之后，基建科应当及时办理资产移交及工程资料档案移交工作。建设项目已实际投入使用但超时限未办理竣工决算的，医院应当根据对建设项目的实际投资暂估入账，转作相关资产管理。

第三节　精神专科医院后勤社会化管理的实践

一、浅析医院后勤服务社会化形势

（一）医院后勤服务社会化的背景

随着经济的不断发展，现行的医院后勤管理工作存在着一系列的问题。医院后勤管理人员往往多为后勤工人转岗或从非专业的干部中提拔产生，很少有后勤管理专业毕业生任职。所以不可避免的会出现后勤干部文化水平偏低、管理理念及手段缺少创新意识，没有能力也缺少勇气开拓新的视野，过于循规蹈矩的问题。

此外，大多数医院后勤信息化建设存在滞后现象。医院后勤工作人员文化水平参差不齐，导致信息化普及难度较大，很多后勤人员无法迅速适应信息化操作，严重影响着医院的整体信息化发展进程。

然而后勤所设立的科室几乎涵盖、管理着医院除医疗以外的所有日常事务。后勤管理路径复杂，基本以工作内容为核心进行科室划分，这样就造成存在着不好管理、效率低下、技术落后、资源利用率低、浪费严重、所提供产品质次价高等现象。若套用经济学观点思考，合理有效的后勤管理应该是解决优化资源配置问题。但是这种资源优化配置过程是长期的，因此我们应该注重实效性，寻求一条简洁高效的变革之路。为解决上述的后勤人员问题和信息化建设滞后问题，让后勤管理和服务社会化——把整个后勤交给物业集团托管才是经济和理性的选择。

（二）医院后勤服务社会化的实质

《关于医疗卫生机构后勤服务社会化改革的指导意见（试行）》中指出，实行医院后勤服务社会化改革可以通过利用第三方跨医疗机构的后勤服务集团来为医院提供专业化、集约化和企业化的后勤服务，以此来为医院的正常运营提供充实的后勤保障。将从医疗机构中分离出来的后勤服务实体，通过并入、托管、联办、连锁、股份合作等形式进入此类集团，组成行业后勤服务集团，优势互补，统筹管理，促进行业后勤服务集团加快走向企业化和社会化。

后勤服务社会化的实质就是市场化，将后勤服务从医院行政管理体制中分离出来，纳入社会主义市场经济体制，通过市场供需关系和竞争来获得后勤服务，把原先事业型的医院后勤发展成相对独立的产业，提高后勤生产力，从而提升患者、家属和医护人员对后勤服务的满意度。

10

二、后勤社会化的实践

（一）后勤服务社会化需要考虑的因素

鉴于精神专科医院患者群体的特殊性，精神专科医院后勤社会化需要从不同安全角度出发考虑。

1. 安保角度 目前的精神专科医院大多数都聘请了社会上的公司进行安保服务外包，需要特备注意的是精神专科医院的保安人员在培训时应加强应对精神科患者的训练，例如如何控制患者、协助医护人员对暴力冲动、不配合治疗的患者进行有效约束。

2. 保洁角度　由于目前精神专科医院多数病房为封闭式或半封闭式病房，且病房出入口多采用门禁识别系统，这就对承包该项服务的保洁人员水平有了更高的要求。从整体上看，目前为精神科医院服务的保洁员大多为40~55岁之间、文化水平低下、理论学习较弱的群体。对于保洁服务的社会化，无论是院方还是外包公司都应该注重保洁员的岗前培训。一方面是对保洁员责任意识的加强，精神科患者有的具有攻击性、有的经常有逃离病区的行为举动，这就要求保洁员一定要在工作中避免受伤、注意病区的门户问题；此外还应注重消杀工作的严谨性，在控制消杀药用量的同事避免患者轻易接触到消毒物品；另一方面是对保洁员心理上的疏导，因为长期处于精神科病区压抑环境的保洁人员容易在情绪上受到影响从而影响工作的效率和质量。

3. 医院机电运营及维修维保角度　由于精神专科医院的患者群体自主意识较差、遵循一定逻辑的行动能力较弱，因此在医院的机电运营及维修维保方面的社会化中必须注重安全生产和消防安全。医院的变电室配电站、空调机组、锅炉房、污水处理站、汇流排系统、液氧存储、特种设备（包括电梯、压力容器等）、弱电门禁识别系统等重点部位都需要专门的运行班组或维保单位来保障其正常运转。对于这些外包单位的人员，院方要时刻掌握重点安全岗位的人员信息，确保每个岗位的操作证合格证的有效性和真实性。同时医院需要与各个外包单位签订安全生产协议，将安全生产主体责任进行区分，从管理上保障医院职工及住院患者的安全。

（二）后勤社会化的设想及实例

1. 合理运用"走出去"模式　医院后勤管理社会化创新模式中，"外包"是重要途径之一。医疗机构运行过程中，由于拥有较多的后勤业务管理工作量，后勤管理工作人员应立足于提升后勤服务质量与效率，落实自主式医院后勤业务管理，从而实现产能扩大的目标。在日常经营过程中，将后勤服务管理中的产品数量以及服务范围进行扩展，促使医院的运行成本降低，为创造更多的经济效益、提升医院的综合竞争力奠定良好基础。医院后勤服务管理部门经过加强成本管理、人力成本结构合理等措施，可以提升相关物资的质量和运输能力，实现社会资源的共享，从而为自身的经营带来良好的经济效益。下面为读者进行举例说明：

（1）某医院后勤的基础设施完备、一线后勤职工作业效率很高，在处理患者衣物及床上用品等方面有着较高的能力，该医院可以覆盖周边小型医疗机构，为这些机构提供洗涤服务，将本院洗衣房外包给其他单位从而获得收益。

（2）某医院后勤管理人员的管理经验丰富、对于本院的安全应急演练及职工的安全教育培训有着独到的见解和行之有效的方案，此类人员可以为周边医疗机构或其他单位提供咨询、讲座、组织演练等服务。

2. 合理运用"请进来"模式　"请进来"是一种重要的"外包"医院后勤管理模式。医院后勤管理工作中，如果需要通过降低质量来减少运行成本，是无法满足现代社会对医院服务要求的。此时，要想提升医院后勤管理水平医院可以同当地相关企业进行合作，促使其为医院展开专业性后勤服务管理工作，保证医院后勤管理工作质量并节约医院成本。下面为读者进行举例说明：

（1）医院可以经公开招标与知名且业务成熟的陪护公司进行合作，以"外包"的形式来实现对医院临床患者的服务工作。医院通过患者及其家属雇佣医院官方渠道的护工，既能减轻病区内医护人员的压力，也能降低保洁人员及安保人员的工作强度，解放部分人力。

（2）医院可以将部分仓储服务进行外包。目前精神专科医院的药剂科与物资设备科的仓储压力很大，因为精神专科医院的药品及患者用品周转率相当高。医院完全自行解决仓储问题，不仅消耗大量人力，同时庞大的

10

仓储量也意味着安全隐患的存在。因此医院可以同社会上的公司合作，减轻医院药品及患者生活用品的存储量和进货量，将订货后的运输供应问题交给社会单位来解决。这样不仅能降低医院运行的安全风险，同时也能解决降低医院运营资金链的压力，从而有效解放医院现金流量。

（3）在精神专科医院快速发展的今天，医院的用能量也在不断增加，单靠本单位进行节能降耗效果甚微，因此医院可以将节能降耗工作社会化，与社会单位进行合作，做到有效能耗节流，实现经济上的节约。

第四节　精神专科医院基础建设特点

一、精神专科医院基础建设的基本原则

2017 年 3 月 1 日起，我国正式实施《精神专科医院建设标准》（建标〔2016〕267 号）。标准中规定在精神专科医院建设项目的审批、核准、设计和建设过程中要严格控制建设标准、进一步降低工程造价的相关要求。该标准为我们提供了精神专科医院基础建设的基本原则和建设方向，下面对《精神专科医院建设标准》（又称建标 176-2016）进行部分介绍：

（一）建设规模与项目构成

1. 明确规定床位规模。按病床数量可分为 199 床及以下、200~499 床、500 床及以上三种规模。精神专科医院的床位规模应根据当地城镇总体规划、区域卫生规划、医疗机构设置规划、服务人口数量、经济发展水平、精神卫生资源和精神卫生服务的需求进行综合平衡后确定。

2. 明确精神专科医院项目构成。精神专科医院项目构成包括房屋建筑和场地。其中房屋建筑主要包括急诊部、门诊部、住院部、医技科室、康复治疗、保障系统、

行政管理和院内生活等用房。场地包括道路、绿地、室外活动场地和停车场等。承担预防保健、医学科研和教学任务的精神专科医院，还应包括相应的预防保健、科研和教学设施。

3. 精神专科医院建设应坚持专业化协作和社会化服务的原则，充分利用城镇公共设施。

（二）建筑面积指标

1. 精神专科医院中急诊部、门诊部、住院部、医技科室、康复治疗、保障系统、行政管理和院内生活等八项设施的床均建筑面积指标应符合如下的规定（表10-1）：

表 10-1 精神专科医院床均建筑面积指标（m²/床）

建设规模	199 床及以下	200~499 床	500 床及以上
面积指标	58	60	62

2. 精神专科医院各组成部分用房在总建筑面积中所占比例宜符合如下规定（表10-2）：

表 10-2 精神专科医院各组成部分用房
占总建筑面积的比例（%）

规模	199 床及以下	200~499 床	500 床及以上
急诊部	0	2	2
门诊部	12	12	13
住院部	54	54	52
医技科室	14	12	14
康复治疗	4	4	3
保障系统	8	8	8
行政管理	4	4	4
院内生活	4	4	4

注：使用中，各组成部分用房占总建筑面积的比例可根据实际需要适当调整

10

3. 精神专科医院预防保健用房的建筑面积，应按编制内每位预防保健工作人员 $20m^2$ 增加。

4. 拥有科研人员编制的精神专科医院，应按编制内每位科研工作人员 $32m^2$ 的标准另行增加科研用房的建筑面积。没有科研人员编制的三级精神专科医院应以副高级及以上专业技术人员总数的 70% 为基数，按每人 $32m^2$ 的标准另行增加科研用房。

5. 精神专科医院作为医学院校的附属医院、教学医院和实习医院的，其教学用房建筑面积指标应符合如下的规定（表10-3）。

表 10-3　精神专科医院教学用房
建筑面积指标（m^2/床）

医院分类	附属医院	教学医院	实习医院
面积指标	1.6~2	0.8	0.5

6. 磁共振成像装置等大型医用设备的房屋建筑面积可参照《综合医院建设标准》确定。

7. 精神专科医院应配套建设机动车和非机动车停车设施。停车的数量和停车库（场）的建筑面积指标，应按建设项目所在地区的有关规定执行。

8. 根据建设项目所在地区的实际情况和要求，需要配套建设采暖锅炉房（热力交换站）、人民防空设施的，应按有关标准另行增加建筑面积。

（三）建设用地与规划布局

1. 明确院址选择原则　精神专科医院的选址应满足医院功能与环境的要求，院址应选择在患者就医方便、交通便利、环境安静、地形比较规整、工程和水文地质条件较好的位置，并应充分利用城镇基础设施，应避开污染源和易燃、易爆物的生产、贮存场所。精神专科医院的选址尚应充分考虑医疗工作和服务对象的特殊性质，按照公共卫生方面的有关要求，协调好与周边环境的关系。

2. 精神专科医院的规划布局与平面布置应符合下列规定　建筑布局合理、节约用地；满足基本功能需要，并适当考虑未来发展；根据不同地区的气象条件，合理确定建筑物的朝向，充分利用自然通风与自然采光，减少能耗；功能分区明确，科学组织人流、物流，避免或减少交叉感染；充分利用地形地貌，在不影响使用功能和满足安全卫生要求的前提下，医院建筑可适当集中布置；配套建设机动车和非机动车停车设施。

3. 明确容积率　精神专科医院容积率宜控制在0.5~0.8。

4. 明确绿地标准　精神专科医院的绿地率应符合当地有关规定。

(四) 建筑标准

《标准》中本章节从精神专科医院建设的经济条件、环保、院感、公共卫生间设立、消防、楼层抗震性能、装修风格、建筑选材、官网设计、水电供应、技防系统构架、医用气体供应、污水处理及排放等方面做出了要求：

1. 精神专科医院的建设应贯彻适用、安全、经济的原则，建筑标准应根据不同地区的经济条件合理确定。

2. 精神专科医院建设应符合国家环境保护、建筑节能的相关法律、法规和标准。医疗业务用房应符合医院感染预防与控制的要求。

3. 精神专科医院的建设应符合国家及地方有关无障碍设施建设的规定，应考虑服务对象的特殊性，设置无性别卫生间。

4. 精神专科医院的建筑耐火等级和消防设施的配置应符合国家建筑设计防火规范的有关规定。

5. 精神专科医院宜为多层建筑。各类用房应符合国家结构安全及抗震设防的有关规范规定，主要建筑的结构形式应考虑使用的灵活性和改造的可能性。

6. 精神专科医院的建筑装修和环境设计应简洁、大方，有利于患者康复。

10

7. 精神专科医院的建设应选用坚固、安全的材料和设备。

8. 精神专科医院的院区管网应采用分区专线供应。主要建筑物内，应设置管道井并按需要设置设备层。主要管道沟应便于维修和通风，应采取防水措施。

9. 精神专科医院的供电设施应安全可靠，保证不间断供电，应采用双回路供电，并宜设置自备电源。院区内应采用分回路供电方式。

10. 精神专科医院的供水设施应安全可靠，并应符合国家有关水质的相关标准要求。

11. 精神专科医院宜配置与其建设规模和技术业务、行政管理工作相适应的信息系统、通信系统和安全技术防范系统。

12. 精神专科医院应配置完善、清晰、醒目的标识系统。

13. 精神专科医院应设置安全可靠的医用气体供应装置。

14. 精神专科医院应建设污水、污物处理设施，污水的排放与医疗废物和生活垃圾的分类、归集、存放与处置应符合国家有关环境保护的规定。

二、精神专科医院基础建设标准与综合医院建设标准的区别

目前我国综合医院基础建设标准参照执行的是中华人民共和国原卫生部于 2008 年 10 月发布的《综合医院建设标准》。该标准共包含总则、建设规模与项目构成、建筑指标面积、规划布局与建设用地、建筑标准、医疗设备、相关指标等七个章节，相较《精神专科医院建设标准》多出两个章节，《综合医院建设标准》更多的从医疗设备和项目投资估算及经济评审等方面对医院建设做出了更多的规定。下面将两个建设标准的重点条例进行对比（表 10-4）：

表 10-4　精神专科医院基础建设标准与
综合医院建设标准的区别

对比项	精神专科医院基础建设标准	综合医院建设标准
总则	基础建设从精神科专科医院角度考虑，规定医院在建设过程中要更多为精神病患者考虑	从综合医院建设角度考虑，更加注重医的建造规模，强调充分利用投资效益
建设规模与项目构成	床位规模按病床数量可分为 199 床及以下、200~499 床、500 床及以上三种规模	综合医院的建设规模，按病床数量可分为 200 床、300 床、400 床、500 床、600 床、700 床、800 床、900 床、1000 床九种

<table>
<tr><td rowspan="5">建筑面积指标</td><td colspan="2">精神专科医院床均建筑面积指标（m²/床）</td><td colspan="2">综合医院建筑面积指标（m²/床）</td></tr>
</table>

建筑面积指标	精神专科医院床均建筑面积指标（m²/床）			综合医院建筑面积指标（m²/床）				

精神专科医院床均建筑面积指标（m²/床）

建设规模	199床及以下	200~499床	500床及以上
面积指标	58	60	62

综合医院建筑面积指标（m²/床）

建设规模	200~300床	400~500床	600~700床	800~900床	1000床
建筑面积指标	80	83	86	88	90

精神专科医院教学用房建筑面积指标（m²/床）

医院分类	附属医院	教学医院	实习医院
面积指标	1.6~2	0.8	0.5

综合医院教学用房建筑面积指标（m²/学生）

医院分类	附属医院	教学医院	实习医院
面积指标	8~10	4	2.5

建筑指标	基本参照综合医院建设标准执行	相对精神专科医院建设标准，更加着重急诊部、门诊部、住院部、医技科室和实验室等医疗业务用房的室内装修问题，更加注重配餐、消毒、厕浴、污洗等重点房间的蒸汽排放问题

10

449

从以上分项对比中我们可以看到，《精神专科医院建设标准》（建标 176-2016）与《综合医院建设标准》主体内容上没有较大不同，在基础建设上从精神科患者角度考虑，将床均建筑面积指标设定更加符合精神病患者群体。并且鉴于精神专科医院医疗方法和患者的特殊性，建标 176 中并未对医疗设备及相关指标两个环节进行详细规定。

三、精神专科医院建筑特色

（一）从一线医护人员角度来看精神专科医院建筑设计要点

近年来，国家日益重视精神卫生工作，也安排大量资金支持精神专科医院建设，但由于没有专门的建筑技术规范，导致各地只能参考综合医院建筑规范和依据以往建设经验开展精神专科医院建设，难以适应其功能需要。为适应精神专科医院建设发展需要，规范其建筑设计，制订规范以指导精神专科医院的建设工作十分必要，因此《精神专科医院建筑设计规范》（GB 51058-2014）得以制定发布。结合该规范来考虑精神专科医院的建筑设计要点，需要从精神专科医院诊疗群体的就诊特征出发。精神病患者入院多系家属诱导而来，常因抵触情绪出现吵闹、冲动行为，并且患者易受外界环境变化所影响。精神专科医院的组成大致分为门诊、急诊、住院、医技、后勤保障五部分，门诊与住院部等患者直接接触的诊疗空间有着较大特殊性。

1. 门诊设计要点

（1）做好不同人流的路线分离设计。精神科门诊就诊流程和普通医院大致相似，就诊区域需要分别设置出入口；心理咨询患者多为亚健康人群，许多不愿被认为是精神类疾病患者，因此心理门诊就诊路线应单独设置；青少年及儿童心智尚未发展成熟，就诊过程应充分保护其隐私，在设置儿童门诊时最好设置独立的就诊楼；需要进行司法鉴定的患者多由公安等执法人员陪同，出入口与诊室应设立独立区域。

（2）候诊就诊区域应尽量宽敞安静。患者在不同环境中情绪极易产生波动或发生过激行为，诊疗室应根据诊治类别分区设置，必要时增加二次候诊空间，尽可能减少拥挤和喧闹。

（3）诊室应设立逃生通道及其他医生安全防护设计：例如诊室设立一键式报警装置，诊室后门设有医生通道，发生涉医伤害事件时，可从该通道撤离，同时该通道内应常备防爆盾牌等防卫用具。

2. 住院部设计要点　考虑到患者特殊性，住院部患者应按照症状轻重分为封闭病区和开放病区，封闭病区一般分设男、女病区（有些地方是混合病房，不分设）。封闭式病区以收治急重型患者为主。病区要求患者遵守医院作息制度，待患者病情好转后转至开放式病区进一步接受康复治疗。现代封闭式病区的设计要以人为本进行人性化设计，取消老式外侧走廊，病房应当有直接的采光和通风。新建设的病房窗户宜选用不能击碎的夹胶玻璃，开启窗扇应增加限位装置，有条件的可以在封闭式病区增加新风系统改善空气质量。开放式病区护理单元与普通医院基本相同，但应针对患者心理需求增加减压设计。普通精神科病房应采用封闭式设计，重症患者应在病区内设立重点看护房间。心理科病房、儿童科病房及老年科应采用开放式设计，让患者更多接触到病区外面的人员，有利于患者恢复社会功能。

3. 院内康复区域设计要点　医院内康复科室及室外活动区域在条件允许的情况下宜采用相邻布置，并应与住院部邻近。康复治疗科室基本用房宜包括作业疗法、音乐疗法、职业疗法等治疗用房及附属器材存放、管理用房。室外活动场地宜包括健身器械、体操用地、各种球类活动及花木种植场地。

（二）从后勤服务管理角度来看精神专科医院建筑设计要点

1. 与患者密切相关区域的设计要点

（1）卫生间的设计要点：由于精神科医院部分患者

10

具有自杀自伤风险，无论是门诊区域还是病区内的卫生间安全设计都至关重要。病区内卫生间门应只安装把手，不设锁具。卫生间内附墙管道与顶部管道必须隐蔽，墙边应光滑无挂钩、无灯臂、玻璃镜面等设施。

（2）浴室的设计要点：病区内浴室地面应该采用防滑技术进行相应处理，避免患者跌倒；同时应该将供水系统设计成集中控制水温，避免患者出现烫伤事故。

（3）就餐区、备餐间及吸烟区的设计要点：餐厅设置应明亮、利于患者就餐。非用餐时间，餐厅也可作为患者的集中活动区域。病区内应设置备餐间，为保证患者饮食安全，备餐间要设置单独通道。为防止患者意外出走，备餐间与餐厅应设置隔断。鉴于精神科患者很多都具有烟瘾，病区内可设置隔断式吸烟区，且该区域要有独立排风设备。

2. 后勤保障系统的设计要点

（1）给排水和消防设计：给水排水、消防给水与灭火系统的管道，应在管道井、吊顶和墙内隐蔽安装，要求给水排水、消防系统等各种管线应采用暗装的方式。当在病房或医护人员监管不便的场所设置自动喷水喷头时，宜采用隐蔽式喷头。生活热水宜采取供水温度恒定和防烫伤的技术措施。供患者使用的水龙头宜采用自动感应龙头，避免患者拆卸水龙头把手发生肇事行为。

（2）采暖通风及空调系统设计：集中采暖系统的使用和管理要符合精神疾病患者及医务人员的使用特点，在严寒及寒冷地区要求采用。夏热冬冷地区多数采用局部采暖，但使用不便，也容易引起安全事故，故要求有条件时宜设集中采暖系统。考虑到安全和舒适，医院建筑采暖水温不宜过高，散热器宜采用暗装，有利于保护患者安全。基于环保节能和安全用能角度考虑，目前部分医院采用地源热泵机组来供给冷气和热量，同时利用太阳能系统补充采暖和加热生活用水，节能效果显著。医院建筑形式多样，功能繁杂，对环境要求也各不相同。

设计人员应根据地区气候条件及布局情况、设备要求等综合考虑设置降温设备。由于精神专科医院患者的特殊性，容易造成医院室内异味较大，需要良好通风，从降低运行成本角度考虑，应优先采用自然通风。各区域的通风空调系统，应结合平面布局使空气从清洁区流向非清洁区。其中传染病房通风系统的要求更高，设计时既要保证足够的换气次数，也要保证病房的负压值，还须特别注意排风处理，不能让含菌空气窜入别的房间，或者直接排放到室外环境中。

（3）智能化设计：智能化系统的末端装置安装应安全、牢靠且不易接触、破碎，并不应形成吊挂支点。在封闭区的病房内电视设备易造成患者的伤害，故不设电视终端，观看电视可到指定的活动室。住院部区域内的视频安防监控系统的摄像机，宜采用防爆半球形式，并应吸顶安装。住院部区域宜设置出入口管理系统，目前多数医院应用电子门禁锁，有效避免钥匙、门锁等利器出现在病区。

（4）医用气体设置设计：医疗气体系统是医院的重要保障系统，应从院区总体发展建设规划出发，做好系统规划，可根据需要设置中心供氧站、负压吸引泵站等。精神专科医院中心供氧站、负压吸引泵站，宜设置安全防护措施，并宜设置监视设备，在中心控制室宜设监视。电抽搐治疗室、监护室、抢救室、观察室应设置氧气、负压吸引装置。考虑到患者的特殊性，所有外露的终端设备均应采取如上锁等安全措施。

第五节　卫生应急后勤保障管理制度

当前，各类突发公共卫生事件时有发生，全国各地医疗卫生部门均加强针对此类问题的处置，除第一时间的生命救治以外，心理危机干预工作也越来越受到重视，为此精神卫生医疗机构在卫生应急工作中也承担着重要的任务。国家出台了诸如《全国医疗机构卫生应急工作规范（试行）》《突发公共卫生事件应急条例》等指导性的规范文件，各地也依照文件要求规范了突发公共卫生事件的处置流程，除此之外不应该忽视针对卫生应急工作的后勤保障管理，规范的后勤保障工作，可以使卫生应急事件的处置更加及时、高效。

一、卫生应急后勤保障管理的基本原则

卫生应急装备和物资储备的管理，主要根据"平战结合、分级储备、分类管理、满足急需"原则，各精神专科医疗卫生机构应当根据本单位卫生应急职能及服务能力进行合理适度的储备，实行统一调配、分类管理、资源整合的储备管理。

二、卫生应急保障管理的内容和物资储备要求

（一）管理的具体内容

1. 要按照当地政府及卫生计生行政主管部门的统一部署，结合本单位所承担的卫生应急任务，建立科学、经济、有效的卫生应急装备物资储备和运行机制，满足本单位应急工作需要。

2. 卫生应急装备物资通常包括：医疗药品类、医疗耗材类、医疗设备类、医疗文书类、后勤物资类、通信器材类、卫生技术车辆类、宣传保障类等。各医疗机构还可根据各自的卫生应急任务分工，增配相关装备物资。

3. 按照有关政策规定进行装备物资筹措、采购及管理，各类标识、服装、队旗、通讯等要求统一，在进行卫生应急工作中可以有较高的辨识度，便于心理危机干预队员之间以及需要进行危机干预的群体辨识。所有装备物资纳入本单位固定资产管理。

4. 根据辖区内卫生应急装备物资的生产、市场供应、存放条件和应急需求实际，决定实物、资金、计划和信息四种储备形式的比例。

5. 协助当地政府及卫生计生行政主管部门制定辖区内卫生应急装备物资管理计划和方案。

（二）卫生应急物资储备要求

1. 建立卫生应急装备库房，成立库房管理小组，明确人员职责。

2. 定期对应急装备库房进行卫生清整，保持良好温度和湿度，保持通风。各类装备物资统一、整洁，达到"三定"（定分管领导、定管理科室、定使用保管人）和"六防"（防火、防潮、防盗、防冻、防霉烂变质、防鼠咬虫蛀）标准。

3. 出入库管理应启用信息化手段，建立出入库管理登记本，核对各类出入库装备物资的品名、规格、型号、数量、批号、入库时间、出库时间，对新入装备物资进行拍照、编号、建档。定期进行库房盘点，拟制盘点小结，确保帐物相符率达到95%以上。

4. 按照填平补齐的原则，做好装备物资的更新和轮储，确保达到动态平衡。

5. 严格按照规程操作各种卫生应急装备，对操作人员须进行严格培训，培训合格后方可进行操作。

6. 库房管理小组定期开展装备物资管理安全知识培训，确保库房和物资的安全。

三、卫生应急物资设备保障应关注的环节

（一）采购

1. 加强卫生应急装备和储备物资采购的管理，制定合理的储存定额，在保证应急活动正常需要条件下，尽量节约资金占用；做好验收工作，把好质量关。

2. 根据卫生应急队伍装备和物资储备目录，明确卫生应急物资采购的范围、原则。

3. 坚持卫生应急装备和储备物资采购的五项原则：即坚持分级负责，归口管理；特事特办，减少环节；提高效率，保证质量；加强监管；严控价格，就近采购。

10

（二）验收

1. 严格执行卫生应急装备和储备物资入库制度。

2. 各种装备和物资入库时应仔细核对数量，查验质量，做到名称、生产厂家、数量、产地、规格、型号、参数、批号（出厂日期）"八核对"。

（三）保管

1. 根据"安全第一、严格管理、存放有序、调度及时、满足急需"的原则，对医疗器械、医疗药品、消杀物品、防护用品、消杀器械、检验检测试剂等卫生应急装备和储备物资实行统一协调、分类管理。

2. 做好卫生应急装备和储备物资库房安全和防火防盗工作，做到电器线路安全、防盗设备完好无损，防止各种事故发生。

3. 定期对卫生应急装备和储备物资进行检查，经常性做好卫生应急装备和储备物资库房的卫生清洁工作，做到库房整洁、通风，物资存放整齐有序，保证卫生应急装备和储备物资不发生霉变、受潮、变质和损坏。

4. 卫生应急装备和储备物资管理员要保持通讯通畅，应急状态随叫随到，确保卫生应急装备和储备物资的发放及时、快捷，不发生差错。

5. 调用出库的卫生应急装备和储备物资使用后，对可重复使用的，由负责储备单位负责回收和维护保养；对已消耗或不可回收的，应填写耗损管理相关记录并说明情况。

6. 对使用有效期较短、市场供应充分且在日常应急工作中经常使用的卫生应急储备物资，可以实行动态储备管理，各单位可按照"用旧补新、先进先出、等量更替"的原则调出使用，同时补充相同数量的新物资进行储备，避免浪费。

7. 卫生应急装备和储备物资储存年限到期、超过使用有效期、非人为因素造成严重损坏以及国家公布淘汰或禁用的，由储备单位按照相关资产处理流程做好资产处理和销账工作。

（四）领用

1. 严格执行卫生应急装备和储备物资出库制度，卫生应急装备和储备物资需领用时，应填写"卫生应急装备和储备物资领用单"，经相关领导批准后发放。

2. 未经批准，不得擅自发放卫生应急装备和储备物资。

（五）补充、更新

1. 对卫生应急装备和储备物资的储备情况实施全程监管。

2. 根据卫生应急装备和储备物资调用、耗损状况及疾病预防控制和救治实际工作需要，及时编制卫生应急装备和储备物资的储备、调整、补充、更新和维护保养计划。

3. 保证卫生应急装备和储备物资足量储备、满足疫情应急处置和紧急医疗救治工作需要。

（六）安全

1. 负责卫生应急装备和物资储备的医疗卫生机构应当设立卫生应急装备和物资储备专库，实行封闭式管理。

2. 存放卫生应急装备和储备物资的库房应符合物资储存的具体条件和要求，要避光、通风良好，有防火、防盗、防潮、防鼠、防污染等措施。对需低温保存的，应在符合温度控制要求的冷库、冷藏柜、冰柜中保存。

3. 卫生应急装备和储备物资必须做到"专物专用"，未经批准，任何单位和个人不得擅自动用。

四、卫生应急现场工作后勤保障要求

根据现场实际情况，需及时制定卫生应急药品、器械、设备、水电气、车辆、通讯、食宿等需求计划和分配计划，后勤保障部门积极配合做好落实工作，同时还应在救援现场安排专人负责协调做好卫生应急所需药品、耗材、设备等物资储备及管理工作，减轻救援一线的医护人员的负担，使其能够全身心投入救援工作；各单位还应针对突发事件做好卫生应急保障机制，确保经费、人力、物资等足额及时到位，确保卫生应急救援现场的工作人员所需物资和生活保障物资充足，能够确保通讯联络畅通；日常还应做好本单位用于卫生应急车辆的维护保养，确保卫生应急工作及时开展。

第六节　医院后勤管理创新实践案例

案例　天津市安定医院

近年来，精神专科医院的房屋建造面积不断扩展、门诊量及住院患者数量逐年递增。医院作为公共服务机构，其能源消耗大幅度增加。从引进新能源技术、节约能源、新型能源管理等角度入手进行能源管理成为了医院后勤管理的重点。在新建院建筑面积增加的同时，医院内部物流压力也将增大。本节以天津市安定医院为案例，介绍医院节能设计以及物流特点。

（一）医院情况简介

天津市安定医院（天津市精神卫生中心）坐落于天津市河西区柳林路 13 号。1946 年建院。医院建筑面积 78 500m²，开放床位 1220 张，年门诊量 52 万人。是天津市唯一的三级甲等精神专科医疗机构。院挂靠单位包括天津市精神卫生研究所、天津市安定精神疾病司法鉴定所、天津市安定职业培训学校；是南开大学附属医院、天津医科大学、武警医学院、天津医学高等专科学校和中南大学湘雅医学院的教学医院；天津医科大学精神卫生临床学院；天津医科大学精神病与精神卫生专业博士、硕士生培养点；国家精神科住院医师规范化培训基地；国家临床药物试验机构。

医院本着"用我们的爱心，让精神障碍患者早日重返社会"的宗旨，使医院实现了跨越式发展。多年来，医院领导始终坚持"发展医院、服务社会、成就职工"的办院方针，教育引导全院职工牢固树立"患者需求至上"的服务理念，努力实现"让每个人都拥有一个健康的心灵"的美好愿景。

（二）医院设计理念

天津市安定医院新址于 2009 年 10 月开始投入使用，医院为以治疗精神、神经症和心理疾病患者为主的精神卫生专科治疗中心创造更为人性化、更安全和更有利于患者回归社会的全新模式；以实现国际现代化标准为目标，旨在为医务人员和患者带来一个高效、方便、舒适、安全、优美的工作环境和就医环境；以富有现代感的造型为新的天津市安定医院富裕独特魅力，亲和而具有雕塑感的建筑组团与自然融为一体，为海河之滨带来新的景观。

（三）建筑特点及结构优势

1. 建筑节能设计分析

（1）围护结构节能设计

1）围护结构主要部位节能设计构造做法。①屋面保温层为 80mm 厚挤塑聚苯板，传热系数 K = 0.4W/（m^2·K）。②建筑外檐墙体为 300mm 厚轻质砂加气混凝土砌块；梁柱等热桥部位外侧做 30mm 厚挤塑聚苯板；50mm 厚砂加气混凝土条板，传热系数 Km = 0.55W/（m^2·K）。③外檐窗墙比限值，D、E 区及 B 区窗墙比限值：0.40<窗墙比<0.50；C 区窗墙比限值：≤0.4；A 区窗墙比限值：0.50<窗墙比<0.70。外檐窗均为中空玻璃、断桥隔热铝合金窗、外檐窗及全部玻璃幕墙均采用 Low-E 中空玻璃，K≤2.0W/（m^2·K）。综合遮阳系数≤0.5。外檐窗及玻璃幕墙的气密性指标为 1.5≥ql>0.5 ［m^2/（m·h）］，外檐窗可开启面积按不小于窗面积的 30%设计；玻璃幕墙科开启面积按不小于窗面积的 15%设计；A 区首层北向入口处室内设置门斗。其他部位按设置软门帘考虑。玻璃幕墙与楼层梁交接部位采用 80mm 厚岩棉保温防火材料严密封堵。④楼、电梯钢筋混凝土内墙临房间一侧贴 40mm 厚岩棉保温板。K≤1.5W/（m^2·K）；⑤地下室顶板均内贴 40mm 厚岩棉保

10

温板，传热系数 K≤1.5W／（m²·K）；⑥A、C 区采暖、空调的地下室外墙内贴 80mm 厚岩棉保温板，热阻 R≥1.5（m²·K）／W；⑦接触室外空气的地下室顶板外侧贴 60mm 厚挤塑聚苯保温板，传热系数 K≤0.6W／（m²·K）；⑧建筑变形缝内用低密度聚苯板填实，缝两侧钢筋混凝土墙体内贴 40mm 厚岩棉保温板，传热系数 K≤1.5W／（m²·K）；⑨女儿墙、雨篷、挑檐等热桥部位一侧贴 20mm 厚挤塑聚苯板，一侧外抹 20mm 厚聚苯颗粒保温砂浆，K≤1.5W／（m²·K）；⑩与室外相连接的排风竖井的井壁采用 125mm 厚砂加气混凝土条板，并在室内一侧贴 60mm 厚岩棉保温板，K≤0.6W／（m²·K）。

2）保温材料的物理性能指标。①轻质砂加气混凝土砌块 $\rho 0 \leqslant 550 kg/m^3$（干密度）；$\lambda \leqslant 0.13W/（m·k）$；②挤塑聚苯保温板 $\rho 0 \geqslant 25kg/m^3$；$\lambda \leqslant 0.030W/（m·k）$；氧指数 ≥30%；③岩棉保温板 $\rho 0 \geqslant 150kg/m^3$；$\lambda \leqslant 0.044W/（m·k）$；燃烧性能 A 级；④胶粉颗粒保温砂浆 $\rho 0 \leqslant 230kg/m^3$（干表观密度）；$\lambda \leqslant 0.059W/（m·k）$；氧指数≥30%；⑤变形缝内用聚苯板填实 $\rho 0 \geqslant 10kg/m^3$；$\lambda \leqslant 0.042W/（m·k）$。

（2）采暖空调系统节能设计——供冷/供热：采用地源热泵系统为建筑提供冬季采暖和夏季制冷功能，同时还利用地源热泵热回收系统与太阳能采集热器系统相结合来为医院提供全年生活热水。

夏季制冷负荷比冬季制热负荷大，考虑到系统技术的可靠性（主要考虑低温场的热平衡）和经济的合理性（常规冷却塔调峰可以减少投资），地源热泵系统室外地理换热孔按照满足冬季制热进行设计，夏季制冷散热不足部分由常规冷却塔进行辅助散热，并以调峰方式运行。采暖、制冷的室内末端采用风机盘管方式。全年生活热水主要依靠太阳能集热器与地源热泵相结合的方式进行制取。其中，夏季热泵机组以热回收的方式制取生活热水（表 10-5）。

表 10-5 生活热水制取各部分比例分配

名称		保证热水负荷（kW）	所占比例（%）
夏季	地源热泵	990	82.5
	太阳能集热器	210	17.5
冬季	地源热泵	1100	91.7
	太阳能集热器	100	8.3

节约能源是每一个建设项目应遵循的基本原则。本项目采用可再生能源供暖及制冷系统，比常规空调系统节能 25% 以上。本空调系统的一次能源利用率在目前常见的中央空调系统中高居首位（表 10-6）。

表 10-6 各种空调系统一次能源利用率比较

中央空调方案（冷、热况）	一次能源利用率(E)	地源中央空调系统节能效率（%）	备注
冷水机组+电热锅炉	0.99	33	冷水机组 $\varepsilon = 5$ 电热锅炉 E=0.33 E0＝（0.33×5+0.33）÷2
冷水机组+燃煤锅炉	1.125	24	冷水机组 $\varepsilon = 5$ 燃煤锅炉 E=0.60 E0＝（0.33×5+0.6）÷2
冷水机组+燃油（气）锅炉	1.225	18	冷水机组 $\varepsilon = 5$ 燃油（气）锅炉 E=0.8 E0＝（0.33×5+0.8）÷2

10

续表

中央空调方案（冷、热况）	一次能源利用率(E)	地源中央空调系统节能效率（%）	备注
蒸汽溴吸冷水机组+煤锅炉	0.57	62	蒸汽溴吸 $\varepsilon = 0.9$ 煤锅炉 E = 0.6 E0 =（0.9×0.6+0.6）÷2
蒸汽溴吸冷水机组+燃油（气）锅炉	0.76	49	蒸汽溴吸 $\varepsilon = 0.9$ 煤锅炉 E = 0.8 E0 =（0.9×0.8+0.8）÷2
直燃型溴吸收冷热水机组	0.95	36	直燃型溴吸冷热水机组 E0 = 0.95
地源热泵中央空调系统	1.485	—	地源热泵中央空调系统 $\varepsilon 1 = 4$　$\varepsilon 2 = 5$ E0 = 0.33×（5+4）÷2

从表 10-6 看出，地源中央空调系统的一次能源利用率在所有中央空调系统中是最高的，所以是最理想的高效、节能型中央空调系统。同时，由于采用节能的围护结构，以及多种节能材料和措施的使用，本工程机组容量仅为 40 000kVA，在公建项目中成为节能的典范。

医院拥有太阳能集热装置，太阳能集热面积为 1054m² 。在日常热水供应中起到辅助作用，在一定程度上节省了电力，合理利用了太阳能。由于受昼夜、季节、气候变化等因素的影响，太阳能的利用会受到制约，因此必须配置辅助热源及加热设施，保证能在太阳能集热系统充分工作的条件下辅助运行。医院太阳能控制系统由两个控制箱和一个变频器组成。两个控制箱分别为 1 号太阳能控制箱、2 号太阳能管道防冻控制箱。

1 号太阳能控制箱主要功能：①集热器与集热水箱温差循环功能，初定集热器温度高于集热水箱 7℃，启动循环水泵，温差到 3℃ 时停止（温度可调）。②集热水箱与生活水箱温差循环，集热水箱温度高于 45℃，同时比生活水箱温度高 5℃ 时，启动温差循环，温差低于 5℃ 时关闭循环。③集热水箱自动上水功能，水位低于设定水位时自动补水。

2 号太阳能管道防冻控制箱主要功能：①集热器与集热水箱低温循环，集热管路水温低于 5℃ 时启动循环水泵，集热管路水温高于 15℃ 时循环水泵停止（可调）。②手动功能：如室外温度低于 2℃，若没有自动启动循环泵，应及时人工启动循环，检查循环水泵并确认其正常工作。

2. 节能减排工作介绍及成果分析　医院自新院区投入使用后进行创新性合同化能源管理，首先与物业公司签订合同，在机电运行及维修的基础上，加入能源管理条款，使得医院职工与物业人员共同进行能耗管理。医院具备地源热泵机组变频泵控制柜，如楼宇内的水流量达到满足机组运行，此变频装置会降低泵的转速，同时电流随之降低，从而使电量降低减少。

医院于 2014 年后期全面更换 LED 节能灯，与中节能城市照明节能管理公司签订照明节能合同，引用外部力量对能源进行科学管理。在改造之前医院公共场所照明多采用白炽灯和高耗能日光灯，使用寿命为 2~5 年。自从完成 LED 灯改造项目，医院已对普通照明灯进行了更换，全院 20 000 余盏照明灯已更换了 12000 余盏，更换率达 67%。新型 LED 灯管比普通灯管使用寿命要长 2~3 倍，最多可使用长达 10 年，医院照明灯具损坏率逐步降低。且新型 LED 灯管耗电功率仅为普通灯管的一半，电量使用量得以大大减少。

医院在 2015 年初期对太阳能系统进行了大型维修，

10

恢复使用了太阳系统，责成物业对太阳能系统进行日常的维护保养，保证了医院热水供应，使产生热水的能耗有效降低。如不及时对管路进行保养，首先不能保证热水效果，其次会出现管路腐蚀，造成大面积溢水，浪费水资源。后勤管理人员通过对物业的监管，督促其定期巡检、及时维修，达到了很好的节约用水效果。

以 2015 年和 2014 年水电能耗进行对比进行分析：

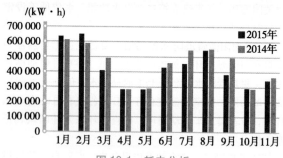

图 10-1　耗电分析

由图 10-1 可知，医院仅仅 2015 年 1、2 月份耗电量比去年同期高，查询年初记录，当时医院正逢机组维修时期，频繁的开启关闭机组使得耗电量大幅度增加。尽管如此，2015 年耗电总量比 2014 年整体下降 1 189 530/（kW·h），节电效果显著。

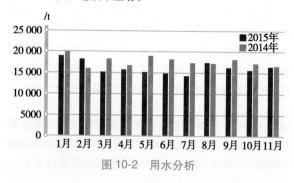

图 10-2　用水分析

由图 10-2 可知，在 2015 年 2 月份的用水量较 2014

年增多，2015 年其他月份用水量基本低于同期。查询医院记录，年初时医院在进行机组维修的同时进行过污水管道清理，使得水用量有着一定幅度的增加。2015 年医院用水总量比 2014 年降低 16483t。

3. 医院物流系统特色——采用气动物流传输系统

现阶段我国大部分医院物流发展的现状仍然是传统的"专职递送队伍＋手推车＋多部电梯"，这样的物流方式有着明显的弊端，在发展趋势上已不是现代化医院的内涵了。随着近年来各种类型的物流传输系统的出现，其高效可靠、永不停歇等诸多优势被越来越多的医院所认识和青睐。

安定医院新院区建造设计时采用了气动物流系统，用于病区和药站之间传送单据等物品。"医用气动物流传输系统"是以压缩空气为动力，借助机电技术和计算机控制技术，通过网络管理和全程监控，将各科病区护士站、中心药房、检验科等数十个工作点，通过传输管道连为一体，在气流的推动下，通过专用管道实现药品、病例、标本等各种可装入传输瓶的小型物品的站点间的智能双向的点对点传输。

医用气动物流传输系统一般由收发工作站、管道转换器、风向切换器、传输瓶、物流管道（PVC）、空气压缩机、中心控制设备、控制网络等设备构成。

在物流产品中医用气动物流传输系统一般用于运输相对重量轻、体积小的物品，其特点是造价低、速度快、噪音小、运输距离长、方便清洁、使用频率高、占用空间小、普及率高等，气动物流传输系统的应用可解决医院琐碎的物流传输问题。

4. 案例总结　天津市安定医院为新建建筑通过围护结构节能设计、地埋管地源热泵采暖空调系统、太阳能热水系统等节能措施，超过《公共建筑节能设计标准》节能 50% 的要求，达到节能 60% 的指标，完成了低能耗节能建筑示范。充分利用了可再生能源，既有地热能利用，又有太阳能利用；既降低了投资，又保证了系统长

10

期运行的可靠性。生活热水供应由太阳能即热系统和地源热泵系统共同提供。使地源热泵系统全年都得到了充分利用，降低了系统投资，做到了多能互补、综合利用。设计采用气动物流系统，大大减轻了医护人员日常工作中物流压力，使得医护人员可以更好地为患者提供高水准的医疗服务。

院长点评——李洁（天津市安定医院　院长）

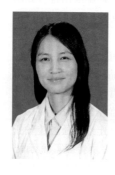

后勤管理工作是医院日常运行管理工作的重要组成部分，良好的后勤保障是医院一切工作正常安全运转的前提和基础，特别是在医院越来越现代化的今天，医院后勤服务管理正在向人员设备专业化、制度精细化、环境智能化转变，加强后勤管理工作的系统性，对于全面提升医院管理工作质量具有十分重要的意义。

天津市安定医院（天津市精神卫生中心）坐落于天津市河西区柳林路 13 号，建筑面积 78 500m^2，开放床位数 1220 张。医院现址项目于 2004 年 11 月立项，市政府投资 32 161 万元；2006 年 9 月 30 日破土动工，2009 年 10 月全面竣工，并正式启用。

以建筑设计为例，医院项目宗旨是设计理念现代化、建材应用环保化、整体布局人性化、景观设计庭园化、人文环境家庭化，极大地提升患者及家属就医环境的舒适度，并成为全国精神专科医院建设的典范。其中节能设计包括围护结构采用混凝土加砌外墙，断桥铝门窗；供热及生活用水采用地源热泵加太阳能中央空调系统，有效利用自然能源。

医院针对同时收治精神疾病患者和心理疾病患者的特点，在设计时划分（重症区和心理治疗区），两个分区各有不同的主要出入口，在区域上也相互分隔；而在医院内部，两个分区则是相互联系的，便于患者性质的重新确定，同时便于医院的管理和医生、设备的共享。鉴于患者的不稳定性，门诊诊室均设有独立的医生通道，由医生通道可直接通向消防逃生通道，确保医护人员遇到暴力伤害袭击时可以迅速离开诊室。

医院在新建建筑时，充分考虑了合同化能源管理，通过一系列的节能措施，有效地控制了能源消耗，并且超过《公共建筑节能设计标准》节能要求，完成了低能耗节能建筑示范；医院后勤管理部门经过成本效益分析，通过与物业公司的合作，加强成本管理、人力成本结构合理等措施，在日常医院日常的运行过程中，将后勤服务管理中的部分工作进行外包，促使医院的运行成本降低，为创造更多的经济效益、提升医院的综合竞争力奠定良好基础。

2005年4月该项目设计荣获了"天津市海河经济开发一期工程三级奖章"殊荣。项目动力能源系统设计2007年被国家建设部评为低能耗建筑十佳设计之一。此设计还为项目争取到国家财政部和建设部的再生能源示范专项资金628万元，还入选2008年由国家建设部编制的《绿色建筑和低能耗建筑设计实例精选》一书。

今后医院的后勤管理，除在硬件建设方面不断提升以外，还应探索并逐步实施医院后勤服务管理社会化，可较大程度缓解医院后勤服务供给与需求的矛盾，这也是现代医院后勤管理的发展趋势；同时更为重要的是还要加强信息化的支撑，在精细化管理方面不断挖潜，不断提升，用管理和效率创造更大的价值。

（李 洁 陈 征 金久暄 靳 彬）

参考文献

[1] 蔡勇，吴建良，刘亚林. 医院节能减排的实践探索[J]. 卫生经济研究，2009，(11)：37.

［2］ 孙祥娟. 绿色建筑和低能耗建筑设计实例精选［M］. 北京：中国建筑工业出版社，2008.

［3］ 周辉军. 太阳能热水系统在医院建筑中的应用［J］. 中国医院建筑与装备，2007，8（10）：14-17.

［4］ 耿霞，庞明，沙培培. 地源热泵与集中供暖的比较［J］. 西部大开发（中旬刊），2009，（10）：61.

［5］ 俞宏军. 关于精细化管理在医院后勤保障工作中的应用探析［J］. 企业改革与管理，2016（01）：214.

［6］ 吴翠俐. 公立医院后勤服务社会化及相关问题探讨［J］. 医院管理论坛，2018，35（02）：10-12.

［7］ 陈琴. 关于医院后勤管理社会化创新的有效思考［J］. 中西医结合心血管病电子杂志，2018，6（01）：28-29.

［8］ 涂宣成，肖万超，王道雄，等. 建设现代医院后勤质量管理体系［J］. 中国卫生质量管理，2018，25（01）：1-2+5.

［9］ 吴彬. 军队医院后勤保障社会化研究［D］. 第二军医大学，2007.

［10］ 谢军. 浅谈医院后勤保障运维支持系统平台建设［J］. 中国医院建筑与装备，2016（11）：91-93.

［11］ 方杰. 浅谈医院后勤保障中的安全管理［J］. 中国医院建筑与装备，2017，18（10）：82-83.

［12］ 张雅璐. 三甲医院后勤文化建设研究［J］. 中国管理信息化，2015，18（16）：138-139.

［13］ 林宏峰. 探究后医改时期医院后勤社会化管理存在的问题与对策［J］. 企业改革与管理，2017（10）：198.

［14］ 王燕. 提升医院后勤保障综合服务能力的几点思考［J］. 江苏卫生事业管理，2013，24（01）：94-95.

［15］ 朱堃. 现代三甲综合医院功能分区规模量比研究［D］. 华南理工大学，2013.

［16］ 刘山文，刘宾. 医院后勤服务外包风险与对策［J］. 中国研究型医院，2018，5（01）：45-47.

10

［17］金树，罗勇，牟效东，等. 医院后勤社会化管理的应用与探索［J］. 中国医院院长，2017（05）：62-64.

［18］李宽海. 医院建设标准中的建筑项目构成［J］. 中国卫生经济，1995（10）：50-52.

［19］诸葛立荣. 国内外医院后勤管理对比评述［J］. 中国医院建筑与装备，2017，18（04）：37-41.

［20］孟铂. 泰达国际心血管病医院后勤社会化管理体会［J］. 中国医院建筑与装备，2014（01）：66-67.

［21］侯惠荣，蔡建强. 医院后勤服务社会化风险分析及应对策略［J］. 中国医院建筑与装备，2014（05）：94-95.

［22］马昌磊. 医院后勤管理存在的问题及对策［J］. 人力资源管理，2016（01）：147-148.

10

第十一章

以患者为中心的文化制度建设

本章要点： 医院文化为医院发展提供精神力量，推进医院文化建设，可提高医院整体水平，并为其发展提供保障。本章立足于精神专科医院，探讨医院文化建设的内涵，及"以患者为中心"的医院文化建设。案例介绍医院文化建设的具体实例，并以此角度提出对医院品牌战略的思考。

第一节　概　述

一、医院文化的概念

（一）文化的概念与发展

文化是相对于经济、政治而言的人类全部精神活动及其产品，是社会现象和内在精神的既有、传承、创造、发展的总和。文化最本质、最核心的内容就是价值观念和思想意识。不同的历史、不同的民族，就会形成不同的文化。即使是同一民族，在不同时期、不同地区、不同人群，也会有不同的文化。自然环境的差异、生产力和生产关系的差异、宗教信仰的差异、生活习惯的差异是导致文化差异的主要原因。

英国文化人类学家爱德华·泰勒在 1871 年出版的《原始文化》一书中，第一次提出文化的概念，即

"文化是一种复杂的整体，它包括知识、信仰、艺术、道德、法律、风俗以及社会成员个人所获得的任何其他能力和习惯"。在我国，《易经·贲卦》之《象传》中，有"观乎天文，以察时变；观乎人文，以化成天下"的描述。以"人文"而"化成天下"，即用礼仪、风俗、典籍，以教化天下苍生。此处虽将"文"与"化"单独构词，但已有当代"文化"所包括的意义。西汉时刘向所著的《说苑·指武》中提到，"圣人之治天下也，先文德而后武力。凡武之兴，为不服也，文化不改，然后加诛。"这里首次使用"文化"一词，指的是文治为法，以礼乐典章制度为依据而教化臣民，已与当今"文化"之所指十分接近。中国近代思想家、政治家、教育家、史学家、文学家梁启超在《什么是文化》一文中论述，"文化者，人类心能所开释出来之有价值的共业也。"他认为，凡人类所开创的、历代积累起来的，有助于正德、利用、厚生之物质的和精神的一切共同的业绩，都叫做文化。1941 年，毛泽东在《中国文化》杂志创刊号上发表的《新民主主义论》一文中强调，"一定的文化是一定社会的政治和经济的反映，又给予伟大影响和作用与一定社会的政治和经济；而经济是基础，政治则是经济的集中表现。"

11

党的十八大以来，习近平曾多次提及文化自信，表达了自己对传统文化、传统思想价值体系的认同与尊崇。在 2014 年 2 月 24 日的中共中央政治局第十三次集体学习中，习近平提出要"增强文化自信和价值观自信"。之后的两年间，习近平又对此有过多次论述："增强文化自觉和文化自信，是坚定道路自信、理论自信、制度自信的题中应有之义"。"中国有坚定的道路自信、理论自信、制度自信，其本质是建立在 5000 多年文明传承基础上的文化自信"。2016 年 5 月和 6 月，习近平又连续两次对"文化自信"加以强调，指出"我们要坚定中国特色社会主义道路自信、理论自信、制度自信，说到底是要坚持文化自信";要引导党员特别是领导干部"坚定中国特色社会主义道路自信、理论自信、制度自信、文化自信"。在庆祝中国共产党成立95周年大会的讲话上,习近平对文化自信特别加以阐释,指出"文化自信,是更基础、更广泛、更深厚的自信"。其语境更为庄严,观点更为鲜明,态度更为坚决,传递出这既是文化理念又是指导思想。"文化自信"于是成为继道路自信、理论自信和制度自信之后,中国特色社会主义的"第四个自信"。

(二)医院文化

1. 医院文化的概念 医院文化,是从企业文化中衍生而来的,这一概念出现于二十世纪八十年代,之后很快在全世界范围流行。关于医院文化的概念,也有不同的描述,曹荣桂主编的《医院管理学·医院文化分册》(第2版)对具有代表性的说法进行了梳理。杨孟君等编写的《卫生行业文化建设》中的解释为:"卫生行业文化可以理解为卫生行业内部的物资文化、观念文化、政治文化和科学技术文化等方面的总和。"郑雯等编写的《医院文化》中认为:"医院文化就是医院作为一个特殊的社会组织,在一定民族传统中逐步形成的,具有本院特色的基本信念、价值观、道德规范、规章制度、生活方式、人文环境,以及与此相适应的思维方式和行为方式的总和"。宁培秀编写的《医院文化概论》中描述:"医院文化从总体上说,应是医院这一特殊群体中的物质文化和精神文化的综合,是医院在长期医疗实践中创造出来的,并在医院中广泛存在着的一种行业文化。它的内涵包括医院文化、制度文化和精神文化。从着重点来说,在当前,医院文化主要是指医院的精神文化。"另外,杨思进主编的《医院文化建设与管理——西南医科大学附属中医医院文化建设纪实》对医院文化含义的描述更加具体:"所谓医院文化,就是医院组织在一定的民族文化传统中逐步形成的,具有本院特色的基本信念、价值观念、道德规范、规章制度、生活方式、人文环境，以及与此相适应的思维方式和行为方式的总和。它是一个医院总体水平、综合实力在观念形态上的反映，产生于全体员工的整体精神素养，不仅带有这个医院的烙印，而且通过员工的整体精神素质对医院各方面的工作起到或正或反的影响。"

2. 医院文化的特征　医院作为以向人提供医疗护理服务为主要目的医疗机构，其服务对象包括患者、伤员、处于特定生理状态的健康人（如孕妇、产妇、新生儿）以及完全健康的人（如来医院进行体格检查或口腔清洁的人）。因此与企业相比，其文化也具有鲜明的特征。

（1）人文性：医院的服务对象是人，提供服务的主体也是人，因此它不同于与机器、设备打交道的生产企业。一方面，医院要充分尊重患者的需求，重视患者的感受，大力弘扬珍惜生命、患者至上的价值观，不断争取患者的支持和配合，让患者信赖医院。另一方面，还要注重维护职工的权益，关心职工的生活，为职工的成长搭建良好的平台，让职工更好地实现个人价值，这样才能更好地激发职工干事创业的热情。

（2）规范性：医院企业文化是全体职工创造出来的，是整体精神素养的体现，是共同达成的一种默契。因此，医院员工的思想行为，应和医院的文化认同保持一致。当职工的思想行为与医院文化发生矛盾时，应当服从医院整体文化的规范要求，在这一规范下，再努力寻求个人利益与医院利益的最大化。

（3）社会性：医院是个社会组织，是现代社会的一种社区类型。对职工来说，医院不仅是工作的场所，也是生活的场所、建立人际关系的场所和平台。员工在医院文化的感染和规范下，通过为患者提供优质的服务，与患者及健康人群保持良好的社会关系，承担着医院应有的社会责任。

（4）时代性：任何医院都处于一定的时空环境之中，必将受时代精神感染。因此，医院文化的生成与发

11

展、内容与形式，都会受到一定时代的经济体制和政治体制、社会结构、文化、风尚等的影响。在医药卫生体制改革的大潮中，各级各类医院正积极开展医疗联合体建设，建立现代医院管理制度等，其目的就是为了提升基层诊疗服务能力，在宏观上也体现了努力改善"人民日益增长的美好生活需要和不平衡不充分的发展之间的矛盾"的新时代特征。宫小飞等利用微信加强医院文化建设的实践又从微观层面体现了医院文化的时代性。

（5）传承性：一方面，医院文化传承了"见贤思齐焉，见不贤而内自省也""老吾老，以及人之老；幼吾幼，以及人之幼"的优秀中华文化传统和"医为仁术""大医精诚"等传统医学文化的精华。另一方面，医院还要善于总结本机构的成功经验和道德典范，积淀医院的文化底蕴，提升员工的荣誉感。

（6）个异性：我国医疗机构种类繁多，包括综合医院、中西医结合医院、民族医医院、专科医院、康复医院、妇幼保健院、社区卫生服务中心（站）、急救中心（站）、临床检验中心、专科疾病防治院（所、站）、护理院（站）等。由于不同机构服务对象不同、工作性质不同，加之地域差异等因素，不同的医疗机构形成了不同的医院文化。

二、医院文化的内容

（一）医院精神

医院精神是医院在长期服务患者与管理实践过程中逐步形成并为全体员工所认同的意识，是医院传统的传承与创新，是全体员工应当遵守的行为规范、道德规范和工作纪律，是医院与社会共同追求的愿景、目标和价值观念。医院精神通常要突出医院的特色，对内起到激励、引导、凝聚的作用，对外展示医院的形象，赢得患者的信赖。

（二）医院管理风格

医院的管理风格包括医院的管理理论与观念、管理模式、管理体制、管理手段、管理者类型及领导艺术，如依法治院、从严治院、规范化管理、信息化管理、标准化管理等。管理风格是医院管理思想的集中展现，能够通过职工的整体素质和外在形象进行体现。

（三）医院制度

从狭义上说，医院制度即医院的规章制度和管理制度，是医院为了维护日常工作和生活秩序而制定的职责与权限、制度、操作规程、流程、评价标准、记录表格等。它是医院科学管理的必要手段，也是医院规范化、科学化、民主化程度的反应。

（四）医院组织

不同的办医主体和不同的结构形式，形成了不同的组织类型。传统的医院组织中，通常为院里有科、科中有组，上级监督下级，下级以被动完成上级任务为目标。而随着时代的发展，知识更新速度越来越快，高科技不断被应用和推广，如果依然采用高耸化的管理模式，必将会影响执行效率。而且，随着医院集团化和连锁经营模式的扩张，传统的组织机构面临着巨大的挑战。这就要求医院得从旧的模式中解脱出来，最大限度地调动职工的积极性，释放员工的潜力。

11

（五）服务理念

临床医疗与护理、健康宣传与教育、康复指导与训练、健康筛查与体检等工作，同其他有形产品一样，也强调产品要能满足不同客户的需求。因此，医院也需要明确上述服务的本质和特征，这就形成了医院的服务理念。例如以疗效取信患者、以医德感动患者等等。

（六）医院环境

医院环境包括外部环境和内部环境。外部环境包括国家对医疗卫生行业的方针、政策、法规、当地风土人情、经济状况、人民群众消费能力等。只有适应外部环境，才能乘势发展。内部环境除了前面提到的医院精神、管理风格、管理制度、组织架构等内容外，还包括医院的硬件状况，如办公场所和设施设备状况、院区绿化美化亮化状况、安全防护状况等。一个整洁、温馨、舒适、安全的环境，能有效推动医院文化的形成和发展。

（七）医院形象

医院形象是医院通过自身行为得到社会认可的医院文化的综合反应和外在表现，是社会公众对医院总体的、概括的、抽象的综合评价和印象。医院形象包括医院的标识、技术能力和医疗质量、工作人员仪容举止和行为规范，也包括医院的硬件建设，如院容院貌、医疗环境、医疗设备状况及医院历史文化对社会公众的影响等。良好的医院形象，有助于医院获得更多的社会支持，提升医院竞争力，增强吸引力。

三、医院文化的意义和作用

当前，医药卫生体制改革已进入深水区，到了啃硬骨头的攻坚期。分级诊疗制度、现代医院管理制度、全民医保制度、药品供应保障制度、综合监管制度5项基本医疗卫生制度的建设任务在加速推进。医疗机构的发展，有机遇，更有挑战。医院要生存、发展，并在竞争中立于不败之地，就必须有相应的医院文化作为根基。加强医院文化建设，对现代医院实现资本、技术、信息和文化的整合，保持核心竞争力和可持续发展，具有十分重要的现实意义。

加强医院文化建设，可以为医院的发展建立正确的方向，确立明确的目标，引导全体员工为实现自己的目标和价值而自觉奋斗，形成推动医院发展的内生动力。同时，还能使员工保持高昂的工作热情和奋发向上的进取精神，激发员工自觉工作的积极性和为院争光的斗志，潜移默化中增强了员工的向心力。另外，良好的医院文化，还能有效约束员工的行为，自觉服从医院制定的行为规范和准则，通过主动承担责任、强化沟通交流等方式，解决内部矛盾和问题。

第二节　精神专科医院
文化制度建设

一、精神专科医院的特点

受社会文化、经济状况、公众普遍认知、面对的服务群体较为特殊、学科发展不均衡等因素的影响，我国精神专科医院所处的社会环境和社会地位与其他医院不同。

（一）服务群体的特殊性

精神障碍，是指由各种原因引起的感知、情感和思维等精神活动的紊乱或异常，导致患者出现明显的心理痛苦或社会适应等功能的损害。由于社会中广泛存在对精神障碍患者的歧视及由此带来的病耻感，患者的治疗、预后和生活质量会受到很多负面影响，甚至会波及他们的家庭。这些影响又间接增强了患者的内化病耻感，从而陷入到一个恶性循环之中。因此，精神障碍患者与其他疾病患者相比，更需要人性化的关怀。但是，精神科医务人员在给予患者更多情感和生活上的照料、承受着潜在的人身伤害风险的同时，却往往得不到足够的尊重和回报，使其对职业的认同感、自我效能感和主观幸福感处于相对较低的水平，导致精神科医护人员更容易出现职业倦怠。

（二）医院环境的特殊性

这里所说的环境，主要指物质层面的环境，包括建筑物、安全设施、生活保障条件等。依据原国家卫计委印发的《医疗机构基本标准（试行）》，精神专科医院是指主要提供综合性精神卫生服务的医疗机构，要求男、女病区分科设置，同时要设置工娱疗室、心理测量室等科室。所以精神专科医院在硬件建设方面与综合医院相比，具有其特殊要求：一是要保证较低的建筑密度、良好的朝向、较大的建筑间距、顺畅的自然通风和较高的

11

绿化率，才能为患者创造良好的治疗、康复环境。二是要满足实际工作的需要，设置急诊部、门诊部、住院部、医技科室、康复治疗、保障系统、行政管理和院内生活等设施，承担预防保健、教学及科研任务的医院还须有相应设施。三是设置公共停车场，满足乘用各种车辆到医院就诊的患者、探视的家属和健康检查（咨询）人员的需要。四是要有较高的绿化率，为患者提供良好的室外空间环境。五是要有符合消防安全要求的设施，不能因为封闭管理就忽略了这一问题。六是要有双电路供应、物资保障等基本条件。但是，根据住房和城乡建设部对全国近 400 所精神专科医院的调查显示，部分精神专科医院基础设施条件很差，很多都是几十人一间的大病房，门诊医技、康复治疗等用房也严重不足，还有部分用房为危房。而且，由于国家对精神专科医院的投入不足，医院基础建筑能力较差，精神专科医院的规模普遍不大。

（三）服务要求的特殊性

精神障碍患者住院期间通常为封闭式管理，住院周期长，而且受精神症状的影响，生活自理能力、社会交往能力、诉求表达能力等存在不同程度的下降，这就对医务人员的服务提出了更高的要求：一是要做出正确的诊断，通过全面、深入、客观、细致的问诊和观察，掌握患者的病情变化，制定个体化的治疗方案。二是要提供全面周到的生活护理，包括协助患者进食、洗澡、剪指甲、如厕等，不断提高患者的卫生合格率。三是要开展面向患者和家属的健康教育，帮助患者和家属正确认识精神疾病，提高治疗依从性和对疾病复发风险的识别能力，避免反复住院。四是要进行形式多样的康复训练，包括自我管理、社交技能、职业技能等康复训练，促进患者早日回归社会。五是要丰富人性化关怀的形式，让患者感受到来自医护人员、家庭和社会的温暖。

（四）发展建设的特殊性

我国精神专科医院建设起步较晚，新中国成立时，全国精神卫生机构尚不到 10 所。自 1949 年至 2009 年的 60 年间，我国精神卫生资源经历了快速发展、稳步发展和改革三个阶段，精神专科医院增加到 637 所。近几年，随着《全国精神卫生工作体系发展指导纲要（2008—2015 年）》《重性精神疾病管理治疗工作规范（2012 年版）》《中华人民共和国精神卫生法》《全国精神卫生工作规划（2015—2020 年》《严重精神障碍管理治疗工作规范（2018 年版）》等政策和法律的出台，国家加大了对精神卫生工作投入，精神专科医院基础建设和人才队伍建设得到加强。2015 年全国精神科床位密度为 3.15 张/万人，拥有精神科医生（含助理医师）3.01 万人（1.80 人/10 万人），精神科护士 7.58 万人（4.16 人/10 万人），较 2010 年有了快速的增长。资源供给量的增加，必然导致竞争性增加，需要我们进一步加强医院文化建设，提升专科形象和品牌效应。

二、精神专科医院文化建设的策略

面对精神卫生事业的快速发展，面对行业竞争的日趋激烈，面对深化医药卫生体制改革带来的机遇和挑战，精神专科医院应采取强化医院文化意识、营造医院文化氛围、塑造医院形象、创造医院品牌、完善体制机制建设等措施，加大医院文化建设的力度，进一步凝聚员工的思想，激发员工的积极性和创造性，为医院的发展提供强大的精神力量。

（一）提炼医院精神

医院精神是在实践基础上提炼和表述的，任何医院都不能照搬照抄他人的经验和做法，需要结合工作的实际情况，坚持从"实际出发、突出个性、贴近民心"的原则，开展文化调查，最终用通俗、简要、朗朗上口的词汇表述出来。通常认为，医院的精神包括医院的办院宗旨、最高目标、竞争战略、服务理念、院训等。例如，上海市精神卫生中心的价值为"团结、奉献、勤奋、创新"，它的使命是"提升临床和公共卫生服务质量与服

11

务水平、提高医疗服务效率、坚持公益性为主的办医方向，切实维护人民群众健康权益"，它的目标是"国际一流的现代化精神卫生机构，满足大众精神卫生和心理健康需求。"再如，天津市安定医院始终秉承"务实、进取、仁爱、奉献"的院训，本着"用我们的爱心，让精神障碍患者早日重返社会"的宗旨，坚持"发展医院、服务社会、成就职工"的办院方针，教育引导全院职工牢固树立"患者需求至上"的服务理念，努力实现"让每个人都拥有一个健康的心灵"的美好愿景，使医院各项事业实现了跨越式发展。

医院精神的设计和确立的方法，可以通过问卷调查的形式进行，即向职工广泛征集宗旨、院训、发展方向和目标等；也可以采取由医院党委班子或院领导班子集体提出建设的方案，然后组织职代会或各种形式的研讨会等，通过比较选出最佳方案；还可以采用专家的智慧、名人的效应等确立医院的精神，如南京鼓楼医院的"树高尚医德，攀技术高峰"就是江泽民同志题写的。还有的医院采用结合医院名称和专科特色来提炼医院精神，例如华中科技大学同济医学院附属协和医院的院训为"仁爱济世 协诚人和"。

（二）确定医院价值观

习近平总书记曾指出，核心价值观是文化软实力的灵魂、文化软实力建设的重点。近年来，由于受西方多元文化的冲击、一些错误观念的影响，一些医护人员的理想、信念和道德发生偏颇，严重影响了社会对医院的认识，导致医患关系紧张。熊昌娥等 运用扎根理论，对国内外 600 余家医院研究发现，国内医院最重要的价值观是技术精益求精，国外医院价值观最重要的是对人的尊重；国外医院价值观中，反思性实践、自我实现、行业领导、资源意识、赋权增能、专业主义、接纳包容、保护人权、积极乐观、差异化服务、工作生活平衡这 11 个因子在中国医院价值观中未见相似表述；国内医院价值观只有"内部要求"一个维度，国外医院价值观包含

11

"内部要求""外部竞争"和"以人为本"3个维度。由于我国医疗机构主办部门较多，导致医院的价值观也存在一定的差异。例如，大学附属医院核心价值观是大学精神与大医精神的融合与重构，精神实质是追求真理，厚爱生命。

进入新时代，不论哪种办医类型的医疗机构，都应当将"以患者为中心"作为最根本的价值观，然后根据各自医院的特点，遵循"诚信、社会效益第一、以人为本、传承与创新"的原则，医院领导率先垂范、大力灌输，全院职工积极响应、严格遵守，做到固化于规、内化于心、外化于行，建立长效机制，探索有效载体，把医院核心价值观落实到实际行动中。

（三）制定医院制度

医院制度是在组织管理过程中，用来约束员工行为、指导员工工作、规范操作规程的各种职责、制度、流程、规程等的总称。一套科学、规范、以人为本的管理制度，能够让员工在潜移默化中接受医院的价值观并转化为自己的行为意识，自觉遵守医院制定的各项规章制度，最终将会带来医院整体医疗质量不断提高，技术水平不断进步，科研能力不断增强，患者安全有效保障。目前，医院制度文化建设中突出的问题有两个方面：一是重医疗业务，轻行政管理。许多医院管理者是业务出身，习惯于通过医疗数量指标来衡量医院的发展水平，常常把主要精力和智慧投入到医疗工作中，忽视了后勤管理和行政管理等工作。二是重制度制定，轻培训落实。医务人员很少关注除与医疗密切相关的制度外的其他各项管理制度，这就会导致他们在处理行政事务时，流程不知晓，标准不掌握，直接降低了工作效率，影响医院执行力。

医院要注重规章制度的制定、培训、实施、考核，建立健全医院管理机制，把落实规章制度作为提高医疗质量、保障患者安全、树立医院形象的有效抓手。在具体实施过程中，需要注意以下几个方面：

1. 符合国家法律法规和政策性文件的要求　医院内

11

部的制度，是依据国家有关法律法规和政策性文件制定的，必须与之保持一致。制度的制定者，必须全面收集关于某项工作的各种文件，然后结合医院实际进行制定。例如，河北省精神卫生中心在2014年修订《医院管理体系文件汇编》时，共搜集各种法律法规和政策性文件近400份，逐一进行了研读和学习。

2. 加强组织领导与分工协作　建立或完善医院管理制度，是医院活动中的一项重要工作，医院领导务必高度重视、亲自主持，发挥好掌舵人、协调员、督导员的作用。成立医院管理编写组织，明确各部门的编写范围、编写要求等等。同时，还应建立规章制度会签机制，避免出现相互矛盾的现象。对于审核通过的制度，应由以医院名义统一发布，明确生效日期。

3. 明确制度的结构和协作要求　在医院制度的编写过程中，可以根据实际工作需要，将制度分为职责与权限、制度、流程、操作规程、标准等。关于管理制度，通常应包括制定目的、制定依据、适用范围、有关定义、主管科室、具体要求、奖惩办法等内容。同时，待相关文件编写完成后，可统一编号，便于管理，例如河北省精神卫生中心管理体系文件汇编采取四级编码模式（表11-1）。

4. 制度的修订　一是当国家法律法规和规范性文件发生变化时，与之对应的医院制度也应随之修订。例如，2018年4月，国家卫生与健康委员会制定的《医疗质量安全核心制度要点》中关于值班和交接班的制度中要求"医疗机构应当建立全院性医疗值班体系，包括临床、医技、护理部门以及提供诊疗支持的后勤部门，明确值班岗位职责并保证常态运行"，将提供诊疗支持的后勤部门的值班工作也列入核心制度范围之内，这就要求医院做相应调整。二是当医院的决策机制、管理体系等发生重大变化时，也应对医院的管理制度进行修订。三是在实施过程中，发现制度中的要求不符合工作实际、不利于工作开展、不能解决问题时，就要对制度进行修订和完善。

11

表 11-1　河北省精神卫生中心管理体系
文件汇编采取四级编码模式

一级编码	含义	二级编码	含义	三级编码	含义
HBLY	医院名称	ZQ	职责与权限	B/0	版次/修订次数
		ZD	制度		
		SOP	操作规程		
		LC	流程		
		JL	记录样表		
		YA	应急预案		
		BZ	标准		

注：河北省精神卫生中心，加挂"河北省第六人民医院"牌子

（四）打造医院环境

医院环境，包括物质环境和人文环境，其中人文环境包括医院精神、医院价值观、精神风貌、人际关系、行为规范等，这些内容前面已经进行了叙述，这里不再重复。医院物质环境，主要是医院的建筑物、装修风格、设施设备、安全防护、园林绿化等。由于精神专科医院服务对象、服务要求等方面的特殊性，所以在营造医院环境过程中要充分考虑患者、家属和员工的需求。一是坚持安全第一的原则。精神专科医院收治的多为处于急性期的精神障碍患者，往往存在着暴力攻击、自伤/自杀、跌倒/坠床、擅自离院等各种风险，所以在建设时应尽量将各种危险因素去除。同时，还要关注后勤、伙食供应等部门人员的在设施设备操作中的安全，要将生产设备的操作规程、应急处置规程等随机存放。郝素娟、张玉萍、戴美英 等运用"5S管理"工具在改善医院工作环境等方面取得了良好的效果。二是体现对患者的尊重。医院环境是医院服务理念的外在表现。在人们的传

11

统认识中，精神专科医院往往是"铁窗铁门的牢笼一般""患者和犯人一样"。随着人们对精神科疾病关注度的加深，人们对精神科疾病的医疗和护理也予以了更多的关注，开放式管理也逐渐成为精神障碍患者住院的主要方式。即使在北京回龙观医院、河北省精神卫生中心、温州医科大学附属康宁医院等专科医院的封闭病房，也率先建设了开放式护理站，进一步拉近了患者与护理人员距离。三是要彰显医院的特色。每个医院都有自己的医院精神和经营理念，也都有"人无我有、人有我优"的优势，从而形成了具有医院特色的建筑特点、标识色调、服饰风格等，切忌千篇一律、盲目跟风，应当做到特色鲜明、独树一帜，在患者心中留下深刻的印象。四是要符合人性化要求。环境是人塑造的，人同样也受环境的影响。医院环境设计除要考虑患者生理及心理方面的需要外，还要考虑医护人员和患者家属等使用人群的生理和心理方面的感受及需求。从门诊大厅到住院病房，从行政管理到后勤服务，应当全流程、全领域地关注人们的需求。同时，还要注重装修的效果，注重室内空间装修与软装饰的统一性，合理配置装修色彩，降低环境噪音，持续优化设计方案，借助装修充分发挥医院建筑的医疗价值。

第三节　"以患者为中心"的文化制度建设

《关于建立现代医院管理制度的指导意见》（国办发〔2017〕67号）中要求：加强医院文化建设；树立正确的办院理念，弘扬"敬佑生命、救死扶伤、甘于奉献、大爱无疆"的职业精神；恪守服务宗旨，增强服务意识，提高服务质量，全心全意为人民健康服务；推进医院精神文明建设，开展社会主义核心价值观教育，促进形成良好医德医风；关心爱护医务人员身心健康，尊重医务人员劳动成果和辛勤付出，增强医务人员职业荣誉感。建设医术精湛、医德高尚、医风严谨的医务人员队伍，塑造行业清风正气。

一、弘扬职业精神

《希波克拉底誓言》是约 2400 年以前，希波克拉底警诫人类的古希腊职业道德的圣典，是向医学界发出的行业道德倡仪书，是从医人员入学第一课要学的重要内容，也是全社会所有职业人员言行自律的要求。誓言内容如下："我要遵守誓约，矢志不渝。对传授我医术的老师，我要像父母一样敬重，并作为终身的职业。对我的儿子、老师的儿子以及我的门徒，我要悉心传授医学知识。我要竭尽全力，采取我认为有利于病人的医疗措施，不能给病人带来痛苦与危害。我不把毒药给任何人，也决不授意别人使用它。尤其不为妇女施行堕胎手术杀害生命。我要清清白白地行医和生活。无论进入谁家，只是为了治病，不为所欲为，不接受贿赂，不勾引异性。对看到或听到不应外传的私生活，我决不泄露。如果我能严格遵守上面誓言时，请求神祇让我的生命与医术得到无上光荣；如果我违背誓言，天地鬼神一起将我雷击致死。"这一誓言中有封建行会及迷信的色彩，但其基本精神被视为医生行为规范，沿用了 2000 多年。直到今日，在很多国家，很多医生就业时还必须按此誓言宣誓。

在第二次世界大战结束并审判了纳粹分子医生的罪行后，医生的职业道德的特殊性和重要性又重新引起了人们的重视。1948 年世界医学会（WMA）在《希波克拉底誓言》的基础上，制定了《日内瓦宣言》，作为医生的道德规范。全文如下："值此就医生职业之际，我庄严宣誓为服务于人类而献身。我对施我以教的师友衷心感佩。我在行医中一定要保持端庄和良心。我一定把病人的健康和生命放在一切的首位，病人吐露的一切秘密，我一定严加信守，决不泄露。我一定要保持医生职业的荣誉和高尚的传统。我待同事亲如弟兄。我决不让我对病人的义务受到种族、宗教、国籍、政党和政治或社会地位等方面的考虑的干扰。对于人的生命，自其孕育之始，就保持最高度的

11

尊重。即使在威胁之下，我也决不用我的知识作逆于人道法规的事情。我出自内心以荣誉保证履行以上诺言。"

中国医师协会于 2005 年 5 月，正式加入了国际推行的"新世纪的医师职业精神——医师宣言"活动。为了能够更好地结合中国的文化和国情，结合中国"大医精诚"的传统理念，挖掘和提炼中国医师的职业精神，在原卫生部的指导和支持下，中国医师协会组织专家历时 2 年 8 个月的时间，起草编写了符合中国语言特点的《中国医师宣言》，并于 2011 年 6 月正式发布。《中国医师宣言》全文为："我庄严宣誓，自觉维护医学的尊严和神圣，敬佑生命，平等仁爱，患者至上，真诚守信，精进审慎，廉洁公正，终身学习，努力担当增进人类健康的崇高职责。以上誓言，谨记于心，见于行动。"《中国医师宣言》的核心精神是"平等仁爱、患者至上、真诚守信、精进审慎、廉洁公正、终生学习"。这是医师职业精神的普遍原则和道德底线，也是核心价值所在。

医疗工作的另一个重要群体——护理人员也有誓言。世界著名护理专家、近代护理教育的创始人、护理学的奠基人南丁格尔为护士所立的誓约《南丁格尔誓言》流传至今，全文如下："余谨以至诚，于上帝及会众面前宣誓：终身纯洁，忠贞职守。勿为有损之事，勿取服或故用有害之药。尽力提高护理之标准，慎守患者家务及秘密。竭诚协助医生之诊治，务谋病者之福利。谨誓！"

由于医师职业的特殊性，医师宣誓仪式非常隆重，对于广大医师重温医师誓言，不忘初心，坚守职业精神，构建和谐医患关系有着重要意义。医院应当积极开展医师宣誓活动，通过医师职业誓言的确立，让医师们在每一天的工作和生活中，更加坚定地树立从业的立足点，大力弘扬职业精神。

二、推进依法治院

法治兴则国家兴。新中国成立以后，中国民主和法制建设一度有过长足的发展，但由于"左"的指导思想，而使民主法制建设的良好势头急转直下，最终酿成十年"文革"的历史性悲剧。"文革"的教训极为惨痛和深刻。邓小平同志在回答外国记者如何避免类似"文革"那样的错误时说："我们这个国家有几千年封建社会的历史，缺乏社会主义的民主和社会主义的法制。现在我们要认真建立社会主义的民主和社会主义的法制。只有这样，才能解决问题。"

党的十五大报告指出，依法治国，就是广大人民群众在党的领导下，依照宪法和法律规定，通过各种途径和形式管理国家事务，管理经济文化事业，管理社会事务，保证国家各项工作都依法进行，逐步实现社会主义民主的制度化、法律化，使这种制度和法律不因领导人的改变而改变，不因领导人看法和注意力的改变而改变。

党的十八大以来，党中央对全面依法治国做出一系列重大决策，提出一系列全面依法治国新理念新思想新战略，强调要坚持加强党对依法治国的领导，具体归纳为十个"坚持"，即坚持人民主体地位，坚持中国特色社会主义法治道路，坚持建设中国特色社会主义法治体系，坚持依法治国、依法执政、依法行政共同推进，法治国家、法治政府、法治社会一体建设，坚持依宪治国、依宪执政，坚持全面推进科学立法、严格执法、公正司法、全民守法，坚持处理好全面依法治国的辩证关系，坚持建设德才兼备的高素质法治工作队伍，坚持抓住领导干部这个"关键少数"，明确了全面依法治国的指导思想、发展道路、工作布局、重点任务。

医院，作为社会重要组成部分，同样需要推进法制化建设，即依法治院，通过建立医院章程和各项规章制度，明确医院的性质、办医方向、职工权利、决策机制等等，这里面最重要的就是制定好医院的"宪法"——医院章程。章程是医院依法自主办医、实施管理、履行公益性的基本纲领和行为准则。医院应当以章程为依据，制定内部管理制度及规范性文件、提供医疗卫生服务、建立管理机制，落实公立医院综合改革的各项政策，不

11

断满足人民群众的健康需求，增强人民群众看病就医的获得感和医务人员职业荣誉感。制定医院的章程，要坚持从历史、现状和本机构实际情况的出发的原则，坚持社会效益优先，把社会效益放在首位。

医院章程应包括医院性质、办医宗旨、功能定位、办医方向、管理体制、经费来源、组织结构、决策机制、管理制度、监督机制、文化建设、党的建设、群团建设，以及举办主体、医院、职工的权利义务等内容。医院要以章程为统领，建立健全内部管理机构、管理制度、议事规则、办事程序等，规范内部治理结构和权力运行规则，提高医院运行效率。制定公立医院章程时，要明确党组织在医院内部治理结构中的地位和作用。

医院制定章程，应当成立起草组，将医院党组织、行政领导、医院各类专业委员会负责人、医务人员代表、相关医院管理专家、办医主体和上级主管部门代表等列为起草组成员。医院起草或修订章程应当深入研究、分析医院的特色与需求，总结实践经验，广泛听取各方需求与意见，形成章程草案或章程修订案，经院长办公会讨论并提交党委会审议后，由职工代表大会通过。章程起草或修订组织负责人，应当就章程起草或修订情况与主要问题，向职工代表大会做出说明。章程草案或修订案经讨论审议后，应当形成章程送审稿，经举办主体和上级主管部门同意后，以医院名义发布，报送登记管理机关备案。医院章程制定完成后，在医院章程的指引和约束下，依据国家法律法规和政策性文件的要求，进一步完善医院的各项规章制度。

三、保障患者权利

《中华人民共和国精神卫生法》第三十七条明确规定："医疗机构及其医务人员应当将精神障碍患者在诊断、治疗过程中享有的权利告知患者或者其监护人。"维护患者的权利、保障患者的人权是现代医学和法律对社会的要求。患者的权利包括知情同意权、医疗决策参与权、隐私保护权、平等医疗权、人格权、申诉权、人身安全和财产保护权等。

（一）知情同意权和医疗决策参与权

有权参与诊疗和照顾过程的讨论，并决定治疗方式，包括选择其他治疗或拒绝治疗。患者或监护人对病情、诊断、医疗措施和医疗风险等具有知情选择的权利。医院应制定相关制度对这一权利进行保护。如果需要实施特殊检查或特殊治疗，医务人员应当及时向患者说明医疗风险、替代医疗方案等情况，并取得其书面同意；不宜向患者说明的，应当向患者的监护人说明，说明内容应有记录，并取得其书面同意。向患者或家属详细介绍患者的病情，有利于帮助家属设定合理的治疗期望，提高患者满意度。同时，患者或家属也有权力决定是否在病危时实施抢救及有表达减轻疼痛的权利。

（二）隐私保护权

患者有权在安全及隐私的医疗环境接受诊疗照顾。全国人大法工委王胜明先生认为，"泄露患者隐私，既包括医疗机构及其医务人员将其在诊疗活动中掌握的患者个人隐私信息，向外公布、披露的行为，也包括未经患者同意而将患者的身体暴露给与诊疗活动无关人员的行为。"因此，医务人员应在私密性较好的场所中对患者进行检查和治疗。在组织教学观摩时，除医学院学生需经患者同意接触患者隐私之外，不负有医疗职责的医务人员也需要患者的授权。医务人员也不得在公开场合及非工作场合讨论患者的病情和治疗方案，以免造成患者隐私的泄露。另外，医院在病案管理中病案工作者有义务对这些个人标识加强保密，因为病案内容中涉及的信息更加详细，这些信息都是患者的隐私。

（三）平等医疗权和人格权

患者有权接受治疗，不因国籍、性别、年龄、宗教或社会地位而受到歧视。医院应充分尊重患者的民族习惯和宗教信仰，制定相关制度和具体措施，对上述权利进行保护，例如设置清真饮食窗口或专座、为患者做礼

11

拜提供便利的场所和设施等。同时，患者还有权要求医护人员提供疾病照顾、用药知识、包含饮食或生活等医疗信息。我国精神卫生工作实行"预防为主"的方针，坚持"预防、治疗和康复相结合"的原则。由于精神障碍具有病程迁延、易复发、致残率高等特点，患者及家属往往对治疗会失去信心。这就导致患者在出院后形成停药、复发、再治疗又停药的恶性循环，给个人、家庭、社会造成了巨大的经济负担。因而，加强健康教育，提高精神障碍患者出院后服药的依从性，维持治疗是预防复发、防止残疾、促进康复的有效方法。医院应建立医院健康教育制度，开展形式多样的健康教育活动，明确医师、护士、康复师等不同人员在患者疾病全病程中的作用，引导医务人员为患者提供全病程的服务。

（四）申诉权

患者若对医院有任何抱怨或建议时，有权向医院提出意见并得到回应。在医疗过程中，医患双方对医疗服务质量和结果的评价经常会产生分歧，导致医疗纠纷和投诉。医院应贯彻落实《医院投诉管理办法（试行）》，实行"首诉负责制"，设立或指定专门部门统一接受、处理患者和其他相关人员投诉，及时处理并答复投诉人。在鼓励患者合理表达诉求的同时，还要引导员工正确的认识患者表达的诉求，从中找到医院管理中存在的问题和缺陷，持续改进医疗质量和服务水平。毕玉田 等将戴明环应用到医院投诉的管控中就取得了良好的效果。

四、提高服务质量

习近平同志在十九大报告中强调，随着中国特色社会主义进入新时代，我国社会主要矛盾已经转化为人民日益增长的美好生活需要和不平衡不充分的发展之间的矛盾。实施"健康中国战略"对增强人民群众获得感提出了新要求，医学发展、科技进步、医改深入为持续改善医疗服务创造了更加有利的条件。医院必须充分研究改革的新要求、新形势，结合国内外先进的医疗质量管理经验和理念，形成医院自己独特的质量管理体系和质量改进措施，实施精细化管理，实现医院的可持续发展。主要通过五个方法：一是建立医疗质量管理体系。建立医院、科室两级责任制的质量管理责任体系，院长为医院质量管理第一责任人，负责按照国家医疗质量管理的有关要求，制订本机构医疗质量管理制度，开展本机构医疗质量监测、预警、分析、考核、评估以及反馈工作，定期发布本机构质量管理信息等。各业务科室应当成立本科室医疗质量管理工作小组，组长由科室主要负责人担任，制订本科室年度质量控制实施方案，组织开展科室医疗质量管理与控制工作；制订本科室医疗质量持续改进计划和具体落实措施；定期对科室医疗质量进行分析和评估，对医疗质量薄弱环节提出整改措施并组织实施。二是健全医院质量与安全监测指标体系。质量指标监测是将具体化的数据作为测量标准，对医院质量进行评价。其已成为我国医疗服务监管与评审的重要依据。精神专科医院质量与安全监测指标体系，可重点参考《三级精神病医院评审标准（2011 年版）实施细则》，结合医院的实际情况最终确定，每一项指标都应明确名词定义、计算方法、收集方法、改善标准、监测周期等。院、科两级质量与安全管理组织，可根据数据分析结果，确定不同的监测重点。例如，医院层面可将平均住院日、次均费用、30 日再住院率等作为监控重点，而科室侧面则可将身份识别准确率、高危药品储存合格率等作为监控重点。三是开展质量与安全评价。目前，国内医院评价主要有两种，分别是由卫生行政部门主导的等级医院评审和国际医疗卫生机构认证联合委员会开展的 JCI 认证，都是以病人为中心，以患者安全为关注焦点，通过外部评审评价，发现医院在质量与安全管理中存在的漏洞，帮助医院提升管理水平和服务能力。四是引进质量与安全管理工具。李佳勋 等以全面质量管理理论为指导，积极探索应用 PDCA、品管圈（quality control circles，QCC）、根本原因分析法（root cause analysis，

11

RCA)、追踪方法学（tracer methodology，TM）等质量改进工具。在完善院科两级质量管理体系和运行模式的基础上，坚持按标准建设、管理和评价医院。利用 TM 帮助职能部门有效发现质量和安全问题，利用 RCA 对发现问题进行根因分析，通过开展 QCC 活动激发员工参与质量与安全管理的积极性，将 PDCA 理念和方法贯穿到医院工作的各个过程，形成了良好的质量文化。五是完善医院培训体系。人才是医院工作的决定性因素，医院的人才包括医疗人才、科研人才、教学人才、护理人才、医技人才、工勤人才、管理人才等七类。而人才培训是提升医院战略执行力的重要手段，医院要加强制度建设，为培训体系的完善提供制度保障；完善评估体系，使医院培训能够针对不同课程采取相应的评估方法；形成由内部兼/专职讲师与外部讲师构成的讲师队伍，明确不同类别讲师的授课对象与岗位责任；建设给予能力模型，分层分类的课程体系，重点开发医院专业技术、职能的课程。

五、树立良好医德医风

医疗卫生行业的发展与广大人民群众的切身利益密切相关。在当前复杂的医疗环境中，对医务人员加强社会主义核心价值观教育，实现社会主义核心价值观与医院文化建设的融合，使其在医院的各项工作中都能够得到渗透，转化为人们的自觉行为，培育医德高尚、医术精湛的医疗卫生队伍，缓解日益突出的医患矛盾，保障医疗卫生事业健康发展。主要通过两种手段：一是加强医德医风和行为规范教育。2012 年 6 月 26 日，由原卫生部、国家食品药品监管局、国家中药管理局联合印发的《医疗机构从业人员行为规范》明确了医疗机构从业人员基本行为规范和管理人员、医师、护士、药学技术人员、医技人员、其他人员的行为规范。2013 年 12 月 26 日，针对医疗卫生方面群众反映强烈的突出问题，原国家卫计委和国家中医药管理局制定了《加强医疗卫生行风建设"九不准"》，并将执行"九不准"的情况列入医疗卫生机构以及人员年度考核、医德考评和医师定期考核的重要内容，作为职称晋升、评优评先的重要依据。医院应将上述内容列入年度培训内容，将廉政文化与行风教育紧密结合，牢固树立"以患者为中心"的服务理念，提高医务人员的思想道德观念，树立爱岗敬业、廉洁自律、诚实守信的职业道德观念。同时要坚决抵制商业贿赂、收受"红包"、回扣等不良作风。通过媒体宣传、奖励等方式，积极引导医务人员加强廉政文化修养、提高自律意识、培养医务人员健康的人格和积极向上的精神。二是发挥医德典范的示范作用。为更好地贯彻和实施《中华人民共和国执业医师法》，广泛宣传当代中国精神科医生良好的精神风貌，促进全国精神科医生队伍建设和卫生行业行风建设，中国医师协会精神科医师分会于 2005 年设立了"中国杰出精神科医师奖"，首都医科大学北京安定医院张继志教授，南京医科大学附属脑科医院姚芳传教授、上海交通大学医学院附属精神卫生中心徐韬园教授、张明园教授、北京大学第六医院舒良教授等一大批杰出精神科医生成为我们学习的典范。各专科医院应积极组织本单位医师向他们学习，梳理正确的人生信念和职业理想。同时，还要善于挖掘和培育身边的先进典型，发挥他们的示范引领作用。

六、关注职工需求

11

医院的发展，应坚持以人为本的原则，这里的"人"包含两类人，分别是医院的员工和患者。员工的能力提升了，患者享受的服务质量自然也就提升了；员工的荣誉感增强了，服务患者的热情和激情自然也就增加了，这两者是协调统一的。其中有四点值得关注：一是要注重员工的健康管理。王继委研究发现，精神科医务人员长期面对缺乏理智行为的患者，并且要热心地给压力较大的患者家属讲解有关精神卫生知识，使其能运用心理卫生理论，以积极的姿态正确对待事物，运用自身掌握的专业知识、技术进行自我调整，增强了其心理应激能力，从而提高心理健康水平，这种知识与技术的掌握相对其他人群来说优势是显而易见的，使其心理健康状况较一般人群好。因此，医院应将关注重点放在职工的身体健康上，配齐安全防护措施，定期开展健康体检，组织丰富多彩的文体活动，鼓励员工参加体育运动，不断提升健康素养。二是鼓励员工参与医院决策。通过畅通意见和建议反馈通道、完善"三重一大"事件决策机制等，让员工参与医院的管理，让每一个员工都感到自己与医院是命运共同体、利益共同体。三是合理评价员工的贡献。医院应建立合理的绩效考核与薪酬分配制度，做到多劳多得、优绩优筹，让职工的付出得到合理的回报（详见本书第七章）。四是为员工搭建成长平台。除前面提到的培训外，医院还可以通过组织各种技能竞赛和比试、建立师徒培养机制、外派进修学习、鼓励继续求学、提供晋升晋职机会等途径，为员工提供学习知识、锻炼本领、促进提高的平台。

第四节　医院文化建设与品牌战略实践案例

案例　河北省精神卫生中心

（一）医院介绍

河北省精神卫生中心，系河北省卫健委直属的全省唯一的一所三级甲等精神疾病专科医院。医院成立于1953年，原为"河北省精神病医院"，1993年经省编办批准更名为"河北省精神卫生中心"，并增挂"河北省第六人民医院"牌子。

医院现有编制床位550张，开放床位620余张，设置处科室44个，设有老年精神科、儿童青少年精神科、成瘾医学科、睡眠医学科、临床心理科等亚专科临床科室。现为全省精神卫生防治、教学、科研、康复和专业人员培训的基地和中心，承担全省急重症精神障碍治疗、心理咨询和心理治疗、应急心理干预以及全省精神卫生工作的技术指导和行业管理、干部保健等职能。

医院现为国家药物临床试验机构、河北省重点专科（精神科）建设单位，国家精神心理疾病临床研究中心河北分中心、北大六院河北精神卫生研究所、河北大学精神卫生研究所、河北省精神科质量管理与控制中心、河北省保定精神疾病司法鉴定中心、河北省药物依赖治疗中心、河北省心理保健中心等机构挂靠在医院。医院是国家和河北省住院医师规范化培训基地、国家精神科住院医师师资培训基地、河北省继续医学教育基地，河北大学、华北理工大学、承德医学院等高等院校非隶属关系附属医院，济宁医学院河北精神卫生临床学院也设在该院。同时，医院还是河北省睡眠医学学会、河北省医师协会精神科医师分会、河北省医院协会精神病医院管理分会、河北省预防医学会精神卫生分会、河北省预防医学会精神康复专业委员会、河北省老年医学会精神卫生专业委员会、河北省残疾人康复协会精神残疾康复专业委员会、河北省精神卫生专科联盟主任委员/理事长单位。

医院连续 15 年被河北省卫健委考核为实绩突出单位，先后荣获"全国加强人文关怀示范医院""全国教科文卫体系统先进工会组织"、国家级"巾帼文明岗"和"五一巾帼标兵岗"、国家级和省级"青年文明号""全省卫生系统先进集体"、河北省创建"诚信医院"活动先进集体、河北省群众满意的医疗卫生机构、"感动河北"和"感动保定"群体奖等一系列荣誉称号，为全省人民的精神心理健康做出了积极的贡献。

（二）医院精神

1. 院训　"尊重　关爱　敬业　创新"

（1）尊重：尊重患者、尊重人才、尊重同事　精神疾病患者是社会的弱势群体，他们不仅受到疾病的折磨，还承受着不同程度的歧视和偏见。尊重患者是

11

精神卫生工作者最基本的道德准则，要对每一位患者平等相待，热情服务，精心治疗护理。人才资源是第一资源。要为全院干部职工创造良好的工作环境和学习氛围，要尊重人才、留住人才、吸引人才、用好人才，不断增强医院可持续发展动力。各科室同事间要相互尊重，发扬团队精神，一心一意谋发展，聚精会神搞建设。

（2）关爱：爱护患者、关心同事、爱惜岗位 精神疾病患者是最需要我们关爱的人，我们要用真情呵护患者，让他们感受到家一般的温暖。我靠医院生存，医院靠我发展。领导关心职工，坚持以人为本，努力为职工创造学习、提高的机会，培养高素质的职工。同事之间互相关心，职工应关心医院发展，处处维护医院形象，认真履行职责，立足岗位做贡献。

（3）敬业：热爱精神卫生事业、钻研本职业务、奉献聪明才智 精神卫生事业是一项崇高而艰巨的事业，我们要无愧于患者的信赖，不辜负患者的期望；要深入钻研业务，不断提高业务水平，出名医、创名科、建名院。各岗位职工都要努力发挥聪明才智，使每一项工作都不断进步，不断超越。

（4）创新：创新医疗技术、创新服务领域、创新管理策略 创新是医院不断进步的灵魂。唯有创新，医院才会保持旺盛的活力，才会在竞争中立于不败之地。无论是专业技术人员，还是后勤服务和管理人员，都要不断学习，积累知识，推陈出新，始终保持医院可持续发展的不竭动力。

2. 价值观 "让患者健康快乐，让家属信任满意；让职工成就未来，让医院和谐发展。"

患者到医院，就是来医治病痛，寻找健康和快乐，必须同时给予他们健康和快乐，两者缺一不可。家属把患者送到我们医院，就是对我们的信任，必须通过高质量的服务让家属更加信任我们、满意我们的工作。所有员工都有一个积极向上的工作目标，主动创新，敬业奉献，实现自己的理想和价值。科室与科室之间，个人与个人之间，都必须为了一个共同的目标团结协作，和谐相处，只有这样才能共同获益。精神卫生事业的整体发展能使每个人受益，不管是职工还是患者，现在我们作出了贡献，将来的受益者中也有我们自己。

3. 服务理念

服务患者要热心，诊疗护理要精心；

合作共事要诚心，一切工作要尽心。

4. 长期目标

做全省精神卫生排头兵，当诚信服务典范；

争国内同级医院领先者，创心理专科名院。

（三）医院形象

1. 院徽

（1）释义：徽标由一个心形与阿拉伯数字"6"组成。主体的心形体现医院对患者、对社会的爱心，又表现出医院作为心理卫生（精神卫生）专科医院的特点。"6"字代表了"河北省第六人民医院"。"6"字与心形用一条丝带连接起来，寓意为医院与患者心连心，体现医院以人为本、呵护身心健康的服务理念。绿色象征着健康与和谐。

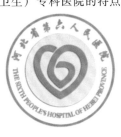

（2）标准字　中文字体：华文行楷　　英文字体：ITC Garamond

（3）标准色　■ 青色（C）：100　　▨ 青色（C）：12

红色（M）：4　　　　红色（M）：10

黄色（Y）：100　　　黄色（Y）：10

黑色（K）：1　　　　黑色（K）：0

2. 院旗

释义：院旗底色为白色，代表纯洁和神圣，是医疗卫生工作的象征。院旗中心图案是院徽，是医院的象征；

下方是两条飘动的绿色丝带，是中国精神卫生标识—绿丝带的变形；绿色是一种和谐的颜色，象征着生命、健康和希望。

3. 院歌

让真情永驻人间

——河北省第六医院院歌

王淑玲 李佳勋 词
蔡海波 曲

1=F 4/4
♩=112 温暖、热情

```
( 6 6 6 1 | 4 4 5 6 - | 6 6  6 6 7 |
  1 7 6 5 - | 5 6 5 4 3 1 2 3 | 6 6 6 6 5 7 0 5 4 |
  3 2 1 - | 1 5 5 6 5 0 5 6 5 ) 5 5 5 6 5 - |
```

（女）撑起生命
（男）驱散心灵

```
4 3 2 1 - | 6 6 5 1 · 1 2 3 | 3 - - |
```

绿 荫， 奉献 爱的 春 天。
迷 雾， 扬起 健康风 帆。

```
5 5 5 6 5 - | 3 2 1 - | 7 7 5 4 4 3 2 |
```

重塑 精神 世 界， 营造 温馨 家
爱心 抚慰 伤 痛， 欢娱 时刻相

```
1 - - | 6 6 6 6 1 | 4 5 6 - |
```

园。 （合）科技 兴院 人为 本，
伴，

```
6 6 6 6 7 | 1 7 6 5 - | 3 3 5 5 3 |
```

团结 拼搏 不畏 难。 尊重 关爱

```
2 2 2 3 4 0 5 6 | 5 5 5 6 5 - | 5 0 5 4 3 2 |
```

敬业 创新， 让 真 情 永驻 人

```
1 - - | | 1 - - 5 6 | 5 6 5 - |
```

间。 间。 D.S. 间。 让 真 情

```
5 0 5 5 6 | 1 - - - | 0 |
```

永驻 人 间。

4. 院内道路

（1）明德路

1）位置：医院入口处东西向主路，东起修业路，西起励志路。

2）释义：大医精诚，生命至上；为医之道，美德第一。

（2）砺志路

1）位置：1号楼与2号楼之间南北向主路，北起明德路，南至医院南院墙。

2）释义：磨砺心志，破难而进；脚踏实地，奋发有为。

（3）怡心路

1）位置：1号楼南侧东西向主路，西起励志路，东至修业路。

2）释义：驱散迷雾，呵护心灵；温馨港湾，快乐健康。

（4）修业路

1）位置：1号楼东侧南北主路，南起怡心路，北至明德路。

2）释义：勤学苦练，追求卓越；进德安人，修业不息。

（5）仁爱路

1）位置：1号楼北侧东西向主路，东西两侧分别与修业路和励志路交汇。

2）释义：诚实守信，仁心仁术；关爱病患，细致入微。

（四）文化体系

河北省精神卫生中心医院文化体系包括家文化、质量文化、安全文化、感恩文化、廉洁文化、创新文化六个部分，其核心是家文化。如果把医院文化体系比作一棵大树，家文化是肥沃的土壤，厚德载物，生生不息；质量文化是强健的根脉，根愈深，树愈茂；安全文化是挺拔的主干，顶天立地，任风吹雨打，岿然不动；感恩文化是温暖的阳光，没有阳光普照，就没有生命辉煌；廉正文化是翠绿的枝叶，吐故纳新，吸收能量，遮避风雨，营造绿荫；创新文化是不竭的水源，与根脉为伴，与土壤交融，创新不止，生命永恒。

1. 家文化　家文化是医院文化的土壤。

家，是孕育生命的摇篮，是遮风避雨的茅檐，是温馨恬静的港湾，是幸福人生的源泉。

家庭，是个人的小家。医院，是我们全体职工的大家。

家，给我们温暖，给我们力量，给我们希望。

家和万事兴。只有修身齐家，才能治国平天下，才能迎来人生的事业辉煌。

家文化，是爱的文化，是互助文化，是团队文化，是和谐文化。

家是爱的聚合体，有家就有爱，有爱才有家。凝聚小家，发展大家，服务千家。让人人健康快乐，让家家和谐幸福，是我们矢志不渝的追求。

互助是家文化的根基，个人的成功只有靠大家的互助才能实现。一个巴掌拍不响，众人鼓掌声震天。

团结是家文化的生命。各部门、各岗位的人员都应在团结共事中互相理解、互相尊重、互相欣赏、互相照应，协作而不掣肘，帮忙而不拆台，大事讲原则，小事讲风格，切实做到干事业一条心，抓工作一盘棋，谋发展一股劲，努力把我们的团队打造成一个团结协作、富有战斗力和进取心的优秀团队。

和谐是家文化的灵魂。和为贵，谐为美。和谐是对立统一，是相同相成、相辅相成、相反相成，是互助合作、互利互惠、互促互补，共同发展。加强个人修养，讲究社会公德、职业道德和家庭美德，促进心理和谐、人际和谐（医患和谐、干群和谐）、科室和谐、医院和谐。

家文化活动包括年度工作总结表彰、护士节表彰、医师节表彰等活动；职工运动会、文艺演出等各种文化体育活动；护士长以上干部管理培训，学科带头人和技术骨干进修培训、新职工岗前培训等教育活动；走访慰问离退休人员，关心职工成长进步及家属子女生活送温暖活动。

2. 质量文化 质量文化是医院文化体系的根脉。质量文化包括制度文化、执行文化和细节文化。

高质量服务的一个重要前提，就是要有良好的制度，要有一套标准化的管理规范，让职工在技术操作、工作流程、服务标准和科室合作上有目标、有依据、有效果。标准化是质量管理的基础，是技术进步的动力，是顾客满意的保证，是从根本上提高服务质量的重要措施。

执行高于一切，执行力就是生产力。对于执行而言，有用的不是借口，而是解决问题的方法；关键的不是做事，而是把事情做成；复杂的不是问题，而是看待问题的角度；最怕的不是困难，而是缺少解决的办法。我们应以满腔热忱的状态、尽职尽责的作风去执行，把每项工作都当成事业去做，服从组织决定，主动地执行，忠实地执行，创造性地执行，不干则已，干就干成，干就干好。

细节积淀成功，细节铸就伟业。细节体现责任，细节促进执行，细节决定成败。做人不贪大，做事不计小。无论做人做事，所有人都要注重细节，从小事做起。工作无小事，关注细节是每一名干部职工的责任，都应认真对待每一件小事、做好每一项操作、服务好每一位患者，靠小事成就大事，靠细节提升质量。

质量文化活动包括开展等级医院评审，引进和推广质量管理工具，提升医院管理的科学化、规范化水平；关注顾客需求，改善就医环境，优化服务流程，增进顾客满意；开展技术比武，努力钻研业务，大力表彰先进，培树服务品牌；使用感谢语言，倡导主动服务；注重沟通交流，快乐顺畅工作。

3. 安全文化 安全文化是我们文化体系的主干。

11

任何时候、任何情况下、任何工作中，都牢牢绷紧安全这根弦，不仅要把"安全"挂在嘴上，更要记在心间、扛在肩上、抓在手中。学会两手抓，一手抓干事，干成事；一手抓稳妥，不出事。干成事是业绩，不出事是水平。

安全文化的本质是责任文化。风险无处不在，医疗行为和医疗风险共生共存，只有人人明责、履责、验责、问责，做到明责具体化、履责规范化、验责制度化、问责常态化，才能堵塞漏洞，规避风险，避免差错，保障安全。

责任重于泰山。责任是一种人生态度，是一种价值追求。责任心是一个人干事的基础，是干成事的前提，是干好事的根本。对工作负责就是敬业，对医院负责就是忠诚，对患者和家属负责就是诚信。

安全文化活动包括：建立安全生产责任清单，签订安全生产责任书，落实安全生产责任，做到"一岗双责"；开展灾害脆弱性分析和失效模式与影响分析，完善应急处置预案，定期开展应急演练；加强人员培训和考核，重点岗位重点人员做到"持证上岗"；安全生产检查常态化，每月进行常规检查，每季度开展集中排查，建立风险管控信息台账和事故隐患排查清单，坚持"谁监管、谁排查、谁跟踪、谁负责"的原则，实现整改闭环管理；提倡慎独、慎微、慎初精神，自觉履行岗位职责。

4. 感恩文化　感恩文化是医院文化的阳光，带给我们温暖与美丽。感恩是一种朴素的美德。感恩意味着尊重与平等、服务与回报、付出与奉献。懂得感恩是一名优秀职工的重要品质，学会感恩是全体员工做好工作的精神动力。

感恩文化主要包括医院和职工对患者的感恩、医院和职工对社会的感恩、医院和职工对合作者的感恩、医院和职工之间的双向感恩，以及医院职工对其家人的感恩。

感恩文化活动主要有立足岗位做贡献，以优质服务回报患者信任；定期表彰奖励优秀职工；坚持医院公益性，常年开展送精神卫生服务进农村、进社区、进基层活动，大力实施"解锁工程""开心工程""牵手工程"等惠民工程，尽最大努力解决群众的看病就医问题；院领导坚持走访、慰问老干部、家庭困难和生病职工；5.12护士节及其他特殊节日期间，院领导以多种方式慰问医院职工和家属；医院努力帮助职工解决个人工作和家庭生活中的实际问题。

5. 廉洁文化　廉洁文化是医院文化体系的绿叶，是文化之树保持旺盛生命力的重要保障。廉洁文化的内涵包括深明大德、清白做人；恪守医德，廉洁行医；遵守公德，秉公办事；严守私德，不谋私利。

廉洁文化活动主要有深入开展"三严三实""两学一做""不忘初心跟党走"等主题教育活动，加强党性修养，坚定理想信念；严格执行医疗卫生行业"九不准"，防范医药购销领域的不正之风；做好院务公开，通过职代会审议"三重一大"事项，广泛征询职工意见，健全民众决策机制；大力宣传社会主义核心价值观，表彰医德医风先进典型，弘扬社会新风正气；持续开展改善医疗服务行动计划，提升患者就医体验。

6. 创新文化　创新文化是医院文化的水源，是医院兴旺发达的不竭动力。创新不仅包括技术创新，也包括管理创新、服务创新，每个方面、每项工作都可以创新。医院倡导创新精神，鼓励全员创新，以创新求生存，以创新求主动，以创新求发展。

11

创新文化活动主要有深化医院改革，创新用人机制和薪酬分配机制；鼓励开展科研工作和技术革新，完善学科带头人管理制度，对优秀科研创新人才进行表彰；开展学术交流、管理交流活动，搭建创新协作平台。

院长点评——栗克清（河北省精神卫生中心 院长）

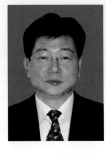

求木其长者，必固其根本；欲流之远者，必浚其泉源。文化是民族的血脉，是人民的精神家园。医院文化同样是医院的灵魂所在，所产生的向心力、凝聚力和创新力，就是医院高质量发展的不竭动力，就是全院干部职工攻坚克难、改革创新的力量泉源。

河北省精神卫生中心建院 65 年来，几代人艰苦奋斗、披荆斩棘，无论是面对建院初期的白手起家、艰辛探索，还是面对发展建设过程中的重重困难、生存压力和各种挑战，都展现出了不忘初心、牢记使命、敬业爱患、无私奉献的坚定意志和高尚情怀，都书写了各个时代的壮丽篇章和感人故事，铸就了我们医院的文化之魂和发展之根，感召着、激励着、鼓舞着每一名后来者。

当前，我们已站在中国特色社会主义新时代的崭新起点，精神卫生事业正处于宝贵的发展机遇期。我们深知，一代人有一代人的责任和担当。医院发展和事业进步，关键是走好我们自己的路，办好我们自己的事。我们必须牢记初心使命，苦干实干，把宏伟愿景和美好目标转化为每个人的担当、每个人的责任、每个人的使命。

站在建院 65 周年的历史节点，回望历史，展望未来，全院干部职工会以更加自信的心态、更加开放的胸怀、更加稳健的步伐，保持清醒头脑和战略定力，拥抱新时代、抓住新机遇、迎接新挑战、展现新作为，实现新目标、创造新辉煌！

（栗克清　崔彦龙）

参考文献

[1] 曹荣桂. 医院管理学·医院文化分册 [M]. 2 版. 北京：人民卫生出版社，2011.

[2] 杨思进. 医院文化建设与管理——西南医科大学附属医院文化建设纪实 [M]. 北京：科学出版社，2018.

[3] 宫小飞，朴颖实，赵梦迪. 利用微信加强医院文化建设的实践与思考 [J]. 中华医院管理杂志. 2017，(5)：393-395.

[4] 周萍，梅琳，陈英耀，等. 基于员工调查的深圳市罗湖医院集团化改革的成效初探 [J]. 中国卫生政策研究. 2018 (6).

[5] 李洁，冉素娟，张清华，等. 均衡各方利益促进公立医院集团化健康发展 [J]. 中国卫生事业管理. 2015 (5)：326-328，340.

[6] 程勇. 试论医院集团化管理 [J]. 中华医院管理杂志. 2000 (6)：343-344.

[7] 黄凤. 中国民营医院连锁经营路径 [J]. 中外企业家. 2018，(11)：119-120.

[8] 松永俊. 浅析医院文化建设的作用与措施 [J]. 科学时代. 2014，(24).

[9] 李茂生，邬志美. 我国重性精神疾病患者病耻感问题及对策分析 [J]. 中国医学伦理学，2017，30 (3)：383-387.

[10] 贾品，张彬，王宁，等. 精神疾病病耻感的相关因素 [J]. 护理实践与研究，2017，14 (24)：22-25.

[11] 李磊，肖爽. 吉林省某精神专科医院医务人员职业倦怠及影响因素调查分析 [J]. 中国民康医学，2016，28 (24)：57-60.

[12] 江灼巧. 我国精神卫生资源现状及需求研究进展

[J]. 右江民族医学院学报，2016，38（4）：442-443，452.

[13] 栗克清，孙秀丽，张勇，等. 中国精神卫生服务及其政策：对 1949-2009 年的回顾与未来 10 年的展望 [J]. 中国心理卫生杂志. 2012（5）：321-326.

[14] 赵佳佳. 培育医院精神 建设医院文化 [J]. 淮海医药，2015，33（2）：208-209.

[15] 熊昌娥，陈晓，向丽芳，等. 基于扎根理论的国内外医院价值观差异研究 [J]. 中国医院管理. 2017（11）：91-93.

[16] 王飞，汪云龙，王玉柱. 传统文化视阈下大学附属医院核心价值观 [J]. 中国医院管理. 2015（5）：79-80.

[17] 印素萍，任素丽，邢金常，等. 医院核心价值观的构建与思考 [J]. 中国医院管理. 2016（12）：86-87.

[18] 徐永红. 加强医院制度文化建设的思考与实践 [J]. 办公室业务，2016，（23）：25-26.

[19] 郝素娟，马秀华. 应用 5S 管理改善医院工作环境 [J]. 中国卫生质量管理. 2016（C2）：57-59.

[20] 张玉萍，牟翠兰，李玥美，等. 5S 管理在病区办公环境中的应用及体会 [J]. 家庭医药. 2016（6）.

[21] 戢美英，汪建英，兰勇. 5S 理论在病房环境管理中的应用 [J]. 当代医学. 2011（26）：123-124.

[22] 郭立群，朱甜甜. 论医院环境的人性化关怀设计 [J]. 艺术品鉴，2018（3）.

[23] 陈阳，郭锡斌. 提升医院建设水平，创造医院人性化空间环境——医院管理者论医院建筑装修设计 [J]. 现代医院管理，2017（4）：1-4.

[24] 陈秋晔. 患者隐私权侵权责任研究 [J]. 成都行政学院学报，2017，（2）：34-37.

[25] 杨爱花. 病案管理中患者隐私权的保护 [J]. 江苏

卫生事业管理，2017，第28卷（4）：111-113.

［26］朱红琴. 健康教育对精神病人出院后服药依从性的影响［J］. 心理医生，2017，23（20）.

［27］毕玉田，蔺武军，程晓斌. 戴明循环在医院医疗投诉管控中的应用［J］. 中华医院管理杂志. 2011，（2）.

［28］田丹，张敏. 我院实施质量指标监测的实践与体会［J］. 中华医院管理杂志. 2012，（11）：832-834.

［29］李佳勋，孙秀丽，栗克清. 管理工具在医院质量持续改进中的应用［J］. 中国卫生质量管理，2016，（2）：1-3.

［30］刘芳. 新时期医院廉政文化建设的探索与启示［J］. 河南医学研究. 2016，（10）：1778-1779.

11

第十二章

精神卫生服务筹资及补偿机制

本章要点： 筹资与补偿机制是医疗体制改革中的核心问题，也是体现医院公益性的重要方面。精神专科医院生存发展的资金来源以及补偿机制，与综合性医院相比，既有共性又有其特殊性。精神卫生服务供给不仅关乎患者的身心健康，同时也是维护社会安全与稳定的重要因素，因此，政府在精神卫生服务筹资模式承担着重要的作用。本章介绍精神卫生服务筹资与补偿现状及制度安排，聚焦在具有精神专科医院特色的筹资与补偿方式。民营精神专科医院在投资和补偿机制方面，有着不同于公立医院的特殊性，除介绍公立精神专科医院的具体实例，分析筹资来源和政府拨款方式对于医院运营管理的影响外，也会举一例民营精神专科医院在筹资方面的实例，以期能为精神专科医院的筹资与补偿提供更广阔的视角。

第一节 概 论

本章重点阐述和分析精神卫生服务筹资来源及路径，以及政府对精神卫生服务补偿机制，介绍一些国际上现行的精神卫生服务筹资模式和我国部分地区精神卫生服务筹资及政府补偿的具体内容及标准。

一、精神卫生服务的基本内容

精神卫生（mental health）是指开展精神障碍的预防、治疗和康复，促进公民心理健康的各项活动。一般有狭义和广义之分，狭义的精神卫生，是指精神障碍的预防、医疗和康复工作；广义的精神卫生，除了上述内容外，还包括促进全体公民心理健康的内容。本章所述的精神卫生服务主要涉及精神障碍的预防、医疗和康复三方面内容，从服务形式上，又分为基本公共卫生服务和医疗服务。

二、卫生筹资

世界卫生组织（World Health Organization，WHO）把卫生筹资（health financing）界定为"实现足够的、公平的、有效的卫生资金筹集、分配和利用活动的总和"。狭义的卫生筹资是指卫生资金的筹集，包括卫生资金的来源渠道、各渠道的具体内容、数量、比例等。广义的卫生筹资不仅包括卫生资金筹集，还包括卫生资金的分配和使用，即不仅要研究卫生资金从何而来，资金来源渠道和各渠道的数量，还要研究资金的去向和数量，即分配流向，以及资金的使用效率、公平性等问题。卫生筹资的关键点是：为卫生筹集足够的资金；消除人们获得卫生服务的经济障碍并减少疾病带来的风险；更好地利用现有资源。

12

三、卫生补偿

医疗卫生事业的公共产品属性和医疗服务市场的特殊性（信息不对称、垄断、产品外部性）导致了医疗市场往往存在着不同程度的失灵，政府为保障居民享有基本卫生服务需要对市场进行干预，以提高效率和促进社会公平。政府对医疗市场的干预方式和程度，主要体现在各级财政为卫生服务的支持方式和支持力度上，即卫生补偿。

第二节 精神卫生服务筹资模式

一、精神卫生服务筹资主体

精神卫生服务的筹资主体可以分为责任主体和供给主体，政府作为精神卫生工作的组织领导者，应当承担精神卫生服务的责任主体责任，政府筹资的主要渠道是税收等财政收入，具体表现形式为精神卫生服务经费在政府财政预算的实际份额。在我国现行的精神卫生服务模式下，精神卫生服务机构作为服务供给方，也可成为精神卫生服务的筹资主体，其筹资的主要途径是政府拨款、机构的精神卫生服务业务收入、其他业务收入和公益捐赠等。

二、国外精神卫生服务筹资现状

（一）国外精神卫生服务筹资来源及水平

1. **筹资来源** 世界主要国家的精神卫生筹资主要来源于 5 个渠道：国家税收、社会保险、私人保险、直接现金支付和其他渠道（如社会捐赠等）。国外无论发达国家还是发展中国家，基本都是以税收或社会保险作为最主要的筹资来源，如美国、澳大利亚、日本、新加坡、韩国、巴西、马来西亚等国，约占世界上国家总数的 77.2%；只有少数低收入国家以患者自费为主要手段，如印尼、老挝，约占 17.8%（部分国家精神卫生筹资情况见表 12-1）。另外，多数发达国家和地区都已将精神卫生纳入公共卫生预算，比如经合组织（OECD）成员国精神卫生经费的 70%~80% 由政府提供。

2. **筹资水平与流向** 目前全球范围内精神卫生筹资总体水平较低，精神卫生资源匮乏的现象是世界性难题。2011 年的 Atlas 报告显示，全球人均精神卫生经费仅为 1.63 美元，全球精神卫生经费预算占卫生总预算的比例平均仅为 2.82%，许多国家仅占卫生总投入的 2% 甚至

表 12-1　世界部分国家精神卫生预算及筹资来源

收入组	国家	精神卫生专项预算	精生卫生预算占卫生总预算比例（%）	精神卫生经费来源（从高到低）
高收入	美国	有	6	私人保险、税收和自费
	澳大利亚	有	9.6	私人保险、税收和自费
	日本	有	5	税收社会保险、自费和私人保险
	新加坡	有	6.1	税收社会保险、自费和私人保险
中高收入	韩国	无	3	社会保险、税收和自费
	南非	有	2.7	税收、私人保险、自费和社会保险
	巴西	有	2.5	税收、社会保险、私人保险和自费
	马来西亚	有	1.5	税收、自费、私人保险和社会保险
中低收入	埃及	有	9	税收、自费、社会保险和私人保险

12

续表

收入组	国家	精神卫生专项预算	精生卫生预算占卫生总预算比例（%）	精神卫生经费来源（从高到低）
	斐济	有	1.7	税收和私人保险
	罗马尼亚	有	3	社会保险和自费
	泰国	有	2.5	税收、自费和社会保险
低收入	肯尼亚	有	0.01	税收、自费、私人保险和社会保险
	印度	有	2.05	税收、自费、私人保险和社会保险
	老挝	有	—	自费、税收
	印尼	有	1	自费、税收、社会保险、私人保险和社会捐助

12

更少，由此导致了每年有 1/3 的精神分裂症患者、半数以上的抑郁症患者和 3/4 的酒精所致精神障碍者无法获得简单、可负担得起的治疗或护理。同时，不同经济发展水平的国家间精神卫生筹资存在巨大差异，高收入国家的筹资水平是低收入国家的 200 多倍（表 12-2）。国家财政能力是影响精神卫生筹资水平的重要因素，且不同国家间比例差异较大，人均国民收入越高的国家，精神卫生投入占卫生总投入的比例越高，越贫穷的国家精神卫生预算占卫生总预算的比例越低。

表 12-2　不同经济发展水平国家的精神卫生筹资水平

收入组	人均精神卫生筹资额（USD）	精神卫生经费预算占卫生总预算的比例（%）	精神卫生专业机构经费占精神卫生总费用的比例（%）
低收入	0.20	0.53	73
中低收入	0.59	1.90	73
中高收入	3.76	2.38	74
高收入	44.84	5.10	54
平均	1.63	2.82	67

　　对于精神疾病尤其是重性精神疾病的治疗模式，现阶段不同发展程度的国家在服务模式上存在众多差异，这些差异也体现在经费流向上。精神卫生专业机构经费占精神卫生总费用的 67%，而高收入国家这一比例（54%）显著低于中低收入国家（73%）。目前中低收入国家（包括中国）仍然维持传统的以精神病院为主体的精神疾病服务模式，精神病专业机构的资金分配比例约占筹资总额的 3/4。而以美国、澳大利亚为代表的西方发达国家近些年来逐渐转型以社区支持为主体的服务模式，社区和精神病院的资金分配基本平衡。社区精神卫生诞生于 20 世纪 60 年代。随着以氯丙嗪和氟哌啶醇为代表的抗精神病药物的问世，大多数精神疾病患者有可能去门诊取药，在社区接受治疗，于是以美国为代表的西方发达国家提倡开展精神病患者非住院化运动，将医疗资源转移到社区，精神疾病除急性发作期需要短期住院治疗外，大部分时间在社区和家庭疗养。有研究表明，社区精神卫生服务取得良好的效果，接受社区治疗的精神病患者，每人每年的花费仅需

12

900 美元，比住院治疗（每人每年 15 600 美元）下降了 94%，使精神疾病患者广泛地获得了有效治疗。社区精神卫生服务也是当前国际社会普遍认同的服务模式。

（二）国外精神卫生医疗服务机构筹资来源

以英国、美国、德国三国为例。这三个国家的卫生体制不同，导致医院筹资来源也不同。英国的医疗机构分为公立医院和私立医院，筹资来源主要来自一般政府税收。德国的医疗机构分为公立医院、私立非营利性医院和私立营利性医院。德国医院实行双重筹资制度：医院的基本建设和发展由州政府预算基金投资（包括公立医院和私立医院），这部分筹资约占 21%；医院运行费用由医疗保险基金支付（占总筹资的 67%），以及患者自付（占 11%）。美国的医疗机构可分为社会化主体开办的非营利性私立医院、私人企业或组织开办的营利性私立医院及联邦、州和地方政府开办的公立医院。美国是以私人医疗保险为主的国家，美国医院的筹资来源主要是私人医疗保险和社会医疗保险。（表 12-3）

三、我国精神卫生服务筹资现状

根据《中共中央 国务院关于深化医药卫生体制改革的意见》（中发［2009］6 号）和《国务院关于印发医药卫生体制改革近期重点实施方案（2009—2011 年）的通知》（国发［2009］12 号）要求，2009 年财政部、国家发展改革委、民政部、人力资源社会保障部、原卫生部联合出台的《关于完善政府卫生投入政策的意见》财社［2009］66 号文件规定，我国政府在提供公共卫生和基本医疗服务中占主导地位。公共卫生服务主要通过政府筹资提供。基本医疗服务由政府、社会和个人三方合理分担费用。特需医疗服务由个人直接付费或通过商业保险支付。鼓励多渠道筹集资金，满足人民群众不同层次的医疗卫生需求。公共卫生服务和医疗服务既可由政府举办的医疗卫生机构提供，也可由社会力量举办的医

表 12-3　英国、美国和德国医院筹资模式的比较

项目	英国	美国	德国
属性（按医院床位的百分比计算）	公立（91.3%）私立（8.7%）	公立（18.2%），私立非营利（71%），私立营利性（10.8%）	公立（62.3%），私立非营利性（33.9%），私立营利性（3.8%）
住院患者卫生服务的资金主要来源	一般税收（一般政府的税收）	私人和社会医疗保险（个人缴纳私人医疗保险的保费，社会保险的费用来源于工资税和一般税收）	社会医疗保险（通过征收工资税建立强制性疾病基金和支付私人医疗保险的保费）
住院患者的主要支付方式	以医院提供服务量为基础的支付（总资金受限于卫生规划）	以医院提供服务量为基础的支付（资金跟着患者走，社会保险项目部分受制于中央和州政府）	预付制，弹性预算（保险基金会跟医院协商，由中央政府决定）
医生薪水计算方式	工资	按项目付费	工资
管理医院的责任方	地方卫生局	医院管理组织	州卫生局
卫生部门管理角色	中央政府通过地方卫生局完全决定公立医院的服务能力	几乎没有（一些州需要通过认证的程序审批项目）	州政府基于医院规划来审批资金的投入，并由州政府决定医院的服务提供能力

12

疗卫生机构提供。同时，随着经济发展和人民群众对医疗卫生需求的不断提高，中央政府和地方政府都要增加卫生投入，政府卫生投入增长幅度要高于经常性财政支出增长幅度，使政府卫生投入占经常性财政支出的比重逐步提高，有效减轻居民个人基本医疗卫生费用负担。

（一）我国精神卫生服务筹资来源

我国精神卫生服务筹资主要有 5 个渠道，包括政府税收、社会性医疗保障、商业保险、个人医疗费用支出（自费）和社会公益性筹资。随着我国医保政策和制度的不断完善，社会医疗保险已经逐步取代自费，成为我国精神卫生经费的首要筹资来源，基于税收的政府投入在精神卫生筹资中位列第三。由于我国人口不断老龄化和经济发展的不平衡、不充分等因素，筹资机制整体风险共担能力相对较弱，患者疾病负担地域差距较大，个人负担相对较重。

1. 基于税收的政府筹资　政府通过税收渠道筹资是政府筹集精神卫生服务资金的主要渠道，一般指各级政府通过税收、国有资产收益、国债收入、专项收费收入等财政收入渠道筹集的资金，经过财政预算分配的方式，用于精神卫生服务的财政拨款，具体包括政府对公共卫生的投入和对医疗服务的投入。

2. 社会性医疗保障筹资　我国社会医疗保障筹资，一般是由政府（社会职工及城乡居民基本医疗保险）或行业（铁路职工医疗保险等）组织实施的社会基本医疗保障体系实现的，是卫生服务筹资的主要途径，具有广泛性和稳定性的特点，带有一定的社会强制性，符合条件的个人和机构都应该参与，其缴费金额和受益条件受法定的社会医疗保险制度约束。

3. 商业医疗保险筹资　商业医疗保险是指由营利或非营利的保险公司提供的，消费者自愿参加的医疗保险产品。保险费根据个体疾病风险特征选择风险强度，原则上征收的保费应接近于可能发生的偿付费用加上管理费用和剩余利润。也有地区探索把部分社会医疗保险资金用于购买商业保险，以分担医疗费用负担过重的严重疾病风险，俗称"大病医疗保险"。

4. 个人医疗费用的支出（自费）　是指个人在接受各类医疗卫生服务时，除去社会统筹医疗保险、商业保险、社会救济等以外的以现金方式直接支付的门诊、住院、护理以及其他专业性医疗、保健等费用，其主要来自家庭可支配收入。

5. 社会公益性筹资　主要指相关机构和个人通过社会各种渠道募集的用于精神卫生服务的慈善性捐赠等。

近年来，随着基层医疗服务和公共卫生服务投入力度的不断加大，精神卫生服务越来越得到政府重视。2004 年 12 月，"中央补助地方重性精神疾病管理疗项目"启动，对精神分裂症、分裂情感性精神障碍、偏执性精神病、双向障碍、癫痫所致精神障、中重度精神发育迟滞等 6 类重性疾病进行财政补助，给予免费药物治疗和随访管理。2009 年原卫生部印发的《国家基本公共卫生服务规范》中将重性精神疾病的管理纳入基本公共卫生服务的范畴，《中共中央国务院关于深化医药卫生体制改革的意见》中明确要求建立健全精神卫生专业公共卫生服务网络，对于精神疾病专科医院在投入政策上予以倾斜，精神卫生专业机构的财政投入水平也逐年上升。

(二) 我国精神卫生医疗服务机构筹资来源

我国的精神卫生医疗服务机构大致分为公立精神专科医院、社会举办的精神专科医院以及和可提供精神卫生医疗服务的综合医院。公立医院多是政府举办的非营利性事业单位，根据任务职能、主管部门、管理模式和筹资渠道及方式等不同，又可分为政府全额补贴（公益一类）事业单位（民政、公安部门管理的医院）和差额补贴（公益二类）事业单位（卫生行政部门主管的医院）。社会办医院是由社会资本或个人投资兴办的、提供精神卫生医疗服务的医疗机构，包括非营利和营利性质。

12

公立医院的筹资来源一直以来都是以政府财政拨款和医院的业务收入为主，随着公立医院改革的不断深入，政府对公立医院的补偿总额将逐步增加，补偿渠道更加多元化，医院业务收费结构也应不断优化。在取消药品、耗材利润加成等医疗价格改革的推动下，公立医院必须寻求新的筹资来源和筹资管理机制来缓解资金压力。公立医院筹资改革已势在必行，选择最优的筹资渠道已经成为公立医院生存发展的决定性因素。基于公立医院公益性的特殊性质，公立医院筹资的政策性很强，必须坚持以满足人民群众的基本医疗需求为导向。

社会办医院的筹资来源比较多元化，国有企业举办的非营利性质医院，其投资渠道主要是企业投入和医院业务收入，一般以医院业务收入为主，而隶属于大型国有企业的医疗机构的改革转型也在进行中。营利性医院筹资主要是依靠医院业务收入和其他经营性收入，其筹资模式相对公立医院更加市场化、公司化，通过借贷、募股、发行基金等融资手段筹资，正在被更多的营利性医院所接受。

总之，筹资是医院资金来源的重要手段，是医院资金运转的起点，一方面筹集到的资金可以维持医院正常的运营和发展，另一方面也可成为医院投资和收益根本。精神卫生医疗服务机构的筹资来源渠道主要包括：

1. **政府投入**　政府投入主要针对公立医院，是指政府通过财政部门投入给公立医院的各类经常性补助和专项补助。经常性补助是每年纳入财政预算，相对稳定的财政补助；专项补助是根据医院科研、业务扩展范围、新技术的应用等因素来确定。精防经费是指政府对承担精神疾病防治工作的医院支付的用于精神疾病预防工作的经常或专项经费。财政补助属于国家预算资金的一部分，资金来源有保障、申请方式便捷、成本低。虽然在医疗卫生支出中政府支出在逐年增加，但金额有限，我

12

国医疗卫生投入占国民生产总值的比值在世界上还处于落后的位置，精神卫生经费占比则更低。2005 年 WHO 数据显示，发达国家政府对精神卫生投入占精神卫生机构总收入的比例始终维持在 80% 以上。尽管新医改后我国政府对精神卫生机构采取财政拨款倾斜的政策，但财政拨款占医院总收入的比例始终在 25% 左右波动，增长趋势不明显。我国精神卫生专业机构普遍面临严重的负债压力，日常运行面临着巨大的困难。

2. 业务收入　业务收入是医疗机构筹资的主要渠道，其在医院筹资份额中占重要比重，医院业务收入主要包括：

（1）医疗业务收入：是指医院因提供医疗服务所获取的收入，主要包括门诊医疗服务收入和住院医疗服务收入。医疗业务收入作为医院筹资的最主要渠道，其收费结构的合理性尤为重要，设计出既能引导诊疗效果最优化，又能兼顾经济收益最大化的医疗业务收入组织管理制度，是计划和组织医疗业务收入的关键，涉及医疗临床流程规划、医保支付管理、经济质量控制、诊疗项目计划、医疗方案设计和临床路径管理等诸多环节。

（2）资产性收入：又称财产性收入，是指通过资本、技术和管理等要素参与社会生产和生活活动所产生的收入。即医院拥有的动产（如银行存款、有价证券）和不动产（如房屋、车辆、设备等固定资产）所获得的收入，包括出让财产使用权所获得的租金、利息、专利费用收入和财产运营所获得的红利收入和财产增值收益等。

（3）其他业务收入：是指医疗机构除医疗业务收入和资产性收入以外的其他收入，主要包括科研经费、教学经费等收入。

（4）非营利医疗机构业务收入需要注意的问题

1）关于合作业务收入的性质认定问题。合作业务收入是指医院与其他医院或机构之间开展的涉及医疗项

12

目、技术、管理等方面的合作所产生的收入，如按比例分成的技术合作收入、受托管理收入等，该收入一般应属资产性收入。

2）关于非营利性医疗机构的税收政策问题。《财政部、国家税务总局关于医疗卫生机构有关税收政策的通知》（财税［2000］42号）规定，对非营利性医疗机构按照国家规定的价格取得的医疗服务收入，免征各项税收。不按照国家规定价格取得的医疗服务收入不得享受这项政策。医疗服务是指医疗服务机构对患者进行检查、诊断、治疗、康复和提供预防保健、接生、计划生育方面的服务，以及与这些服务有关的提供药品、医用材料器具、救护车、病房住宿和伙食的业务（下同）。对非营利性医疗机构从事非医疗服务取得的收入，如租赁收入、财产转让收入、培训收入、对外投资收入等应按规定征收各项税收。非营利性医疗机构将取得的非医疗服务收入，直接用于改善医疗卫生服务条件的部分，经税务部门审核批准可抵扣其应纳税所得额，就其余额征收企业所得税。对非营利性医疗机构自产自用的制剂，免征增值税。非营利性医疗机构的药房分离为独立的药品零售企业，应按规定征收各项税收。

对非营利性医疗机构自用的房产、土地、车船，免征房产税、城镇土地使用税和车船使用税。

3. 其他筹资途径

（1）银行贷款：银行贷款方式比较普遍，其优势在于资金来源快、数额大、限制较少，缺点是利率较高，还款压力大。《中华人民共和国担保法》规定：学校、幼儿园、医院等以公益性为目的的事业单位、社会团体的教育设施、医疗卫生设施和其他公益设施不得设定抵押。为此，公立医院和社会办非营利医院只能寻求信用贷款。而《中共中央国务院关于深化医药卫生体制改革的意见》明确指出：严格控制公立医院建设规模、标准和贷款行为，公立医院的贷款规模尤其是基建项目贷款将逐步紧缩。

（2）慈善捐款：我国对精神卫生服务的慈善捐款主要集中在对公共卫生服务和需要帮助的个人或家庭方面，其捐助主体主要是国内外慈善机构、企事业单位和爱心人士等。对社会公共卫生服务的捐助多是由非政府组织（NGO）等以公益项目的形式向政府、企业和社会募集资金，企业或个人公益性捐款多用于贫困患者的救助。在我国，目前的捐赠资金额度有限，主要原因有：一是社会捐赠认识不足，积极性不高；二是政策引导性不强，我国《中华人民共和国企业所得税法》规定企业发生的公益性捐赠支出，在年度利润总额 12% 以内的部分，准予在计算应纳税所得额时扣除，也就是说，超过 12% 部分仍需缴纳所得税，这在一定程度上限制了企业捐赠的规模；三是寻捐主动性不够，因慈善捐赠资金占公立医院所需资金比例极低，绝大多数公立医院未能主动设计项目寻求资助。

（3）集资与融资：医院的集资与融资是指医院通过集资、融资手段筹集资金的行为，集资多以员工自愿参与和院方约定收益形式的方式体现，融资则是以股权占有的方式向社会募集资金。集资和融资手段原则上只可以在营利性医院使用，融资主体必须是股份制医院。随着政府对社会办医支持力度的不断加大和医疗体制改革的深化，营利性医疗机构采用融资等手段筹资将更加普遍。需要特别注意的是国有医院（包括公立医院、国有企业办非营利性质医院）的集资行为虽然尚无明确法律禁止，但只能考虑以借贷形式实现。实例：某公立医院拟自筹资金购买一台大型医疗设备，经上级主管部门同意后，向医院职工发出借款公告，在职工自愿出借的前提下，与医院签订借款协议，约定借款数额、还款期限、利息额度等事项，实现借款。要点：①约定利息额度不得高于国家规定的民间借贷上限；②所购置的资产所有权性质为国有；③资产效益与还款时限等无关；④不能以资产效益分成等形式提高还款额度。

12

第三节　精神卫生服务补偿机制

精神卫生服务的补偿是指政府以及社会等对精神卫生服务所需经费给予全部或部分补贴，其补偿对象一般为精神卫生服务的提供方和精神卫生服务的受益方，本节重点叙述政府对精神卫生服务提供方的补偿机制。

一、我国精神卫生服务补偿机制

（一）政府财政性补偿机制

政府财政对精神卫生服务的补偿一般根据精神卫生服务的性质可分为全额补偿和差额补偿，补偿的方式可以分为财政直接拨付、专项支付、定向购买服务、转移支付等直接补偿方式和以投资效益转化为主的间接补偿方式等，但无论政府补偿方式如何不同，其补偿的根本均属国家对精神卫生服务的投入。

1. 政府对公共精神卫生服务的补偿　政府财政对公共精神卫生服务（指精神疾病的预防、宣传教育、社区健康管理）的补偿一般以全额补偿为主，其供给侧补偿方式以公共精神卫生服务机构（精神疾病防治所等）的建设及运营投入、精神疾病防治工作经费投入和宣传、调查等专项投入为主。对服务需求方的补助则以对基本医疗保障体系的补偿、对贫困家庭患者的救助救治（卫生、残联、民政救助项目）和大众保健投入为主。

目前，精神卫生作为我国公共卫生服务体系的一部分，由于尚未建立一个完整的服务网络，在经费投入上仍处于弱势地位。近年来，政府加大了对公共卫生的投入，但也主要集中在对传染病的预防控制领域，对公共卫生体系中精神卫生的投入尚存在投入不足、地区差异大等问题。公共精神卫生补偿机制的改革完善与政策落实对于公共卫生服务体系的构建，乃至我国精神卫生事业的进一步发展，都极具重要意义。

2. 政府对公立医疗机构的补偿　本文所指的公立医

院是指政府举办的、纳入财政预算管理的国有事业医疗机构，主要包括隶属于卫生健康系统的各级各类医院。一般分 5 个层级，一是社区（乡镇）医院，二是县（区）级医院，三是市（地区）级医院，四是省（直辖市、自治区）级医院，五是国家直属医院，同时还有隶属于教育、民政、公安、司法、农垦、交通等政府其他系统的各类医院。不包括国有企事业单位举办的医院和社会其他实体举办的非营利性质的医疗机构。2009 年财政部出台的《关于完善政府卫生投入政策的意见》（财社〔2009〕66 号）规定了公立医院的补偿政策，即在推进公立医院改革的同时，加大政府对公立医院的投入，主要用于基本建设、设备购置、扶持重点学科发展、符合国家规定的离退休人员费用、政策性亏损补贴和承担的公共卫生服务任务补助等方面。

政府对公立精神卫生服务机构补偿的方式主要有两种，即政府经常性预算拨款和专项经费投入。政府经常性预算拨款主要是维持机构日常运转的费用，如人员经费和办公经费（办公费、差旅费、水电费、车辆费用、专用材料、会议费、培训费、出国费等），又叫常规经费补助。专项经费投入有两个方向，一是投向公立精神卫生医疗服务机构，用于基础设施建设，设备购置经费等，以提高公立医院基本医疗服务和保障能力。二是直接投向广大群众，如医保补助资金和医疗救助资金等，用于广大群众的医疗卫生开支，减轻群众的医药负担，同时转化为医院的业务收入，实际上也可以认为是政府对医院的间接补偿。

3. 政府对非公医疗机构的补偿　随着政府对社会办医支持力度的不断加大，对非公立医疗机构的补偿也在逐步增加，其补偿方式一般是以专项投入和补助为主，补偿力度与当地政策和实际情况相关，多为基本建设专项补贴、仪器设备专项补助和以购买服务的方式对所承担公共卫生服务项目的专项经费投入。政府通过提供与公立医院无差别的基本医疗保险支付政策，借以保证非

12

公医院的业务收入。另外，对非营利医院的税收减免政策也是对非公医院的间接补偿机制。

（二）医院自我补偿机制

医院自我补偿机制是指医院通过提供精神卫生医疗服务和其他相关增值服务，收取服务费用进行自我补偿的方式和构架，也称医院收费补偿。医院自我补偿是医院补偿的重要部分，根据医院性质和功能任务的不同，自我补偿占医院总体补偿份额差距很大，内容可以分为医疗业务收费和非医疗业务收费。

医疗业务服务收费是医院因提供医疗服务业务而收取的费用，主要包括挂号费、诊疗费、检查项目收费、床位费、手术费、麻醉费、护理费等。非医疗服务收入是指医院除医疗服务以外的其他收入，包括教学、科研等增值服务收费和资产性收费等。医疗服务补偿是医院补偿的主要渠道，其虽然是医院的自我补偿，但也隐含着政府补偿的内容，如政府对医保费用的补贴，最终将转化为医院的医疗收入。医疗服务收费的科学性、合理性是医疗服务收费补偿组织及管理的关键，设计和找准医疗收费机构中服务与效益的最佳交叉点是医院制度设计和运营管理的重要组成部分，也是评价医院管理者能力水平的试金石。政策规范、当地实际、医院发展目标、服务能力、运营机制和患者需求等要素更是医院制度设计的要点，必须予以充分考虑。

（三）社会性补偿

12

社会性补偿是指除政府补偿以外的其他社会组织、机构、企业等对精神卫生服务机构的补偿。主要包括国有大型企业，如电力、森工、交通、航天等企业对所属医院的补偿，由于管理模式的差异，其补偿方式也各有不同，且企业办医院性质和功能认定尚不明确，补偿机制也存在着政策和法律层面的问题。随着医疗体制改革的逐步深化，医院与国企分离也将成为必然。在我国，其他社会组织、机构对医疗机构的制度性补偿并不多见，即使发生也多以慈善捐赠等形式出现。

（四）其他补偿方式

我国对精神卫生服务机构的补偿还包括税收政策补偿、政府基金补偿、受捐基金补偿等其他补偿方式，其所占比例较小，对补充财政补助、医疗收费补偿等支持有限，但可从发展的角度在制度设计等方面予以考虑。

1. 税收政策补偿　我国一直对非营利性医疗机构实行减免税费的政策，以降低医疗成本，体现出税收杠杆对卫生事业的大力支持。《中共中央、国务院关于卫生改革与发展的决定》明确指出："公立卫生机构是非营利性公益事业单位，继续享受税、费优惠政策，地方政府要切实解决其社会负担过重的问题。"为体现国家对非营利性医疗机构给予政策上的扶持和税收上的优惠，国家财政部、国家税务总局 2000 年下发了《关于医疗卫生机构有关税收政策的通知》，进一步对非营利性医疗机构的税收优惠政策作了更为明确的规定，它不仅对其主营业务实行全免税，而且还对其附属产业取得的非医疗服务收入，直接用于改善医疗卫生服务条件的部分，给予了抵扣企业所得税应纳税额的优惠。

2. 政府基金补偿　政府通过行政手段建立政府卫生基金来实现对医疗卫生机构的补偿。各种基金主要包括扶贫卫生基金、抗灾卫生基金、农村卫生基金、烟草、酒类卫生附加费、卫生发展调节基金、重点专科建设基金等，政府基金补偿是补充政府财政补偿的有效手段。

3. 受捐基金补偿　接受社会各方捐资、捐赠发展卫生事业是国际通行的方法之一，各级政府可制定优惠政策，鼓励和引导国内外企、事业单位、社会团体和公民个人自愿捐资、捐赠，支持卫生事业的发展。用接受的捐资建立卫生受捐基金的同时要强调对受捐基金的严格管理、合理使用。

12

二、精神卫生服务补偿机制存在的问题

基于精神疾病的特殊性和精神卫生服务体系建设不完善、服务能力不高、服务手段不全面，以及社会对精神障碍患者的包容度不够、患者及家属的病耻感等因素的存在，我国精神卫生服务机构的收入远不如其他综合性医院，精神卫生服务需求与供给提供存在较大矛盾，在精神卫生服务补偿机制方面，大致存在以下几个方面的问题：

（一）政府财政投入总量仍显不足

由于政府对精神疾病专科医院投入的历史欠账较多，导致精神卫生专业学科建设也相对落后，多数医院的设施陈旧、设备落后、人才匮乏，医院缺乏基本运营支撑条件，发展后劲不足，与其他综合类医院相比，自身补偿能力较差，多数医院，现有财政投入仅能用于人员经费等项目，（有专家测算表明，只有各级政府财政对精神病院工资福利支出的补偿达到70%以上的程度，医院才能维持正常运转。）如果加上偿还贷款、医保返款不及时和患者欠费等因素，医院运营压力就会更大。因此，政府财政应加大对精神专科医院的投入，改善医疗条件，增加发展动力。

（二）收费价格标准和收入结构不尽合理

由于社会对现代精神医学认识不够，一些针对精神疾病诊治的新技术、新方法不被广泛认知，使得精神病院收费项目单一，且技术劳务性收费标准过低，甚至有些收费项目不被认可，如某市精神卫生中心月均住院费用不足千元，远远低于其他专科医院，更低于综合性医院，加上有些医院收费结构不合理，如药占比过高，导致医院自我补偿能力不足。

（三）补偿机制轻防重医的问题

政府财政对精神疾病预防和精神卫生保健服务的投入，远不及对其他疾病预防（传染病、肿瘤等）和精神疾病治疗及对精神病患者社会管控的投入，这实际上是

对精神疾病的了解和认识不足，忽略了对作为疾病经济负担第一名的精神疾病的重视，应该从卫生经济学和精神医学的特殊性角度，科学地考量和设计防治结合的精神卫生服务补偿机制，从而引导精神卫生服务朝着公益性、公平性、实效性的方向发展。

三、对完善我国精神卫生筹资和补偿机制的思考

（一）应该着力推进卫生筹资和补偿的法制化进程

我国现行精神卫生政策最重要的依据是 2013 年实施的《精神卫生法》和三个政策性文件，即《关于进一步加强精神卫生工作的指导意见》（2004）、《全国精神卫生工作体系发展指导纲要（2008 年—2015 年）》（2008）和《全国精神卫生工作规划 2015 年—2020 年》（2015），但这三个指导性文件均不涉及精神卫生筹资方面的发展目标。而《精神卫生法》也只表示要"将精神卫生工作经费列入本级财政预算"，并未明确规定各级政府的筹资比例和金额。这一现实也侧面导致了我国精神卫生筹资不足的问题。因此，建议将精神卫生筹资的实质性规定纳入《精神卫生法》配套的规范性文件和各地工作发展纲要/规划，成为具有强制约束力的政府精神卫生工作发展目标之一，明确财政投入的比例和金额，为我国精神卫生筹资设立明确的工作与考核目标，做到有法可依、有据可循，督促各级政府的资金投入到位。

（二）明确政府对精神卫生投入的主体责任

精神卫生投入应遵循个人、社会和政府分担的原则，建立起中央、省和市三级财政分担的精神卫生服务专项基金。其中政府财政投入应该成为最主要的精神卫生筹资渠道，以体现政府保基本、保公平的职能。

（三）强化中央政府的统筹协调，提高精神卫生筹资公平性

鉴于精神障碍的疾病特点，中央政府应承担财政投

12

入的主要责任，强化中央政府的统筹筹资能力，建立中央、省、市、县（区）各级财政共同承担的精神卫生专项保障基金，实现基本精神卫生服务资金的合理筹集、平衡分配，确保基本精神卫生服务的公平性和可及性。发达地区根据当地经济发展水平确定的超出基本精神卫生服务标准的部分，由当地财政、医疗保险和个人解决。

（四）加大社区精神卫生的投入力度，提高资金使用效率

随着我国经济发展和卫生投入的增加，在提高精神卫生整体筹资水平的同时，还应将精神卫生作为公共卫生的优先投入领域，加大对社区精神卫生防治网络的建设和人力资源培养的投入，将慢性精神病患者的管理和康复工作转移到社区，促进其重新回归社会，而对于急性患者也应通过调整保险支付政策鼓励缩短平均住院日，从而形成高效的服务体系以及上下联动、双向转诊等机制，提高精神卫生服务的可及性和资源的使用效率。

发达国家的实践证明，社区精神卫生服务是具有成本低、效果好，经济可行的精神病防治康复策略，以意大利实行的社区医院一体化模式为例，其精神疾病负担降低了 20%，是 WHO 极力提倡的精神卫生服务模式。然而目前我国精神卫生服务模式仍以专科医院诊治为主，精神卫生财政经费也主要投入精神病医院，工作重点长期针对重性精神疾病的防治，特别是对重性精神疾病的治疗，基本上还是"医院精神病学"的格局。我国的社区精神卫生服务已经尝试多年，但发展进程一直缓慢，一些试点经验难以推广，这一现状很大程上归结于现存的不合理的资金分配模式，现有的公开发表的文献缺乏对精神卫生财政投入在不同机构（社区和医院）之间分配的统计结果，但现实情况表明这一结果也不容乐观，虽然近年来国家一直强调推广"病重治疗进医院、康复管理回社区"

12

的精神卫生防治服务网络建设，但社区相关的人力财力支持政策均不到位，难以承担精神卫生服务的托底功能。而拥有优势资源的精神病专业机构仍然承担了许多慢性患者的康复护理和基本公共卫生工作，许多患者住院后基于医保付费政策、监护人不肯或无力承担监护责任以及社区服务网络薄弱等原因，长期滞留医院，导致精神病床周转率低下，卫生资源浪费严重。有学者分析 2010 年我国精神卫生机构平均住院日为 45 天，这与发达国家数天至一个月的住院时间相比有很大差距。财政对社区精神卫生服务投入的缺位，既是导致我国精神卫生服务可及性差、精神疾病就诊率低的主要原因，也是导致患者过度住院、无法及时回归社区的重要原因。还有学者指出，如果没有足够的资金支持，实施"非住院化"改革将会导致精神疾病服务机构减少，服务能力削弱，精神疾病患者接受治疗情况更加恶化。

四、医改目标下的精神卫生服务补偿预期

(一) 补偿的目标化

明确医疗体系的补偿目标，提高政府财政补偿标准，加强政府对精神卫生医疗机构运行和发展的支持，发挥政府在医改中的主体作用，缓解医药分开政策后医院的资金压力。从我国医疗机构近期的发展来看，增强政府财政补助是保证医院正常运行、发展和服务最快速、最有效的办法。在精神卫生机构的投入比重上，可以考虑根据不同地区经济发展水平，决定省级和市级配套资金所占比重，对于东部省、市、自治区，中央、省、地（市）专项资金比例为 5：4：1；中部地区三级比例6：3：1；西部地区为 7：2：1。

此外，应继续加强公立医院改革，加强医院管理体制和运营机制的改革，实施政事分开、管办分开，推进现代医院管理制度的落实。医院管理不同于其他行业公司的管理，它有自己的独特性，要使得医院既能完成其

12

公益性服务的使命，又能做到收支平衡不亏损，一支高素质、高水平的管理队伍是必不可少的。

（二）补偿标准的统一化

补偿标准要切实统一，公开透明。这就需要政府相关部门首先对精神专科医院开设的公共卫生服务项目进行成本测算，收集成本开支的数据，明确各项成本开支情况，然后建立相应标准，对医院进行合理的补偿。补偿额度应在一定范围之内，既不能太低，也不能过高，使其既能充分发挥医院的公益性，又能达到减轻医院经济负担的目的。

（三）补偿途径的同一化

针对公共精神卫生服务可以按服务量补偿的方式。一方面，对提供公共精神卫生服务的人员进行劳动购买，涉及领域有公立医院开展的支边、支农、下社区，下农村等活动；另一方面，对公共卫生产品的购买，涉及健康教育、慢性病的防治等。医院在应对公共卫生服务中产生的耗损、垫付的经费，政府更应在适当的时机补偿到位，不应让医院费力、费时又费钱。

对我国精神卫生事业的补偿途径，除要求完善有利于精神卫生的财政税收支持政策和物价政策，引导社会资源投向精神卫生事业外，还要通过政府倡导、组织、资助，动员社会力量广泛参与，从而多渠道、多方位、多层次筹措资金，共同资助精神卫生事业的发展，寻求补偿途径的多元化、同一化。

第四节　精神卫生服务筹资及补偿机制实践案例

案例 1　公立精神专科医院的筹资与补偿——哈尔滨市第一专科医院

（一）哈尔滨市第一专科医院简介

哈尔滨市第一专科医院始建于 1953 年，是一所由政府出资兴建的，主要收治当地精神病患者的公立精神专科医院，当时的医院名称是哈尔滨市精神病院，后改为哈尔滨市第一专科医院。医院历经 65 年的发展，现已成为集医疗、教学、科研、康复、预防为一体，综合实力省内领先，国内先进的三级甲等精神、心理专科医院，是国家级文明单位。医院占地面积 3.1 万 m²，业务用房 3.7 万 m²，现有床位 900 张，开设精神科、心理科、抑郁症科、老年病科、戒酒科、睡眠障碍科、中医科、康复科、麻醉科等临床科室和物理治疗科、物理诊断科、检验科、药剂科、放射线科、心理测评室等医技科室。医院拥有 GE3.0 磁共振、GE64 排 CT、彩超、全自动生化仪、多导睡眠监测仪、脑电波动态监测仪、心理测查系统等大型诊断设备，另有 MECT、rTMS、电针治疗仪等精神科专用治疗设备。医院现有医务人员 680 余人，其中高级职称 100 余人，中级职称 148 人。医院服务功能定位是在科学理论指导下，运用先进技术和方法，为黑龙江及周边省份百姓提供精神、心理卫生服务，重点诊治急性、新发、疑难、严重精神及心理障碍患者。

医院重视学科建设，是临床精神医学专业黑龙江省领军人才梯队主任单位；黑龙江省临床心理医学质控中心；黑龙江省医院协会精神病医院分会主任委员单位。医院还是黑龙江省中医药大学附属精神专科医院和齐齐哈尔医学院的附属第九医院，担负着这些大学精神医学专业和医学心理学专业本科生和硕士研究生的教学任务，同时还承担着哈尔滨工业大学、哈尔滨工程大学、黑龙江大学、哈尔滨师范大学等多所综合大学应用心理学和社会工作等专业的教学任务。医院还是我省、我市精神疾病司法鉴定中心和劳动能力鉴定中心。

12

医院自 2007 年开始，承担起全市的精神疾病防治和心理健康促进工作，哈尔滨市精神疾病防治办公室挂靠本院，为哈尔滨市精神疾病防治体系建设和哈市居民精神健康促进做出了应有的贡献，精防工作成绩居全国先进行列，被国家卫健委称之为"哈尔滨模式"。哈尔滨市心理危机干预热线和未成年人心理辅导热线设在本院，负责全市乃至全省的心理危机干预、救援和辅导工作。哈尔滨市未成年人心理健康指导中心和哈尔滨市未成年人心理健康辅导站也设在本院。

（二）哈尔滨市第一专科医院筹资模式

作为公立医院，医院的筹资途径主要包括政府投入和自身业务收入，无融资和贷款。

1. 财政对医院的投入 财政对医院的投入主要以经常性财政补助和专项经费补助的方式实现，经常性财政补助资金主要包括人员经费、精神防治工作经费、心理援助热线经费等。财政性专项经费主要包括专用设备购置、维修改造项目、符合条件的开办费、转岗培训专项经费等。重大公共卫生专项主要包括精神疾病和慢性病防治项目和卫生人才培训等项目。人员经费和专项补助经费均由哈市本级财政拨付，重大公共卫生服务项目经费由中央转移支付或省级财政拨付。医院 2015 年财政补助收入占总收入 14%，其中人员经费财政补助占总收入的 12%。2016 年财政补助收入占总收入 14%，其中人员经费补助占总收入的 11%。2017 年财政补助收入占总收入 15%，其中人员经费补助占总收入的 10.50%。财政对人员补助经费比例的逐年递减的原因是医院业务总收入的逐年递增和财政专项经费比例的提高。

2. 医院业务收入 哈尔滨市第一专科医院的业务收入主要包括医疗业务收入、资产性业务收入和其他业务收入。医疗业务收入主要指诊查、治疗及与其相关的收入，分为门诊收入和住院收入。近三年数据分析表明，住院收入占医疗业务收入的 77%，门诊医疗业务收入占 23%，现门诊尚无医保直接统筹支付项目。列举医院 2017 年住院收入数据，医保类患者的收入占住院医疗业务总收入等 65%，自费患者业务收入占 35%，各种医保类型的统筹金部分占医保患者总费用的比例为 78.3%，即医保患者自付费用比例为 21.7%。其中，市城镇职工医保统筹金占该医保类型总费用的比例为82%，市城镇居民医保统筹金占该医保类型总费用的比例为78%，省医保统筹金占该医保类型总费用的比例为92%，铁路医保统筹金占该医保类型总费用的比例为82%，市辖区农合统筹金占该医保类型总费用的比例为49%，外县农合统筹金占该医保类型总费用的比例为34%。哈尔滨市自2018年起，城镇居民医保和新农合正式完成合并，统称城乡居民医保，统计医院2018年1~6月份数据，城乡居民医保统筹比例为72.4%。

医院资产性业务收入，主要包括出让财产使用权所获得的租金、专利收入、合作费收入等，哈尔滨市第一专科医院与哈尔滨精神专科白渔泡医院等以医院联合体的形式合作获得的收入一并列入资产性业务收入。医院资产性业务收入占总收入的0.43%。

医院其他业务收入，包括财政补助收入、医疗业务收入、资产性业务收入以外的收入，如科研经费、教学补助性收入等。医院承担的国家及省市级各类科研项目获得的科研经费、以齐齐哈尔医学院等大学的附属医院身份担教学任务而获得的由大学拨付的教学经费等列入其他业务收入，该类收入约占医院总收入的0.4%。

3. 医院收入情况分析

（1）哈尔滨市第一专科医院财政补助收入约占总收入15%左右，医疗业务收入约占总收入的84%，资产性收入及其他收入约占医院总收入的1%。

12

（2）医院的药品收入占业务收入的36%，高于一般的综合医院，其中门诊药占比为87%，住院药占比为23%。药占比较高的主要原因为精神专科医疗特点和药品零差价以来有些精神科药物在其他医疗机构或药店无法购得，以及医院管理机制尚不精细等。2017年8月医改全面推进，本地实行了药品零差价政策，造成的药品利润损失由财政给予15%的补偿，80%由医院调整收费结构化解，另外5%由医院自行负担，现政府补偿已实际到位，经运行一年时间的实际测算，改革后药品利润损失与补偿收益基本持平。

4. 医院业务收入促进　近年来，医院以明确职能、塑造品牌、整合资源、提升能力为主线，在坚持公立医院公益性的原则下，找准重点、主动作为，创新发展，实现了业务收入的快速增长，统计 2007 年至 2017 年十年间数据，医院业务收入增长了 534%，门诊了量由17 968 人/年次，增加到163 946 人次/年，增加了145 978人次，增长了 812%；住院患者数由 4317 人次/年，增加到 17 818 人次/年，增加了 13 501 人次，增长了 313%。

（1）公共卫生服务对业务收入的促进：哈尔滨市第一专科医院以哈市精神卫生防治办公室为依托，借助国家重性精神病患者管理项目、欧盟项目等契机，推行医院社区一体化精神卫生服务模式，开展了精神卫生进社区、精神卫生进农村等社区精神疾病防治工作，实现了社区患者的网格化、精细化管理。现在网络内管理重型精神病患者总数已达到四万五千余人，通过医院医务人员深入社区、农村开展的贴心、细致、周到、有效的精神卫生服务，使我市患者对医院的信任依存度逐步提高，医院的门诊量及住院人次逐年增长。

（2）区域医疗服务资源整合对业务收入的促进：近年来，医院与哈尔滨精神专科白渔泡医院、黑龙江省公安厅安康医院、黑龙江省边防总医院、黑龙江省消防总队医院、黑龙江省森工总医院以及哈尔滨市主城区所有社区卫生服务中心、部分县（市）综合医院，以医院联合体、医疗联合体、专项业务合作等形式开展合作，互通有无，取长补短，既整合了医疗资源，又提高了医院的品牌效应，确立了医院的专科医疗核心地位，实现了合作共赢。

（3）加大医院硬件设施投入，打造服务硬实力：2013 年医院新建两万平方米门诊住院综合楼投入使用，编制床位由原来的 550 张增加到 900 张，大大改善了精神科患者的就医环境和条件。近几年医院还购置了很多大型医疗设备，如 GE3.0T 磁共振、64 排 128 层 CT、全自动生化分析仪、彩超、无抽搐电休克治疗仪、经颅磁刺激治疗仪、脑电治疗仪、多导睡眠治疗、心理测查系统、雷电电摩治疗仪、DR、磁共振头部项圈、多导睡眠仪、脑功能障碍治疗仪等价值数千万元的诊疗仪器设备，使医院硬件设施条件跻身于国内精神专科医院的前列，也使医院提升了医疗收费手段和能力。

（4）加强学科建设，提升服务软实力：医院非常重视人才梯队建设和学科发展，近些年，医院投巨资引进和培养了一批学科带头人和技术骨干，引进博士 3 人，硕士 30 人。医院还承担了国家及省市等多项科研项目。现在，医院在整体医疗技术水平、精神疾病康复和精神专科疾病社区防治能力等方面已跻身全国精神专科医院先进行列，连续两年在复旦大学医院管理研究所发布的中国最佳医院专科声誉排行榜中，获评"东北地区精神心理专科类医院声誉第一位"的荣誉，2017 年医院荣获全国文明单位荣誉称号。

院长点评——刘明（哈尔滨市第一专科医院 书记）

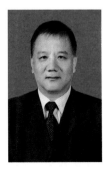

　　为了更加通俗、精准的说明和印证本章所述精神卫生服务筹资和补偿机制的观点，作者以中插和后附的方式编入了三个案例，除了为了说明医院集资行为合法合规性以及注意要点而选用的中插案例是引自一家综合医院以往集资实例外，其他两例后附案例均以具名实例的方式选自两所具有代表意义的精神卫生医疗服务机构。案例一，哈尔滨市第一专科医院的特点是：经济相对欠发达地区、公立医院、发展较快、自筹资金能力较强、内部筹资组织管理相对合理。该院通

12

过整合社会资源、助办民营医院、优化医疗格局和患者结构等，突显了专业医疗中心的地位，使自我筹资结构更加合理，效果更加显著。同时，医院也为即将到来的公立医院改革做了机制和制度预设计，如医保的统筹给付方式、社区患者的管理等，这些措施都可有效对接医保 DRGs 给付模式和政府公共卫生服务项目等。应该注意的是，在未来的医改背景下，公立医院如何适应新的任务功能定位，也就是如何平衡公益性和自我筹资效益比的问题，如何平衡政府指令性任务和医院自身建设与发展的问题。总之，不可被动等待，需要主动争取，要避免出现像现有的一些全额公立医院那样，有了公益性，没了积极性的尴尬局面。案例二，浙江省温州康宁医院的特点是：经济发达地区、社会资本办医、营利性医院、集团式运营、股份制管理、证券市场融资、发展势头较好。康宁医院为民办营利性医院提供了一个很好的融资式筹资范例。证券市场融资的高效和大容量，为医院发展提和运营供了基本支撑和保障，同时，上市公司的规范化管理要求也促进了医院管理的科学化与规范化。另外，医院很好地把控住了与公立医院的服务内容差异点，强化服务品质，提供高端服务和特色服务，增加了自我筹资能力。需要注意的是：证券市场融资受社会经济形势和市场走势影响较大，医院应有效把控经济结构和融资比例，降低融资风险。

12

案例2　民营精神专科医院的筹资与补偿
——浙江省温州康宁医院

（一）温州康宁医院简介

温州康宁医院股份有限公司成立于 1996 年，是一家以精神心理专科为特色的连锁医院集团，截至 2017 年末，医院集团运营和管理医疗机构数量达到 18 家，运营和管理床位数达到 4550 张（其中自有医院 10 家，运营床位 3420 张；管理医疗机构 8 家，运营床位 1130 张），医院集团运营的医疗机构主要集中在长三角地区，并已将医疗机构网络扩展至环渤海经济圈及中国西南部等地区，其旗舰医院温州康宁医院是中国目前唯一一家获评为三级甲等的民营精神专科医院，是原国家卫计委评审为国家临床重点专科（精神科）单位中唯一一家民营精神专科医院。公司于 2015 年 11 月 20 日在香港联合交易所主板上市，是国内首家精神专科医院上市公司（股票代码：2120.HK）。

（二）温州康宁医院的筹资模式

在二十多年的发展历程中，医院集团从成立之初的小型企业已发展成为一家 H 股上市公司，期间经历了多次发展转型，通过多种筹资渠道和资本运作方式有效解决公司经营活动所需的资金问题。

1. 创办初期的创始人投入　1996 年 2 月，经主管部门审批同意，医院创始人通过协议约定共同出资 600 万元人民币设立了股份合作制"温州市康宁精神康复医院"。但是由于医院的业务拓展及专业人才培养成本不断攀升，医院开办资金远远不能满足医院发展需求，于2010 年，温州康宁医院通过股东会决议将注册资本增至2000 万元，暂时缓解了当时的运营成本压力。

2. 早期发展期的民间债务融资　医院发展早期仅通过股东之间的自筹资金并不能解决医院的资金问题，然而鉴于当时的中小企业融资途径相当匮乏，仅限于留存收益再投资、银行抵押、政府投资等几种有限的融资手段，以及医疗行业的特殊限制（医疗用房、土地抵押受限），显得困难重重。反观当时处于主流融资渠道——"温州模式"的民间借贷，则展现出了及时、便捷、灵活的特点，成为医院集团在发展早期解决资金流动缺口的金融手段之一。

3. 初具规模后的私募股权融资　2010 年，国家出台了一系列鼓励社会资本举办医疗机构的政策，随着医改政策的落地，从而新生了早期资本市场从事专门投资医疗领域的私募股权投资基金。随着 2009 年国家取消营利性医疗机构的营业税及居民医疗保障的日益普及，医院

12

集团实现扭亏为盈,自身融资条件逐渐改善,医院集团的可期前景先后吸引了几家国内知名私募股权投资基金。通过引入私募基金的股权投资,解决了当时医院集团负债压力,为快速扩展提供了大量资金,同时优化了公司治理结构,实现规范化管理体制。

4. 条件具备后的公开募股融资 经历前期的发展,医院集团业务逐渐成熟,盈利分支机构持续增加,规模效应日趋凸显,医院集团已具备进入证券市场的基本条件。在考虑医院集团整体发展战略,加快扩张速度及提升品牌知名度等因素下,医院管理层以当时的利好环境,综合评估了不同资本市场平台,决定在香港联交所主板公开募集股份融资。经过公司和中介团队的精心筹备,温州康宁医院成功于 2015 年 11 月 20 日在香港联合交易所主板上市,募得资金约 5.8 亿元人民币。

5. 信用提升后的银行债务融资 上市后,医院集团发展步入正轨,拥有相对稳定的现金流量和预期收益,具备较高的信用等级,银行贷款是医院集团在该阶段筹资选择的金融手段之一。经营期间,医院集团的资产负债率保持在合理水平。

(三)温州康宁医院的补偿机制

1. 以医保作为主要补偿形式 作为民营营利性医疗机构,医院集团可以自主制定药品和诊疗服务的销售价格,为保持医院市场地位,确保医院在与公立医院的竞争中具有充分优势以服务于更多患者,医院集团自有已开业的医疗机构均取得了医保定点医疗机构,因此医院的诊疗服务和药品销售价格主要参照公共医疗保险的定价标准。此外,部分自有已开业医院自愿参与政府部门制定的医药价格改革计划,采用与公立医院相同的药品销售价格,同时在公共医疗保险报销范围内的诊疗服务项目价格上获准上浮一定比例,除提供公共医疗保险范围内的医疗服务外,该等医院还提供部分非医保项目,对于非医保项目医院按照市场化的原则自主确定服务价格。

12

2. 政府财政补助作为补偿的有益补充 随着国家鼓励社会资本办医政策的相继出台，温州市作为全国社会资本办医综合改革试点城市，相应出台了《关于加快推进社会资本举办医疗机构的实施意见》《温州市生命健康产业发展规划（2014—2020)》等综合改革政策文件，财政对民营医疗医院的补助投入也在逐渐增加，大致可分为经常性补偿和专项补偿。在经常性补偿方面，例如在营利性民办医疗机构提供医疗服务取得的收入免征营业税，缴纳的其他税费地方所得（留成）部分由同级财政予以适当返还；对营利性医疗机构自用的房产、土地，经主管地方税务部门核准，自核准执业登记之日起 3 年内免征房产税、城镇土地使用税；如取得的医疗服务收入直接用于改善医疗卫生条件的，其后 5 年缴纳的上述税收地方留成部分由同级财政给予减半补助；从事传染病、精神疾病等公共卫生服务的营利性民办专科医疗机构缴纳税费的地方所得（留成）部分由同级财政给予减半补助；举办者以税后利润在温州市投资办医的，投资额对应的企业所得税地方所得部分由同级财政予以返还并全额用于办医。目前，医院集团已享有上述相应的税收优惠政策和政府给予的财政补助，下属的大部分自有医疗机构已享有提供的医疗服务收入免征营业税，另有两家自有医院享有减免城镇土地使用税的优惠。在专项补偿方面，医院集团还根据地方性政策申请了若干专项补贴，比如"温州康宁医院改扩建工程政府补助""股改奖励""临床特色学科建设补助资金"等财政补助。

12

3. 通过严格的成本控制减少补偿缺口

（1）严格控制基建投入：医院的连锁模式前期需要大量的基建投入，对新设医院的盈利时间线有着较大的影响。医院集团从每个新设医院基建项目的设计、施工、竣工验收阶段进行了严格的审查、分析与控制，最大限制降低工程项目的成本。譬如，就温州康宁医院改扩建项目而言，医院集团从整个工程质量、安全、工期等因素考虑，经过多方比价，利用招标形式进而选择经济效益、社会信誉较高的施工单位承建。同时，在施工过程中，材料、设备费用占工程总价款的费用较大，医院集团会进一步优化供应商选择，将承包方、分包商、供应商等各方利用投资控制进行紧密相连，促进减低工程成本和资金投资管理的目的实现。

（2）通过信息化提高人员效率：随着科技快速发展以及人们对医疗服务质量的要求日益提高，信息化成为现代医院综合竞争力的重要指标之一。医院集团通过加强信息化建设的投入资金，持续升级信息系统网络、改善管理流程和提高人员工作效率来提升下属医疗机构的管理和服务能力。例如医院集团开发的 HIS 系统、电子病历系统，可以使下属医疗机构的服务更便捷、响应更迅速，以改善医院集团的业务管理效率和确保整个医疗机构网络的服务质量更为统一。

（3）集团采购竞争性谈判争取商业折扣：医院集团对各类医疗、教学、科研所需的医疗器械、医用耗材、仪器设备和相关软件，制定了详细的审批制度及采购计划，采用竞争性谈判、询价或定向单一来源采购。

4. 通过提供中高端服务提高患者自费的补偿比例

随着国内生活水平的提高和人均可支配收入的上升，高端医疗服务市场具有较大发展机遇。由于公立医院发展高端医疗服务有所限制，民营医疗机构在提供高端医疗服务方面存在较大的机会。医院集团为加强公司提供高端服务的能力和满足患者更多元的就诊需求，有选择性地升级现有医疗机构。目前医院集团的旗舰温州康宁医院新大楼已经正式投入使用，高端医疗服务区域的规模不断扩大，根据不同患者制定针对性的诊疗服务体系，尤其是针对高端人群的高端诊疗服务体系，例如设置了抑郁症中心、酒精依赖中心、VIP 病房等特殊项目。此外，医院集团管理的北京怡宁医院是公司管理的第一家高端精神专科医院，专注于为高端人群提供精神专科医疗服务。

院长点评——管伟立（浙江省温州康宁医院 院长）

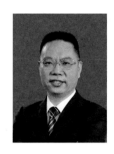

随着新一轮医改政策的实施，国家大力支持社会资本办医，民营医院迎来重大发展机遇。温州康宁医院作为一家民营医院，充分发挥民营经济在体制机制上的灵活性，对精神专科医院的筹资及补偿机制作出了一些有益的探索。

温州康宁医院历经多次发展转型，从早期的负债经营，到引入私募股权投资基金，再到发展成股票可以自由交易的上市医院集团，通过争取政府补偿性政策、合理利用社会资本、严格控制运营管理成本等多元化途径，不断优化调整医院筹资补偿方式及资本结构，努力做到医院公益性和盈利性的平衡，实现医院集团的健康持续发展。

案例3　中心资金来源及财政补偿对我院运营管理的影响——重庆精神卫生中心

2017年之前，重庆市财政对我中心在编职工基本工资的50%进行补贴，从2018年开始，市财政加大了对公益一类医院的补助力度，对在编职工的基本工资按照100%水平予以补助，并且按2.2万元/人（年）对公用经费定额进行补助，作为中心的基本运行费用。

虽然市财政加大了对公益一类医院的补偿力度，但是重庆市精神卫生中心作为一家公立医院，不可对外投资理财，只能靠医疗收入和部分财政补助投入运行，下面谈谈医保支付管理与财政补偿对我中心的影响：

（一）医保支付费管理对我院的影响

1. 医保中心实行总额付费管理的影响　因为住院统筹费用和特病费用的增加，导致我中心统筹支付的额度逐年上升，而医保中心因医保基金有限，下发给我中心

12

统筹及大额较少，2017 年只下达了 3900 万元，不能满足参保人就诊的合理需要。

2. 住院患者实行单病种结算的影响　根据渝人社发〔2017〕189 号文件"关于调整我市医疗保险精神病住院按床日定额付费标准的通知"，中心精神科执行 223 元/天的收费标准（不包含老年科），但是我中心精神科每床日直接成本达 293 元，每床日亏损 70 元，按精神科全年工作量计算，预计 2018 年亏损 1900 万元。

（二）财政对精神病医院项目投入严重不足

我中心作为重庆市唯一的一家三级精神专科医疗机构，2017 年设备购置财政项目资金 300 万元，今年只有 100 万元。而医院急需要购置磁共振设备、远红外线成像仪等设备，大约需要资金 2500 万元。中心信息化建设落后，预计近三年，发展中心信息化建设，需要资金 500 万元，但未取得原市卫计委的年初预算批复。心理卫生健康咨询是中心发展的重点学科项目，目前是租赁的房屋，不能满足心理卫生发展需要，需要重新打造心理咨询中心建设，预计资金需求 3000 万元。中心院级特色专科建设需求资金 300 万元。金紫山院区排危改造项目概算 4100 万元，财政补助 1300 万元，还需要资金 2800 万元，康复中心项目自筹 1324 万元。以上各项目均需争取国家财政的专项资金支持，中心目前的经济状况，难以自行承担，制约了我中心的长远发展。

2018 年中心缴纳的单位负担的各项社会保障费预计 2000 万元，而财政补助只有 786.5 万元，中心社保资金缺口 61%。

综上所述，目前中心在精神卫生服务方面的筹资水平较低，政府投入远远达不到预期的要求，医院、患者在精神疾病上负担较重，患者在缴纳正常的医疗保险费的情况下，医保支付水平偏低，精神病患者多为弱势群体，导致精神病患者得不到很好的治疗。医院运行艰难，希望在财政补偿机制及医保支付政策上侧重对精神卫生服务的补偿。

院长点评——李小兵（重庆市精神卫生中心 院长）

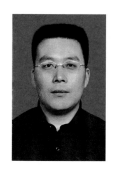

重庆市精神卫生中心为公益一类事业单位，承担了更多的政府公共卫生职能，有较强的公益性。特别是作为一家市级精神专科医院，面对大量的弱视人群，时常施以人道救助，彰显医者仁心，为社会的祥和与安宁，为千万个家庭的幸福与美满，默默地无私奉献。由于精神专科医院的特殊性，目前自给能力还不够，为了维持基本运行，仍然需要国家扶持，提供必要的经费保障。

政府财政对专科医院的投入远低于同级别的综合医院，尽管近几年财政补偿机制在不断改善，但仍很有局限，难以满足专科医院的长足发展，甚至显得有些捉襟见肘，为此，除了医院自身的不懈努力，还希望政府继续加大投入力度，给予更多的优惠政策及经费补助支持精神卫生事业的发展。

（刘 明 刘 蕾 唐 文 王 健 李小兵）

参考文献

12

［1］袁素维. 国际精神卫生筹资现状及对我国的启示［J］. 中国卫生政策研究，2014，7（5）：27-31.

［2］梁春莲. 美国精神疾病的社区治疗［D］. 临床精神病学杂志，1998，8（1）：50.

［3］王海粟. 我国卫生筹资中政府与市场的作用研究［D］. 上海：上海社会科学院，2016：145-168.

［4］骆向兵. 我国医疗卫生行业政府投入管理制度研究.［D］. 北京：财政部财政科学研究所，2014：2-5.

［5］李家伟，中医服务及医院补偿机制研究［D］，上

海：复旦大学，2013：35-36.

[6] 刘洁，某省级精神卫生中心补偿机制研究［D］. 沈阳：中国医科大学，2012：24-26.

[7] 陈珊，公立医院公共卫生服务补偿中存在的问题与对策研究［J］. 中国医院，2014，16（1）：19-20.

[8] 石光. 中国精神卫生服务投放研究（三）［J］. 上海精神医院，2004，16（1）：55-58.

12

第十三章

精神专科医联体建设

本章要点: 2017 年 3 月 5 日在国务院政府工作报告中指出"全面启动多种形式的医疗联合体建设试点,三级公立医院要全部参与并发挥引领作用"。本章重点介绍纵向与横向医联体资源整合的特点,探讨如何从管理制度建设角度,发挥医联体资源整合优势,以及当前精神专科医院在医联体建设及管理方面的实践。案例以医院实际组织领导的精神专科医联体为例,介绍医联体管理制度建设中现状、存在的问题及思考。

第一节 概 论

一、医联体的含义及主要模式

医疗联合体,简称医联体,是指由不同级别、类别医疗机构之间,通过纵向或横向医疗资源整合所形成的医疗机构联合组织。目前,医联体主要有四种较为成熟的模式:

(一) 在城市主要组建医疗集团

在设区的市级以上城市,由三级公立医院或者业务能力较强的医院牵头,联合社区卫生服务机构、护理院、专业康复机构等,形成资源共享、分工协作的管理模式。

（二）在县域主要组建医疗共同体

重点探索以县级医院为龙头、乡镇卫生院为枢纽、村卫生室为基础的县乡一体化管理，与乡村一体化管理有效衔接。充分发挥县级医院的城乡纽带作用和县域龙头作用，形成县乡村三级医疗卫生机构分工协作机制，构建三级联动的县域医疗服务体系。

（三）跨区域组建专科联盟

根据不同区域医疗机构优势专科资源，以若干所医疗机构特色专科技术力量为支撑，充分发挥国家医学中心、国家临床医学研究中心及其协同网络的作用，以专科协作为纽带，组建区域间若干特色专科联盟，形成补位发展模式，重点提升重大疾病救治能力。

（四）在边远贫困地区发展远程医疗协作网

大力发展面向基层、边远和欠发达地区的远程医疗协作网，鼓励公立医院向基层医疗卫生机构提供远程医疗、远程教学、远程培训等服务，利用信息化手段促进资源纵向流动，提高优质医疗资源可及性和医疗服务整体效率。

除以上4种模式外，城市与农村之间可以城市三级公立医院为主体单位，在已建立的长期稳定对口支援关系基础上，通过托管区域内县级医院等多种形式组建医联体，三级公立医院可向县级医院派驻管理团队和专家团队，重点帮扶提升县级医院医疗服务能力与水平。国家级和省级公立医院除参加属地医联体外，可跨区域与若干医联体建立合作关系，组建高层次、优势互补的医联体，开展创新型协同研究、技术普及推广和人才培养，辐射带动区域医疗服务能力提升。

13

二、医联体发展现状

（一）医联体建设发展成效

医疗联合体在各国有不同形式的实践，不同国家根据本国经济情况及医疗卫生发展水平进行探索，如澳大利亚明确规定由政府支付并控制卫生开支，医院内不设普通门诊，门诊只有社区医院开立；英国以全民免费医疗为其特色的医疗模式为主，明文规定不按转诊程序就医者不能享受免费医疗服务；新加坡则采取集团化医联体模式，要求符合一定转诊体征者，若按转诊程序就医，则其转诊后收费较其他患者明显偏低；美国更是明确规定各种疾病的住院指征和时间日期，对于不按规定而延长住院时间者，则多出的医疗费用不予报销，由该医疗机构及患者自行支付。

在国内，当前以三级或二级医院为龙头、联合数家基层医疗卫生机构，建立一个功能定位清晰、就诊秩序良好、卫生服务资源能被合理使用的医联体是国内分级医疗服务体系建设的主流。目前全国已有多个地级以上城市进行医联体建设，并且在就医流向、社区卫生服务机构的软硬件设施、医联体内部的信息共享等方面取得了初步成效。

1. 医联体建设初具规模　截至 2017 年 6 月底，全国已有 1764 家三级医院（占全国三级医院的 80%）带头组建了多种形式的医联体；其中重庆、江苏、陕西等 8 个省（市）参与组建医联体的三级医院超过地区的 90%。这些数据表明医联体建设已初具规模。

2. 医联体内对患者的就医流向显现出初步引导作用　国家卫生和计划生育委员会公布的数据表明，2017 年上半年，全国县域内就诊率较 2016 年末增长 2.1%，达到 82.5%；医联体内下转次数 239.6 万例次，高于 2016 年全年水平；由二级或三级医院下转基层卫生服务机构的住院患者比例分别由 2016 年的 0.5%、0.6% 增长到 0.7%、0.9%；部分地区超过 60% 的患者 2 周患病首

13

选基层卫生服务机构。这些数据显示医联体对患者的就医流向显现出初步引导作用。

3. 基层卫生服务机构的软硬件设备得到进一步改善　目前，全国各地组建的医联体都把提高其内部基层卫生服务机构的诊疗能力和水平放在非常重要的位置。大部分的做法是通过上级大医院将专家下派到社区，提供坐诊及带教，为基层的全科医师提供免费的专业培训。除此之外，医联体投入巨资给基层，提升基层的硬件设备，如江苏康复疗疗集团和武汉的"五院"直管模式近年来投入 500 多万元进行社区建设，真正将人才、技术和设备下沉基层。

4. 医联体内实现信息共享、检查互认，降低医疗费用　医联体内就诊者信息，如基本信息、现病史、既往史及体检报告等在医联体内互通互认，不仅减少患者重复检查的次数，而且有利于医务人员采用就诊者既往的疾病信息来预判病情及其发展趋势，提升了诊疗水平，为就诊者带来实惠，一定程度上减少了就医费用。

5. 医联体明确了区域内不同层级医疗机构之间的功能定位　医联体通过落实功能定位，减少三级医院对常见病、多发病、病情稳定的慢性病患者的就诊比例，增加基层对诊断明确、病情稳定的慢性病患者、康复期患者、老年病患者、晚期肿瘤患者等提供治疗、康复、护理服务。进而缓解大医院门庭若市，而社区卫生部门门可罗雀的现象，从而调动医联体内各医疗机构积极性。

但医联体内仍存在资源分配失衡、医患互信程度差、全科人才紧缺、地位不平等等问题需要进一步改善。因此，了解我国医联体模式的现状，分析存在的问题，提出相应的解决方法，对医联体建设的完善具有一定的现实意义。

（二）医联体建设存在的问题

1. 医联体明确了区域内不同层级医疗机构之间的功

能定位　目前大多数医联体虽然都把基层建设放在重要的地位，也投入许多的经费，但总体上来说，医联体内的大部分资源还是集中在三级医院，基层的软硬件设备仍需进一步改善。

2. 医联体内就诊者的信任危机无法在短时间得到改变　社区卫生服务机构是最靠近就诊者的卫生机构，本该是患者就医最优的选择，但由于医患之间信息的不对称和患者对就医质量的偏好，而基层卫生服务机构医疗水平较差，使得患者对社区卫生机构缺乏信任，被迫选择三级医院，间接强化了"倒金字塔"的就医格局。虽然自 2009 年新医改以来，基层发展得到了关注，但基层医疗卫生机构人才、药品和设备短缺等问题，需要较长时间去探索和发展，尤其是全科人才培养机制还需进一步改进。

3. 医联体内优秀的全科医师数量缺口较大　全科医生是综合程度较高的医学人才，在医联体内主要承担预防保健、常见病多发病诊疗和转诊、患者康复和慢性病管理、健康管理等一体化服务，被称为居民健康的"守门人"。截至 2016 年年底，国内培训合格的全科医生达 20.9 万人。但全科医生数量缺口仍有 7 万~21 万人。造成全科医师缺乏的主要原因在于社会地位不高，待遇较低，职称晋升困难，岗位缺乏必要的吸引力。

4. "金字塔型"的医联体框架严重的等级之分不利于基层发展　与国外卫生体系的横向分工模式不同，我国的医联体内卫生服务机构之间有浓厚的等级之分，为纵向分工，医联体框架设计为金字塔型，等级越高代表地区内的地位越高，社区卫生服务机构作为最底层，虽在医联体内扮演至关重要的角色，但地位不高，长此以往，必然阻碍了高素质医学人才进入全科医疗行业。

5. "紧密型"医联体存在限制患者就医选择权的可能　国内医联体就联系的紧密程度，大体可分为两种，即"紧密型"医联体和"松散型"医联体。两者的区别

13

主要在于"紧密型"医联体内龙头医院对其下属医院有直接管辖权，在人员调配、利益分配等方面享有决定权或管理权。而"松散型"医联体的人员配置、利益分配等方面相对独立。前者能让上级医院对基层的技术指导更有积极性，管理上比较畅通，避免上级医院和基层医院在利益上发生冲突，但"紧密型"医联体其实已丧失"独立、平等"内涵，其影响是当患者需要转诊到更高水平的医疗机构时，基层医院不会考虑所处医联体内的上级医院是否是患者最合适转诊的医院，而因利益关系将其直接上转到所在医联体的上级医院，后果是患者很可能没有得到最好的医疗照顾。基层首诊制度实施后，转诊权直接在全科医师手上，代行就医选择权，将有限制患者就医选择权的可能。

（三）精神专科医联体建设面临的挑战

中国精神专科医联体建设所要达到的政策效果，实现精神卫生资源的整合增效，以更符合卫生经济规律的方式发展，存在着诸多挑战。其中包括医联体建设的制度设计、不同部门利益协调，等等，以满足日益增长的精神卫生服务需求。医联体管理制度建设，就产权归属、体制运行机制都需要进一步明确，在人、财、物管理，如何形成一个有效运作的利益共同体和责任共同体，都是面临的具体挑战。

1. 精神卫生机构主办部门众多 包括政府部门、企业、个人、事业单位和社会团体及组织等。其中政府部门又涉及卫健委、民政、公安、司法、教育等多个部门。这种精神卫生服务资源的条块分割状，使得属于卫生部门的省级精神卫生中心很难协调和统筹其他系统机构的工作，可能导致精神卫生服务资源缺乏有机结合，无法充分利用。

2. 精神卫生人力资源短缺及分布不均衡 精神卫生资源总量不足、结构不合理、分布不均衡以及人员素质不高、稳定性较差。床位：2015 年精神科床位密度为3.15 张/万人，仍低于世界平均水平 4.36 张/万人，更远低于中高等收入国家的平均水平 7.7 张/万人。人员：2015 年，全国精神科护士 7.58 万人（4.16 人/10 万人），医师（含助理医师）3.01 万人（1.80 人/10 万人）。与世界人均 GDP 同属中高收入水平的国家每 10 万人口精神科医生 2.7 人、精神科护士 5.35 人的水平相比仍有一定差距。分布：精神卫生资源主要集中在东部地区（11 个省份）：47.21% 机构、42.06% 床位、48.65% 医师、45.25% 护士。对精神卫生服务的利用、公平性和可及性均有影响。

以精神卫生三级防治网络相对较为健全的上海市为例，上海市医院协会精神卫生中心管理专业委员会在 2013 年底对 24 所上海市公立精神卫生医疗机构的调查显示，开放床位总数为 1.32 万张，除 1 所市级医院外，23 所区级专科医疗机构开放床位数占总数的 83.77%，而正高级医师仅 14 人，占全市总数的 27.45%，副高级医师占总数的 57.6%，医师数占总数的 69.22%。由于精神疾病分布的特点，住院患者多为精神分裂症、老年精神障碍等严重精神疾病，而发病率最高的抑郁症、焦虑症等往往在门诊就医。最新的上海市精神卫生临床质量控制中心统计数据显示，21 所设有门诊的基层精神卫生医疗机构 2016 年门诊量总数为 82.74 万人次，与上海市精神卫生中心的门诊量相当，可见医疗资源的分布不均衡已经明显影响了上海精神卫生分级诊疗的推进。

民营机构快速增长，但人力资源严重不足：2010 年为 243 家占精神卫生机构总数的 14.73%，2015 年为 655 家，占精神卫生机构总数的 22.31%，较 2010 年增长 169.55%。医师人均床位数 22.92 张，超出全国平均水平 59.41%（14.38 张），护士人均床位数为 9.59 张，超出平均水平 67.66%（5.72 张）。

13

3. **市级医疗机构与基层学术交流不够**　随着精神疾病的发病率日益增高，国家对精神卫生的投入明显增加，精神疾病的发病机制研究和临床诊疗技术的发展也是日新月异，这就对精神卫生领域的学术交流提出了更高的要求，基层医疗机构对于这种交流的需求尤为突出。然而，目前精神科医生学术交流的主要途径已经和以往不同。由于市级医院医师整日忙于医疗、教学、研究、管理等工作，以往那种定期下基层看门诊、查房、讲课以及由院方组织全市病例大讨论等形式明显减少，而学术交流的主要途径相当一部分成为医药企业组织或赞助的各类学术会议，其效果也会受到一定影响。即使是全国性学术会议，由于赞助方的原因，往往很 少能照顾到基层的精神科医生。不同层级的精神专科机构，如何通过医联体促进不同层次的学术资源流动共享，提高医联体整体学术水平，是医联体制度建设面临的挑战之一。

4. 各级医院和患者都对分级诊疗缺乏内在动力　对于市级医院来说，不仅要维持正常运行还要不断发展，主要经费来源于服务收费，而市财政投入也是根据医院门诊和住院服务量决定，医生收入主要和工作量挂钩，自然不愿让患者去基层就医。对于基层医疗机构而言，往往绩效考核和激励机制不健全，定岗定编定工资的分配制度和收支两条线的财务管理制度限制了医生的工作积极性。对于精神疾病患者而言，随着生活水平的提高，对精神卫生服务的要求日益增高，这就使绝大多数初诊患者选择到市级专科医院或三级综合医院心理科就医，因为他们认为这里不仅有最专业的医生，还有最新最优的药物可供选择，尤其是进口药物。而一旦医生处方了新药或进口药物，往往今后只能在市级医院买到，这就使得市级医院门诊量居高不下，且很大比例的患者仅仅是为了配药。基层医院即使进了部分新药和进口药物，患者也无从知晓，医生更是缺乏相应的临床应用经验，影响对患者的治疗效果，导致患者对医生更不信任，不愿留在基层就医，形成恶性循环。

5. 医保政策对基层医疗机构倾斜程度还不够　目前

的医保政策在各级精神卫生机构的报销比例差异不大，且大多数精神药物都属于医保药品，包括许多进口药品，使患者在市级医院也能报销较大比例。而且常见精神疾病大多属于门诊大病，有更高的医保支付比例，精神药物价格也相对较低，导致患者更不愿意去基层医院就医。

第二节　精神专科医联体建设

一、精神专科医联体建设的意义

（一）政策指向

2017 年 4 月 26 日国务院办公厅印发的《关于推进医疗联合体建设和发展的指导意见》（国办发〔2017〕32 号）明确指出"10 月底前所有三级公立医院都要启动医联体建设工作"。精神专科医院尤其是三级精神专科医院开展医联体建设工作势在必行。

（二）意义

世界卫生组织推测，到 2020 年中国精神疾病负担将占疾病总负担的 1/4，在 2012 年到 2030 年期间，精神疾病将导致中国的经济增长缩水超过 9 万亿美元。2017 年 2 月，WHO 官方网站发布数据，全球抑郁症患者已达 3.22 亿人，2005 年至 2015 年间，患者数量增加了 18.4%，中国抑郁症患者超过 4000 万，2030 年抑郁症将高居中国疾病负担第一位。随着精神卫生问题越来越受社会的广泛关注，建立精神卫生医联体具有现实意义。

1. 从医院自身看，主要优势有

（1）能兼顾医院短期利益和长期发展，发挥品牌和规模效应，提高精神专业机构和工作人员的整体社会地位，有利于争取更多政策支持。

（2）有利于实现资源共享，优势互补，降低医疗和管理成本，提高工作效率，满足人民群众不同层次的医

13

疗消费需求，进一步拓展医疗市场以增强综合竞争能力和风险抵御能力。

（3）可以通过人力资源整合、学科整合发展，有效带动区县专科医院医、教、研、防及专业水平的提高和扩大社会影响力，在管理机制、体制创新方面发挥积极作用。

（4）三级医院无论从医疗基础设施和技术设备等硬件方面，还是从医疗人才技术配备和医院社会声誉等软件方面，作为医联体的龙头具有明显的优势，能够起到核心和主导力量的作用。

2. 从政府和社会角度看，主要优势有

（1）有利于整合各级精神卫生机构的优质资源和服务功能，引导卫生资源合理布局，从而规范服务，提高质量，改善服务的可及性、公平性。

（2）进一步优化三级防治网络，明晰各级机构的功能定位，优化资源结构，激活存量、减少医疗资源重复投资，有效降低医疗成本，使得医疗管理体系更加规范，整体医疗环境有秩序。

（3）有利于优质资源从三级医院辐射至二级医院和社区，促进优质医疗资源下沉到基层，防治结合，强化基层和社区的预防、康复等服务功能，有效落实分级诊疗、双向转诊的分工协作机制。

（4）有利于克服医疗机构条块分割所带来的资源相对不足和浪费共存现象，改善治理结构，促进区域精神卫生规划的实施；有利于政府统筹保障支持政策，提高财政资金利用效率。

3. 从患者和家属角度看，主要优势有

（1）有利于方便患者就近就医取药，并能享受到优质的医疗资源，有效解决"看病难"的问题。

（2）医联体双向转诊机制和医疗机构间互认检查检验结果，能有效降低患者医疗费用。

二、精神卫生医联体建设开展的现状

(一) 国外的现状

1. 世界精神病学会 (WPA) 的建议　据世界卫生组织估计，在低收入国家，抑郁症和常见精神障碍的治疗缺口大于 75%。解决这种治疗差距的方法需要对精神科医生加强公共卫生的培训。卫生服务系统的经费对精神病学的实践提供保障，特别是对预防和保健方面的精神卫生服务有重要影响。许多国家的医疗保健系统要么发育不良，要么功能失调。联合国可持续发展目标提出需要有效的供给机制以实现卫生目标，并可能重新将重点放在改善卫生保健系统上，这为精神病学提供了一个巨大的机会。精神科医生需要有效地倡导纳入精神卫生服务，并防止在卫生保健系统中边缘化精神健康问题。世界卫生组织制定了一种最优的整合服务模型。这一金字塔模型的前提是，没有单一的服务可能满足整个人群的服务需求。该模型提供了不同服务级别之间的关系 (一级、二级和三级)，并应在所有国家规划服务时使用，而不考虑它们的资源级别。然而，任何国家的现有服务都不太可能接近这种规定的服务模式。不管国家情况如何，任何改善服务供应模式的努力都需要对现有的精神卫生系统有良好的了解，以及如何建立、改造和分散现有的系统以满足当地的需要。

除了服务的最佳组合外，在规划人群心理健康服务时，应考虑以下事项：

(1) 情景性/连续性护理：卫生保健，特别是一二级卫生保健，往往是围绕着需要治疗但没有疾病护理需求的急性期传染性疾病患者。然而，情景护理模式不能满足许多严重精神疾病患者的需求，导致疾病很可能会持续存在和间歇性恶化。这些患者需要更好地持续护理模式，这些模式需要考虑到患病的长期性。

13

（2）由需求主导/服务主导的卫生保健模式：在许多国家，服务是从服务提供者的管理角度来实施的，而不是考虑到患者的需要和能力。需求引导的服务模式必然会考虑到用户需求，并在卫生服务和卫生和社会服务之间提供无缝的流程。

直到几十年前，大多数国家精神科医生的工作和精神病学实践大多局限于老式的精神病院。随着越来越多的证据表明，将长期住院的患者重新安置到社区护理后，能够改善在社会关系上的负面影响和消极症状，高收入国家的精神卫生保健（以及一些低收入者）已经进入社区与常规卫生系统。心理健康问题的患者不再需要在专业医院下接受治疗，也可在普通医院、社区诊所、家中接受精神科医生的诊疗。

然而，由于各种政治、文化和医疗保健结构的原因，在一些国家，独立的精神病院仍然是唯一的精神卫生服务供应方。尽管有些医院在医院环境和治理结构方面有了长足的进步，但仍有许多医院存在制度化、住院患者自杀和侵犯人权等问题。值得注意的是，在许多国家，大型精神病院的持续主导地位并不促进循证医学的干预措施，例如在分散的地点提供的服务，在社区内进行整合，并得到适当的转诊到二级和三级保健系统的支持。

精神病学需要纵向和横向同时结合到普通卫生系统中。以医院为基础的住院患者和门诊护理的一体化模式并不能确保医疗服务的可获得和连续性，而以社区为基础的服务不能提供全面的治疗。因此，一个平衡的管理模式是最好的选择，而这需要修改心理健康专业人员的角色。

精神卫生专业人员包括精神科医生可以直接在二、三级服务机构工作，从而在复杂的情况下，为初级健康保健人员提高咨询、联络、培训和督导，识别和治疗精神疾病，并评估和治疗门诊患者和住院患者是否能在初级保健机构就诊。这种平衡需要与来自不同专业的同事

13

之间的合作关系，以及与健康系统以外的其他部门的密切互动，包括更广泛地定义的社会保障部门，包括社会福利、教育和司法。

精神科医生必须建立联盟，学会与其他健康专业人士组成联盟，改变传统精神病学的隔离状态。与他人一起工作有助于克服提供给不同需求的患者的服务碎片化，并有助于减少与精神病学有关的隔离和羞耻感。精神科医生需要学会欣赏不同利益相关者的优势和价值观，用一种没有医学术语的语言表达他们的观点，游说、协商，并与利益相关者达成妥协，从而为他们的患者制定最优的护理计划。

由于历史、文化和金融和人力资源的可用性，世界各地的精神卫生保健模式不同。许多模式不一定是基于证据的，也可能不是有效、有用、或者是服务对象可以接受的。世卫组织的金字塔模型及其相关概念，即阶梯式护理、团队合作和精神健康纳入一般卫生保健，在考虑不同国家的精神卫生服务的改革或发展时，被广泛认为是一个良好的模板。在这一广泛的国际框架内，不同国家的个体治疗战略和使用人力资源（专业 vs 同行或卫生工作者）需要尊重个人价值观、文化和财政和人力资源的可得性。应该尊重和鼓励这种多样性，以确保不同国家的服务供应在当地是恰当的。同时，迫切需要提高精神科医生的技能，以便促进并领导在世界各地的精神卫生服务提供方面的变化。

2. NHS 心理健康信托基金（NHS mental health trust）英国国家医疗服务体系（National Health Service，NHS）为全英国 6000 多万人口服务，是全球最大规模的公立医疗系统，雇员达 150 万，其中包括 9 万医院医生、3.5 万家庭医生、40 万护士和 1.6 万急救人员。全国有 1600 间医院和特别护理中心。

NHS 体系分两大层次。第一层次是以社区为主的基层医疗服务，例如家庭医生、牙医、药房、眼科检查等。每一个英国居民都得在家居附近的一个 GP 诊所注

13

册，看病首先约见 GP。任何进一步的治疗都必须经由第一层次的基层医疗转介。第二层次医疗以医院为主，包括急诊、专科门诊及检查、手术治疗和住院护理等。NHS 的精神卫生托拉斯（Mental Health Services Trust）为英国有精神卫生问题的人提供卫生和社会保健服务。它们是 NHS 众多托拉斯中的一种，这些区域性组织共同组成了国民医疗保健体系。目前在英国有 60 个精神卫生托拉斯。它们是受 NHS 的初级保健托拉斯委托和资助的（一些较大的初级保健托拉斯可能会为它们自己提供许多精神卫生服务）。患者通常通过他们的全科医生（初级保健医生）或住院医生来获得精神卫生托拉斯的服务。尽管可能有针对全英的专科化服务或者由国家层面转介的服务，大部分服务都是为当地居民提供的。精神卫生托拉斯可选择是否由自己来提供精神专科院住院服务（它们可能会在 NHS 医院托拉斯运营的综合性医院中设置精神科病房）。各种托拉斯共同工作，并与当地政府和志愿者组织一起提供医疗服务。

那么，英国的精神卫生托拉斯服务在国民心目中是怎样的呢？青春期是精神疾病发病风险最高的阶段，Plaistow J 等搜索了 31 项研究中共 13 605 位青年人（其中 525 位青年人接受过精神卫生服务）对英国精神卫生服务体系的看法进行了系统综述，并采用主题分析的方法探索背后的原因。结果发现在某些方面是他们想要的或者是有帮助的。

（1）在信息方面：青年人认为他们需要更多精神卫生和精神卫生服务相关的信息；就诊前他们能够获得的信息质量非常重要，80% 的被调查者提出他们想在就诊前获得相关信息；大多数青年人认为青少年精神卫生服务方面的信息应当提供给所有的青年人，而不仅仅是相关的人；接受过精神卫生服务的青年人认为他们期望从精神卫生服务中获得的信息在他们就诊前是非常有用的；青年人希望精神卫生服务更加可视化，并提出如何提升精神卫生服务信息可获得性的建议，包括网站，就诊前的宣传单，急诊室的信息和干预措施。

（2）在服务的可获得性方面：青年人认为精神卫生服务应该在他们很容易接近的地方可以获得，而且可以独自接受，比如在他们的学校和社区；他们更希望服务范围能够扩大，且家庭治疗比住院治疗更受欢迎；对青年人来说，服务能够在适当的时候获得非常重要，尤其能够尽快地得到帮助，以及能够在病情恶化前及时地发现问题；还有几项研究强调了服务的灵活性和沟通方式的应用（例如电话、短信和电子邮件要优于写信）。

（3）在医务人员的素质和技术方面：青年人认为亲切的、真诚的、友好的、正面的、和蔼的、知识渊博和技艺娴熟的医务人员对他们更有帮助；还包括对隐私的保护意识和能力也被提到；与医务人员的关系，以及有人能够倾听并与其交流在精神疾病的早期干预服务中也是非常重要的。

（4）在自主性方面：那些没有接受过精神卫生服务的青年人认为自己不希望或者不需要接受服务，他们希望能自力更生地解决问题；而接受过服务的青年人也希望精神卫生服务能够提升他们的自主能力。而在另一些方面是青年人觉得对他们没有帮助的：

1）病耻感：被认为是评价精神卫生服务的一个主要的障碍，是青年人不愿去寻求帮助的主要原因之一；接受过精神卫生服务的青年人会对其产生负面的印象，随之产生的病耻感会阻碍他们寻求帮助，也是导致他们否认自己有精神疾病的原因之一。

13

2）信息和服务的可及性缺乏：Biddle 指出对精神卫生相关信息的缺乏和困难的估计不足是青年人不寻求精神卫生服务的关键原因；此外，青年人缺乏关于服务可获得性的信息"我不知道向谁和怎样寻求帮助"；对那些接受过精神卫生服务的人，缺乏服务和治疗选择的相关信息也是一个决定性的因素；还有一些研究指出，青年人觉得他们缺乏一些针对性的服务，比如缺乏专门针对进食障碍的服务。

3）问题的医学化倾向：研究指出青年人觉得当他们在寻求专业帮助时没有被很好地倾听，而是用药物治疗来搪塞；一些青年人认为他们没有被他们的医生认真对待。

4）缺乏持续的服务：由于缺乏持续的服务导致反复地被询问会让青年人感到失望。

（二）国内的现状

国内精神卫生领域在院际合作和精神专科领域的合作也有积极尝试：区域内的精神卫生交流，或是跨区域省市的合作多有开展；以精神专科医院为核心医院或是以综合性医院精神专科为区域联盟核心的也有所尝试，不同的合作模式在实施执行中，有不同的特点，本文列举了部分国内精神卫生领域开展医联体和专科联盟的实践经验、操作模式。

其中，见诸报道的主要有：上海市精神卫生中心专科联盟、北京市海淀区精神专科防治医联体、京津冀精神卫生防治协作联盟、中南大学湘雅二医院专科医联体、安徽省第一精神卫生专科联盟、浙江省精神卫生专科联盟、华西精神卫生联盟、陕西省综合医院精神卫生联盟、华南地区精神心理专科联盟等公立专科医院或大型综合医院精神科牵头建立的医联体。除公立精神专科医院外，民营医院如温州康宁民营精神专科医院也在尝试连锁模式，探究精神心理学科各医疗机构间的资源和管理共享模式。

（三）精神卫生医联体管理制度建设和发展的难点

1. 医联体模式　从城市医联体看，以三甲医院为牵头，形成"1+X"协同运作模式。对于牵头医院的资金与技术保障要求更高，三甲医院的医生帮扶基层医疗机构的绩效和补偿机制必须更完善。

对于松散型医联体来说，三甲医院与成员单位并非"一家人"。一方面，各成员之间存在利益冲突，公立医院实行收入归己、结余分配的运行机制，推行医联体，下派医务人员会增加成本，分流患者会减少收入。另一方面，客观条件限制导致推行难度大，如：信息系统不兼容，诊疗信息无法互通共享；医疗质量和检查结果标准不统一，诊断结果不互认；医生走动与交流成本大、效率低，大医院帮助小医院提高技术水平的积极性不高；医疗资源难下沉，患者上转容易下转难等等。所以，可能导致受益最多的还是大医院，小医院医疗水平的发展依旧停滞，留不住患者。而专科医联体的打造面临的问题是，必须依赖三甲医院的学科帮扶，因为基层医疗卫生机构对于专病的掌握程度确实不高，影响了专科联盟的双向转诊可持续程度。虽然基层医疗机构通过专科对口帮扶，提升基层医院专科诊治水平，但是培养的周期太长了。另一种远程协作网的问题却更为突出：目前只能解决病史采集中的问诊，很多辅检资料并不能立刻获得；对于患者远程问诊的费用医保暂不能报销；若是产生了误诊、漏诊无法追责；医疗服务问诊过程中缺少面对面的看护等等。

2. 管理体制

（1）缺乏系统的医联体管理制度和运行机制：医联体作为打破行政管理架构约束、开展医院之间医疗协作和医疗配合的联盟组织，其中必须要有严谨的医疗管理制度保证，以及上下协调、院际通畅的分级诊疗制度作为保障。从现行的区域医疗法规和医院管理制度来看，几乎没有一个区域有比较成熟的医联体管理制度和运行机制，其主要还是依靠医院的自觉性和医联体内部的一些约定来管理运行，医联体系统内部缺乏刚性的要求和约束，也缺乏共享共建的机制与利益分配。

（2）医保的支持与支撑不足：目前，很多医联体开展困难，就在于医保对它的结算支持不足。例如，在一级、二级医疗机构内开设了三级医院的联合病房，它的医保定额如何计算？区域内专家门诊的定额又如何计算？

13

这些问题影响了医联体开展的积极性，同时也影响了其内部的可持续性的转诊。

（3）医联体的建设受到行政体制的约束和制约：由于行政区划的不统一，医联体内部的管理比较弱化或是流于形式，在这种情况下，可能需要卫生计生行政部门让出部分行政权力给医联体的核心医院，使其对医联体内部取得较强的制约管理作用、引领作用及内部行政管理和分配作用。没有良好管理模式的支撑、经济的统一管理权限，这样的医联体是难以为继的。

3. 精神卫生机构

（1）地区差异：地区人口、经济状况的差异内部机构之间管理机制、运营模式、服务水平、职工收入等存在巨大差异。

（2）存在利益冲突且投入成本较高：由于公立医疗机构间合作涉及众多的利益相关者，各个利益相关者都会从自身角度出发提出利益需求，虽然从长远角度看，各方的利益是一致的，但是从近期看，各方利益的差异性会导致利益冲突。医联体各组成医院的几十年管理和运营模式形成的路径依赖，医院文化和价值观念存在差异，且利益群体已经固化，易产生潜在利益需求的冲突。另外，医联体建设伊始投入成本较高。

（3）受到管理体制和医保支付政策的影响：省、市、区级医院分别为属地管理及财政投入的管理体制，医联体管理涉及不同级别政府协调以及分级财政和医保等的筹资与支付制度难题。医疗保险支付方式对公立医院行为有很大的影响力，医疗保险支付的水平也将影响到医联体的运营和发展。在现行的医保总额限制制度下，各个医院为了将自身利益最大化就可能造成推诿患者，导致患者利益和国家利益受损。同时，医联体内不同等级医院的报销制度存在差别，妨碍内部双向转诊的顺利进行，出现医疗的过度或不足，损害国家和患者利益。

（1）医保局的成立对医疗费用支出的影响：从今年开始我国的医疗的支付方发生了重大变化，新成立的国家医保局将原来医保的支付职能、医疗服务定价职能和药品采购职能等多合一，由此医保局也完成了从单一的出纳职能到超级买单方的转变。未来对医疗服务定价及费用支付将会更严苛。在国内大部分地区医保入不敷出的背景下，控制医保费用支出将是国家医保局的最大责任。

（2）在新的医保支付政策下，精神专科医联体的作用：如何在医疗资源部均衡的现状下，充分利用三级医院的各自资源特点，通过医联体更紧密的合作，未患者提供合适的医疗服务，提高治疗效果，缩短住院日？针对精神类疾病的特点，如何将预后康复、社会功能恢复基层化、社区化，同时纳入医疗保障范围，降低再次入院率，进而降低医保支出。医保机构可从区域层面与医联体签订精神类疾病的医保费用支付协议，进行区域内的总体费用控制，多不退，少不补；用支付的杠杆倒逼医联体内的资源合理配置及提高运行效率。精神科专科有较完整的三级专科公立医院体系，相对于综合医院来说更容易进行紧密型医联体的建设；而只有建设人、财、物统管的紧密型医联体，才有可能破除医联体内医院间的利益藩篱，使资源高效合理的配置，也才有可能改变医院的绩效评价方式和收入方式。

（四）精神专科医联体管理制度建设应对策略

尽管多种多样医联体形式的出现部分解决了精神专科医院的医疗资源配置问题，包括人员、技术、设备、药物等，促进了双向转诊的顺利推行，但是还是遗留有种种的问题。若要顺利推进精神卫生医联体的开展，建立和完善医联体发展相关的各项管理制度，其首要条件便是建立完好的分级诊疗制度。合理选择就医流向，建立科学合理的就医模式，均离不开政府的监制与管理，医疗保险的引导性政策。

13

1. 两方案解决信任问题　对于精神专科医院来说，医联体实施易引起收益信任危机，尤其是松散型医联体形式，应该探索建立紧密型医联体形式。此外，医联体的实施，也就意味着中高级医院要把近康复患者下转至相对应的基层医院，减少了病源，下派的专家也会担心待遇与职称进阶问题，所以导致核心医院医务人员"下不去"，轻病及慢性期患者占据病床的问题，阻碍了双向转诊的顺利进行。所以若要解决这个问题从两点出发：

（1）明确上转与下转标准，转诊程序的科学化管理：对符合转诊程序的患者提供绿色通道，优先就诊，优先住院治疗等，免去重新挂号，排队之苦，方便患者就医。

（2）建立有效的激励奖惩机制：包括医院及医疗人员，加强对双向转诊实施进度的监督管理，积极校对核准每月各级医院的上转率与下转率，将其纳入到医疗机构绩效评价中。对于下派至基层的医生保持原有工资待遇，并给予额外奖励，另外，在职称进阶，评优以及外派学习等评选中，下派的医生具有优先考虑权。

2. 提高基层精神卫生机构的服务技术水平　建立医联体的目标即实现双向转诊、分级诊疗，而要想实现分级诊疗，其核心就是强基层，促发展。医联体的实施，对患者实施连续性服务，在上下转诊医院之间，根据病种的不同，制定统一的诊治规范，统一的医疗质量标准，并加强医疗质量监管。在药物方面，实现基层医院与上级医院之间的药物目录对接，扩充药物品种，提高药物质量，达到医联体区域内医院在诊治、药物、资源配置方面达到同质化要求，赢得患者对基层医疗服务技术水平的信任。

3. 加强医联体宣传　患者对自己病情不了解，缺乏基本的医疗常识，以及经济水平的提高外，最为重要的就是对医联体、双向转诊的知晓度低。双向转诊不只可以帮助患者获得更便利、更高效的就医，还可以大大减少医疗消费。增强社区卫生服务中心的服务质量，加强医联体宣传显得尤为重要。社区卫生服务中心除了进行常见病、多发病的诊疗，还负责康复患者的家庭随访、宣传慢病健康知识、慢病护理、用药方法、饮食调理、运动保健以及病情自我监测等，这就要求基层医院的医疗人员服务到位，勤走访，多与患者沟通，不仅做到了对基层医院的宣传，了解患者的康复情况，还可以扭转其在患者心目中的印象，一举三得。

4. 医保为医联体保驾护航　医联体的顺利推行离不开医保政策的保驾护航。社区卫生服务与医疗保障制度的衔接主要通过"两纳入一引导"决策，在分级诊疗推进中，通过医保支付的"杠杆"作用，引导"小病"医疗进社区卫生服务机构，即鼓励患者在社区首诊。我国大部分地区医保形式还是按服务项目支付，它虽然是最常见也最有效的一种支付方式，但是在上下转诊过程中，容易导致诊疗项目重复、浪费。因此，为了促进医联体内进一步合作，协同发展，首要条件是理清二者之间存在何种利益关联，通过改革现有的付费方式，积极探索总额预付、按病种付费、按人头付费等机制，根据不同病种及患者情况，选择合理的付费方式，推进上下转诊、分层诊治工作的顺利进行。许朝晖等 根据我国的医疗医保问题，提出了建立"以医保总量为纽带"的医联体这一医保管理新设想，在一定程度上能够促进医保支付方式的改革。

5. 建立信息共享平台　在大医院与基层医院转诊程序的顺利开展有赖于双方获得完整的患者信息，此时则需要建立信息共享平台，实现信息资源共享，有助于患者在转诊至该医院前，其相应的接诊医生便了解到患者以往检查信息以及做过何种治疗，及时调整其治疗方案以及完善其他相关检查，这大大减小了患者信息部分丢失的可能性。此外，通过信息共享平台的建立，方便

13

不同层次医院之间信息互认，减少医疗资源的重复使用，不仅避免了在检查方面人力、物力的浪费，还减少了患者的经济负担。通过利用高科技信息化，进一步实现了医疗资源的整合。

三、精神卫生医联体建设的制度安排模式

根据原国家卫计委《关于开展医疗联合体建设试点工作的指导意见》（国卫医发〔2016〕75号）、国务院办公厅《关于推进医疗联合体建设和发展的指导意见》（国办发〔2017〕32号）文件精神，组建医联体，一般由高级别医疗机构（以下统称牵头单位）牵头，联合数家不同级别、类别的医疗机构（以下统称成员单位）组成。鼓励将社会力量举办医疗机构纳入医联体。政策文件指出，诸如在城市组建医联体、在县域组建医共体、跨区域组建专科联盟，以及利用互联网在边远贫困地区发展远程医疗协作网。考虑到精神卫生专科的特殊性，可在政策文件的指导下，分别从医院类别（如精神专科医院、综合医院精神科、民营专科医院）、区域分布（区域内、区域外）、联合方式（纵向、横向）以及交流合作手段（线上、线下）等四个维度出发，探讨精神卫生专科医联体模式的可及性。

（一）紧密型纵向医联体

1. 牵头单位　　三级精神专科医院或大型综合医院精神科

2. 覆盖区域　　区域内二级医院及各社区卫生中心

3. 合作内容　　牵头单位依托先进的治疗技术和理念、优质的资源和品牌效应，通过采用对口帮扶、精神康复服务、双向转诊、人才培养、健康宣教以及信息共享等合作形式，承担各类难治性精神疾病的诊疗，开展具有较高技术含量和特色的专科诊疗技术，对二级医院及社区卫生中心等下级合作医院进行业务培训和指导，提供精神疾病的预防、康复技术支持和心理健康促进工作的职责。

13

4. 管理制度建设实施路径

（1）牵头单位设立分区域负责专家，在医联体工作职责内容负责对应区域合作管理。

（2）构建诊疗服务信息互联互通平台，统一诊疗常规、专业培训、医疗信息发布。

（3）统筹转诊会诊、特检项目、临床质控、康复管理。

（4）申请设立专项资金，开展基层一线精神卫生医护人员培训。

（5）设立考核机制，对医联体年度目标的实现进行评估。

（6）各单位统一悬挂"×××医联体成员单位"标志。

（二）跨区域横向医联体

1. 牵头单位 三级精神专科医院或大型综合医院精神科。

2. 覆盖区域 区域内外精神专科医院或综合医院精神科。

3. 合作内容 充分利用和发挥牵头单位的专业技术优势及带头作用，紧密结合各地医疗机构精神卫生服务能力与水平的实际，通过联盟搭建更加便捷的技术指导、科研合作、培训进修的平台，有效促进各地临床服务能力建设、学科建设、人才培养协同发展、整体提升，并将精神卫生服务向基层医疗机构进一步拓展。

4. 管理制度建设实施路径

（1）搭建更加便捷的技术指导、科研合作、培训进修的平台，有效促进各地临床服务能力建设、学科建设、人才培养协同发展、整体提升。

（2）促进分级诊疗及转诊服务，形成有效的分级诊疗，并形成定向转诊服务。

（3）充分调动广大精神卫生服务人员的积极性和创造性，通过人员进修、参观学习、专业指导、网络会诊

13

等方面加强精神卫生服务人才队伍建设。

（4）组织凝聚专家资源，积极组织和申报重大科技项目，开展全方位的多中心合作临床研究，资源共享，提升联盟的技术创新能力。

（5）组织精神卫生服务方面的学术研讨和交流，加强国内和国际合作交流，不断提高联盟在国内和国际精神卫生领域的学术影响力。

（三）远程医疗联合体

1. 牵头单位　三级精神专科医院或大型综合医院精神科。

2. 覆盖区域　区域外精神专科医院或综合医院精神科。

3. 合作内容　实现跨行政区域、跨隶属关系及跨资产所属关系。建立远程医疗服务网络，由公立医院面向基层、边远和欠发达地区提供远程医疗、远程教学、远程培训等服务，利用信息化手段促进资源纵向流动，提高优质医疗资源可及性和医疗服务整体效率。

4. 管理制度建设实施路径

（1）统一硬件、软件配套支持，建立远程医疗服务网络。

（2）各单位有专门召集人，负责日程工作协调管理及软硬件支持。

（3）建立定期疑难病例交流沟通网络会及网络查房。

（4）建立远程医学教育培训平台，加强人才培养。

（5）在远程会诊基础上，在线下推动双向转诊顺利开展

（四）民营连锁医院集团

1. 牵头单位　民营精神专科医院。

2. 覆盖区域　区域内外由连锁医院集团设立的精神专科医院。

3. 合作内容　民营甲等精神专科医院，实施扩股改

制和由单体经营向集团化发展的转型，在缺乏精神卫生专业机构的区域设立集团统一管理下的连锁医院。社会资本与有经验的公立医疗单位联合办医，明晰所有权关系，成立法人治理结构下的医疗机构。

4. 管理制度建设实施路径

（1）民营医院之间建立紧密医疗集团，建立连锁式经营，在集团内医疗卫生资源共享的同时，允许患者档案共享、自由转诊等，在保证自身利益的前提下提高整体的业务能力。

（2）利用社会资本办医的优势，在集团统一管理下，建立完善的软硬件设施，促进诊疗的规范化和一体化。

（3）与有经验的公立医疗单位联合办医，进行人员培训和资源共享，促进分级诊疗和双向转诊。

（4）健全人才培养制度，发展有效的人才吸引手段，解决人才储备不足、人才结构不合理、人才不稳定等众多民营医院发展的"硬伤"问题，促进可持续发展。

以上四种医联体模式是结合国家政策文件、精神卫生领域现状以及既往案例的经验，为相对单一的医联体合作模式，在实际的医联体建设中，可根据不同单位及区域状况进行精神卫生资源整合，开展其中一种模式或多种模式并存的医联体，以更符合状况，达到最优化的医联体合作模式。

第三节　精神专科纵向医联体管理制度建设

一、区域纵向医联体的基本管理制度建设

（一）区域纵向医联体双向转诊管理制度

区域纵向医疗联合体包括三级、二级医院和社区卫生服务中心，是跨行政隶属关系和资产所有权的医疗

13

机构联合体。组建纵向医疗联合体的设想是联合各级医疗卫生机构，整合区域内医疗资源，优化管理，将居民由分散的自由择医逐步调整为在所在联合体内定点医疗机构就医。居民在社区进行首诊，病情严重时可通过开通的"绿色通道"及时送往联合体内的上级医疗机构进行转诊，得到有效治疗。待病情稳定后，患者返回社区卫生服务中心进行康复治疗。医疗联合体通过医疗资源的纵向整合，把技术、资产、文化、人力等医疗资源通过各种方式有效地组织在一起，能进一步提高医疗资源利用效率，并构建合理的宏观医疗服务体系，从而实现一种连续性医疗，能够提高医疗资源的整体服务效率。

（二）区域纵向医疗联合体的医疗保险支付制度

在联合体内利用大医院优质的资源，对来自社区卫生服务中心的全科医生展开培训，而且将大医院专家派到社区，负责社区转诊的门诊带教、专家查房和讲课等。优质的医疗资源在二级医院和社区卫生服务中心发挥了全面辐射和帮带作用，促进了各级医疗机构尤其是基层医疗机构提高医疗服务水平，改善了基层医疗服务，使患者就近就诊更加放心。

这种医疗服务在医联体内部上下级医院间的流动，医疗保险支付方式具有重要的调节、引导作用。

医疗联合体建立后实行的总额预付制，使三级医院把防病当作了一项重要任务，以节约医疗费用，留存剩余资金。从而实现医疗资源的优化。医疗联合体建成后，三级医院医生真正进行疑难重症的治疗和教学科研，将常见病、康复保健交给二级医院、社区处理，避免了患者盲目选择大医院就医，浪费医疗资源的现象。上海市医疗联合体 2012 年共签约 26.6 万余人，社区首诊、双向转诊模式正在逐步推开，上海市在医疗资源纵向整合方面进行了有效积累，在医院的管理和技术输出、集团内的转诊会诊、医疗质量统一管理、医疗设备的共享、设备仪器的集中采购等方面取得了经验，现有的实践也取得了实际效果和居民支持。

（三）上海区域纵向医联体制度建设的典型方式

上海区域纵向医疗联合体以一家三级医院为龙头，纵向整合区域内若干家二级医院和社区卫生服务中心，组建一个"1+2+3"模式的紧密型联合体，以"瑞金—卢湾"医疗联合体为代表。瑞金—卢湾医疗联合体于2011年在上海市卢湾区签约组建，由上海交通大学医学院附属瑞金医院联合区域内多家一级、二级医疗机构组成。瑞金—卢湾医疗联合体是纵向紧密型医联体特色的代表。该联合体着重试点管理和运行模式、医保总额预付方式，吸引居民签约就医，让居民得到了看病就诊的实惠。

2011年4月，作为推进新一轮医改的重要举措之一，上海在崇明岛启动建设"新华—崇明医疗联合体"。由上海新华医院作为龙头，联合海崇明岛全部24家公立医疗机构，在各级医疗机构之间建立更为紧密的分工合作机制，提升医疗管理和服务水平和效率，减少医疗资源浪费。2018年1月19日，"新华—崇明区域医联体"深化改革试点（"健康版"新华—崇明区域医联体）启动，探索医联体医保总额打包预付机制，撬动医联体内责、权、利协同改革，以经济杠杆推动医联体从以往"以治病为中心"逐渐转向"以健康为中心"，把医疗联合体发展成为"健康医联体"。新医联体由新华医院（牵头单位）、新华医院崇明分院（核心单位），3家二级综合性医院（其中一家在建）、2家二级专科医院、18家社区卫生服务中心及218家村卫生室共同组成。

二、精神专科纵向医联体管理制度建设的基本原则

（一）公平性原则

坚持健康优先，提升社会效益。以人民健康为中心，

13

逐步实现医疗质量分级分类同质化管理，保证市民在各级精神卫生机构就诊都可以得到医疗水平相当的同质化医疗服务。

（二）可及性原则

促进医联体建设与防治相衔接，合理确定各级精神卫生机构的功能定位和服务半径，做到布局合理、交通便利，方便群众就近就医，减轻疾病负担，努力增强群众获得感。

（三）急慢分治、分级服务管理原则

落实精神障碍急性治疗、慢性治疗、医疗康复等床位资源配置，实施精神科床位分类设置和管理，提高床位使用效率。

（四）统筹协作、权责对等原则

坚持医疗、医保、医药联动改革，探索财政投入、医保支付、人事管理等方面的合理统筹，完善医联体决策机制、协作和监督机制。突出重点内容、重点指标、明确医联体的权力清单和责任清单。

（五）坚持整体规划、分步实施

由政府部门和医联体理事会、执委会科学规划、分类推进、分步实施；加大投入与节约资金相结合，探索实施医保资金总额预付与结余留用机制。

三、精神专科纵向医联体的组织架构

一般情况下，组建区域内的精神专科医院纵向医联体，应由三级精神专科医院牵头，纵向整合区域内若干家二级精神专科医院和社区卫生服务中心，组建一个"1+2+3"模式的紧密型联合体。并且，应当成立医联体理事会、医联体执行委员会、医联体指导委员会等相关组织机构，同时，（省）市、区各相关委办局在医联体改革试点和发展过程中要给予全方位的政策支持与指导。

四、精神专科纵向医联体的管理架构

一般情况下，医联体所属医疗机构均为独立法人单位，以章程为共同规范，以管理为联结纽带。组建精神专科医院纵向医联体，应实行管办分开、建立现代法人治理结构，形成新医改方案中提出的决策、执行、监督相互制衡，有责任、有激励、有约束、有竞争、有活力的机制。

精神专科医院纵向医联体的管理架构中，应成立医联体理事会，理事会作为联合体的最高决策机构，主要负责联合体的总体发展规划、资源统筹调配，机构、人员绩效考核，效益、薪酬分配等重大事项的决策。理事会设理事长 1 名（原则上由牵头医院主要负责同志担任），副理事长、理事若干名。理事会成员需报（省）市级、区级卫生行政部门备案后方能履行职责。建立以医联体集团院长为核心的执行委员会，实行理事会领导下的集团院长负责制。集团院长为医联体的法人代表，由理事会任命并对理事会负责。集团院长负责医联体的经营管理事务，在机构设置、资源配置、人事、财务和日常管理中拥有更大的自主权。同时，医联体内设立药事管理委员会、财务管理委员会、医疗质量安全管理委员会等相关委员会，对理事会和执行委员会双重负责，负责医联体药品药械、财务、医疗等重要领域的管理和运营。成立医联体监事会，确保医联体合法化运营和国有资产的保值增值。监事会对出资人负责，监事由出资人聘任，监事会一般由卫生行政部门、财政部门、劳动保障部门、医院工会及医务人员代表等组成。（图 13-1）

13

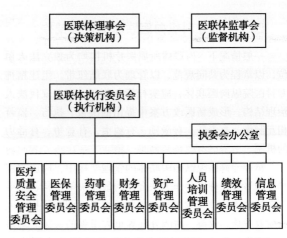

图 13-1　精神专科纵向医联体的管理架构示意图

五、精神专科纵向医联体的管理制度体系建设

医联体是共享卫生资源、引导患者有序就医，解决"看病难"问题的全新改革探索。当前，医联体发展存在利益调整、配套措施、政府责任、运作模式等方面的问题，主要原因是医联体制度建设缺乏全面性、适应性、规范性，利益调整缺乏统筹性。对此，精神专科纵向医联体亦需从政府主导、政策配套以及微观治理层面构建管理制度体系制度建设。

（一）构建科学合理的医联体管理制度体系

只有建立健全医联体的制度体系，才能从根本上解决复杂问题，才能建成内容科学、程序严密、配套完备、有效管用的医联体管理体系，增强精神专科医联体的实效。

1. 充分发挥政府主导作用，完善政府对区域医联体的监管职能　医联体管理模式不同于传统的医院管理模式，要想实现优势互补、资源互享和互惠互利的目标困难重重。为协调好医联体的内外部关系，必须强化政府的主导作用。

（1）创新财政补偿方式：省级财政可在综合考虑医联体医疗服务效率的基础上，采取转移支付的方式统筹给予医联体财政补偿政策倾斜，激励医联体资源共享。

（2）落实分级诊疗配套制度：目前，医联体已开展相应的分级诊疗工作，但是效果不理想，原因在于没有形成以政府管理办法或文件为主导的、具有较强指导性与强大约束力的分级诊疗政策。因此，亟待政府部门建立分级诊疗政策与医联体管理相配套，形成改革合力，推动医联体的分级诊疗工作。

（3）落实医联体的责任和管理权限，完善医联体内部管理制度，健全医联体财务资产管理制度，完善利益分配机制：为合理平衡医联体各方利益，应以政府为主导，在协调各方利益的基础上，均衡不同级别医疗机构的收益，同时落实医联体的责任和管理权限，加强医联体内部管理和财务管理制度建设，避免出现医联体内部的利益之争，影响医联体的有效和可持续发展。

2. 配套医联体医保政策，优化医联体内部医保预付统筹管理

（1）创新医联体医保给付方式：可借鉴"新华—崇明区域医联体"模式，探索建立"大健康"理念的医保基金管理模式。将现有医保部门对医联体内每家精神专科医院分别下达的总额控制指标，转变为按投保人数将整个医保资金额度分配给医联体，实现医联体打包总额预付。医联体内综合统筹分配各个成员单位总控额度，促进其合理分工，对于医保结余留用、合理超支分担，主动控制不合理增长，实现医疗费用合理增长，提高医保积极使用效率，充分发挥医保基金的经济杠杆效应。

（2）提升医联体内转诊的便捷性：通过医联体内统一医保结算，为患者有序就医和上下转诊提供便捷通道。在定点医院选择上，患者只要选择医联体内任何一家医

13

院，就视同选择了医联体内的所有医院，解决由于医保定点问题带来的转诊障碍。

（3）对在医疗体内就诊、转诊患者给予优惠：可参考郑州市的成熟做法，支持医联体实行"一免一减"。"一免"即联合内上级医院下转患者免除起付线；"一减"即上转患者实际起付标准等于上转医院起付标准减去转诊医院起付标准，连续转诊患者起付金额最高不超过联合体内三级医院起付线标准。

3. 联动医联体药品政策，健全医联体药品耗材采购管理制度

（1）建立药品和医用耗材集中采购和配送机制。以"上海阳光医药采购网"为平台，对医联体内药品和医用耗材集中采购和配送和统一监管；通过医联体内的"药学服务中心"和"采购中心"的协作机制，加强药品和医用耗材的临床应用管理，保证药品和医用耗材的合理使用。

（2）加快基本药物目录扩充步伐，满足患者需求对医联体内医疗机构适当放开基本药物目录，允许基层医院在一定比例内与上级医院同步使用目录内药物。

（3）三是在医联体内实现处方互认，并共享医联体药房资源只要是医联体内成员单位开具的处方，都可在医联体内任何药房取药。

4. 健全医联体医疗业务管理制度，创新医联体医疗质量安全管理模式　以三级精神专科医院为医联体专科联盟盟主，发挥龙头优势，对医联体内的二级精神专科医院和社区卫生服务中心定期开展医疗业务管理、医疗质量控制监督和考核，做好医联体内的预约诊疗、分级诊疗和双向转诊业务工作的开展。

5. 完善医联体人事管理政策，健全医联体内人员绩效管理制度

（1）完善医务人员的激励机制：为了鼓励上级医院优秀医务人员下沉到社区，可制订适当的人员激励政策。

13

除了给予派出单位财政补偿奖励，还应给予下沉到基层的医务人员额外薪酬奖励，同时给予优先晋升职称的政策倾斜。

（2）破除医联体内多点执业障碍：应针对医联体模式制定相应的倾斜政策，比如医师在执业注册时，在精神专科医联体成员医院执业注册后，通过医联体内部考核，可以在医联体内所有医院多点执业。

（3）建立医联体指标考核体系：根据医联体建设目标和 WHO 健康目标，制定定位明确、分工协作、能力提升和实现医疗质量安全、健康管理、分级诊疗的医联体指标考核体系，建立健全与医联体管理体制和运行机制相适应的绩效分配政策。

6. 健全医联体内培训管理制度，规范开展医务人员培训和进修　充分利用三级精神专科医院的大学附属医院优势，通过精神专科住院医师、专科医师规范化培训、在职医护人员毕业后和继续教育，分级分类开展进修培训，搭建起医联体医生平台，为医联体培养优秀人才。

7. 健全医联体信息系统管理制度，搭建互联互通医联体患者管理信息平台　通过建立临床检验、影像、远程会诊等数据共享中心，利用医联体的医疗服务、签约服务、药品服务和疾病管理搭建患者管理决策数据平台；通过医联体内的财务、人力资源、绩效管理、科研训练等系统，建立医联体运营决策信息平台。实现医联体内部信息系统互联互通。

（二）强化和完善政策配套措施

13

1. 实行医保预付结余留用支持政策　借鉴"新华—崇明区域医联体"实践模式，探索在试点期间，实行医联体医保预付结余留用比例按照 70%标准执行。

2. 完善多元卫生投入补偿机制　建立和完善政府主导的多元卫生投入机制和精神卫生财政投入长效机制，区财政建立与工作量和绩效评价结果挂钩的财政补偿机制，统筹合理分配财政预算资金，重点保障推进医联体建设的重点项目经费。

3. 加强信息化建设对医联体管理和发展的支持作用 以信息网络、移动应用、电子商务等技术为基础，采用"统一规范、统一接口、统一运行"的方式，全面整合医联体内精神卫生资源，建立区域协同的医疗共享信息平台。

4. 拓展国际合作，创新居民健康管理方式方法 借鉴国际先进模式，通过在保险支付、人群健康、服务网络、服务质量、服务流程、医学技术等领域的创新，探索引进与推广医疗大数据和人工智能方法，提升医联体运营效率。

第四节 组织精神专科
医联体的实例

案例1 上海市精神卫生中心专科联盟

国内精神卫生领域在院际合作和精神专科领域的合作也有积极尝试：区域内的精神卫生交流，或是跨区域省市的合作多有开展；以精神专科医院为核心医院或是以综合性医院精神专科为区域联盟核心的也有所尝试，不同的合作模式在实施执行中，有不同的特点，如北京市海淀区精神专科防治医联体、京津冀精神卫生防治协作联盟、浙江省精神卫生专科联盟等精神专科医联体的建立。

本节以上海市精神卫生中心专科联盟为例介绍精神专科医联体的实践经验、操作模式。

（一）成立背景

长期以来，上海市精神卫生中心就致力于与全国各地精神卫生服务机构之间的协作，通过技术指导、人才培养等多种手段促进心理健康服务水平的共同提高。

　　1997 年 8 月，南通市紫琅医院（南通市精神病院）成为第一家与上海市精神卫生中心缔结全面医疗协作关系，开启了精神专科医院跨省协作的新篇章。此后，江苏、浙江以及全国其他省市的众多精神专科医院与综合医院精神科先后加入这一精神专科联盟，合作内容由最初的专家会诊查房指导拓展至双向转诊、亚专科学科共建、多中心研究、人才培养、新技术示范推广、医院管理输出等全方位的合作。

　　为实现心理健康服务从单纯的精神障碍治疗向提升公众心理健康素养的转变，上海市精神卫生中心在 2004 年与上海交通大学签订" 关于合作开展大学生心理健康教育工作的协议"，从教育、医疗、科研等方面开展全面合作，开展包括心理健康知识的普及、中重度心理障碍学生的治疗建议与转诊绿色通道、大学生心理健康方面的科研等等诸多活动，通过学校的心理咨询中心建立起一个心理问题早发现、早干预、早治疗的工作网络。这一模式开创了精神卫生专业机构与高校心理健康合作的先河，为心理健康服务的专业化提供了新的思路。截至目前，该网络直接或间接覆盖了上海地区的 10 余所高等院校。

　　二十年来的一系列工作，为提高心理健康服务的整体水平、心理健康专业人才队伍的建设起到了重要作用。

（二）成立时间

1997 年 8 月

（三）牵头单位

13

上海市精神卫生中心

（四）覆盖区域

　　上海市内 12 家精神专科医院与综合医院精神心理科，10 余家大学校内心理咨询中心，全国 11 省自治区的 34 家精神专科医院与综合医院精神心理科。

（五）合作模式

　　以上海市精神卫生中心为核心，联合各地精神专科医院、综合医院心理科以及学校心理咨询中心等各类心理健康服务机构，横向、纵向整合医疗资源，形成资源共享，分工协作的管理模式，建设医疗、社区防治、教学、科研互为联动，四位一体的精神专科联盟。

（六）组织目标

以《"健康中国2030"规划纲要》中"到2030年，常见精神障碍防治和心理行为问题识别干预水平显著提高"为目标，通过中心医院和周边精神卫生服务机构联动，整合医疗资源，加强区域内精神卫生建设，提高心理问题就诊率，促进精神障碍规范化管理，提高精神障碍诊疗与科研水平。

（七）工作内容与方向

根据医疗卫生资源实际情况，开展的松散型精神专科联盟，具体工作内容与方向如下：

1. 建立分工协作机制　与联盟成员医院签订长期合作协议，加强对成员医院的支持，推进纵向技术合作，完善定向帮扶制度。

2. 建立和完善双向转诊机制　遵循"患者自愿、病情需要、分级诊治、对口转诊、资源共享、连续性服务"的原则，基层医疗机构向上海市精神卫生中心转诊门诊和住院患者，可通过预约挂号，建立转诊"绿色通道"，享受优先诊疗和住院服务，实现无缝隙转诊。截至目前，实现转诊患者约20万人次。

3. 建立业务指导和培训机制　根据联盟各成员医院的业务需求和实际情况，进行业务指导与管理，安排临床、医技科室的专家或技术骨干定期到成员医院坐诊、查房和会诊指导。对成员医院新招聘的毕业生，统一进行规范化培训。同时，接收成员单位人员进修学习。设计相关培训、课程，利用远程网络，以直播或录播的形式完成对成员单位的员工培训。

4. 建立重点学科建设机制　以加强人才培养为重点，培养一批高水平的领军人才和学科带头人，加强医

13

院临床重点专科建设，提高医疗服务水平。至今培养各类人才约 1000 人，重点学科约 50 个。

5. 开展三级医院远程会诊、下辐射到各基层医疗机构的远程会诊信息平台　并以此为依托，在成员医院内部开通电子病历、远程会诊系统以及临床路径管理等系统，实现医疗卫生信息的互联互通、资源共享，做到联合体内百姓在当地就可以享受到省内外三级甲等医院和国家级专家的医疗服务，为推进医疗联合体提供强有力的支撑和保障。

6. 制定技术标准　依托精神卫生质控中心，共同制定各类心理健康服务技术标准与管理标准并进行推广，规范心理健康服务水平。

7. 建立大数据平台　建立共享的临床与科研大数据平台，开展多中心科研协作，助力心理健康问题的科学研究。

通过精神专科联盟解决方案，联合各成员单位，建立常规化咨询、会诊与查房平台，实现精神心理障碍患者远程会诊、上下转诊、社区随访等功能，打造华东地区、乃至全国精神卫生分级诊疗示范基地，积极响应国家深化医药卫生体制改革战略部署，促进分级诊疗的实现。

院长点评——徐一峰（上海市精神卫生中心 院长）

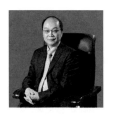

上海市精神卫生中心从 20 年前与南通市紫琅医院（南通市精神病院）缔结医疗协作关系开始，上海市精神卫生中心专科联盟不断发展，目前已与黑龙江、云南、贵州、新疆、海南、宁夏、广东和江浙沪等地 30 多家医院建立了协作关系。通过"多种形式，网络联动"，使精神卫生专科联盟更高效、更精准地破解"看病难"的问题，本着"大专科"医院

13

牵头补短板，整合医疗资源，上海市精神卫生中心专科联盟将通过不断创新合作机制，通过双向转诊、亚专科学科共建、多中心研究、人才培养、新技术推广、医院管理输出等多种形式进行医疗、教学、科研、预防全方位交流。

随着"医教协同"新精神的推进，精神卫生专科的教育投入、人才配套会不断更进，以提升学科吸引力，服务于日益提高的社会精神卫生需求。未来，上海市精神卫生中心专科联盟将重点打造"四个共同体"，形成"服务共同体""责任共同体""利益共同体""管理共同体"。展望未来，上海市精神卫生中心专科联盟将站在新的高度，充分发挥自身优势，引领创新技术的发展，不断探索新的医学运行模式，破解医改难题，加快医疗服务体系建设，真正为广大群众提供优质医疗服务做出努力，创造精神卫生专科联盟的新"上海模式"，让老百姓真正感到获得感、满足感，推动上海乃至全国的精神卫生事业迈上新台阶。

在精神专科医联体建设过程中，在管理制度建设方面，仍存在着很大的完善空间，比如：医联体内部人力资源配置、利益共享机制、医保费用的集中管理等制度安排，等等。全国各地不同形式精神专科医联体的实践，无论是横向松散型的合作，还是纵向紧密的人财物整合，都有各自的长处，以及有待改进的方面。医联体综合管理制度的探索及各地经验交流，必将进一步促进精神卫生医联体的发展，及精神卫生资源的整合与增效。

案例2　重庆市精神卫生专科联盟

为了深化医药卫生体制改革，落实《国家卫生计生委关于开展医疗联合体建设试点工作的指导意见》等文件的精神，推动重庆市精神卫生事业健康、有序发展，在重庆市卫健委的指导和支持下，由重庆市精神卫生中心牵头组建的"重庆市精神卫生专科联盟"于2018年4

13

月 26 日正式宣告成立。

精神卫生专科联盟是由重庆市级和各区县精神卫生专科机构及设置有精神专科的综合医院自愿联合构建的公益性医疗协作组织。以"资源共享、优势互补、合作共赢、平等互利"为原则，吸纳了全市诸多优质的精神医学专科资源加盟，也是目前重庆市内规模和体量最大的精神医学专科联盟，联盟建立对重庆精神卫生事业的发展具有重要意义。

重庆市精神卫生专科联盟的建立，有利于联合重庆精神卫生资源，以平等、开放包容、互学互建的合作，合力搭建学科建设、临床研究、技术推广、科普宣传的平台，达到机构、医患共赢的结果，在联盟的积极作为下，推动全市精神卫生的整体发展。

重庆市精神卫生专科联盟的成立，是推动重庆市精神卫生事业纵横联合、优势互补的一次大胆探索和实践。重庆精神卫生专科联盟所有单位将携手共进、团结一致，在学科建设、分级诊疗、人才培养、技术支援、远程医疗协作等方面开展全面协作，共同探讨新时代下新的精神医学服务模式，为重庆精神卫生发展贡献力量。

重庆市精神卫生专科联盟的工作计划有：

（一）积极开展各种临床适宜技术学习和学术活动。组织开展多中心临床研究，以现场指导、学术交流、人才培养、科研合作等多种形式，实现联盟各级单位精神学术水平的全面提升。

（二）在联盟单位中建立双向转诊及绿色通道，切实满足患者的精神卫生服务需求。

（三）以派遣专家业务指导、远程会诊等多种方式指导理事单位开展疑难病例诊治。积极推广精神科质控管理体系，规范各种医疗行为，力争实现联盟内诊疗同质化。

（四）以国际国内重大课题及研究项目申请、新技术新项目推广、科技成果转化等多种形式共同打造重庆

13

市精神卫生专科联盟品牌，搭建联盟间广泛交流平台，提升专科影响力。

院长点评——李小兵（重庆市精神卫生中心 院长）

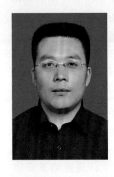

　　精神卫生专科联盟的成立，开启了重庆市精神卫生事业的新篇章，不仅能促进全市精神学术水平的不断提升，还能惠及大众，满足患者享受优质高效的精神卫生服务。重庆市精神卫生中心为贯彻落实健康中国战略方针，牵头开展了组建医联体工作，把有限的精神卫生资源聚集起来，进行合理调配、有效整合，坚持服务患者、回报社会的基本宗旨，逐步形成新时代下全方位、多局面的精神医学服务模式，努力实现精神卫生事业的整体发展。

（徐一峰　谢　飞　张　青　王　帅　陈俊杉　李小兵）

参考文献

［1］朱晓强，周绿林. 国外分级诊疗制度对我国的启示［J］. 中国集体经济，2016（18）：167-168.

［2］马亚楠，刘海波，何钦成. 美国的管理型医疗保健及对我国卫生保健制度的启示［J］. 中国卫生事业管理，2007，23（3）：210-211.

［3］徐福东. 城市二级医院能否承担起健康"守门人"的角色——澳大利亚"守门人"制度的启迪［J］. 卫生经济研究，2008（3）：19-20.

［4］肖思思，周科. 我国80%三级医院开建医联体［EB/OL］.（2017-09-02）［2017-11-10］. http：//news. xinhuanet. com/2017~09/02/c-1121592091. htm.

［5］姜立文，宋述铭，郭伟龙. 我国区域纵向医联体模

式及发展现状［J］. 医学与社会，2014，27（5）：35—38.

［6］王荣华. 医疗机构联合体建设的现状和思考. 医学与哲学［J］. 2018；39（2A）：59-62.

［7］静丽，甄天民，赵芳，等. 基于医疗联合体的基层医疗服务体系存在问题探究：以山东省为例［J］. 卫生软科学，2014，28（12）：747-751.

［8］谭嘉. 我国全科医生数量近21万［EB/OL］.（2017-04-21）［2017-11-15］. http://www. bj. xinhuanet. com/bjyw/2017-04/21/c-1120848683. htm.

［9］王荣华，李云涛，季国忠. 中美英三国的协同医疗模式比较及启示［J］. 中国基层医药，2017，24（3）：470-473.

［10］黄培，易利华. 基于分级诊疗的区域医联体实践与思考［J］. 中国卫生质量管理，2015，22（4）：102-104.

［11］任飞. 完善区域纵向医联体建设的思考：基于制度理性选择框架［J］. 中国卫生政策研究，2016，9（10）：1-5.

［12］陈圣祺，谢飞，张广岐. 上海市精神卫生服务专业机构医生队伍现状分析［J］. 四川精神卫生. 2015；28（1）：75-77.

［13］王勇，宋立升，姚培芬，等. 上海精神卫生分级诊疗探索与思考［J］. 中国医院. 2017；21（5）：9-11.

［14］Plaistow J，Masson K，Koch D. Young people's views of UK mental health services［J］. Early Interv Psychiatry. 2014；8（1）：12-23.

［15］Paul M，Berriman JA，Evans J. Would I attend Child and Adolescent Mental Health Services（CAMHS）? Fourteen to sixteen year olds decide［J］. Child Adolesc Ment Health，2008；13：19-25.

［16］Sinclair J，Green J. Understanding resolution of delib-

13

erate self harm: qualitative interview study of patients' experiences [J]. BMJ. 2005; 330 (7500): 1112.

[17] Rani J, Prosser A, Worrall-Davies A, et al. User and carer views of CAMHS intensive home treatment service in Bradford [J]. Pract Dev Healthc. 2009; 8: 223-238.

[18] Biddle L, Donovan JL, Sharp D, et al. Explaining nonhelp-seeking amongst young adults with mental distress: a dynamic interpretive model of illness behaviour [J]. Sociol Health Illn, 2007; 29: 983-1002.

[19] Fortune S, Sinclair J, Hawton K. Adolescents' views on preventing self-harm. A large community study [J]. Soc Psychiatry Psychiatr Epidemiol. 2008; 43: 96-104.

[20] Storey P, Hurry J, Jowitt S, et al. Supporting young people who repeatedly self-harm [J]. J R Soc Promot Health 2005; 125: 71-75.

[21] 陈爱云, 冯珊珊. 以双向转诊制度为纽带的医疗服务系统分析 [J]. 中国卫生事业管理, 2014, 31 (6): 416-418.

[22] 张泽洪, 熊晶晶. 医联体的协同困境与基于信任的改善 [J]. 中华医院管理杂志, 2017, 33 (8): 565-568.

[23] 杨立成, 鲍琳辉, 田义娟, 等. 医联体模式下构建双向转诊机制的探讨 [J]. 中国医院, 2015, 19 (7): 33-35.

[24] 劳动和社会保障部. 关于促进医疗保险参保人员充分利用社区卫生服务的指导意见 [J]. 中国劳动保障, 2006 (9): 59-60.

[25] 李伯阳, 张亮, 张研. 不同支付方式促进卫生服务整合的作用分析 [J]. 中国卫生经济, 2016 (2): 32-34.

13

［26］许朝晖，徐卫国. 试论建立以医保总量为纽带的医疗联合体［J］. 中国卫生经济，2011（9）：54-56.

［27］梁思园，何莉，宋宿杭，等. 我国医疗联合体发展和实践典型分析［J］. 中国卫生政策研究，2016，9（5）：42-48.

［28］李舒曼，杨越，熊林平. 纵向整合医疗资源 推进完善医疗联合体［J］. 中国医院统计，2016，23（01）：4-7.

［29］王成. 构建以制度建设为核心的医联体管理体系［J］. 卫生经济研究，2016（09）：17-19.

13

第十四章

精神卫生防治体系建设

本章要点： 由于精神疾病的特殊性，精神卫生防治体系不仅包括了精神专科医院、还涉及综合性医院精神心理科、疾病预防与控制、残联、公安等多个部门。本章介绍精神专科医院在防治体系中，参与建立与疾控、康复等机构信息共享、患者康复等沟通渠道的探索，提出构建与完善一体化的防治网络与管理制度的建议。案例基于精神专科医院，探讨精神卫生防治体系的建设，及从患者回归社会的角度探讨"最后一公里的问题"。

第一节 概 述

众所周知，精神卫生工作是公共卫生服务的重要组成部分，它对于保障人民群众身心健康，维护社会稳定，促进经济社会全面协调可持续发展和构建社会主义和谐社会具有重大意义。要保障精神卫生工作的顺利开展，必须要有完善的工作载体，形成横向到边、纵向到底、无缝衔接的服务网络，这张网就是为全人群提供服务的精神卫生防治体系（或精神卫生服务体系）。

一、精神卫生防治体系的定义

（一）精神卫生防治体系定义的官方来源

1. 精神卫生防治体系这个组合词汇目前没有公认的

定义　一直以来，在国家官方的文件中，它基本上与"精神卫生服务体系"混合使用。例如：2002年4月17日印发的《中国精神卫生工作规划（2002-2010年）》的总目标中，描述为"建立健全精神卫生服务体系和网络，完善现有精神卫生工作机构功能，提高精神卫生工作队伍人员素质和服务能力，基本满足人民群众的精神卫生服务需要。"。

2. 定义的官方来源　2010年国家发改委、原卫生部、民政部发布的《关于印发精神卫生防治体系建设与发展规划的通知》（发改社会〔2010〕2267号）文件中，专章对"精神卫生防治体系"进行了描述，其内容主要包括：精神卫生防治体系框架，精神卫生防治机构功能和精神卫生服务队伍。该文件对精神卫生防治体系的外延性描述内容为："精神卫生防治体系以精神专科医院和有精神专科特长的综合医院等精神卫生专业机构为主体，一般综合医院为辅助，基层医疗卫生机构和精神疾病康复机构等为依托，疾病预防控制机构为补充。主要包括各级各类和各种所有制形式的精神专科医院、综合医院、基层医疗卫生机构、精神疾病社区康复机构和疾病预防控制机构等"。

3. 法条规定与官方释义　2013年5月1日开始实施的《中华人民共和国精神卫生法》第六十一条规定中，采用了"精神卫生服务体系"的描述。

对此，《中华人民共和国精神卫生法医务人员培训教材》的解释是：从体系组成机构看，两个体系的组成机构基本一致，都体现了精神卫生法要求精神卫生工作中"坚持预防、治疗和康复相结合的原则"，体现了防治结合的立法宗旨。结合精神卫生法第六十五条要求综合性医疗机构开设精神科门诊或心理治疗科门诊的规定，以及国际精神医学主要依托于综合医院的发展趋势，"精神卫生防治体系"的主体组成机构更加合理。故理解精神卫生法所指"精神卫生服务体系"，即为《精神卫生防治体系建设与发展规划》确定的"精神卫生防治

14

体系"。

基于此，本章中把这两个描述视为同一内涵。

（二）对精神卫生防治体系定义的理解

精神卫生防治体系有广义和狭义的理解。广义的精神卫生防治体系是指集成全社会各方面、各门类资源，向全人群提供精神卫生服务的组织架构和满足人群需求的服务项目。

从组织架构看，它包括：国家精神卫生综合协调牵头部门，政府参与精神卫生工作的相关职能部门、承担心理健康教育与促进各主体责任单位、公共精神卫生服务机构、临床治疗服务机构（精神专科医院、综合医院和基层医疗机构）、社区精神康复机构、各相关社会组织以及患者家庭等要素。

从服务项目看，它包括：心理健康教育、心理热线服务、心理评估、心理咨询、心理治疗、精神科临床治疗、社区精神康复等衔接递进的服务资源。

狭义的精神卫生防治体系一般是指直接为精神疾病患者提供服务的组织架构和服务项目。包括各级各类和各种所有制形式的精神专科医院、综合医院、基层医疗卫生机构、精神疾病社区康复机构和疾病预防控制机构等。其服务项目覆盖上述广义防治体系范围，但重点服务范围在疾病的预防与治疗。

本节重点讨论狭义的精神卫生防治体系相关内容。

二、国外精神卫生防治体系

19世纪以来，国外精神卫生防治体系建设大体经历了机构化管理和去机构化管理这两个阶段。

（一）机构化管理阶段（19世纪—20世纪中叶）

本阶段的突出特征是：在资产阶级革命浪潮的影响下，欧美不少国家开始了精神病学革新运动，推行改善精神障碍患者待遇，解除患者枷锁，反对粗暴约束，增加收容设施，探索发病因素和寻求治疗方法等措施。

在本阶段，欧美各国精神卫生防治工作的主要措施

14

一是陆续出台一些改善患者待遇，保障其基本权益的法律法规。例如：英国政府于 1890 年颁布"精神障碍者法"（Lunacy Act）。1930 年，制订了"精神治疗法"（Mental Treatment Act），允许在郡的收容所里由患者自行选择治疗与否的权利。二是各国政府、慈善组织和个人相继投资修建各类精神专科医院，收住和收容大量精神障碍患者。特别是在美国，有上千张床位的大型精神专科医院并不鲜见。1955 年，美国仅州立精神专科医院的床位数便达到 56 万张。然而，机构化管理模式的显而易见后果是，精神障碍患者长期滞留在医院。

（二）去机构化管理阶段（20 世纪中叶-）

1952 年，第一个抗精神病药物氯丙嗪应用于临床，开创了精神障碍患者治疗的新纪元。新药的研发和应用使得精神专科医院对行为异常患者的管理变得比较容易。

与此同时，20 世纪 50 年代前后，不少学者注意到精神障碍患者长期住院引起的"住院综合征（institutional syndrome）"，认为长期住院会导致患者与正常的社会生活隔绝，加重精神衰退，进而丧失劳动能力成为精神残疾。这些研究结果引起人们的广泛关注，并且在全世界范围内掀起了一场声势浩大的患者管理"去机构化运动"和患者治疗的"非住院化运动"。

以美国为例，美国政府于 1961 年颁布了肯尼迪白皮书（Action Mental Health）。1963 年起设立"社区精神卫生中心"（Community Mental Health Center，CMHC），掀起了全国性的"非住院化运动"，把为数众多的精神障碍患者从隔离性的精神专科医院转到社区，接受以社区为基础的治疗、护理和康复。在"非住院化运动"影响下，全美精神科住院病床数从 56 万迅速减少到 14 万张，并且还有不断减少趋势，而院外服务由 22.6% 增加到 71.6%。意大利政府更是极端，1978 年由国会通过了 180 号法律条例，目的是废除精神专科医院，其功能由社区服务体制取而代之。

管理的去机构化和治疗的非住院化以来，欧美国家

14

精神卫生防治体系呈现的主要变化是：大型精神专科医院数量明显减少，小型公立精神专科医院和私立精神专科医院的数量明显增加，综合性医院中开设精神科的数量明显增多；精神科总的床位数减少，患者平均住院日缩短，门诊就诊患者明显增加；慢性精神障碍患者长期住院或入住过渡性设施里的患者明显增多（如护理之家、集体公寓等），能重返家庭的慢性精神障碍患者还是很少；社区精神卫生工作加强，按地区划分设立精神卫生中心，下属有精神病的专科门诊、精神病康复所、过渡性照顾居住所、日间医院和护理之家等。相比之下，亚洲国家受去机构化和非住院化的影响有限。

三、我国精神卫生防治体系形成发展过程

新中国成立以来，在"预防为主、防治结合"的卫生工作方针指导下，我国精神卫生防治体系建设得到长足的发展，防治体系从小到大，服务机构、专业人员和服务技术等要素从少到多，初步形成了比较完善的精神卫生防治体系。几十年来，防治体系形成发展大体可以划分为三阶段。

（一）防治体系雏形形成阶段（1949—2001年）

本阶段体系建设的重点工作主要有：

1. 部门职能分工　确定了由卫生、民政和公安部门分别承担精神障碍患者治疗、"三无"精神病患者收治和肇事肇祸精神障碍患者管理工作的任务分工。先后于1958年6月（南京）、1986年10月（上海）和2001年10月（北京）分别召开三次全国精神卫生工作会议。

2. 规划建设机构　从50年代开始，各省（区、市）政府陆续规划建设了一批公立省、市（地区）精神专科医院（精神病防治院），到2001年，我国有精神卫生医疗机构482所，精神科总计床位9万张，精神病防治所站27所，床位746张。这些机构成长为我国精神卫生防治工作的生力军。

3. 人才队伍壮大　到2001年，我国有中西医精神

科医生 15 000 名，占全部医师构成比的 1.3%。各医学院校增设了医学心理学课程以配合服务模式的转变和服务范围的拓展。有近 20 所院校招收硕士和博士研究生。建立了 10 个精神卫生研究所和 4 个世界卫生组织合作培训与研究中心。不断加强的继续医学教育和研究人员的培养提高了队伍的整体素质。

4. 本底情况调查　1982 年，全国 12 个地区精神疾病流行病学调查显示，各类严重精神疾病的终生患病率为 12.96‰，到 1993 年上升为 13.47‰。据估计全国有严重精神疾病患者约 1600 万人，还有约 600 万癫痫患者；全国每年约 25 万人死于自杀，估计自杀未遂者不少于 200 万人。调查显示，我国 17 岁以下的 3.4 亿儿童和青少年中，约 3000 万人受到情绪障碍和心理行为问题困扰。

5. 社区工作起步　在此期间，以上海为代表的城市社区精神康复模式形成雏形。截至 2000 年底，全国建立社区工疗站 2609 个，家庭康复病床 11 万张。90 年代以来，国家将精神病防治康复工作纳入国家经济、社会发展规划，原卫生部、民政部、公安部和中国残联共同开展精神防治康复工作，通过"八五""九五"全国《精神病防治康复实施方案》的实施，在全国 243 个县覆盖 2 亿多人口地区，对 122 万精神障碍患者开展了"社会化、综合性、开放式"的社区防治康复服务。

（二）防治体系能力提升阶段（2002—2012 年）

本阶段的突出特点是：精神卫生问题作为重要公共卫生问题和较为突出的社会问题成为全社会共识，体系建设获得前所未有的动力，突飞猛进地向前发展。其重要的内容有：

1. 密集出台政策措施　2002 年 4 月，国家发布新中国成立以后的第一份《中国精神卫生工作规划（2002-2010 年）》，在总目标中，明确提出"建立健全精神卫生服务体系和网络，完善现有精神卫生工作机构功能，提高精神卫生工作队伍人员素质和服务能力，基本满足人

14

民群众的精神卫生服务需要。"

2004 年 9 月，国务院办公厅转发原卫生部等部门《关于进一步加强精神卫生工作的指导意见》（国办发〔2004〕71 号）。文件的第五条关于加强精神疾病的治疗与康复工作中要求"（一）建立健全精神卫生服务体系和网络。地方各级人民政府要根据区域卫生发展规划，统筹规划本地区现有各级各类精神卫生机构，明确功能定位，实现资源整合。要按照精神卫生机构为主体，综合医院精神科为辅助，基层医疗卫生机构和精神疾病社区康复机构为依托的原则，建立健全精神卫生服务体系和网络。尚未建立精神卫生机构的省、自治区、直辖市要尽快建立，各市（地）应根据实际情况建立专门机构或指定综合医院承担本地区精神疾病和心理行为问题的预防、治疗与康复以及技术指导与培训工作。"

2006 年，原卫生部疾控局建立精神卫生处。同年 11 月，国务院下发关于同意建立精神卫生工作部际联席会议制度的批复（国函〔2006〕121 号），国家级精神卫生工作部际协调机制落地。

2008 年 1 月，原卫生部等 17 个部门下发《全国精神卫生工作体系发展指导纲要（2008-2015 年）》。

2. 体系建设量增质变　2010 年 9 月，国家发改委、原卫生部、民政部下发《关于印发精神卫生防治体系建设与发展规划的通知》（发改社会〔2010〕2267 号），启动新一轮防治体系基础设施建设工作。本轮建设中，中央和地方政府共计投资 154.12 亿元（中央投资 91 亿元），对全国 549 家精神专业机构和综合医院精神科进行了改、扩建。同年，中央财政投入 14.9 亿元为 608 家精神专业机构和综合医院精神科配置精神科基本医疗设备。

2010 年底，全国精神卫生医疗机构 1650 家，其中：精神专科医院 874 家；有精神科/心理科的综合医院 604 家；有精神科床位的康复机构 77 家；精神/心理科门诊部（诊所）95 家。精神科开放床位总数 22.81 万张。2011 年底，全国精神科执业医师 2.05 万人；精神科注

14

册护士3.53万人；精神科其他卫技人员1.30万人。

3. 强化重点疾病防控　2005年开始，国家启动"重性精神疾病管理治疗试点工作（686项目）"，在全国60个区域开展六类精神障碍患者的规范管理治疗。2009年7月，"重性精神疾病管理治疗工作"被纳入国家基本公共服务项目，不仅将患者管理治疗主体下沉到社区卫生服务中心（乡镇卫生院），而且，随着基层医疗卫生机构的加入，进入精神卫生防治体系服务的人员第一次呈现巨量增长（全国共计34170个城市社区（农村乡镇））。与此同时，先后出台《重性精神疾病管理治疗服务规范》和《重性精神疾病管理治疗工作规范》。2011年，启用国家重性精神疾病基本数据收集分析系统，把知情同意的确诊患者纳入网络管理。目前，我国纳入网络管理的严重精神障碍患者已经达到580万人，规范化的患者管理治疗工作已经成为常态。

（三）防治体系依法管理阶段（2013年至今）

本阶段防治体系建设的重要事件有：

1. 防治体系有法可依　2013年5月1日，《中华人民共和国精神卫生法》开始正式实施，法条规定的"精神卫生服务体系"（精神卫生防治体系）建设从此纳入法制化管理轨道，开启了我国精神卫生服务工作的新纪元。

2. 新版工作规划发布　由国务院办公厅发布《关于转发卫生计生委等部门全国精神卫生工作规划（2015—2020年）的通知》（国办发〔2015〕44号）于2015年6月4日发布。新版规划明确提出：到2020年，健全完善与经济社会发展水平相适应的精神卫生预防、治疗、康复服务体系，基本满足人民群众的精神卫生服务需求。

3. 创新防治体系模式　为落实精神卫生法"精神卫生工作实行政府组织领导、部门各负其责、家庭和单位尽力尽责、全社会共同参与的综合管理机制"之工作要求，2015年开始，国家六部门联合在全国各省区开展精神卫生综合管理试点工作，以进一步健全和完善工作体

14

系和服务网络，探索和创新精神卫生工作模式，集成多部门资源，推动实现全国精神卫生工作规划相关工作目标的落实。

四、精神卫生防治体系现状与主要问题

（一）精神卫生防治体系现况

经过近 60 年的发展建设和探索，具有中国特色的精神卫生防治体系架构基本形成。我国精神卫生防治体系的现状是：顶层规划完成、三大体系支撑、重点疾病防控和服务模式创新（图 14-1）。

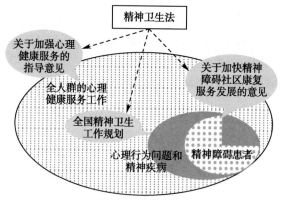

图 14-1　精神卫生防治体系顶层规划图

1. 顶层规划完成　继《精神卫生法》实施以来，2015 年 6 月国家发布《全国精神卫生工作规划（2015—2020 年）》，提出精神卫生防治的各项阶段性工作目标。2017 年相继发布《关于加强心理健康服务的指导意见》和《关于加快精神障碍社区康复服务发展的意见》。这两份具有开山之作的文件，前者强调健全心理健康服务体系、搭建心理关爱服务平台、拓展心理健康服务领域、开展社会心理疏导和危机干预、建立专业化心理健康服务队伍等针对全人群的心理健康服务工作，为预防或减少各类心理行为问题和精神疾病提出若干具体措施。后

者针对我国精神康复体系这个短板，开出了"着力拓展服务供给、探索建立服务转介机制、支持家庭更好发挥主体作用和提高服务管理水平"的工作清单以及到2025年的工作目标。以上三份工作文件分别对应预防、治疗和康复服务体系建设，既是我国精神卫生服务的顶层安排，也是我国精神卫生工作落实《"健康中国2030"规划纲要》的助推器（图14-1）。

2. 三大体系支撑　当前，我国各级各类和各种所有制形式的精神专科医院和有精神专科特长的综合医院为主体，一般综合医院为辅助，基层医疗卫生机构和精神疾病康复机构等为依托，疾病预防控制机构为补充，精神卫生预防、临床治疗和社区康复的服务架构基本形成（图14-2）。

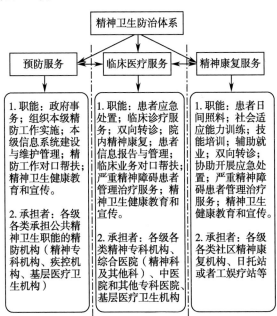

图14-2　精神卫生防治体系现况图

14

　　3. 重点疾病防控　按照"中国精神卫生工作规划（2002—2010 年）"中"预防为主，防治结合，重点干预，广泛覆盖，依法管理"的工作原则，从 2004 年底开始，精神分裂症、分裂情感性障碍、偏执性精神病、双相（情感）障碍、癫痫所致精神障碍、精神发育迟滞伴发精神障碍等六种严重精神障碍的确诊患者被纳入管理治疗的重点工作，从试点到"重性精神疾病管理治疗工作"被纳入国家基本公共服务项目，国家已建立比较完善的严重精神障碍患者管理治疗服务网络，规划总目标中"强化重点人群心理行为问题干预力度，改善重点精神疾病的医疗和康复服务，遏止精神疾病负担上升趋势，减少精神疾病致残"的要求正在紧锣密鼓地实施中（图 14-3）。

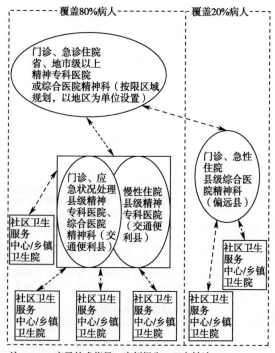

图 14-3　全国重性精神疾病管理治疗网络

4. 服务模式创新（综合管理创新）　2015 年，原国家卫计委牵头，会同中央综治办、公安部、民政部、人社部、中国残联等部门在 40 个区域开展为期三年的"精神卫生综合管理试点工作"，主要任务是探索和创新精神障碍预防、治疗、康复服务和心理健康促进工作模式，解决精神卫生工作中的重点、难点问题。

试点以来，各试点区域在部门综合管理协调机制、服务体系建设、患者保障政策、尤其是社区精神康复体系建设以及患者社区综合管理的载体和机制等方面进行了有益的探索，为国家形成和出台规范性精神卫生综合管理工作办法或制度奠定了工作基础。

（二）精神卫生防治体系存在的主要问题

我国现有精神卫生服务能力和水平远不能满足人民群众的健康需求及国家经济建设和社会管理的需要。主要表现为：

1. 严重精神障碍患者存量大　据《中国精神卫生工作规划（2002—2010 年）》公布的信息，全国精神疾病患者约有 1600 万人，还有约 600 万癫痫患者。神经精神疾病在我国疾病总负担中排名首位，约占疾病总负担的 20%。我国精神残疾患者 629 万人，部分患者出现自伤、自杀或伤人毁物等严重危害公共安全或者他人人身安全行为，给公共安全和社会稳定造成威胁和危害。

2. 心理行为问题人群增量明显　随着经济社会快速发展，生活节奏明显加快，心理应激因素日益增加等因素的影响，青少年和儿童心理行为问题逐年增加，发生率逐渐上升，由 1985 年的 8.3% 上升到 2005 年的 15.6%，目前受情绪障碍和行为问题困扰的 17 岁及以下儿童和青少年约有 3000 万人。同时，人群中的焦虑症、抑郁症等常见精神障碍及心理行为问题逐年增多，老年痴呆症、儿童孤独症等特定人群疾病干预亟须加强。

3. 服务资源总量不足，分布不均　全国共有精神卫生专业机构 1650 家，精神科床位 22.8 万张，精神科医生 2 万多名，主要分布在省级和地（市）级城市，县

14

（区）级行政区划存在若干服务"空白区"。全国每万人人均精神科床位数低于 4.36 张的世界平均水平，每 10 万人口精神科医生和精神科护士数，也低于 4.15 人和 12.97 人的世界平均水平。

4. 社区康复是防治体系的短板 世界精神卫生服务的实践证明，精神障碍患者的治疗必须采取"病重治疗在医院，康复管理在社区"的服务模式，才能有效促进患者恢复生活自理能力和社会适应能力，最终摆脱疾病、回归社会。近年来，我国各地相关部门积极探索推动"社会化、综合性、开放式"的精神障碍社区康复服务工作，北上广等中心城市形成若干城市社区的精神康复服务模式，特别是 2017 年 10 月，国家民政部、财政部、原卫计委和中国残疾人联合会发布了《关于加快精神障碍社区康复服务发展的意见》（民发〔2017〕167 号），这些措施为推动精神康复体系纳入各级政府社会发展规划、不断增加社区精神康复服务专门机构、建设精神康复服务人才队伍、出台鼓励社会力量开展社区精神康复服务的政策等等工作奠定了良好的基础，为解决精神障碍患者多层次、多样化的社区康复服务需求提供了保障。

五、精神卫生防治体系建设的目标

（一）形成政府组织领导、各部门齐抓共管、社会组织广泛参与、家庭和单位尽力尽责的精神卫生综合服务管理机制。

（二）有与我国国民经济和社会发展水平相适应的，能够基本满足人群各个层次心理健康服务需求的精神卫生防治服务体系（组织架构）。

（三）在预防、治疗和康复服务的各层次中，发展和形成针对不同人群需求的"服务包"，形成心理健康促进、心理热线服务、心理评估、心理咨询、心理治疗、精神科临床治疗、社区精神康复等衔接递进的"全人群精神卫生服务链"。

14

第二节　精神卫生防治体系制度建设

《中华人民共和国精神卫生法》第六条规定：精神卫生工作实行政府组织领导、部门各负其责、家庭和单位尽力尽责、全社会共同参与的综合管理机制。为了从制度建设角度体现精神卫生综合管理要求，本节从广义精神卫生防治体系的各要素出发思考制度建设内容。包括：政府参与精神卫生工作的相关职能部门、承担心理健康教育与促进各主体责任单位、公共精神卫生服务机构、临床治疗服务机构（精神专科医院、综合医院和基层医疗机构）、社区精神康复机构以及患者家庭等要素。

由于本节涉及的内容庞杂，部门和机构众多，加上各地社会经济文化发展的差异，不同地区之间的精神卫生资源极不平衡。要书写出让防治体系中各部门和机构都比较满意的制度建设内容显然是差强人意。同时，由于工作制度还有强烈的本地化色彩，加上写作篇幅的限制等原因。为此，本节的主要任务是列出各部门和机构应该建设的制度条目。部分条目还对制定该制度的目的、基本要求、主责单位、工作任务或流程等要素有简要说明，便于各地各单位扩展制定。

一、政府职能部门的制度建设

（一）负责本级政府精神卫生工作领导小组（或协调小组）部门

1. 本级政府精神卫生工作领导小组（或协调小组）会议制度（领导小组或协调小组的主要任务是制定本级精神卫生政策，统筹协调解决综合管理、救治救助、人才培养、机构运行和保障等问题。因此，本制度应包括牵头部门、参与部门、办事机构、议事规则、会议时间和检查落实等要素）。

2. 本级政府精神卫生综合管理工作制度或规范（主

14

要包括精神卫生综合管理的工作任务、参与主体职责、精神卫生综合管理工作的运行管理与督导考核等内容)。

3. 严重精神障碍患者相关信息共享与交换制度(该制度由本级政法部门会同卫健、公安、民政、司法和残联等部门共同制定。争取运用信息化技术搭建综合管理信息平台,把综治网格、卫健国网、公安患者网、民政救助在网患者和司法鉴定等部门的患者相关信息沟通交流)。

4. 精神卫生综合管理小组工作制度(包括:工作任务、人员组成、工作职责、日常运行模式和工作考评等)。

5. 社区关爱帮扶小组(网格化管理小组、个案管理小组)工作制度(工作定位、人员组成、工作职责、运行模式和工作考评等)。

6. 对严重精神障碍患者监护人的以奖代补制度。

7. 严重精神障碍患者社区/居家康复管理办法(主要落实社区康复机构、社区卫生服务机构/乡镇卫生院、村民委员会/居民委员会、用人单位以及患者监护人的具体责任)。

(二)卫生健康管理职能部门

1. 与本级政府经济与社会发展规划同步出台的《精神卫生工作规划》。

2. 本级政府心理健康促进工作制度(包括工作目标、责任部门、心理健康服务体系建设、心理健康人才队伍建设、心理危机干预和心理援助、重点人群心理健康服务及心理健康科学研究等)。

3. 严重精神障碍患者管理治疗工作年度考评制度(严重精神障碍患者筛查、诊断复核、病情评估、随访管理、服药治疗、应急处置、患者保障政策、提高患者救治管理水平以及考核指标等)。

4. 严重精神障碍发病报告制度(针对本级政府范围内应该履行发病报告的机构而制定,包括:报告内容、责任报告单位和责任报告人、报告程序等内容)。

14

5. 严重精神障碍患者信息交换管理工作制度（本制度是在领导小组/协调小组制定的信息共享与交换制度框架下，针对本系统的专科机构、综合医院、疾控机构和基层医疗卫生机构信息交换所制定，以便对接政法、公安、民政、司法和残联等部门，实现相关部门间信息互联互通、交流共享）。

6. 公共精神卫生重大事项报告制度（针对本级政府范围内发生的疑似患者重大肇事肇祸案件或事件制定。包括：报告主体、联合调查过程、报告内容等）。

7. 突发事件心理卫生服务管理工作规范（包括：参与机构、心理危机干预队伍、制定心理危机干预预案、开展应急演练、技术培训及督导等）。

8. 精神卫生服务"对口帮扶"工作制度。

9. 本级政府心理援助热线服务平台工作制度。

（三）公安部门

1. 本级在网管理的高风险患者信息收集制度（针对评分级别高，存在肇事肇祸风险或曾经出现过肇事肇祸行为的严重精神障碍患者制定）。

2. 本级在网管理的失访患者查找制度（接到卫生部门报送的在网管理失访患者信息报告后，应用公安部门的技术手段协助查找，并及时反馈查找信息）。

3. 制定本部门的疑似精神障碍患者肇事肇祸案应急处置方案，参与疑似精神障碍患者重大肇事肇祸案（事）件调查。

4. 严重精神障碍患者信息交换管理工作制度（本制度是在领导小组/协调小组制定的信息共享与交换制度框架下，针对本系统管理的严重精神障碍患者信息而制定，以便对接政法、卫健、民政、司法和残联等部门的信息交流共享）。

14

（四）民政部门

1. 本级政府精神障碍患者社区康复服务体系建设规划。

2. 精神障碍患者医疗救助和生活救助制度（贫困精

神障碍患者、城市"三无人员"和流浪乞讨人员）。

3. 购买社区精神康复服务项目管理制度。依据本级政府购买社区精神康复服务项目的相关规定制定，包括：可以购买的社区精神康复服务项目，对购买主体和承接主体相关资质的要求、购买方式和财务管理等内容进行监督管理。

4. 社区精神康复机构建设管理工作方案（康复机构名称、机构性质和功能、机构设置标准、机构管理、工作流程、工作制度等）。

5. 严重精神障碍患者信息交换管理工作制度（本制度是在领导小组/协调小组制定的信息共享与交换制度框架下，针对本系统的专科机构、福利机构、医疗救助和生活救助的严重精神障碍患者信息交换所制定，以便对接政法、卫健、公安、司法和残联等部门信息）。

6. 本级政府辖区内社区精神康复站（室）建设标准。

7. 非政府组织参与精神卫生服务工作制度。

（五）财政部门

1. 依据国家《政府购买服务管理办法（暂行）》的通知精神，会同民政、卫健和残联等部门共同制定本级政府购买社区精神康复服务项目管理办法（或制度）（包括政策依据、购买社区精神康复服务项目的内涵、对购买主体和承接主体的规定、购买内容、购买方式、财政预算、财务管理以及监督管理等），鼓励和引导符合条件的社会组织参与精神障碍社区康复服务。

2. 依据《中华人民共和国精神卫生法》第十二条相关规定，制定本级政府鼓励和支持社会组织、个人捐助精神卫生事业，兴建精神卫生公益设施的规定或工作制度，建立公共精神卫生支出的预算制度。

（六）人力资源与社会保障部门

1. 制定本级用人单位员工心理健康促进工作制度。

2. 精神卫生专业人才人力资源配置规划（门类齐全、总量达标、结构合理。医师、护士、心理治疗师、

14

康复师、社会工作师和公共卫生人员）。

3. 对接本级在网管理严重精神障碍患者的信息，完善严重精神障碍患者的保障政策（参保对象、门诊费用、住院治疗费用、康复期治疗费用等）。

4. 康复精神障碍患者劳动权益保障政策。

（七）司法行政部门

1. 特殊场所（监狱、看守所、拘留所、强制隔离戒毒所等）精神卫生服务工作制度（规范）。

2. 司法精神病鉴定机构严重精神障碍患者信息报告制度（针对本级开展司法精神病鉴定业务的机构制定。包括：报告对象、报告时间、报告责任人、报告流程、对报告的督促检查等）。

3. 精神障碍患者司法鉴定工作制度（规范）。

4. 严重精神障碍患者信息交换管理工作制度（本制度是在领导小组/协调小组制定的信息共享与交换制度框架下，针对本系统管理的特殊场所和司法精神病鉴定机构发现的严重精神障碍患者信息交换所制定，以便对接政法、卫健、公安、民政和残联等部门信息）。

（八）教育行政管理部门（教体）

1. 本级政府辖区内学校心理健康促进工作规划和年度计划（按照《中小学心理健康教育指导纲要》和《中小学心理辅导室建设指南》等规范要求）。

2. 本级政府辖区内学校心理健康促进工作制度（配备专/兼职心理健康教育教师、在教师队伍中开展心理健康基础知识培训、设置心理健康教育课时、预防学生心理和行为问题工作，对困境学生开展心理援助服务等）。

3. 心理行为问题适龄儿童和少年义务教育保障制度，保障心理行为问题受义务教育的权利。

（九）文广新部门

1. 本级政府心理健康促进公益宣传制度（会同卫生计生、教体等部门拟定开展精神卫生公益性宣传，普及精神卫生知识，提高公众心理健康水平的规划和计划，并组织实施和督导评估等）。

14

2. 易成瘾性网络文化产品审查管理制度（与卫健、教育等部门做好预防、干预、控制网络成瘾的有关工作）。

3. 疑似精神障碍患者重大肇事肇祸案（事）件舆情处置制度。

（十）残联部门

1. 本级政府残疾人康复中心精神卫生服务制度。

2. 本级政府建档立卡精神或智力残碍者信息交换和共享制度（本制度是在领导小组/协调小组制定的信息共享与交换制度框架下，针对本系统建档立卡精神或智力残碍者信息交换所制定，以便对接政法、卫健、公安、民政和司法等部门信息）。

3. 精神障碍康复者辅助就业促进制度（办法）。

4. 贯彻残疾人事业发展纲要，落实精神残疾人的代表、服务、管理职能。

（十一）工会

1. 用人单位工会组织的员工心理健康促进工作制度（开展心理健康教育、建立心理咨询室、培训兼职心理指导员、开设咨询热线和推荐心理辅导读本等方式实施员工心理健康促进活动，缓解员工因工作、竞争、失业、家庭生活等带来的压力）。

2. 用人单位严重精神障碍患者合法权益保障制度。

（十二）共青团

1. 本级政府青少年人群心理健康促进工作制度。

2. 社会工作者和志愿者参与精神卫生服务工作管理规范。

3. 本级青少年人群心理援助热线平台工作制度。

（十三）妇女联合会

1. 本级政府妇女人群心理健康促进工作制度。

2. 本级政府妇女人群心理援助热线平台工作制度。

（十四）科学技术协会

1. 鼓励和支持本级相关机构和人员开展精神卫生和心理健康的基础研究工作。

2. 因地制宜采取各种形式，开展在各年龄段特别是中老年人群及其家庭成员和看护者中心理问题的预防和疏导工作。

二、精神卫生防治技术管理机构制度建设

（一）本辖区精神卫生工作实施方案。

（二）本辖区精防工作制度（年度计划、总结，技术指导、工作培训、技术培训、质量控制、效果评估和指标考核等）。

（三）国家严重精神障碍信息系统本级用户管理工作制度（系统安全、权限分配、日常运行维护、定期编制信息简报，定期调查、分析、报告相关数据和工作信息）。

（四）本辖区精防工作对口帮扶制度［承担对辖区技术力量薄弱的市（地、州）、县（市、区）以及基层医疗卫生机构的精防技术帮扶工作］。

（五）本辖区精神卫生健康教育与宣传工作制度。

三、精神专科医院（综合医院精神科/心理科）制度建设

（一）严重精神障碍患者应急处置工作制度（处置领导小组、处置工作/专家组、接受应急处置报告、现场处置、处置登记等）。

（二）严重精神障碍患者诊断信息报告与管理制度（报告依据、报告范围、管理部门、报告人、报告流程、知情同意等）。

（三）严重精神障碍患者（医院-社区）双向转诊工作制度。

（四）临床精神医学服务对口帮扶制度（包括对基层医疗机构、对基层精神康复机构的帮扶工作）。

（五）精神专科医院院内精神康复工作制度（精神康复学科、专业人员、基础设施、精神康复项目、康复工作流程和评估、与基层精神康复机构工作对接等

14

内容)。

（六）开设医养结合社区精神康复机构的管理制度。

（七）心理咨询与心理治疗服务工作制度（或规范）。

（八）临床心理卫生服务工作制度（主要规范精神科或心理科向临床其他科室提供心理卫生服务的途径、方式和内容等）。

（九）精神医学远程医疗服务规范。

（十）精神卫生知识宣传与健康教育制度。

（十一）突发事件心理卫生服务工作制度（应急救援准备期的队伍组建、干预预案、应急演练、技术培训及督导；应急响应；现场救援工作要求；响应终止；应急救援后期工作等）。

（十二）心理援助热线服务平台工作制度。

四、基层医疗卫生机构制度建设

（一）严重精神障碍患者管理服务工作制度（社区疑似患者筛查、确诊严重精神障碍患者信息登记建档、对患者随访管理、分类干预、健康体检、转诊、动态信息交流等）。

（二）严重精神障碍患者个案管理制度。

（三）严重精神障碍患者家庭医师签约服务工作制度。

（四）严重精神障碍患者应急处置与转诊工作制度。

（五）严重精神障碍患者信息报告制度（报告范围包括失访患者信息、应急处置患者信息、高风险患者信息、联合随访患者信息、网络管理转移失败患者信息；报告对象、时间、流程、记录等）。

（六）精神卫生健康教育工作制度。

五、社区精神康复机构制度建设

（一）康复者入、出机构（站）评估制度。

（二）在站严重精神障碍患者个案管理（随访登记）

14

制度。

（三）在站康复者应急情况管理制度。

（四）在站康复者信息交换制度。

（五）在站康复者意外伤害保险制度。

（六）精神专科医师巡查制度。

（七）住站托管患者签到与请假外出管理制度。

六、社区关爱帮扶小组制度建设

（一）社区关爱帮扶小组（网格化管理小组、个案管理小组）工作制度。

（二）关爱帮扶对象随访工作制度（随访对象、时间、方式、内容、随访参与者、共同随访的约定、失访患者处置、拒访患者处置、隐私保护等）。

（三）社区人群疑似精神障碍患者筛查登记制度。

（四）严重精神障碍患者居家管理制度/协议书（约定监护人履行监护职责的相关内容，把保障精神障碍患者合法权益的相关政策，例如：以奖代补政策、救助补贴等，与监护人履行监护职责的情况结合起来）

七、家庭和监护人

严重精神障碍患者居家/社区管理协议书（由社区关爱帮扶小组针对居家管理患者制定。主要约定监护人履行监护职责的相关内容，照顾被监护人生活，关心被监护人心理，协助被监护人治疗、保护被监护人合法权益、禁止对患者实施家庭暴力和遗弃患者。把保障精神障碍患者合法权益的相关政策，例如：以奖代补政策、救助补贴等，与监护人履行监护职责的情况结合起来）。

精神卫生防治体系制度建设是一项系统工程，不仅涉及政府部门、机构和家庭，还牵涉到社会生活的方方面面。因此，本节列出建议制定的制度内容可能是挂一漏万。另一方面，制度建设本身又是一个工作进程，要在精神卫生防治体系中落实建立现代医院管理制度的要

14

求和达到现代医院管理的境界，必须要本体系中的各个要素密切配合和通力协助，才能不断地丰满制度建设内涵，实现完善防治体系制度建设的目标。

第三节 精神专科医院在防治体系中的角色

精神专科医院是人类社会发展进程中，为应对精神障碍患者这个特殊群体的管理与治疗服务而逐渐发展起来的社会组织。在不同的社会发展阶段，人们对精神障碍的成因和对患者管理治疗模式有着不同的认知，因此，为患者提供服务的精神专科医院角色也发生着相应的变化。以下，从精神专科医院的角色发展和精神专科医院在当前防治体系中的角色这两个方面进行阐述。

一、精神专科医院的角色发展过程

在人类社会的发展长河中，精神专科医院的角色发展大体经历了精神障碍患者收容看管者、精神障碍患者治疗者和精神障碍防治康工作技术承担者和支持者这三个发展历程。

（一）精神障碍患者收容看管者

古人认为有不依赖躯体的灵魂存在，灵魂可以生病，也可以受治。自希波克拉底时代（公元前 460-前 377 年）开始，学者认为精神活动并非魔鬼附体所致，而是源于血液、黏液、黄胆汁和黑胆汁这四种体液的不协调，或它们之间的相互关系失衡。于是便出现切开静脉，放出过多的黑胆汁进行治疗等手段。进入中世纪，宗教和神学大行其道。魔鬼附体被认为是精神障碍患者的病因，患者被送进寺院，用祷告、符咒、驱鬼等方法进行"治疗"，甚者躯体被烙铁烧炙，舌头被长针穿刺，以驱除躲藏在他们身体内部的魔鬼，惩罚其肉体，拯救其灵魂。

到文艺复兴时期，由于认识到精神障碍的疾病性质，同时"疯癫"患者开始被列为城市管理的问题之一，从17世纪开始，欧洲各国建立了为数众多的收容所和"疯人院"，用于禁闭精神障碍患者和精神正常的无业者、流浪者，以防止他们犯罪滋事。收容所和"疯人院"设立以后，主要承担收容看管职能。至此，人类社会拉开了精神障碍患者收容看管阶段序幕，同时，也形成精神专科医院的雏形。

(二) 精神障碍患者治疗者

17世纪以后，科学有很大进步，医学逐渐摆脱了神学的束缚。18世纪法国大革命后，比奈尔（Pinel，1754-1826年）提出解除患者的枷锁和以人道主义态度对待精神障碍患者的理念，收容所和"疯人院"走上向精神专科医院演进的过程。

随着现代精神病学的发展，克雷丕林（Kraepelin，1856-1926年）以临床观察为基础，以病因学为根据的疾病分类学原则提出；弗洛伊德（Freud，1856-1939年）创立精神分析理论以及布鲁勒尔（Bleuler，1857-1939年）"精神分裂症"病名的提出，在生物精神病学理论和实践的支撑下，精神专科医院作为精神障碍患者治疗者的角色逐渐凸显出来。

特别是以氯丙嗪为代表的化学合成药物在机构中的应用，抗精神病药物和抗抑郁剂等的广泛研发使用，精神专科医院作为精神障碍患者治疗者的地位和角色得到社会广泛认可。

(三) 防治康工作技术承担者和支持者

随着精神专科医院数量增加和容量膨胀，"住院综合征（institutional syndrome）""旋转门"等现象，长期药物治疗的依从性及局限性等问题逐渐显现。于是，20世纪50年代开始的"非住院化运动"和社区精神卫生运动受到世界各国广泛重视。

这场运动的核心理念是尽可能让患者得到最少限制的、连续的、方便可及的精神卫生服务，而这种服务在患者生活的社区才最有可能实现。它要求服务模式从

14

以精神专科医院为主转向以社区为基础，或精神专科医院与社区一体化的连续管理治疗。在专业机构的指导下，在所管辖的自然居住地区内，以地区、机构或团体为单元，实施对精神障碍患者的防治、康复工作和社会适应的统筹安排与管理，融合治疗、康复、就业为一体。于是，"日间医院""夜间医院""家庭寄养""监护性工厂""家庭病床"等康复医疗设施应运而生。同时，促使精神专科医院医护人员走出医院，同社会工作者、心理医生和职业治疗师一起，深入工作单位、居民家庭等所有生活领域，为患者和社区人群提供广泛的精神卫生服务。实践证明，大部分患者在急性期症状控制后，回到社区生活中，并得到相应的康复服务，完全能够继续提高疗效，适应正常生活，参加适当的生产劳动。

全世界精神卫生服务的实践证明，精神卫生服务必须采取"病重治疗在医院，康复管理在社区"的服务模式。对患者管理治疗模式认知的变化再次推动了精神专科医院的角色转变，专科医院在开展精神科临床治疗服务的同时，必须承担精神障碍预防服务角色，支持和参与社区精神康复等工作成为精神专科医院的不二选择。以我国为例：2004 年底在全国 60 个区（县）启动的重性精神疾病管理治疗项目（简称"686"项目），是项目所在地精神专科医院"防治康工作技术承担者和支持者"角色的最好体现。各级精神专科医院正依据国家精神卫生工作的指导原则"预防为主、防治结合、重点干预、广泛覆盖、依法管理"及"政府领导、部门合作、家庭社会共同参与"的工作机制，把精神卫生防治工作重点逐步从医院内转移到乡镇、社区。逐步走上了医院-社区一体化，防治并重的高速发展快车道。

二、我国精神专科医院在防治体系中的角色

如前所述，我国精神卫生防治体系中提供临床医疗服务的精神专科医院基本上建于 1949 年以后。几十年

来，主要担当着精神障碍患者治疗者角色。由于多方面原因，我国精神专科医院远离大医学的自我发展，只关注严重精神障碍患者的院内治疗以及基础设施不足、技术更新缓慢和服务能力不足等现象非常突出，与覆盖全人群的精神卫生服务需求相去甚远。

近年来，随着医疗卫生服务体制改革的推进，特别是社区精神卫生服务工作的开展，我国精神专科医院的角色正经历着重大转折。当前，不少精神专科医院除开展精神疾病的临床诊疗服务任务外，还承担有本区域精神卫生防治技术管理机构（以下简称"精防机构"）职责，负责本区域精神疾病和心理行为问题的预防、治疗、康复、健康教育、信息收集等任务指导以及严重精神障碍管理治疗的业务管理工作。下面，就精神专科医院在防治体系中的职能，进行一简要梳理。当然，由于专科医院的层级差异和本区域卫生健康行政管理部门授权的不同，各机构的职能可能略有差异。

（一）临床诊疗服务提供者

1. 临床诊疗　为本区域全人群提供各类精神障碍的诊断、治疗等诊疗服务，为本区域精神专科医院/综合医院提供联络会诊服务。

2. 双向转诊　向上级精神专科医院转诊疑难危重症和病情不稳定患者，向基层医疗卫生机构、社区精神康复机构转诊病情缓解，需要在社区接受康复治疗的患者。

3. 疾病报告　将本机构门诊和出院确诊的六种严重精神障碍患者和符合《中华人民共和国精神卫生法》第三十条第二款第二项情形患者及时填报严重精神障碍患者报告卡并录入国家严重精神障碍管理信息系统。对住院治疗的该类患者，出院时应该填报严重精神障碍患者出院信息单，并按工作规范要求进行信息流转（图14-4）。

14

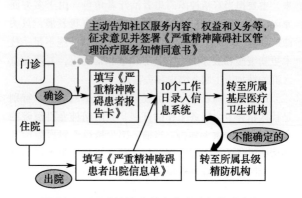

图 14-4　严重精神障碍患者疾病报告流程图

4. 应急处置　建立绿色通道，接收需紧急住院或门急诊留观的应急处置患者，设立有应急处置专用电话，实行 24 小时轮班，配备快速起效药物、约束带等应急处置工具包。

5. 社区随访　有条件的精神专科医院，可承担辖区患者社区随访服务。

6. 院内康复　精神专科医院应组织开展院内精神康复及日间病房，精神科医生对患者进行药物治疗同时应当制定康复计划，为患者出院、适应居家生活提供帮助。

7. 心理援助　承担突发事件心理卫生服务工作，包括：应急救援队伍准备、不断完善心理援助预案、开展应急演练和现场救援服务工作、心理援助技术培训及督导等。参与心理援助热线服务平台工作，为心理援助热线提供技术支持。

8. 健康促进　对住院患者、家属以及社区开展精神卫生知识宣传。

（二）公共精神卫生服务职能承担者

1. 政府事务　以本级精防办公室为载体，协助本级政府拟定精神卫生有关工作规划、计划、实施方案，为政府决策提供专业信息，推进精神卫生服务工作；组织实施精神卫生工作方案，并开展运行管理工作；开展多部门的沟通、协调，使政府相关部门行政管理人员进一步了解开展精神卫生工作的目的、意义、工作内容、相关法律法规及政策等推动本级精神卫生综合管理工作机制的形成。

2. 技术指导　负责指导下级精防机构开展培训、质量控制和效果评估工作；指导精神专科医院/综合医院开展发病报告工作；指导基层医疗卫生机构开展严重精神障碍患者筛查、确诊患者登记报告和随访管理等工作。

3. 信息管理　负责国家严重精神障碍信息系统的本级用户日常管理，例如：系统安全、权限分配、日常运行维护、信息上报及患者信息流转、信息质控管理；及时收集、整理、汇总本辖区严重精神障碍管理治疗工作情况，定期编制本级在管患者信息简报；定期调查、分析和报告基层医疗卫生机构患者管理的相关数据和工作信息，提出改进意见和建议。

4. 专项调查　协助卫生健康行政部门开展本级精神卫生服务资源调查、疾病流行学调查和专项工作调查，为完善精神卫生服务体系和服务政策提供参考；协助卫生健康行政部门开展辖区精神障碍患者（或疑似精神障碍患者）的肇事肇祸案（事）件调查，并按相关制度填写调查表和撰写调查报告，逐级上报。

5. 健康促进　通过健康知识讲座、家属联谊会、义诊、现场宣传活动等多种形式对患者和家属及其大众开展精神健康教育；对首次确诊患者在进行临床治疗的同时应当开具健康教育处方，提高患者和家属对于严重精神障碍的应对能力、治疗依从性，降低患者及家属的病耻感，预防向慢性和残疾转化；广泛宣传严重精神障碍患者救治救助相关政策，各部门及相关组织关于患者医疗及生活救助的信息和申请渠道，提供社区康复机构及相关活动信息，发生各类应急事件时相应的救治救助机

14

构及联系方式等；配合学校开展有针对性宣传教育活动，提高青少年对心理健康核心知识和精神障碍早期症状的知晓率。

6. 承担本区域心理热线服务和突发事件心理危机干预工作。

7. 承担同级卫生健康行政部门和上级精防机构交办的各项任务。

（三）专科技术服务支持者

1. **对口帮扶**　通过远程医疗服务技术或派出人员驻点服务方式，对辖区内精神专科医院/综合医院、基层医疗卫生机构和精神康复服务机构开展诊断、治疗、联络会诊等的技术帮扶工作，建立点对点技术指导关系。

2. **诊断复核**　派出精神科执业医师为基层医疗卫生机构筛查出来的疑似精神障碍患者开展复核诊断，指导基层医疗卫生机构对确诊的精神障碍患者进行随访管理。

3. **技术培训**　负责对本辖区精神专科医院/综合医院、基层医疗卫生机构、相关部门管理人员和精神康复服务机构的人员开展知识培训和技术指导，使其掌握必要的严重精神障碍管理治疗、康复、家属教育、社区宣传、大众健康教育等知识和技能，能够开展辖区内患者随访管理、康复指导等服务知识和工作技能。

（四）专业技术的研发与应用者

科学技术是第一生产力，是经济社会发展的重要动力源泉。改革开放 30 多年来，我国精神医学的基础研究和临床科研水平快速发展，取得历史性成就，但与国际先进水平仍有一定差距。精神卫生医疗机构应高度重视和充分发挥科技对经济社会发展的支撑引领作用，加大创新力度，为我国精神卫生整体科技实力和科技竞争力明显提升做出应有贡献。

14

第四节　精神卫生防治
体系实践案例

案例 1　"建、转、并、延"推动社区精神康复体系建设的探索——四川省精神卫生中心

我国经济发达地区以日间医院、中途宿舍、长期护理院、庇护工场、辅助就业和康复会所等形式的社区精神康复机构为精神障碍患者提供康复服务，帮助其回归社会。对于经济欠发达、精神卫生服务资源匮乏的西部地区而言，社区精神康复服务是多数地区体系建设中的短板。探索和推进这项工作，是精神专科医院义不容辞的责任。本文以四川省精神卫生中心（绵阳市第三人民医院）参与该市国家精神卫生综合管理试点工作（以下简称"试点工作"）为背景，介绍医院在推动该市社区精神康复体系建设，帮助患者回归社会中的实践活动与体会，供同道们参考。

（一）试点前的工作基础与服务体系主要缺陷

1. 试点前的工作基础

（1）区域人口与经济状况：绵阳市幅员面积 2.02 万平方千米，辖 6 县 2 区 1 市，代管科学城办事处，有乡镇/街道 295 个，行政村/社区 3758 个。户籍人口 545.4 万人，常住人口 473.9 万人，流动人口 50 万人，绵阳市城区常住人口 121 万人。

2014 年国内生产总值 1579.9 亿元。其中，公共财政收入 101.8 亿元。城镇居民人均可支配收入 25 341 元，农村居民人均纯收入 10 322 元。贫困人口总数 17 万人，贫困率 3.58%。2014 年全市卫生事业经费 267 678 万元，其中严重精神障碍专项经费 651.82 万元，含中央财政补助 508.29 万元，地方财政配套 143.53 万元。

（2）区域精神卫生机构人员情况：截至 2014 年底，全市有精神卫生服务机构 7 个，其中精神专科医院 6 个，

14

市级综合医院心理科门诊 1 个，无精神康复专门机构。全市有精神病防治技术指导机构 10 个，其中 4 个由精神专科医院承担，另外 6 个由县（市、区）疾控中心负责。

全市有精神科注册执业医师 105 人（2.22 人/每 10 万常住人口），护士 296 人（6.26 人/每 10 万常住人口），精神病防治专（兼）职人员 60 人（1.27 人/10 万人口）；床位 1389 张（2.93 张/每万人口）。

（3）精神卫生服务情况：2005 年起试点开展的"686 项目"已覆盖该市全境，形成了市、县、乡（镇）、村（社区）四级服务网络。建立了各专业机构分片包干指导各基层医疗机构开展严重精神障碍患者管理治疗的工作模式，296 个基层医疗卫生机构（社区卫生服务中心 21 个，乡镇卫生院 275 个）均按照国家基本公共卫生服务规范对严重精神障碍患者开展了随访管理服务。四川省精神卫生中心（绵阳市第三人民医院）承担该市精防技术指导机构职能。截至 2014 年底，全市累计录入国家严重精神障碍管理信息系统的患者共 19256 例，检出率 4.14‰、入网患者管理率 94.01%、服药率 42.2%。全市初步建立了依托精神专科医院和疾控机构提供技术指导，基层医疗机构为服务主体的精神卫生防治工作网络。

2. 服务体系主要缺陷　试点之初，该市精神卫生服务体系的主要缺陷之一是：社区精神康复服务基本是"空白"。表现为：在过去数年中，政府主管职能部门的工作清单中，基本上看不到社区精神康复服务的内容；全市没有社区精神康复工作规划和年度计划，更难找到相关的经费保障与配套；从事社区精神康复服务的专兼职人员寥寥无几，而且基本上没有参加过系统培训；全市没有一家规范开展社区精神康复服务的机构；就连精神专科机构中的院内康复工作也出现倒退和被忽略现象。

（二）该院推动社区精神康复体系建设的主要工作

为协助政府相关部门推动试点工作，医院成立精神

14

卫生综合管理试点项目办公室，设专兼职工作人员 4 人，与医院公共精神卫生事务部分工合作，为市政府试点工作办承担日常事务工作和提供专业技术支持。在推动社区精神康复体系建设，帮助患者回归实践活动中开展的主要工作有：

1. 反复沟通形成共识　试点之初，参与试点工作的政府相关职能部门对精神卫生服务系统架构，为什么要建设"社区精神康复体系"？以及应该由那个部门作为主责单位牵头开展此工作等问题存在认知差异，体系建设推进不顺。医院在原市卫计委领导的支持下，先后在试点工作领导小组会、部门沟通会、多部门培训会、考察外地示范点和专业培训会等场所，宣传精神卫生相关知识和严重精神障碍患者治疗管理的实践，使试点工作参与部门理解了精神卫生服务系统架构，同时，就建设社区精神康复体系和主责单位的具体工作基本达成共识，初步解决了认识问题。

2. 深入调研厘清思路　接下来的问题是：在该市社区精神康复服务体系一片空白的情况下，该怎样来建？作为精神专科机构，该如何推动这项工作？带着这些问题，该院在原市卫计委带领下，与试点参与单位一道，分别对全市精神专科机构、部分乡镇卫生院/社区卫生服务中心、部分养老院/日照中心以及残疾人康复中心进行了深入调研。在调研基础上，提出建设社区精神康复服务体系的两点共识：

（1）因地制宜符合市情：该市的实际情况是幅员面积大，地貌形态兼有平原、浅丘和高山。在平原和浅丘地带，人口密度大，经济状况好，社区发达，精神卫生服务资源相对富集，开展社区精神康复服务的基础健全。但是在平武县和北川县等地广人稀的高山地带，人群居住分散，交通不便，服务资源匮乏，服务半径太长，分散居住的患者很难接受集中式社区精神康复。同时，人民群众的经济状况在平原、浅丘和高山呈现明显的梯度变化，严重精神障碍患者的医疗保障水平比较低。2014

14

年底，全市 3 个县不能提供精神医学临床服务。这些发展不平衡的状况是规划社区精神康复体系时，必须考虑的具体问题。

（2）整合资源共建共享：调研中发现我市的部分养老院/日照中心基础设施完善，但存在一定的闲置，有提高利用率的空间。部分乡镇卫生院/社区卫生服务中心在接收原计生站/点资产后，基础设施没有很好利用。加上部分乡镇卫生院/社区卫生服务中心工作重点转移到基本公共卫生服务范围后，还有人力资源可以利用。同时，市内各县（区、市）的残疾人康复中心均未设置精神康复业务。

3. 规划体系盘活存量　在调研形成的共识基础上，医院向政府试点办提交了《绵阳市社区精神康复体系建设规划》，提出了到 2025 年社区精神康复服务体系建设工作目标。在促成社区精神康复服务网络建设纳入该市"十三五"社会经济发展规划的同时，以上"因地制宜符合市情、整合资源共建共享"的思路，最终以"建、转、并、延"推动社区精神康复体系建设的具体措施体现在我市民政、财政、卫健委和市残联的规划建设联合发文之中，此项工作的落地，迈出了该市社区精神康复服务体系建设的重要的一步。

4. 争取政策推动发展　为多渠道推动社区精神康复服务工作，医院根据《国务院办公厅关于政府向社会力量购买服务的指导意见》（国办发〔2013〕96 号）、关于印发《政府购买服务管理办法（暂行）》的通知（财综〔2014〕96 号）以及《绵阳市人民政府关于实施精神卫生综合管理试点工作方案的通知》等有关要求和规定，向政府提交了《关于购买社区精神康复服务项目的暂行办法》建议稿，建议采取购买精神康复项目的措施，鼓励和扶持社会组织开设为精神障碍患者服务的社区康复机构。建议稿中对精神康复项目购买主体、承接主体、购买内容、购买方式、绩效考评和监督管理等内容提出具体建议。

14

在与社保管理部门反复沟通的情况下，为患者争取到参加定点医院"日间病房"门诊和康复期治疗付费的政策（每人≤90天/年，三级定点精神专业医院100元/d；二级定点精神专业医院80元/d；一级及无等级定点精神专业医院60元/d）。

5. 制定标准规范发展　为促进该市社区精神康复机构的标准化建设和规范化管理，医院向政府相关部门提交了《绵阳市社区精神康复机构建设管理工作方案》，对机构名称、机构性质和功能、机构设置、机构管理、机构设置标准以及工作流程提出建议。提交了《绵阳市社区精神康复站建设标准（试行）》和《绵阳市社区（乡镇）精神康复站服务工作规范》，为基层社区精神站建设和工作的开展提供了工作标准。

6. 强化康复技术指导　医院在推进全市社区精神康复体系建设的同时，还积极强化医院精神康复科的自身建设，先后投入50万元资金改造精神康复科基础设施和设备，引进改良森田治疗、精神障碍作业治疗、计算机认知矫正治疗（CCRT）、艺术治疗等多种精神康复技术，为住院患者提供康复服务。近3年派出10余人次参加国内外康复技术培训。探索开展"日间病房"康复模式，为患者从医院到回归家庭和社区提供过渡性康复训练。成功申报成为"四川省公共卫生适宜技术推广基地"，积极孵化适宜康复技术向社区推广。近3年派出60人次，对社区精神康复机构进行技术帮扶和指导。

（三）"建、转、并、延"建设社区精神康复体系的实践

依据上述盘活存量、共享资源的思路，在医院推动下，绵阳市从2016年开始，以"建、转、并、延"等模式建设社区精神康复机构，具体做法是：

1. "建"是指在服务网络空白区，无法通过资源整合和功能调整设置精神康复机构的县（区、市），规划新建精神康复机构　如该市涪城区的涪西社区，位于人员密集的城市中心，由所在街道政府引入"常青藤"社

14

会组织，残联部门提供"辅助就业"项目，指导以"量体裁衣"的服务方式，开展社区精神康复服务。社工人员随同社区精防人员一起对辖区患者进行家访，收集社区康复需求，对愿意到站康复的患者进行建档管理，对社区居家管理的严重精神障碍患者开展服药管理、自我形象管理、厨艺培训、家庭保洁及按摩推拿等康复项目培训。

2. "转"是指将闲置或利用不足的基础设施转变为社区精神康复机构。目前该市被转换使用功能的基础设施主要有两部分　一是部分乡镇卫生院/社区卫生服务中心接收的原计生站/点资产，二是该市已经建设完成，但利用率不足的社区日间照料中心。前者承接基础设施开展社区精神康复业务的机构主要是乡镇卫生院/社区卫生服务中心。后者主要由社区工作人员牵头开展社区精神康复工作，精神专科医院和基层医疗卫生机构做技术指导。如该市三台县城区的曲江社区，将日间照料中心转为社区精神康复站开展精神康复工作。

3. "并"是指依托现有养老机构和残联康复机构承接精神康复业务，实行康养结合　在基础设施利用不足，且有条件进行物理隔离分区的养老机构，新增精神康复业务，由精神专科医院和基层医疗卫生机构做技术指导，为慢性衰退的严重精神障碍患者、出院后无法回归家庭、无监护人或监护人无能力监护的患者提供康养场所。如该市安州区河边镇和游仙区游仙镇等地的养老机构，对养老机构进行分区设置物理隔离后，残联部门提供康复设备，培训养老院管理人员监护患者服药和指导患者日常康复训练。基层医疗卫生机构精防人员定期随访，精神科医生技术指导。患者在院内居住，参与个人生活料理、工娱疗、农疗等康复活动。

4. "延"是指鼓励精神专科医院和有条件的基层医疗机构延伸业务范围　试点以来，该市出台了鼓励延伸服务的保障政策，凡符合条件的精神专科医院和基层医疗机构，可以限时对患者开展"日间病房"康复治

14

疗。为保证康复工作质量，基层精神康复技术人员一般由经培训的精防医生（或转岗培训合格的精神科执业医师）承担，在精神卫生专业机构分片包干、专科医师点对点技术指导下开展训练。如该市梓潼县徐州镇、涪城区金峰镇等地的社区精神康复站由民政、残联和卫生共建，乡镇卫生院运营，结合患者社区管理治疗工作，引入农疗与工疗项目，让患者在回归社会的路上更进了一步。

到目前为止，该市在乡镇（街道）、社区建立精神康复机构95家，其中，乡镇举办17家，民政举办26家，残联举办2家，卫生计生举办18家，多部门联合举办32家。

（四）体会与思考

众所周知，社区精神康复体系是我国精神卫生防治体系的短板，也是今后很长一段时期防治体系建设的重点任务。在这个进程中，精神专科医院如何担当责任，主动而为是我们每个机构需要认真对待的问题。参与该市社区精神康复体系建设推进工作以来，我们有如下体会和思考。

1. 把握机遇借力发展　推动精神卫生防治体系建设，既是政府的责任，也是公立精神专科医院履行社会责任的义务。过去几十年间，医院也曾经向主管行政部门和政府相关职能部门，或通过人大、政协渠道发起过若干次推进社区精神康复体系建设的动议，但都是"无疾而终"。绵阳市国家精神卫生综合管理试点工作开展以来，我们充分认识到：在政府牵头，有多部门资源共同存在的情况下，必须牢牢抓住这个千载难逢的推动体系建设机遇，实实在在地探索出因地制宜符合市情的模式，借力推动体系建设工作，能够产生事半功倍的效果。

2. 定位角色推动发展　坦率地讲，在社区精神康复工作零起步的地区，又尤其是西部经济欠发达农村地区应该怎样开展精神康复服务？一开始我们也一脸茫然，不知所措。在实践探索中，我们逐渐明晰，作为精神康

14

复体系建设的助推手，应该扮演好以下角色：一是基本信息和原始资料的调研者和收集者。主要是协助卫健行政管理部门摸清本底资源，发达地区工作信息和成熟的工作模式，为政府决策提供参考。在现场调查中形成的盘活存量资源的构想，是"建、转、并、延"模式的雏形。二是体系建设方案的建议者。主要是结合本地实际，利用自身专业优势，草拟和提交社区精神康复服务体系建设规划，协助卫健行政管理部门与其他部门沟通。这一角色定位，也促成我们主动向民政提交"绵阳市社区精神康复服务体系建设规划（建议稿）"和社区精神康复机构管理工作方案。三是精神康复专业知识的提供者和咨询者。重点是向非专业部门宣传精神康复知识，为多部门的工作提供咨询意见。四是基层医疗机构和社区精神康复机构的技术支持者。当然是利用精神专科医院的学术、技术和人才优势，向他们提供智力支持，帮助基层开展机构建设。例如：提交康复站建设标准和工作规范。

3. 部门协作共同发展　按照政府职能分工，民政部门一直以来是社区精神康复体系建设的主责单位。但是，由于历史原因，不少地方的主责单位无论是认知还是具体工作都没有完全到位。在解决了为什么要建设"社区精神康复体系"认识问题的基础上，我院在"共享资源、共同发展"思路的主导下，密切配合民政和残联开展工作，使目前多部门（民政、残联和卫生）联合举办社区精神康复约占三分之一，达32家。

4. 学科建设提升发展　我院在积极推进全市社区精神康复体系建设的进程中，把医院精神康复科的学科建设作为社区精神康复体系建设内容之一。先后从精神康复科学术建设、基础设施、康复设备，康复技术引进、人才队伍建设、服务流程改造、"精神康复医院-社区"模式以及社区人才培训等方面进行了探索，以更好地顺应社区精神康复医学发展的需要。

尽管医院在帮助患者回归社会的实践中做了上述这

些工作，但我们深深地感受到：建设和完善社区精神康复体系是一个漫长的过程，不可能一蹴而就。近三年的探索中，有许多问题有待解决，例如：社区精神康复机构持续运行的经费难以为继，如何建立维持其运行的长效机制？进入康复机构患者的康复费用（包括交通费和餐费）由谁支付？只有我市通过人社部门日间病房精神康复补偿和部门项目补充的形式需要成为政策举措，才能解决社区精神康复机构举步维艰的困境。在广大农村地区，人群居住分散，路途遥远，交通不便，建立社区精神康复站后，患者入站康复率非常低，无法很好地利用资源。培训家属指导患者居家康复，或将成为更有效的康复服务方式。此外，精神康复专业队伍匮乏也是严重影响工作开展的一个方面。

院长点评——汪辉（四川省精神卫生中心院长）

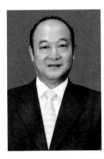

协助政府相关部门开展精神卫生综合管理试点，推动社区精神康复体系建设，帮助患者回归社会，是精神专科医院履行公立医院职责，担当公立医院社会责任，推进医疗卫生体制改革的具体行动。

按照"建，转，并，延"模式协助推进绵阳市社区精神康复体系建设的实践中，既让我们感受到构思、理念和工作文件变成现实的成就感，也让我们体会到在经济不发达地区建设新体系的艰辛。既让我们加深了对实事求是，因地制宜推进工作的理解，也激发了我们对整合多部门存量资源共同发展的期盼。既使我院找准了参与该工作的位置，更加密切了与政府多部门的联系，又进一步推动了医院精神康复科的建设发展。接下来，我们将与全国同道一起，继续探索符合各地市情的社区精神康复模式。

14

案例2 实施"一大一小"战略，推动深圳精神卫生服务转型——深圳市康宁医院

深圳是中国改革开放和现代化建设先行先试的地区。2016年末，全市常住人口近1200万，非户籍人口占比高达67.7%，是一座移民城市。由于工作节奏快、生活成本高、竞争压力大，居民出现各种精神心理行为问题较为突出。18岁以上居民精神疾病总患病率为21.87%，全国"最高"；5.2%被调查者表示心理健康已经崩溃，15.4%接近崩溃，心理压力全国"最大"；近三年，每年救治流浪精神疾病患者1200人以上，救助数全国"最多"。但是精神卫生服务资源与这个城市严峻的疾病防治形势不相匹配。截至2018年，全市仅有精神疾病专科医院2家，开设精神科或心理科的综合医院31家，病床830张，精神科医生231人，精神卫生服务资源人均数全国"最少"。

思考1：服务一个特大型城市的居民，2家专科医院，830张精神科病床，231名精神科医生够吗？

近几年，深圳的精神卫生工作"搞得有声有色"，服务模式和多个项目管理机制在全国推广。是不是说明深圳的精神卫生服务资源是足够的？显而易见，答案是否定的。

2015年原国家卫计委、中央综治办、发展改革委等10部委联合出台了《全国精神卫生工作规划（2015-2020年）》，对于精神卫生专业人员的数量提出要求：到2020年，东部地区每10万人口精神科执业（助理）医师数不低于3.8名。目前深圳精神科医生数为每10万人口1.9人，按此估算，深圳需要精神科医生456名，缺口225名；深圳每10万人口精神科床位数为6.92张，精神科床位总数是北京市精神科床位数的1/8，上海市的1/17，广州市的1/5。上海市是全国精神卫生服务资源相对丰富的城市，2015年有精神科床位14267张，床位最多的区，每10万人口精神科床位密度高达409.9

张；床位最少的区，每 10 万人口精神科床位密度达到 25.6 张。

20 世纪五六十年代，美国联邦政府主导和推动的精神疾病专科去机构化运动在国际上产生了巨大影响，运动基于的背景之一是欧美国家精神科床位数严重过剩。在中国，精神卫生资源历史存量不足，随着社会经济的发展，居民服务需求又不断增加，特别是像深圳这样的城市，需要机构化，需要开设专科医院，需要增加专科病床。

思考 2：有限的精神卫生服务资源，如何为居民提供服务？

居民的精神卫生服务需求不会等待资源配置充足后才提出。如何利用有限的资源，做出具有"深圳特色"的精神卫生服务，是深圳市精神卫生工作者们一直在思考的问题。

2004 年深圳市在国内率先将精神卫生服务纳入公共卫生服务体系，大力发展精神卫生事业，提出了"一大一小"的发展战略。"一大"是指把市级精神疾病专科机构做特做强，重点加快市康宁医院/市精神卫生中心建设；"一小"是把社区精神卫生服务做大做实，着重提高社区精神卫生服务能力与水平。

精神专科医院、综合医院精神科或心理科门诊，民营精神疾病专科机构，构成了深圳市精神卫生医疗体系。其中加快市康宁医院/市精神卫生中心建设，是"一大"战略的建设重点。

深圳市康宁医院，于 1984 年投入使用，2004 年成立了深圳市心理危机干预中心，2007 年加挂了深圳市精神卫生中心，是深圳市唯一一家公立三级甲等精神疾病专科医院，集医疗、教学、科研、预防、康复职能于一体。新建坪山院区投入使用后，医院将具有两个院区（心理院区 + 精神康复院区）、两个所（研究所 + 精神保健所）、一个门诊五大业务板块。医院一直在履行"守护深圳人内心的安宁"这一光荣使命，为特区发

14

展和市民身心健康作出贡献。医院连续八年获得复旦大学医院管理研究所中国医院专科声誉排行榜精神医学专科第十位；成功应对了富士康员工连续坠楼丛集性自杀事件、光明区滑坡事件等突发公共事件，受到国内专家高度好评；2017 医院荣膺了"全国文明单位"；2018 年成为广东省第二家三甲精神病专科医院；在省市级公立医院患者满意度调查中，成绩名列前茅。

面对精神卫生专科医疗资源不足的情况，深圳市卫生行政部门积极推动综合医院设置精神科或心理科门诊，及民营精神卫生机构发展。2017 年民营精神疾病专科医院深圳怡宁医院投入使用，开设床位 200 张。为了整合服务资源，深圳市康宁医院联合综合医院、民营专科机构、区精神卫生中心等机构成立了"深圳市精神疾病专科联盟"；联合社会心理咨询机构和高校心理咨询机构等成立了"深圳市心理咨询工作联盟"。2018 年牵头成立"粤港澳大湾区精神科医师联盟"。

专科医院为主，综合医院精神科或心理科门诊为辅，民营精神疾病专科机构为补充的精神卫生医疗体系，犹如一只"大鹏鸟"。鸟的主体是康宁医院，两翼分别是综合医院、民营医院，他们相互补充、共同发展，才能让深圳精神卫生事业"腾飞"起来。

社区服务在早期发现患者，促进患者康复中发挥至关重要作用，完善社区精神卫生服务体系，提高服务能力与水平，是"一小"战略的建设核心。

1989 年，世界精神卫生联盟在埃及发表《卢克索尔人权宣言》，指出精神疾病患者治疗应该由社区做出评价，在社区能够接受的设施中进行。2005 年，深圳率先在全国启动心理卫生进社区项目，借助分布广、服务可及性高的社区精防机构（社康中心），把心理卫生送到居民身边。2009 年心理卫生进社区项目荣获中华医学会精神科分会精神分裂症回归社会杰

14

出贡献奖，2012 年项目模式被国家项目办在全国推广。该项目拉开了深圳市社区精神卫生服务的序幕，随后深圳市探索了心理卫生进企业、进学校、进警队项目，严重精神障碍患者社区管理治疗项目，主动式社区治疗项目、心理援助热线项目以及精神卫生综合管理项目等。以项目促发展，不断完善社区精神卫生服务机制。

社区精神卫生服务应该是多样化的，单一服务不能满足患者需求，只有全社会、多部门的通力配合，共同推进，才能为患者提供更全面、更专业的服务。2014 年深圳市建立了市委副书记挂帅，卫生、综治、公安、民政等 29 个部门组成的精神卫生工作联席会议制度。各区建立了区级精神卫生工作联席会议。街道成立了精神卫生综合小组。社区工作站专干、社区民警、精防医生、民政/残联专干及患者家属组成了"五位一体"关爱帮扶小组。形成了政府主导，多部门齐抓共管，全社会广泛参与的精神卫生服务格局，多部门组成的社区精神卫生防治、康复和救治救助体系不断完善。

防治体系，社区精神卫生服务的主体，由深圳市精神卫生中心、区精防机构、社区健康服务中心构成。深圳市精神卫生中心是体系的核心，统筹全市工作，区级精神卫生防治机构承担辖区精神卫生工作督导、指导和培训等职能。社康中心承担辖区居民精神疾病防治、患者访视、健教等基本公共卫生服务。

康复体系，由卫生、残联合作建立。早期的康复机构主要服务户籍残疾人。随着精神卫生工作越来越受到重视，以及精神疾病康复技术的日新月异，康复机构逐渐服务于户籍和非户籍精神疾病患者，出现了南山区"松坪山小屋"、罗湖区"蒲公英会所"等社区精神卫生康复机构。2013 年，深圳市康宁医院精神康复科成立，为门诊、住院患者提供专业化的康复服务。目前残联和卫生共同建立的康复机构有 72 家。

14

救治救助体系，财政、民政、残联、卫生和公安等部门联合建立。开展面向户籍和非户籍患者服药补助、贫困高风险患者住院救治、流浪精神疾病患者住院救治和患者强制医疗等工作。经过多年发展，建立了公安、城管送治，卫生救治，民政安置的工作机制。

"人是第一生产力"，是发展的第一要素。实现"一大一小"的精神卫生战略，解决人员不足的问题至关重要。

2012年起，深圳市将精神科医生和影像医师列入紧缺岗位和特殊岗位目录。用人单位可自主招聘硕士及以上学历人员。2016年起，卫生、民政等部门联合建立了社会工作者参与社区精神卫生服务的工作机制。社工参与社区访视、转诊转介、心理辅导、健康教育、家属培训、贫困救助资源联络等工作，缓解精防医生工作压力，使其专注于医疗工作。预计2019年底，深圳市专职精神卫生社工将达到800名，成为深圳社区精神卫生服务中不可获取的力量。

精神疾病，特别是严重精神疾病病程长、患者需要长期服药，经济负担重。

针对这种情况，深圳市完善医保制度，提高保障水平。将六类严重精神障碍纳入门诊大病医保范畴，不设起付线和报销封顶线；住院费用报销比例在75%~90%；设立长期医保报销和重特大疾病医疗保险等多项保障措施。在预防患者暴力事件中，强化家庭照护作用。2016年广东省、深圳市综治部门联合发文，出台患者监护补助政策。对病情稳定患者、高风险患者的监护人和（或）协助监护人，分别给予一定标准的监护补助。2018年提高了监护补助的标准，同时推进患者监护责任补偿保险工作。

14

院长点评——刘铁榜（深圳市康宁医院院长）

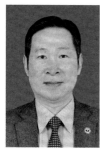

面对服务人口基数大、精神卫生医疗服务资源严重不足的现状，深圳市政府提出了实施"一大一小"发展战略。深圳精神卫生工作者们发扬特区人"拓荒牛"的精神，因地制宜、大胆探索，通过推动精神卫生服务转型，实现了服务模式整体化、服务对象全民化、服务内容综合化、服务团队集约化、服务手段多样化、服务环节全程化的转变，建立了"院前预防-院中诊疗-院后康复和管理"的服务模式，用有限的精神卫生服务资源实现了"人人享有精神卫生全程化服务"的效应。

（汪　辉　黄宣银　向　虎　陶用富　黄国平
文　红　王　丹　杨先梅　周　云　徐国建）

参考文献

［1］本书编写组. 中华人民共和国精神卫生法医务人员培训教材［M］. 北京：中国法制出版社，2013.

［2］Michael G，Richard M，Philip C. 牛津精神病学教科书［M］. 刘协和，袁德基，主译. 成都：四川大学出版社，2004.

［3］王祖承，季建林，浅井邦彦［日］. 欧美10国精神卫生工作的现状［J］，上海精神医学，2000，12（增刊）：55-62.

［4］殷大奎. 齐心协力，脚踏实地全面推进新世纪精神卫生工作—全国第三次精神卫生工作会议报告［J］，中国心理卫生杂志，2002，16（1）：p4-8.

［5］卫生部疾病预防控制局. 精神卫生政策研究报告汇编［M］. 北京：人民卫生出版社，2008.

14

［6］黄宣银，文红，黄国平，等. 制订我国《精神卫生综合管理工作实施办法》的建议［J］. 四川精神卫生，2018，31（01）：57-61.

［7］黄宣银，杨先梅，文红，等. 震后人群心理健康状况评估工具的卫生技术评估之三：制定我国《受灾人群心理卫生服务管理规范》的政策建议［J］. 中国循证医学杂志，2016，（07）：749-753.

［8］黄宣银，姚静，向虎，等. 完善灾后心理卫生服务法律体系的思考［J］. 中国减灾，2012，（03）：26-27.

［9］夏镇夷，中国医学百科全书 精神病学［M］，上海：上海科技出版社，1982.

［10］吴霞民，马宁，王立英，等 2015 年全国严重精神障碍患者管理治疗现状分析［J］，中华精神科杂志，2017，50（4）.

［11］王勋，马宁，王立英，等，2016 年全国严重精神障碍患者管理治疗现状分析［J］，中华精神科杂志，2018，51（1）.

［12］Qingjin LI，Xuanyin HUANG，Hong WEN，Retrospective analysis of treatment effectiveness among patients in Mianyang Municipality enrolled in the national community management program for schizophrenia［J］，Shanghai Archives of Psychiatry，2012，24（3）.

［13］文红，王丹，杨先梅，等. 严重精神障碍患者社区管理治疗评述［J］，四川精神卫生. 2014. 27（6）.

［14］徐书贤. 刘铁榜：迎接精神卫生发展新态势［J］. 中国医院院长，2016，11：36-38.

［15］齐小秋. 精神卫生政策研究报告汇编［M］. 北京：人民卫生出版社，2006 年.

［16］范鑫，郭延萍，蔡军，等. 2015 年上海市精神卫生医疗机构与床位资源现场分析［J］. 中国卫生经济，2017，36（12）：49-51.

14

［17］丁军，金冬，刘铁榜，等. 美国等部分国家精神卫生"去机构化"的实践与启示［J］. 中华医院管理杂志 2014，30（8）：636-640.

［18］刘铁榜，丁军，金冬，等. 精神卫生机构建设的思考［J］. 四川精神卫生，2016，29（5）：463-467.

［19］马弘，刘津，何燕玲，等. 中国精神卫生服务模式改革的重要方向：686 模式［J］. 中国心理卫生杂志，2011，25（10）：725—728.

［20］江捍平，罗乐宣，张英姬，等. 深圳市基层医疗服务体系建设经验［J］. 中华医院管理杂志，2012，28（10）：757-760.

［21］许意清，李越，姜宝法，等. 重性精神病患者肇事肇祸社区综合管理干预效果 Meta 分析［J］. 中国公共卫生，2015，31（8）：1091—1094.

［22］姚建军，吴越，杨雀屏，等. 家庭干预对社区精神分裂症患者暴力行为的疗效及家属心理状况的影响［J］. 中国康复，2016，31（5）：327-330.

14

第十五章 "互联网+"精神卫生服务

本章要点：近年来"互联网+健康"话题方兴未艾，精神专科医院也在积极尝试如何应用互联网优势，开展精神心理健康服务。美国德州医疗委员会允许开展精神心理领域的远程医疗服务，这无疑为精神专科医院与"互联网+"的结合提供了广阔的想象空间。本章简要介绍"互联网+"健康概念的提出及发展历程，探讨精神专科医院在互联网时代可有的尝试和作为。案例介绍医院在"互联网+精神卫生服务"方面的探索和实践。

第一节 概 述

一、"互联网+"提出以及应用

国内"互联网+"理念的提出，最早可以追溯到2012年，当时就有专家提出，在未来"互联网+"将会成为我们所在行业发展的一种化学公式。2015年3月5日十二届全国人大三次会议上，李克强总理在政府工作报告中提出，制定"互联网+"行动计划，推动移动互联网、云计算、大数据、物联网等与现代制造业结合，促进电子商务、工业互联网和互联网金融健康发展。

通俗地讲，"互联网+"就是"互联网+各个传统行业"，但这并不是简单的两者相加，而是以互联网为平台，以信息技术为手段（包括通信/移动技术、云计算、物联网、大数据等），让互联网与传统行业进行深度融合，创造出新产业、新模式、新生态。

从 2014 年下半年开始，"互联网+"行动计划在医疗卫生行业领域快速发展蔓延，"互联网+医疗"不断衍生出多种形态模式。2015 年 8 月，原国家卫计委从"互联网+医疗健康"的角度对其进行了定义，指以互联网技术为载体，以包括通讯、云计算、物联网、移动技术和大数据等信息技术为传递工具，与传统的医疗健康服务相结合形成的一种新型医疗服务模式。

二、"互联网+医疗"的意义及现有的模式

"互联网+医疗"将使传统的医疗领域呈现崭新的面貌，带来跨界融合、互联互通、开放共享，在资源、可及、均等、智能方面带来全新的发展。

（一）"互联网+医疗"的意义

1. 整合医疗卫生资源　我国深化医药卫生体制改革的重点目标是通过整合医疗卫生资源，解决医疗资源总量不足、布局结构不合理的问题。近年来，医疗卫生管理部门提出了分级诊疗、双向转诊、医疗联合体、医疗资源下沉等解决方案。"互联网+医疗"的在线医疗卫生新模式为以上方案提供了平台支撑，通过医疗卫生信息平台、服务平台等医疗卫生新模式实现医疗卫生机构之间的信息资源流通，促进医疗卫生资源的合理配置和流动。

2. 优化医疗流程　"互联网+医疗"的优化重构特性可以对传统医疗流程进行重组和优化，将极大地提高医疗服务效率，给患者带来良好的就医体验。传统门诊就医流程 50%以上的环节可以转移到网上运行，通过网络平台、手机 APP、微信等预约就诊和检查，查询检查报告，在线咨询等，省去了以往反复排队等候的时间。

3. 新技术服务于大众健康　远程医疗是指通过计算机技术、遥感、遥测、遥控技术为依托，充分发挥大医

15

院或专科医疗中心的医疗技术和医疗设备优势，对医疗条件较差的边远地区进行远距离诊断、治疗和咨询。旨在提高诊断与医疗水平、降低医疗开支、满足广大人民群众保健需求的一项全新的医疗服务。研究表明，出院后的远程监护可将患者的全部医疗费用降低42%、延长就医时间间隔71%、降低住院时间35%等。

4. 充分发挥医生作用 "互联网+医疗"使医生走出了传统医院的病房和诊室，突破了空间和时间的约束，通过"医疗云"的平台为患者提供医疗服务。在医疗云平台上，医生可以随时获得多种医疗资源支持，随时查阅患者的既往电子病历和健康档案，查询疾病的治疗方案，这些在以往的诊疗中都是难以实现的。医生还可以通过云平台了解最新的医学信息、国内外学术讲座、培训等。

"互联网+医疗"无论是变革、优化，还是颠覆，通过改变就医方式、购药方式和健康管理方式，重构医患模式、改善就医体验，使医院之间、医生之间、医生与患者之间等有效连接，有助于提升服务效率，均衡医疗资源，给传统医疗带来的变化是不言而喻的，是科技发展对医疗发展的推动，是传统医疗向现代医疗、向大数据医疗发展的过程。

（二）"互联网+医疗"的现有模式

在政策的支持下，"互联网+医疗"呈现井喷式发展，市场规模逐渐扩大。百度、阿里巴巴、腾讯作为互联网的领头企业，积极进军医疗卫生领域。2010年百度与医疗平台"好大夫在线"合作，2014年又推出"医前智能问诊平台"。同年，阿里巴巴的支付宝钱包正式推出"未来医院"计划，对医疗机构开放移动平台、支付平台和数据平台。国内医院亦纷纷推出"互联网医院"，远程会诊，手机APP等。"互联网+医疗"为患者提供一站式服务，从病症自查、网络问诊、预约挂号、导诊候诊、医生诊断、取药治疗到康复管理，实现医疗服务线上线下全流程无缝连接。目前国内"互联网+医疗"

15

的应用现状：

1. 互联网医院 网络医院是以医院和医生为核心而搭建的诊疗平台，是指综合应用多媒体计算机、通讯网络电视会议系统、现代医学等高新技术，开展的支持协同工作系统。2014年10月，国内首家网络医院广东省网络医院正式上线，随之乌镇互联网医院、阿里健康网络医院、宁波云医院、恒大互联网社区医院等相继启动，2016年2月"浙一互联网医院"正式启动，打造了全国首个公立三甲线上院区。互联网医院为大众提供了一个平台，患者使用智能终端（如智能手机、平板电脑）登录医疗云平台，获得所需要的医疗服务如分诊咨询、远程门诊、线上付费、检查预约、住院床位预约、药物配送、慢病随访等功能。

2. 远程医疗 远程医疗是指通过利用云计算、物联网等新技术，对医疗条件较差的边远地区提供远距离医学支持和服务，如远程会诊、远程专科诊断（影像、心电、病理等）、远程手术指导、远程监护、远程查房、远程门诊及远程医学教育等，可有效缓解边远地区和基层群众看病难，缓解医疗资源分布不均衡问题，促进优质医疗资源纵向流动。由于我国医疗资源分布严重不均，故对远程医疗的需求巨大，加之相比网络医院，医疗机构间的远程医疗实施起来，比较容易，所以发展也相对成熟。2014年，国家又组织开展省院合作远程医疗政策的试点工作，开展远程医疗操作规范、责任认定、激励机制、收费、医疗费用报销等方面研究工作，解决制约我国远程医疗发展的政策环境障碍。2015年国家发展改革委、原国家卫计委研究决定，同意宁夏回族自治区、贵州省、西藏自治区分别与解放军总医院，内蒙古自治区与北京协和医院，云南省及中日友好医院合作开展远程医疗政策试点工作。在远程医疗信息标准建设方面，已组织制订远程医疗信息系统功能规范、技术规范、数据规范、设备及通讯交互规范等标准。

3. 健康管理 健康管理主要为患者及健康人群提供

15

服务，以预防和控制疾病发生与发展，降低医疗费用，提高生命质量为目的，针对个体及群体进行健康教育，提高自我管理意识和水平，并对其生活方式相关的健康危险因素进行提示。目前市场上的健康管理主要通过移动 App 和可穿戴设备为用户提供健康统计、健康咨讯，如糖尿病管理软件糖护士、小米手环、Apple Watch、咕咚运动等。通过佩戴可穿戴医疗设备，连续或定时采集相关体征信息，这些信息被汇总存储在医疗云端形成个人健康档案信息，将对个人健康保健和疾病防治发挥重要作用。对于慢性疾病的患者，使用专用的可穿戴医疗设备，对疾病相关的指标进行检测，并在专家的指导下进行有效控制、合理治疗。

三、"互联网+精神卫生"模式的紧迫性和必要性

在 21 世纪中国疾病负担问题研讨会上，精神疾病已被列为疾病负担的第一位。《中国精神卫生工作规划（2012-2015 年）》指出：当前精神卫生问题仍是我国重要的公共卫生问题和突出的社会问题。2009 年中国疾病预防控制中心精神卫生中心数据报告显示，我国各类精神疾病患者总数在 1 亿以上，其中重性精神疾病患者人数已超过 1600 万。要求提高精神分裂症等重性精神疾病检出率、管理率和规范治疗率，消除患者被关锁现象，降低患者因病出现的社会危害行为，并认真落实《重性精神疾病管理治疗工作规范》。然而全国目前注册的精神科执业医师仅有 2 万多人，每 10 万人只有精神科医生约 1.5 名，仅有国际标准的 1/4，就诊患者多，医护人员少，且分布不均衡，基层医疗机构精神卫生服务无法满足居民的心理健康需求等现状。"互联网+医疗健康"服务新模式蓬勃发展，已经在一些省市中得到了实践，积累了一定的实践经验。"互联网+精神卫生"提升精神卫生现代化管理水平，优化资源配置，提高服务效率，降低服务成本，可以很大程度地满足人民群众日益增长

15

的精神健康管理需求。

"互联网+精神卫生"的医疗卫生服务通过云平台实现各个医疗机构医疗资源的实时共享和交互,平台中的各个医院、医生可以共享影像、病例,协同合作进行诊断。从便捷服务上,与其他综合医院一样,"互联网+精神卫生"为精神疾病患者提供高质量的服务,可大大缓解患者看病难、挂号难等问题。患者借助互联网平台可实现预约挂号,医生也可在线问诊,还可让患者享受到远程会诊等一系列便捷的优质医疗服务,这些环节的信息无缝连接替代了患者的穿梭奔走,实现了"让信息多跑路,患者少跑腿"的目的,使患者获得良好的就医体验;同时也提高了效率,增强了优质医疗资源的可及性。甚至有望改善我国医疗资源配置不合理的困局,让稀缺的医疗资源利用效率更高。

(一)"互联网+精神卫生"模式的初步探索

1. 远程医疗 在边远地区以及社区门诊,通过云医疗远程诊断及会诊平台,在医学专家和患者之间建立起全新的联系,使患者在原地、原医院即可接受远地专家的会诊并在其指导下通过第三方服务平台完善原医院不能够完成的相关检查如基因检测等,然后进行治疗和护理,可以节约医生和患者大量的时间和金钱。同时通过云平台会进行大型国际会议全程转播,并组织国内外专家讲座、学术交流和病例研讨,可极大地促进医疗教育的省时省力高效的开展。

2. 自助服务 "互联网+精神卫生"中的自助服务,是指患者通过互联网完成部分医疗就诊环节活动中的服务,包括自助问诊、自助寻诊、自助预约、自助挂号、自助缴费、自助疾病监测等。

对于断明确的慢性病复诊患者,自助问诊服务可以帮助患者在移动应用平台提出问题后,系统自动将问诊问题推送至相关医生手机上,医生利用空闲的碎片时间即可回答该问题,问答完成后,用户会对医生的服务进行评价,其评价决定医生的奖惩。

15

患者可通过自助服务查找相关病情和症状，得到可能患有病症的名称、对应的检查及治疗方法，查找附近医院在此病症方面的特色诊疗情况，作出选择，挑选提供医疗服务的医院和医生，完成自助寻诊过程。

自助预约服务根据患者自身的情况预约就诊时间，进而通过互联网自助完成预约挂号的功能。自助挂号和分诊服务可提供患者在移动端或在医院的自助设备端完成挂号和分诊的就医环节。患者就医产生的检查、检验及处方等医疗费用也可通过多种方式和渠道进行自助缴费并打印发票，极大地减轻了就医现场缴费的麻烦，减少了排队等候的时间。

3. 建立个人心理健康档案、疾病管理档案 我国精神医学和其他医学学科一样，贯彻以预防为主方针，建立个人心理健康档案，记录个体幼时的生长发育状况，个人生活习惯，重大生活经历，家族病史以及个体罹患疾病的检查、诊治、转归情况。采用大数据技术，通过对个人心理健康档案数据的分析和处理，为个体的心理健康风险评估、疾病预防、疾病诊疗和有针对性的医疗保健提供决策支持和行为指导。目前该模块尚欠缺，存在很大的不足。

精神疾病系慢性疾病，医院虽然能够提供患者一个相对完善的医疗服务。但由于治疗时间等限制，单纯院内治疗无法满足全程治疗与康复的需求。建立疾病管理档案，对于慢性疾病患者定期的自我监测，有效观察病情，及时发现病情变化，并在医生指导下有效治疗，防止病情恶化。当患者病情严重时，可转诊到医院进行急性期治疗，待病情得到控制后再回到社区进一步康复治疗，这样才能真正地实现连续的、全面的服务。对于老年痴呆患者通过佩戴电子标签、GPS定位手环等，进行实时监控，预防走失，都将带来更多的便捷。

4. "互联网+精神卫生"模式探索中发现的问题

（1）部分精神疾病患者抵触网络平台：精神疾病尤其是重性精神疾病不同于其他内科疾病，部分患者因为疾病症状、个性特征的影响会导致他们排斥网络，怀疑网络，拒绝在该平台下就诊，包括自助服务。

（2）信息安全问题："互联网+精神卫生"的信息基础设施建设、共享、隐私保护、信息安全等方面不同于其他学科，对于精神疾病患者的信息安全、隐私保护尤为重要，信息的泄露可能给患者带来生活、工作、出行等方面的问题，该问题涉及政府、医疗卫生机构、个人等多个主体。同时也将涉及多项法律法规如《中华人民共和国精神卫生法》《医疗机构病历管理规定》以及网络建设相关制度，这些政策应该确保相互联系、相互协调、相互呼应，避免相互抵触，以及因此而引发问题带来的责任认定问题，需要在未来的工作中进一步加强建设。目前美国的"互联网+医疗"非常成熟，对此亦有相关的法律法规，详见第三节。

"互联网+精神卫生"是对传统精神卫生医疗模式的创新，一方面给我们带来前所未有的便利，但是仍很多不成熟的地方。"互联网+精神卫生"毕竟是医疗行业，对其监管和限制必然要严苛。在未来的发展过程中，其弊端或将得到改善和解决，其优势也将得到扩大和突显。

第二节 "互联网+精神卫生"服务制度建设

一、"互联网+"精神卫生服务制度建设必要性

《精神卫生法》规定了预防为主的工作方针，坚持预防、治疗和康复相结合的原则，并设专章规定了政府及有关部门、用人单位、学校、医务人员、监狱等场所，社区、家庭、新闻媒体、心理咨询人员等在心理健康促进和精神障碍预防方面的责任。同时，《精神卫生法》还坚持服务与管理相结合的原则，提出既要建立健全精神卫生服务体系和医疗保险、社会救助体系，为患者提

15

供有效的救治救助服务，又要建立有序管理的制度，防止严重精神障碍患者肇事肇祸，努力实现保护个人权利与维护公共利益之间的平衡。近年来，"互联网+医疗健康"服务新模式新业态蓬勃发展，健康医疗大数据加快推广应用，为方便群众看病就医、提升医疗服务质量效率、增强经济发展新动能发挥了重要作用，但也遇到一些新情况，尤其在精神卫生这一特殊领域，需要在政策上及时加以规范引导。

（一）互联网医疗本质是医疗，必须要有规范和标准

互联网医疗的内涵从移动挂号到线上咨询，再到互联网医院，已经从医疗周边服务逐渐切入核心的诊疗环节。基于当前技术水平的限制，线上就诊仍无法完全取代线下面诊，线上的数据信息也不能完全取代传统的视触叩听，互联网医疗在疾病的诊疗中仍存在一定的局限性，质量和安全更应得到高度的重视。但是，与传统线下诊疗相比，应用先进的互联网技术，从患者自述主诉、患者与医生的以及大专家与基层医生在会诊中的会话、录像等资料和后续随访情况都会被存储下来，以及患者之间的健康信息、体检信息等都可以经过信息化技术处理，这些信息综合后，医生可以很容易看清一个患者某项指标及其发展规律。互联网技术放大了医疗的易读性、探讨性，方便医生形成病例大数据，找出疾病规律，从而使诊治更加规范和全面。此外，互联网可以优化就医流程，提升患者就医体验。

医疗质量与安全是由连续的诊疗过程以及机构，人员，设施，制度等多因素共同决定的。如同实体医疗一样，互联网医疗规范应涵盖结构标准、过程规范和结果标准三个方面。结构标准，是指实施互联网医疗的硬件设施标准，以及确保资料数据传输保存的可信赖的技术标准，以及相关操作实施的流程管理标准，例如，这些设施的标准是否具备清晰的视频音频，满足多学科会诊或者教学需要，确保病历信息患者隐私的安全保护、医生签名认证等等；过程规范，是指医护人员使用这个互

联网医院平台提供医疗服务时应遵从的各项规范以及诊疗指南，平台后端服务人员提供相应支撑服务时应秉承的服务规范，比如会诊专家匹配标准、上下级专家的汇报会诊流程是什么、上级专家对会诊医院的医疗设备标准的熟悉、会诊专家如何依据诊疗指南给下级医生提供合理化诊疗意见、有关医疗纠纷如何避免、如何与患者家属谈话的流程等等；结果标准，是指互联网医疗活动与医院现场诊疗结果一致性的评估标准，以及患者对就医过程最终体验的反馈及处理标准，比如如何参照国际二次诊断或者会诊结果、实体医院中的诊断准确率和治疗有效率，参与平台的上下级专家和患者或者家属的满意度评估等等。通过三个关键方面的规范和标准的制定与落实，保障患者互联网诊疗过程的质量与安全。

互联网医疗的规范和标准制定应考虑制定后的落地贯彻与执行，其中有一点非常重要，即标准的制定应与使用互联网医疗平台的临床医师实际工作直接相关，它不一定需要非常复杂的医学证据，但可以借鉴我国远程医疗相关的政策法规以及美国、加拿大、欧洲等远程医疗发达国家的经验，尤其要适合中国特色的分级诊疗，我国幅员辽阔，大医院和基层医院的设备水平和人才水平差异大，各级诊疗机构之间应建立一套灵便的手拉手式的上下联动服务机制。现有的互联网医疗的实践中大家能够形成共识，由医疗专家、医院管理专家、医疗法规专业人员以及互联网技术专家共同参与，获得医疗卫生管理部门指导，逐步建立规范和标准，并广泛实践和征求意见。

期望每一个互联网医疗的平台都要进行更好的标准化研究，建立一个整体的标准体系，这样才能更好地促进互联网医疗的发展。它既能够服务患者，也是一个朝阳的产业，为我们国家健康产业的发展，起到重要的推动作用。

（二）国家发布"互联网+"健康相关政策

经过近3年来的兴起、沉寂与发展之后，互联网医

15

疗再一次迎来了重大机遇。对 2014 年以来的一系列互联网医疗相关政策进行了梳理，通过时间抽的方式呈现互联网医疗的发展与变革。

2014—2017 年，国家相关部门发布了多项互联网医疗相关政策，主要包括《国家卫生计生委关于推进医疗机构远程医疗服务的意见》《国家发展改革委办公厅国家卫生计生委办公厅关于同意在宁夏、云南等 5 省区开展远程医疗政策试点工作的通知》《关于积极推进"互联网+"行动的指导意见》《关于推进分级诊疗制度建设的指导意见》《关于促进和规范健康医疗大数据应用发展的指导意见》《"健康中国 2030"规划纲要》等，为远程医疗服务的发展营造适宜的政策环境，推进互联网医疗持续、健康发展。

2018 年 4 月 28 日，国务院办公厅印发《关于促进"互联网+医疗健康"发展的意见》（以下简称《意见》），就促进互联网与医疗健康深度融合发展作出部署，鼓励"互联网+医疗健康"发展，支持互联网从医疗服务、公共卫生、家庭医生签约、药品供应保障、医保结算、医学教育和科普、人工智能应用等七方面与医疗健康产品相结合。同时，强调将完善"互联网+医疗健康"支撑体系，并加强对互联网+医疗健康的监管。在国务院新闻办公室 4 月 16 日举行的国务院政策例行吹风会上，国家卫生健康委员会副主任曾益新介绍，下一步还将出台相关的政策和制度，包括规范互联网诊疗行为的管理办法，适应'互联网+医疗健康'支付制度以及医疗服务、数据安全、个人信息保护、信息共享等基础标准来规范互联网诊疗行为。

（三）互联网+精神卫生服务发展迅速

从全球范围来看，诸多因素限制了精神卫生服务的可及性，除精神卫生资源短缺及分配不均衡等重要因素外，病耻感、时间、地域、交通条件、病患个体偏好等因素也极大阻碍了服务需求者们去寻求"面对面"的精神卫生服务；这些问题在发展中国家尤为突出。目前，

15

我国精神卫生服务资源十分短缺且分布不均，优质医疗资源主要分布在省级和地市级，精神障碍社区康复体系尚未建立。部分地区严重精神障碍患者发现、随访、管理工作仍不到位，监护责任难以落实，部分贫困患者得不到有效救治，依法被决定强制医疗和有肇事肇祸行为的患者收治困难。公众对焦虑症、抑郁症等常见精神障碍和心理行为问题认知率低，社会偏见和歧视广泛存在，讳疾忌医多，科学就诊少。总体上看，我国现有精神卫生服务能力和水平远不能满足人民群众的健康需求及国家经济建设和社会管理的需要。

新一代信息技术的发展及普及为医疗机构的管理提供便利的平台，为患者提供高质量的服务。有些地区已经探索性利用"互联网+"技术，建设起重性精神疾病的专业管理系统，通过"互联网+"平台为患者建立专属的健康档案，登记相关的病情数据、医疗数据、生物数据等，监测及评估病情，分析并制定个性化的具有中医特色的调理方案，从药物、心理、运动、饮食、体质调理、技能训练等各方面给出干预建议，及时反馈给患者及家属，并进行实时的跟踪及随访。

互联网+精神卫生服务整合了即时通讯、互联网和移动传感等关键技术，可以即时性、便利性地获取各种信息资源，因而其在环境和生理因素评估、行为模式判别、医学数据收集等方面具有显著优势，有助于促进疾病诊断、病情监测、健康促进以及复杂疾病表型的病因学因素探索等，尤其适用于医疗资源不足的地区。目前国内外已开发出诸多涉及行为医学和精神障碍疾患的移动通信设备适用 APP 软件，应用领域广泛涉及包括精神病性障碍、心境障碍、焦虑障碍等在内的多种精神障碍，提供疾病/健康教育信息、生活/社交技能训练、照料者教育、症状和病情评估、诊疗信息、药物知识、认知行为治疗、认知功能训练、问题应对等服务内容。

互联网精神卫生服务作为一项新兴的精神卫生服务模式的研究热点，在弥补现有临床服务的缺陷与不足、

15

拓展服务目标人群、突破精神科服务的地域限制、改善疾病预后、节约医疗资源等方面具有良好的优势。结合社会经济与科技发展现状，互联网+精神卫生服务在我国精神卫生领域具有非常好的实用价值，"互联网+"重性精神疾病管理模式以及"互联网+"在慢病管理中的应用和发展无疑将成为未来精神疾病患者管理的新方向，为患者带来新的前景和希望。

二、"互联网+精神卫生"服务的制度建设

自"新医改"以来，国家相继出台多项政策、指导意见，促进和规范互联网医疗健康服务，行业内医院和企业在互联网医疗方面也进行了如火如荼的探索和实践，有关部门也就互联网诊疗出台多项政策。这说明，一方面，我们希望互联网医疗得到快速发展，另一方面，更希望互联网医疗持续、健康发展。

政策的出台为推动"互联网+医疗健康"的发展起到了一定的作用，但这些规则还远远不够细致。"互联网+医疗"范畴很大，远比想象中复杂，它不只是基层医院入口，也不只是专家团队，也不只是运营团队，更不只是一套远程会诊工具。远程医疗是一个大系统、大平台，是从入口到输出高质量和舒适医疗成果的过程，是高成本、大医生和基层医生观念行为水平差距大、患者期望高，最终由高质量数据推动的模式。

在"互联网+医疗"的大背景下，如何建立一套系统完善的具有中国特色的精神卫生服务制度，为精神病患者提供专业且便捷的服务，并对精神病患者实行科学有效的管理，是一个值得探索的问题。

（一）运行管理相关制度

为促进"互联网+医疗"建设，开展"互联网+精神卫生"服务，加强互联网医院管理，规范互联网医院的医疗行为，应依据国务院《互联网信息服务管理办法》及参照《中华人民共和国执业医师法》《处方管理办法》等法律法规，制定相应的运行管理相关制度。

15

1. 明确基本配置要求，确保具备开展"互联网+精神卫生"的条件　参与"互联网+精神卫生"的医疗机构，医务人员和组织应遵循《中华人民共和国执业医师法》和《医疗机构管理条例》等法律法规规定，并具备相应的条件。

开展"互联网+精神卫生"的医疗机构应满足依法取得《医疗机构执业许可证》，有合适的名称、组织机构和场地，通过相关部门的"互联网+精神卫生"服务技术考核评审；有与开展"互联网+精神卫生"相适应的经费、数字化医疗设备、设施和专业卫生技术人员；有与"互联网+精神卫生"服务相关的信息系统，并有相应的规章制度等基本条件。

从事"互联网+精神卫生"工作的医务人员，应具备依法取得执业资格，在医疗机构注册执业，具有相关的医学专业职称和丰富的诊疗经验，有良好的业务素质和执业品德等基本条件。

"互联网+精神卫生"的数字化医疗设备应符合《医疗机构医学装备管理办法》和相关技术规范等规定，医院信息化系统必须实现与区域卫生信息系统互联互通，满足"互联网+精神卫生"的服务需要。

2. 完善"互联网+精神卫生"服务管理制度　医疗机构承担"互联网+精神卫生"服务的职责及主体监管，具有设置完备的医院和科室管理组织，负责互联网医院的整体运营、依法执业、医疗质量控制与管理和医疗纠纷协调处理等工作，并指导医生与互联网医院建立协作关系，推进互联网医院健康、持续发展。医疗机构开展"互联网+精神卫生"服务活动应当遵守有关法律、法规、规章要求，制定相应的内部管理规范和工作流程，如："互联网+精神卫生"服务管理办法、医师管理制度、诊疗流程管理制度、患者隐私管理制度、病案管理制度、突发事件应急预案、医疗纠纷、事故防范措施及处理预案等，建立完善的内部质控体系，对从事线上诊疗活动的卫生技术人员进行全程视频录像，或者进行电

15

子签名和认证，不断提高医疗质量，保障医疗安全。

（二）隐私保护相关制度

由于社会对精神病患者存在偏见，导致精神病患者社会认可度低，患者一旦被查出患有精神病，往往被人歧视、嘲笑，甚至被人讽刺、挖苦，这对于出院康复的精神病患者造成了极大的伤害，难以回归社会，对其病情的彻底康复也非常不利，同时也给患者的就业以及恋爱婚姻造成极大不便。因此，保护患者的隐私权尤为重要。《精神卫生法》规定，精神障碍患者的人格尊严、人身和财产安全不受侵犯。精神障碍患者的教育、劳动、医疗以及从国家和社会获得物质帮助等方面的合法权益受法律保护。有关单位和个人应当对精神障碍患者的姓名、肖像、住址、工作单位、病历资料以及其他可能推断出其身份的信息予以保密。在互联网技术快速发展的大背景下，如何有效保护精神病患者隐私成为各方关注的重要问题。

1. 加强精神科病案管理，保护患者隐私权 由于病案中记录着患者基本信息及精神病患者的家族史、病史等隐私内容，因此，如何做到既能最大限度地利用病案资源为精神疾病患者及社会服务，又能保护精神病患者的正当权益（隐私权与知情、使用权）不受侵害，成为病案管理者必须研究和解决的问题。

2. 网络与信息安全管理 开展"互联网+精神卫生"服务的医疗机构应当按照《卫生行业信息安全等级保护工作的指导意见》和《信息安全技术信息系统安全等级保护基本要求》，严格落实各项信息安全管理要求。

电子处方、门诊病历、门诊日志应按相关规定进行管理，及时将相关信息向医院数据中心进行数据传输和备份。

"互联网+精神卫生"服务信息化技术运营管理人员应当遵守以下执业行为规范：严格执行信息安全和医疗数据保密制度，不得泄露、买卖医学、个人隐私等相关信息；认真履行岗位职责，保证系统正常运行和信息传

15

递；配合医药科室及其相关人员开展"互联网+精神卫生"服务工作。

"互联网+精神卫生"服务信息平台建设采用一整套电子认证和电子签名等服务，从"可信身份、可信行为、可信数据和可信时间"四个范畴搭建互联网医院诚信医疗数据平台，实现互联网医院信息系统的可信业务环境建设。

医疗机构应当定期监督、检查机房网络设备运行状态，对路由器、防火墙、访问审计、漏洞扫描以及 IDS 等安全设备产生的日志进行分析，并生成日安全运行报告，对产生的安全隐患提前预警，及时采取安全预防措施，以确保"互联网+精神卫生"服务信息平台安全正常运行。

（三）监管制度

通过对国外互联网医疗监管机制的研究，可以发现国外在监管方面也经历了一个不断探索、不断完善的过程。通过借鉴他们的成功经验并吸取其教训，同时结合我国的实际情况，要建立完善的互联网医疗监管体系，可以从法律法规、监管制度、审批流程标准化、社会监督几方面着手。

1. 完善法律法规　在互联网医疗的法律法规层面，可以从明确互联网医疗的监管主体、解决患者隐私安全、患者权益保护、医生多点执业等问题着手。首先，参照美国从法律层面立法，明确国家卫健委作为互联网医疗的监管主体机构，以便让监管更加具有执行力。其次，建议通过相关法规的制定来保护个人隐私安全信息，或者可以通过对《人口健康信息管理办法（试行）》进行完善，将个人信息纳入其管理范围。同时，也需要通过法律法规的完善来改变患者通过在线问诊、开药出现问题时无处维权的现状，以及对医生自由执业等政策法规进行进一步完善，以使它们成为一个有机结合的整体，共同促进互联网医疗的有序、规范开展。

2. 建立监管制度　在互联网医疗应用监管制度的制订过程中，需要解决以下几个问题。首先，需要明确监

15

管的范围。美国互联网医疗应用的监管范围比较宽泛，这种大范围严格监管带来的后果就是监管审批的效率极其低下，严重阻碍了该领域的创新。相比之下，欧盟的监管范围虽然较窄，但是对某些设备的监管却比美国更严密。我国可以借鉴他们的经验，确定合理的监管范围，对不涉及生命危险的应用放宽监管，而对有可能危及患者生命的应用进行严格监管，争取对互联网医疗的监管达到既保护患者安全又不影响该领域创新。随后，需要对互联网医疗应用涉及的监管对象进行合理分类，并针对每类对象制定监管细则。可能的监管对象包括设备、应用、服务以及医生。针对设备和应用，需要制定发布前审查机制，并从临床、公共卫生、自我健康管理等角度对其进行分类监管。针对在线提供的服务也应当建立相应的监管规范，以便让后台提供服务的人员明晰服务界限。针对在各种咨询平台背后工作的医生，亟须对其资质制定监管细则，或者通过医生多点执业政策及医疗纠纷保险的不断完善，以使医生的监管问题能得到妥善解决。最后，需要通过明确违反准入标准规定行为的法律责任和举报投诉机制，为问题事件的日常受理查办提供操作依据。否则，没有完善的处理机制，相关法律法规、监管制度的执行力就会被大大削弱。

3. 建立审批标准体系 欧盟进行互联网医疗审批标准体系的建设对我国互联网医疗监管是一个很好的启示。通过建立标准体系，可以使审批认证流程更加标准化，最终达到降低审批成本、减少监管不确定性的目的。通过审批标准体系的建立，可以像欧盟那样将审批权进行合理下放，以避免因审批权过分集中而导致审批效率低下的问题。当然，审批标准体系的建立不能一蹴而就，我国可以对欧盟审批标准体系建设工作的进展进行密切跟踪，参照其经验在我国开展相关工作。

4. 建立社会监督渠道 随着网络、微信等平台的广泛应用，社会信息发布、传播和收集速度越来越高效。在互联网医疗监管过程中，可以充分利用这些平台优势，

15

建立通畅的社会监督反馈渠道。在互联网医疗实施过程中，用户是最直接的使用者和体验者，往往可以最早发现互联网医疗应用中存在的质量缺陷和风险。因此，可以建立社会监督反馈渠道，使用户成为医疗 App 质量监督的"主力军"，实现通畅的反馈、投诉、信息协调与发布，并对存在风险的应用进行警示。也可以参照英国的做法，建立官方网站为患者和医疗专业人士推荐移动应用库，库中的应用都已通过安全审查，用户可以对这些应用进行点评，实现有效监督。

目前，我国互联网医疗产业正处于一个难得的发展机遇期：一方面政府在政策及资金方面大力支持医疗信息化建设；另一方面居民健康意识提高使得通过移动方式随时随地获取健康信息的需求越来越大。互联网医疗发展潜力巨大。虽然目前我国互联网医疗发展还存在很多方面的问题，但是通过吸取国外在互联网医疗监管方面的经验和教训，并结合我国的实际情况，建立和完善我国的互联网医疗监管体系，可使互联网医疗应用市场更加规范，更好地发挥其社会效益和经济效益，为人们生活带来方便和支持。

第三节 美国得州医疗委员会
远程医疗法令介绍

一、美国得州医疗委员会远程医疗法令的背景

全州卫生协调委员会（SHCC）负责审查和评估与确保高质量卫生保健相关的全州卫生问题，由 17 个成员组成的委员会，为得克萨斯州工作。SHCC 把远程医疗作为 2001-2002 年得州卫生计划更新的一部分，研究了远程医疗和远程健康（TMTH）。SHCC 最初对 TMTH 的兴趣源于对现代技术的调查，以改善得克萨斯州农村和市中心地区缺乏卫生专业人员的情况。作为拥有第二大

15

陆地面积和估计 2100 万居民的州，得州在向其居民提供高质量的卫生保健服务方面面临着一系列独特的问题。现代电信技术的应用提供了创新的方法，特别是在与通过学术健康科学中心、医学院、三级医疗中心和地区卫生保健机构提供的临床资源相结合的情况下，可以满足部分需求：①对卫生保健提供者进行适当的持续医学教育，无论是对个人还是对团体，都应通过 TMTH 和电子媒体进行。②农村卫生保健工作者有机会接触到专家；为方便获取信息，进一步为农村卫生保健提供者开发电子咨询和其他通信系统。

远程医疗和远程健康（TMTH）在解决卫生专业人员分布不均和改善医疗服务不足地区获得卫生保健方面具有潜在的作用。SHCC 为此做了一份详尽的报告，同时提出三个建议：①指定一个机构作为国家内部的信息和项目的权威和协调者。应指定一个机构，为当前和未来的 TMTH 提供者、受资助者和政策制定者提供关于 TMTH 信息的权威和公认的专家。②发展和鼓励跨部门合作。合作不仅需要在明确相关的机构之间进行，而且也需要在与 TMTH 有直接或间接联系的其他机构之间进行。③发展和鼓励国际、边境和州际的 TMTH 和信息交流。国际、边境和州际信息交换和协调，例如对疾病暴发或生物或化学攻击的紧急反应，以及所有其他公认的 TMTH 活动。

2001 年 5 月，第 77 届得州议会通过了 SB789。该法案是一项综合性远程医疗法案，旨在解决扩大 TMTH 服务的可得性，并建立一个监管框架来提供这些服务。

二、美国得州医疗委员会远程医疗法令主要内容

得克萨斯州的立法机构颁布，标题 22，第 9 部分，第 174 章，远程医疗 §§174.1-174.12，部分内容介绍如下：

（一）立法目的及部分术语的界定

1. 立法目的　本章颁布的目的是制定互联网使用标

准,以及为由获准在本州从事医学执业的医师提供的远程医疗服务设定规章。本章不适用于委员会发布的州外远程医疗许可证。

2. 部分术语的界定 该法令条文对下列词语和术语的含义做出如下解释、限制。

(1) 远程医疗服务:为了达到评估,诊断,咨询或治疗目的,由实际位于患者所在地以外的远程站点操作者实施的医疗服务实践,使用先进的电信技术使他们能够实时看到和听到患者。

(2) 远程站点从事者:即医师或医师助理或高级执业护士,远程站点从事者必须在得克萨斯州获得许可,由得克萨斯州持牌医师监督并授权,并使用远程医疗为得克萨斯州的患者提供医疗服务。

(3) 已建立的医疗场所:患者寻求医疗诊治的地方,这个地方有病员引导者以及足够的技术和医疗设备,以便针对患者提出的诉求进行适当的身体评估。它要求建立一个定义明确的医患关系。患者的私人住宅不被视为既定的医疗场所,已建立的医疗场所包括所有心理健康与智能残疾中心(MHMRs)和社区中心。本法令中下列地方应被视为已建立的医疗场所:①患者的住所、患者所在的居民团体、机构单位,如果在这种情况下提供的医疗服务仅限于精神卫生服务;②患者的住所、患者所在的居民团体、机构单位,如需提供精神健康服务以外的医疗服务,必须满足以下要求:①有患者现场引导者;②存在明确的医患关系;③患者现场引导者具有充足的通信和远程医疗诊断技术,以允许医生在实时观看和听到患者时针对患者呈现的状况进行适当身体检查。所有这些检查将按照与传统临床环境相同的可接受医疗实践标准进行。

(4) 患者现场引导者:患者现场引导者是身处患者现场位置处的个体,能将患者引导至远处的医生进行检查,同时远处的医生会委派任务和活动给他。患者现场引导者必须是:①他们要在该州获得许可或认证,才能

15

执行医疗保健服务或合格的心理健康专业社区服务；②只能在个人执照或认证范围内接受委托任务和活动，并且受到适当的监督。

（5）医生和患者之间的电子邮件：医生（或者医疗人员）和患者之间建立的交互式电子文本消息系统，在这种关系中医生为患者的专业诊疗负有明确责任。

（二）远程医疗服务协议及知情同意

1. 远程医疗服务协议

（1）所有在实践中使用远程医疗服务的医师应采纳协议，在使用远程医疗服务时防止欺诈和滥用。

（2）为了确保医生在使用远程医疗服务时避免欺诈和滥用，同时希望医生在实践中做出努力，医生必须执行书面协议来解决以下问题：①用户的认证和授权；②信息来源的认证；③防止未经授权访问系统或信息；④系统安全性，包括收集信息的完整性，程序完整性和系统完整性；⑤维护有关系统和信息使用的文件；⑥信息存储，维护和传输；⑦同步和验证患者档案数据。

2. 远程医疗服务知情同意方面 医生需要对接受远程医疗服务的患者进行以下内容告知：

（1）保密：通过电话或传真以外的电子通讯方式与患者沟通的医师必须在评估或治疗前向患者提供医师保密操作的书面通知。此外，必须竭尽全力来获取患者的书面同意书，包括通过电子邮件版的通知。保密操作的告知书应包括关于个人身份识别健康信息隐私的联邦标准。

（2）远程医疗的局限性。使用远程医疗服务的医师必须在提供服务之前向患者提供有关远程医疗服务的告知，包括通过远程医疗进行治疗的风险和益处，如何在诊治发生不良反应时接受后续护理或协助处理，或因技术或设备故障而无法交流的情况告知。一份由患者签署和标注日期且又确定生效的告知书，包括电子确认书。

（3）面对面评估的必要性。无论出于何种原因，当用于特定患者会诊的远程医疗模式无法提供所有相关的临床信息时，为了接受到有安全及质量水平的医学实践，

15

希望患者有一个能够满足患者需求的现场医学评估。面对特殊的医疗状况时如果有医疗保健提供者现场医学评估是很有必要的。远程站点提供者必须在实况远程医疗结束之前让患者知道这一点，并且进行告知。

（4）向董事会投诉。使用远程医疗服务的医师必须提供有关患者如何在医生网站上向理事会提交投诉的通知或在提供远程医疗服务之前向患者提供知情同意材料的通知。

（三）医疗站及医疗站以外的场所实施远程医疗服务的相关规定

1. 在医疗站实施远程医疗服务

（1）在已有的医疗站提供的远程医疗服务可用于所有就诊患者，包括初始评估以建立远程医疗站提供者和患者之间的医患关系。

（2）对于新的病症，已有的医疗站必须合理配备患者现场引导者，以协助提供护理。如果对于后续评估或治疗先前已诊断的病症是否还需要患者现场引导者，则由异地站点的医师决定。如果唯一提供的服务与心理健康服务有关，则除了行为紧急情况外，不需要患者现场引导者。

2. 在医疗站以外的场所实施远程医疗服务

（1）远程站点提供者在既定医疗站点以外的地点为患者先前诊断的病症提供远程医疗服务，必须在提供远程医疗服务之前，先进行一次面对面的访问；或者如果患者已经接受了另一位医生的亲自评估，并将转诊记录保存在医疗记录中，则患者无需初次面诊即可看诊。

（2）所有患者必须每年至少一次由医生进行亲自现场评估。

（3）远程医疗服务可能不能用于医疗站以外的其他场所治疗慢性疼痛。

（4）如果远程医疗站点提供者碰到已诊治过的患者出现新的症状时，而新症与先前存在的病症无关，则建议患者在 72 小时内进行面对面就诊，远程站点提供者可

15

能不会为 72 小时内未见到的患者提供针对这些新症状的持续远程医疗服务。如果患者的症状在 72 小时内得到解决，从而不需要继续治疗急性症状，那么就不需要进行后续面对面就诊。

（四）患者的评估和治疗

1. 患者评估　利用远程医疗服务的远程医疗服务提供者必须确保已建立一个明确的医患关系，其中至少包括：①确定请求治疗者实际上是其本人；②通过使用可接受的医疗实践来建立诊断，包括记录和患者病史，精神状态检查和体检。除了所定义的行为紧急情况以及适当的诊断和实验室检测以建立精神卫生服务之外，面对面或亲自评估的要求不适用于精神卫生服务诊断；③与患者讨论其诊断和证据，各种治疗方案的风险和益处；④及确保远程站点提供者的可用性或患者的覆盖范围以进行适当的后续护理。

2. 治疗　在线设置中提出的治疗和咨询建议，包括通过电子手段开具处方，将采用与传统临床设置相同的可接受医疗实践的标准。

3. 医患关系　通过电子邮件，电子文本或聊天或电话评估或咨询来对患者进行的在线调查问卷或问答交流不足以建立明确的医患关系。

（五）技术和安全要求

该法令对技术和安全做出以下要求，所有通过远程医疗进行的患者评估和治疗都必须使用先进的通讯技术；必须采取适当的安全措施，确保所有患者的通信，录音和记录保密。必须存储所有相关的医生电子邮件以及其他与患者有关的电子通信，并将其存档在患者的医疗记录中。对于紧急事件，必须告知患者其他形式的交流。使用电子邮件进行医患沟通时，必须保持书面记录的政策和程序。必须定期评估政策，以确保它们是最新的。这些政策和程序必须标注：①隐私工作能保证患者可识别信息的机密性和完整性；②除医生外，医护人员将处理信息；③营业时间和可用性；④以电子方式允许的交易类型；⑤在通信中所需的患者信息包括，例如患者姓名，身份证号码和交易类型；⑥档案和检索；⑦质量监督机制。

（六）远程医疗服务的医疗记录

所有的远程医疗服务都必须保存病历。远程站点提供者和患者站点引导者都必须维护在每个站点创建的记录；在提供治疗之前，远程站点提供者必须获取有关患者的充分而完整的病史，并且必须将其记录在病历中；医疗记录必须包括所有相关的、与患者有关的电子通信的副本，包括相关的患者医生的电子邮件、处方、实验室和检测结果，评估和咨询，以往护理记录和说明。如果可能的话，以电子方式记录的远程医疗过程也应包含在病历中。具有相同专业并提供相互服务的医师可为对方的正在诊治的患者提供电话远程医疗服务。

三、美国得州医疗委员会远程医疗法令面临的问题

（一）许可和实践范围

TMTH 在改善所有得克萨斯州人的健康方面迈出了重要的第一步。可以向服务水平低下的地区人群提供广泛的卫生服务。然而，尽管 TMTH 技术没有边界，但卫生专业人员必须在州一级获得许可和管理。跨州的许可在公共卫生紧急情况中也很重要，可能需要州外的卫生保健提供者，以协助在得克萨斯州的司法辖区对疾病暴发做出医疗反应，国家外提供者的服务可以通过 TMTH 网络传输。大多数得州卫生专业监管机构的规则、政策或指导方针并没有涉及 TMTH，而许可法经常禁止跨州的实践。在提供 TMTH 服务方面缺乏对被许可方的指导可能会阻碍这些职业提供者启动 TMTH 服务。

此外，即使在得克萨斯州的所有地区都建立了网络和其他 TMTH 基础设施，不同的许可和实践规定的范围限制了其他州的专业人员的使用。美国远程医疗协会和远程医疗中心为卫生保健专业人员提供国家远程医疗许

15

可证。然而，目前只有两家得州卫生专业机构在其实践中有规定，明确允许州外的提供者通过 TMTH 向得克萨斯州居民提供服务。

（二）基础设施

为了取得成功，TMTH 网络系统需要足够的基础设施、设备、网络、不可中断连接和操作功能。在为 TMTH 建立基础设施方面缺乏协调，常常导致有限的可用资源的低效和无效使用。

未来的实体负责协调 TMTH 服务，应该识别、协调和综合现有的用于 TMTH 计划的网络，以促进 TMTH 活动的使用或扩展；远程医疗咨询委员会的标准小组委员会应在制定和实施远程医疗技术、应用、认证和培训的标准和规范；州立法机构应制定战略，减少高跨地区交通运输区域（跨地区）长途运输的影响，这将限制农村 TMHM 的发展和可持续性。

（三）培训和技术援助

TMTH 工作组成员列出了对 TMTH 提供者缺乏培训和技术援助的问题，这是对 TMTH 的充分有效利用的主要障碍。如果用户没有得到足够的培训和技术援助，即便使用所有最先进的设备，如网络连接，宽带，也得不到有效的实施。培训计划应该解决由于缺乏对卫生保健的先进技术的熟悉或接受而造成的问题，这些技术是由许多患者和卫生保健提供者共享的。通过技术援助以及团体和在线培训，鼓励整个国家的各组织之间的资源共享。培训和技术援助工作组的专业知识应该进行同行评审，以便在发布之前评估内容变更和更新的准确性和有效性。应该要求国家资金的接受者分配资源，用于培训和参与协调的培训工作。以及纵向和横向一体化技术的使用应推广到基础教育课程中。

（四）隐私和安全问题

隐私和医疗信息安全的问题是一个主要的问题，可能是一个成功的 TMTH 系统的重要障碍。在许多方面，TMTH 并没有改变与医疗记录的隐私和机密相关的现有问题。然而，这种新技术的加入为维护安全记录提供了新的挑战。

1. 知情授权 同意或拒绝同意与其他实体分享受保护的个人信息，这些机构不是收集此类信息的实体，也不是被法律授权的机构；及时通知过期的同意声明；以及对同意声明的变更通知。

2. 基础设施和操作环境 基础设施如硬件、软件等连接远程医疗中地点和人员，以及收集数据，都必须得到保护。所有这些数据都必须安全地存储，数据的存储（包括个人数据、医疗数据、账单数据、在每个位置处理或存储任何机密数据等）成本也会增加。此外，随着标准的不断发展，服务需求的增长，现在的解决方案在五年内可能已经不能满足。从哪个来源获得的补偿率将决定这种实施是否会随着时间的推移而持续下去。许多问题对于实现确保个人数据的隐私和机密性的操作环境至关重要。TMTH 将发挥作用的技术环境是可以想象的。根据设施的具体位置，操作系统、硬件、软件和电信都有很大的差异。正因为如此，互用性是必不可少的。设备制造商使用的专有协议限制了提供者共享数据的能力。除此之外，在提供者组织和机构内部广泛使用的本地数据库的专有特性进一步限制了客户端数据的流通使用。总的来说，技术操作环境的多样性是实现和使用 TMTH 的一个限制因素。考虑到技术环境的多样性和规则和法规规定的隐私要求，对当前形势和潜在未来状态的审查值得关注。

3. 风险和暴露 TMTH 存在一定的风险。对其未来至关重要的是认识、减轻和接受这些风险。在某种程度上，责任将由一些实体来承担，并且必须承担。用户对 TMTH 的好处缺乏公众信任，以及个人数据的机密性，将会降低用户的参与意愿。相信提供者保护个人数据的能力和决心可能是许多潜在的 TMTH 用户的最终决定因素。关于隐私和安全的决定，必须从利益相关者的期望开始，涉及很多因素方面。

15

第四节 "互联网+"在精神卫生服务实践案例

案例1 "互联网+睡眠障碍" 慢病管理模式的应用——好睡眠365

(一)案例背景

等等几小时,看看几分钟,这是患者就医的真实感受,如何改善患者的就医感受?延长每个患者就诊时间?严格控制加号?这些能不能切实改善了患者的就医体验,不会!怎么解决,就医流程再造!

我们先来看看传统就医流程:患者来院看医生,医生询问病史,根据病史开出相应的检查、检验单子,根据病史和检查等结果,给出初步诊断,做出治疗决策,如:一个糖尿病患者,自己注射胰岛素、监测血糖、控制饮食、增加运动等,也就是患者回家要自己执行医嘱;对睡眠障碍患者来说也是一样的,服用必要的药物,记录睡眠日记、完成失眠认知行为训练等;事实上患者回家之后因为担心药物不良反应、依赖等原因,大部分患者并未服药,更不用说完成认知行为训练了,这就导致慢性失眠久治不愈;而大部分慢性病,患者必须积极参与疾病的管理,才能获得最佳的疗效。如何大幅度提升慢性失眠治疗的有效率,互联网+睡眠障碍管理模式值得推广和借鉴。

(二)"互联网+睡眠障碍"案例介绍

1. 预约挂号 面向患者提供图文、语音、电话方式的诊前咨询服务功能,引导患者根据自身疾病,智能准确选择相应医生进行预约挂号操作。

2. 首诊评估 尤其是精神医学,很多人诉病其基于现象学,临床诊断往往基于临床症状与医师的临床经验,在很长一段时间里,诊断不一致在精神科医生之间是一种司空见惯的现象。但纵观历史,医学的各个分支都是从现象学走向实验室，走向影像学，精神医学只是走得慢一点。而在 2013 年出版《DSM-5》中也已特别指出，精神科医生需要量化评估工具处理精神障碍，如推荐使用 PHQ-9 自评量表量化评估抑郁的严重程度。

当然，首诊评估时的科学规范性很重要，以睡眠障碍为例，首诊时需要通过筛查相关心理学量表评估患者的主观睡眠及情绪状态；通过多导睡眠监测（PSG）评估患者的客观睡眠情况；通过检测甲状腺功能等实验室指标，以及必要的影像学检查评估患者的睡眠问题是否与器质性疾病相关等。

在互联网医学模式下，首诊的睡眠障碍患者利用候诊时间在"好睡眠 365 平台"完成 PSQI、PHQ-9、GAD-7、PHQ-15 及 ESS 量表的评估→诊间就诊。相比传统医学模式下，患者等候就诊→诊间医生初步问诊→开具相关检查→逐项排队检查→等待检查结果→诊间再次排队就诊，两种模式同样完成了首诊评估，但互联网医学模式下大大缩短了患者首诊评估时间，减少诊间就诊次数。

3. 诊间决策 诊间接诊时，医生针对患者已评估的情况，有针对性地行精神检查，补充必要的辅助检查，如此不仅大量节约门诊时间，同时也减少临床诊断的偏倚，进而给出准确的诊断和基于评估的优化治疗决策。

患者 1：根据图 15-1 评估结果，PSQI：7 分，GAD-7：4 分，PHQ-9：3 分，ESS：2 分。患者以失眠为主要临床症状，失眠严重程度为轻度，目前未服用催眠药物，情绪和嗜睡问题均不突出。诊断：失眠障碍；治疗决策为：失眠的认知行为治疗（CBT-i）。

患者 2：根据图 15-2 评估结果，PSQI：8 分，该患者在服用镇静催眠药物情况下，失眠严重程度为轻度；GAD-7：3 分，PHQ-9：2 分，无明显情绪紊乱。诊断：失眠障碍；治疗决策为：CBT-i + 逐步减停镇静催眠药物。

15

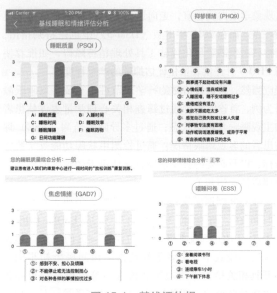

图 15-1　基线评估报

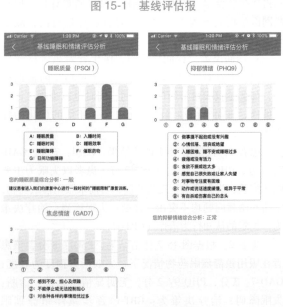

图 15-2　基线评估报

患者3：根据图15-3评估结果，PSQI：15分，失眠严重程度为重度；GAD-7：0分，PHQ-9：3分，无明显情绪紊乱；ESS：14分，嗜睡程度为中度，故该患者须进一步明确嗜睡原因，给予预约PSG检查，结果如图15-4，提示该患者为睡眠呼吸暂停引起的睡眠问题。诊断：睡眠呼吸暂停综合征；治疗决策为：呼吸机辅助通气治疗+调整催眠药物。

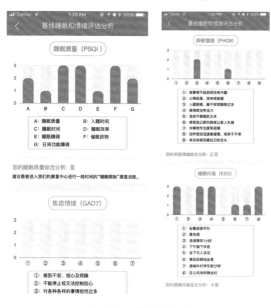

图 15-3　基线评估报

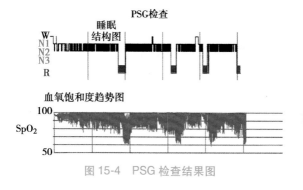

图 15-4　PSG 检查结果图

15

患者 4：根据图 15-5 评估结果，PSQI：16 分，失眠严重程度为重度；GAD-7：16 分，为重度焦虑；PHQ-9：25 分，为重度抑郁；PHQ-15：13 分，伴中度躯体症状。诊断：抑郁障碍；治疗决策：1. 建议住院治疗；2. 抗抑郁药物（SNRI）+催眠药物/小剂量非典型抗精神病药物+ CBT-i。

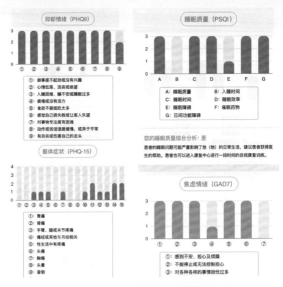

图 15-5 基线评估报

4. 辅助检查 对于首诊评估后须行 PSG 检查者，医生可直接在门诊诊间系统为患者预约 PSG 检查，并以短信形式发送给患者具体监测时间及相关注意事项，以及监测后的 PSG 报告。同时，在"好睡眠 365"医患平台上，除了量表评估数据以外，患者在院检查的相关理化辅助检查均可提取浏览。

5. 诊后随访 首诊离院后，互联网医疗模式下的患者并非处于脱管状态，医生将通过"好睡眠 365 平台"给患者发送药物、CBT-i 训练、下次评估及复诊时间等医嘱，如图 15-6。另外，患者端不仅可以接收到医生发送的上述医嘱,每天还会接收到 CBT-i 训练提醒,并有做好睡眠日记的要求,供再次就诊时重新评估使用,如图 15-7。

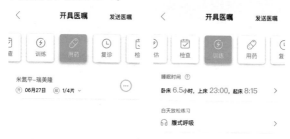

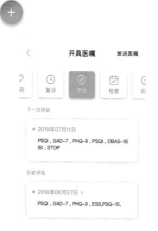

图 15-6 医嘱(CBT-i 训练、复评安排、用药)

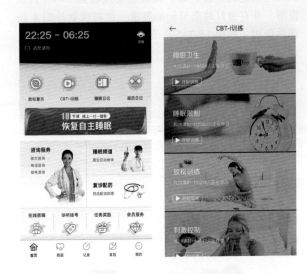

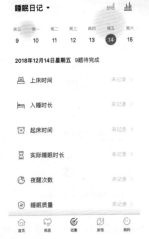

图 15-7 好睡眠 365 患者端提醒页/
CBT-i 训练/睡眠日记

6. 提高依从性 睡眠障碍为慢性疾病，服药及CBT-i训练的依从性是干扰睡眠障碍有效治疗的关键因素之一。而"好睡眠365"采用"互联网+"的慢病管理模式，接受患者电话咨询、诊后图文咨询等为患者线上答疑解惑，可有效缓解患者用药焦虑及提高服药依从性；相关研究亦表明，基于互联网的CBT-i训练依从性远高于传统CBT-i训练，这与个体、面对面的CBT-i训练随访、监督过程困难，对患者而言耗时、耗力又不易获得有关。另外，"好睡眠365平台"还设置了完成每日任务后的奖励，为原本乏味的治疗训练增添趣味性。

7. 再次就诊 初期通常设置1~2周后患者再次就诊，根据评估患者睡眠及情绪趋势图、睡眠日记趋势图等（图15-8）量化的评估结果再次作出优化的治疗决策，如药物剂量增减/维持、联合用药或换药等。

病情稳定的患者逐步纳入网络管理，患者在家中通过"好睡眠365平台"直接与"我的医生"对接，线上咨询、线上复诊评估，医生线上发送给患者药物及CBT-i训练医嘱，相关机构安排药品配送，充分实现让患者"最多跑一次"的目标。

8. 线上支付 患者完成就诊后，平台可以将患者本次就诊的缴费信息直接推送到患者手机，患者可以在手机上选择支付方式（银行卡充值、支付宝、微信），直接支付。选择在线医生进行图文咨询，医生可以直接查看患者的主要症状、严重程度、持续时间以及需要咨询的问题，医生进行回复。

9. 随访调查以及服务评价 系统在患者就诊完成后自动推送给患者端，进行满意度信息的采集并进行结果分析，促进服务质量的不断提升。

15

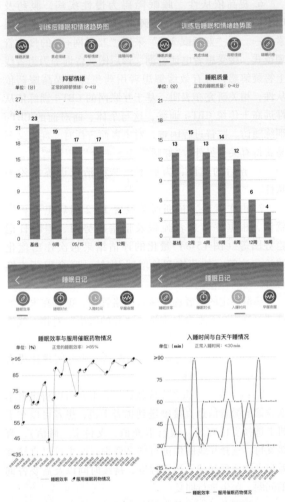

图 15-8 情绪趋势图/睡眠趋势图/睡眠日记趋势图
(有服药情况)/睡眠日记趋势图 (入睡与午睡情况)

院长点评——李艳娟（杭州市第七人民医院 书记）

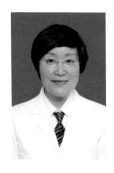

睡眠障碍是一种常见病、多发病、慢性病，慢病管理要求患者参与疾病的管理，包括培训患者掌握疾病评估技能和疾病康复训练技能，失眠障碍患者学习情绪评估和记录睡眠日记，以及失眠认知行为训练技能，利用互联网技术使得这些成为可能，真实实现对失眠障碍患者闭环管理，从而有效提高慢性失眠的治疗有效率。

借助互联网技术能提高我们的医疗水平吗？我想是不会的，但是它能提高我们的效率，能让我们把更多的时间和精力投入到更复杂的临床工作中。

案例2 基于移动互联网技术的平台建设 与应用——杭州市第七人民医院

杭州市第七人民医院创建于1954年，现已成为集医疗、教学、科研、康复和防治职能于一体的治疗精神、心理疾病的三甲专科医院。作为全国知名三级甲等精神疾病专科医院，服务范围辐射整个浙江，并延及安徽、江苏周边地区。杭州市第七人民医院是浙江大学医学院精神卫生中心，安徽医科大学杭州精神卫生临床学院，浙江省政府指定的精神病医学鉴定医院，杭州市精神（心理）卫生工作领导小组办公室挂靠单位。医院成立了省内首家以联盟形式组建的精神病专科医院高质量医联体。精神病（行为医学）为省市医学共建项目，医学心理学为市一类重点学科，精神病学和精神康复学为市二类重点学科。

15

医院立足精神科，积极拓展服务领域，先后创立了浙江省首家老年心理康复中心，杭州市心理危机研究与干预中心，市睡眠障碍诊疗中心，心理咨询中心、市精神科疑难疾病诊疗中心、市精神康复诊疗中心、红十字会心理救援队、首条 24 小时心理咨询热线，首个儿童统合感觉治疗室。在"互联网+"时代，医院在精神卫生服务方面进行了深入的实践和探索。

（一）牵头成立浙大医学院精神卫生中心精神病专科医院联盟，利用互联网+医疗，探索远程精神卫生服务

2017 年，杭州市第七人民医院牵头成立浙大医学院精神卫生中心精神病专科医院联盟，同时发挥三级精神专科医院的资源优势，借鉴国内外成功经验，利用现代通讯技术、信息技术和医疗卫生的深度整合，构建杭州市第七人民医院为核心、辐射联盟内协作医院的基于移动互联网技术的精神卫生服务平台，在医院管理、学科共建、远程医疗、技术提升、双向转诊等方面进行合作，实现优质医疗资源、优秀专家、科教研资源等共享，促使联盟内各医院获得同质化发展，进一步实现优质医疗资源的"双下沉、两提升"。

1. 远程诊疗

（1）远程会诊：利用现代化通讯工具和精神卫生服务平台，上级医院专家可为疑难症患者进行病历分析、病情诊断，以及进一步确定治疗方案。

（2）远程预约专家门诊：患者通过网络预约或到当地社区卫生服务机构预约上级医院的专家，通过精神卫生服务平台，在就近的县级医院或者社区卫生服务机构得到上级专家的会诊。

（3）多学科联合会诊：对有并发多种疾病的重症患者，可开展多学科专家联合会诊，精准化、个性化疑难诊疗，信息全院、全联盟内共享，促进高效协作。

2. 双向转诊 依托基于移动互联网技术的精神卫生服务平台，构建省、市/县、社区/乡镇专科专病多级转诊网络，以"首诊到基层，大病到医院，康复回基层"的政策和理念为导向，实现基层医疗机构或下级医院与上级省市县医院之间的互转，实现联盟内上级

医院与下属协作、托管医院之间的转诊。同时将双向转诊与远程会诊相结合，实现各级医院之间的紧密合作，极大程度方便患者接受上级专家诊疗、下级医院跟踪随访，是快速、高效实现基层首诊，达到分级诊疗的有效途径。

3. 远程精神医学教育　通过移动互联网技术的精神卫生服务平台，向联盟成员单位提供医学继续教育、远程专题讲座、远程学术研讨等远程人员培训，并可以将住院医师规范培训网络化，通过专家视频教学，实现远程培训，为成员单位培养更多的精神卫生医学专业人才，惠及更多的患者。

4. 科研合作　全面整合资源，逐步形成服务与研究一体化整合型平台，在儿童精神疾病早期识别和诊断、精神障碍物理治疗等方面进行大规模、多中心、高质量的临床研究和基础研究，开展关键技术、新技术、新产品的研发，并进行技术推广和应用，培育临床研究团队型人才。

5. 移动 APP 应用　将众多项业务功能模块在移动端应用上呈现，使精神卫生服务工作进一步突破时间、地域的限制，让医师、患者及管理者更充分享受移动互联技术带来的便捷性。

（二）将精神卫生服务前伸、后延，探索"防治康一体化"服务体系

1. 心理健康评测　七院的精神卫生工作紧紧抓住"预防"二字，将工作扩展前延至为群众的心理健康服务，依托专业、规范、互动型的精神卫生服务平台，为群众提供系列心理健康自助测评，对测试评估为高危等级的咨询者，进行预警及紧急心理危机干预，对精神残疾患者、贫困患者等特殊人群提供面对面的或者网络的预约心理咨询，为有更高需求的咨询者预约专家行在线或线下的有偿心理咨询。此外，通过收集的自助测评数据，可分析居民身心健康状况，为政府部门制定提升居民心理健康素养计划，提供决策参考。

15

2. 精神疾病社区防治 精神疾病大多是慢性疾病,需要长程的治疗,大量病情相对稳定的患者生活在社区。社区的长期治疗以及精神康复训练才是精神疾病患者整个治疗过程中的重要环节,如何提高精神疾病患者在社区的综合疗效,是精神卫生工作面临的重要课题,也是备受关注的社会问题之一。医院倡导"健康心理、健康人生",借助精神卫生服务平台,线上与线下相结合,积极开展精神疾病社区防治,普及社区心理卫生服务,实行社区—医院一体化运作模式,对稳定患者病情、提高综合疗效发挥了积极作用,是探索防治康一体化的有效尝试,在创立市精神(心理)卫生工作"杭州模式"中发挥了积极而重要的作用。2004 年成立的心理危机研究与干预中心,近年来参与了"云娜""桑美"台风、"汶川大地震""玉树"地震以及新疆"7.5"事件后、温州 7.23 动车事件等突发事件中的受灾人群进行心理干预,取得了良好的社会效益。

3. 探索构建精神专科医生参与下的家庭医生签约服务 《关于推进家庭医生签约服务的指导意见》鼓励专科医生加入到基层家庭医生签约服务团队中,提出有条件的地方可通过相应绩效评价考核,对参与家庭医生签约服务团队的二级以上医院医师予以资金支持和引导。鉴于精神疾病专业性较强、基层家庭医生能力不足,医院正考虑精神专科医生参与基层家庭医生签约服务团队的有效方案,探索专科医生参与基本公共卫生服务的管理共赢模式。

杭州市第七人民医院牢牢把握公益属性,坚持以专科协作为纽带,以提高区域精神卫生服务的服务和管理水平、建立专科分级诊疗模式为目标,通过基于移动互联网技术的精神卫生服务平台的建设与应用,着力推动优质精神卫生资源的上下贯通,在优化精神卫生资源配置、提升精神卫生服务可及性、推动精神卫生服务重心下移、关口前移等方面发挥了良好的作用,为"互联网

15

+"精神卫生服务提供了案例和基础，也为今后的精神卫生工作发展方向提供借鉴。

院长点评——陈致宇（杭州市第七人民医院 院长）

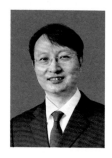

根据最新的数据统计，目前全国注册的精神卫生专科医生仅2万余名，浙江省为1000余名，且医生团队基础薄弱，高年资的专家只占很少一部分，多数集中在三级大医院中。因此，患者为了看名医专家而奔波在所难免。针对一些疑难病患，基础医院无法妥善救治，精神卫生疾病大多需要长期持续治疗，外地患者反复就诊十分不便，且精神卫生专科医院医疗资源参差不齐。成立专科联盟，利用现代信息化技术整合优质医疗资源，是解决这些问题的有效途径之一。

2017年7月，杭州七院联合全省十九家精神疾病专科医院成立了浙大医学院精神卫生中心专科医院联盟，这是省内首家以联盟形式组建的精神病专科医院高质量医联体。以此为契机，杭州七院初步已成立了包括临安市安康医院、建德市第四人民医院、嘉兴市康慈医院、温州市第七人民医院、金华市第二医院和恩施土家族苗族自治州优抚医院在内的基于移动互联网技术的精神卫生服务平台。

通过平台内所有医疗机构的合作和努力，将探索浙江特色、华东特色乃至中国特色的精神心理专科医学运行模式，这有利于有效统筹、整合、优化、合理配置专科医疗资源，分层级引导、安排专科疾病患者就医，使患者获得更科学、便捷、经济、高效的医疗照护。

15

案例3 物联网技术在防止精神疾病患者走失中应用的实例——吉林省神经精神病医院

依据国家卫健委疾控局统计的《严重精神障碍信息管理月报》中得知，精神疾病患者呈逐年增长趋势。但目前对于精神疾病患者救治的条件有限，无法很好地对精神疾病患者进行管理。同时，由于精神疾病治疗是一个长期的过程，给医院带来很大的压力。因此对物联网技术在防止精神疾病患者走失中的应用这一科研方向进行研究具有重大意义。

本节以吉林省神经精神病医院为例，介绍精神疾病患者防走失定位技术的实践经验、操作模式。

（一）案例背景

数据分析显示，中国各类精神疾病患者人数在一亿人以上，在精神疾病专科医院，运用传统手段去管理患者面临着工作压力大等诸多问题，因此结合物联网技术，运用信息化手段，完善医疗健康服务体系成为未来精神疾病患者管理手段的必然趋势。

互联网+作为当代最新的信息化技术理念与医疗相结合，将很大程度上提升医院的医疗水平和管理水平。当前，大数据分析与深度学习方法是信息领域十分活跃的新理论、新技术的生长点。基于以上技术手段，我们将JAVA研发语言结合硬件RFID定位技术，运用到物联网定位中，将定位服务与可穿戴设备融合在一起，可以对病患实时监护，查看其位置和移动轨迹等，这样不仅美观，而且接受度大大提升。尤其是结合精神科领域范畴，这将不只是新的尝试，此种方案的结合更将具有重要意义。

（二）实施时间

2017 年

（三）工作内容与方向

基于"互联网+医疗"的理念基础，运用物联网定位技术结合精神科实际工作现状，搭建区域定位系统，

15

以防止精神疾病住院患者走失的应用。采用 RFID 定位技术与软件监控平台相结合的方式，使精神科医疗区进行区域划分，为护理人员与患者佩戴定位设备，实现实时人员位置监控，可实现患者防走失功能、降低医护人员日常工作量，不但保障医护人员人身安全，创建安定、和谐社会环境，降低精神疾病患者对社会的危害，更改变传统精神学科管理方式，加强和创新吉林省精神学科管理模式。

（四）研究内容

在充分借鉴目前国内外有关精神疾病患者群体对社会危害性、传统看管模式和物联网定位技术的基础上，结合本单位多年来在精神医学方面的临床积累，对物联网技术在防止精神疾病患者走失应用方面进行系统、深入的技术研究。致力于实现运用物联网定位技术结合精神科实际工作现状，搭建区域定位系统，以防止精神疾病住院患者走失的应用。

（五）研究方案

本研究是基于物联网技术的精神疾病患者防走失定位系统，这套系统在很大程度上防止住院患者在治疗期间走失现象的发生，同时"互联网+医疗"作为新型管理手段，运用到精神疾病患者的定位管理方面，不但为医院提供了便捷，更为医护工作者减轻了工作量与工作压力。患者离开房间时，不再是无人知晓，无法找到具体位置。通过可穿戴设备和"互联网+"设备之间的关联，可以准确地将患者进行区域定位。即便发生危险，也为救助人员提供了便捷，争取到时间。

（六）覆盖区域

此次定位覆盖区域为吉林省神经精神病医院全体精神科区域范围，运用"互联网+"定位技术，可以准确定位精神科住院患者的具体位置。

（七）实际应用与发展方向

15

"互联网+"作为当代最新的信息化技术理念与医疗相结合，将很大程度上提升医院的医疗水平和管理水平。

当今社会已经步入信息化时代，物联网技术作为"互联网+医疗"中的一部分有它的新颖性，运用信息化手段与传统医疗行业相结合，规范管理、合理管控，具有十分强烈的创新性，现已实现手机查看人员定位情况、患者体征多参数实时采集、大数据存储与分析等功能。这些措施将不仅服务于住院患者的日常管理与监护，还将为病理方面的科学研究、临床医生的治疗决策提供可靠的参考数据和有力的决策依据。

（八）技术方案

此次研究的技术路线是理论分析和调查研究相结合、硬件研发与软件研发相结合、统计分析和文献分析相结合。

基础开发环境搭建完毕后制定定位流程，系统的工作过程为：患者入住，配备可穿戴定位手环，当患者在疗区内活动时，定位手环触发定位地标器，设备之间接收通讯后，通过阅读器将信号采集并回传给系统数据库，后台软件通过服务器上数据监控患者行动轨迹，定位当前位置。最终通过人机界面显示给医护人员，医护人员通过显示的数据获知患者的实时位置信息，并在必要的时候采取相应的措施，以保证患者在受控范围内，一旦有患者进入禁区或走失，会立即预警，防止意外发生。

利用现代化科技手段"互联网+医疗"的模式监控精神疾病患者，保护医务人员的安全，紧急情况下的报警提醒和掌握控制现场态势发展，充分发挥监管系统的作用。通过智能实时人员定位系统解决方案，可以实现对精神疾病患者、医护人员的定位、跟踪、和移动路线回放。不仅能在第一时间对诸如走失等事件做出快速反应，还能及时提供事件发生时的准确位置，以及被袭时和被袭后相关人员的移动去向等资料，大大提高意外情况下的处理效率和管理水平。为精神专科医院的管理工作提供更加高效的监管手段。

同时对于社会来说精神疾病患者伤人事件近年来愈

演愈烈，每起事件对个人、社会、家庭、广大人民群众所造成的损失与伤害是不可估量的，因此精神病患者定位，每防止一起外走事件的发生，每消除一次可能外走的隐患，都将为社会阻止一起可能的犯罪，都会为社会减少可能发生的损失，具有重要意义。

院长点评——马银华（吉林省神经精神病医院院长）

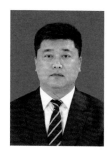

　　　　　吉林省神经精神病医院从2015年筹划，2017年开始实施，基于"互联网+"下的精神科患者定位管理，已取得了良好的成果，因此造成的不良事件发生率明显降低。互联网结合物联网技术，作为信息化理念与医疗护理管理相结合，为患者佩戴定位设备，能够实时追踪人员位置，可防止精神障碍患者走失，降低医护人员工作强度，保障患者及护理人员安全，创新吉林省精神专科的护理管理模式，对精神专科医院的管理水平有很大的提升。未来，在"互联网+"的发展下，互联网结合物联网技术与卫星定位相结合，更能够大大降低精神科患者对社会的危害，对分析研究精神障碍患者临床诊疗、预后和社会功能提供有效的，强有力的大数据参考和决策。

（陈致宇　陶有庆　谢大航　朱春燕）

参考文献

[1] 李华才."互联网+医疗"建设与应用模式探究. 中国数字医学，2015，10（6）：1.

[2] 陈曦. 互联网医疗研究现状及未来. 学术前沿，2017，下：40-47.

[3] 赵杰，吴萌，侯红利，等. 区域协同医疗信息平台的构建与应用. 中华医院管理杂志，2014，30（8）：

15

576-579.

[4] 李小华. 医院信息化技术与应用. 北京：人民卫生出版社，2014.

[5] 刘宁，陈敏. 我国互联网医疗服务模式与应用现状分析. 中国卫生信息管理杂志，2016，13（5）：455-460.

[6] 来勇臣，李慧. 建设虚拟化网络医院开辟新的就医模式. 中国数字医学，2014（10）：63-64.

[7] 谢文照，龚雪亲，罗爱静. 我国互联网医疗的发展现状. 中华医学图书情报杂志，2016，25（9）：6-9.

[8] 刘洪雷，张世红，门一帆，等. 关于远程医疗国内外政策分析与启示. 中国医院，2018，22（6）：39-42.

[9] 孟群，尹新，梁宸. 中国互联网医疗的发展现状与思考，中国卫生信息管理杂志，2016，13（4）：356-363.

[10] 张维熙，李淑然，陈昌惠，等. 中国七个地区精神疾病流行病学调查. 中华精神科杂志，1998，02：5-7.

[11] 赵靖平，施慎逊. 中国精神分裂症防治指南，北京：中国医学电子音像出版社，2015.

[12] 王勇，宋立升，姚培芬，等. 上海精神卫生分级诊疗探索与思考. 中国医院，2017，21（5）：9-11.

[13] 何嘉炜，林基伟，彭苏元，等. 慢病管理在临床科研中的作用. 世界科学技术：中医药现代化，2016，18（6）：964-967.

[14] 于林，肖爱祥，韦红梅，等. "互联网+"重性精神疾病中医特色管理新模式应用展望. 中医药临床杂志，2017（9）：1386-1389.

[15] 吴三兵，胡焱，辛昌茂，等. 分级诊疗制度的实质与我国分级诊疗制度建设的出路. 中华医院管理杂志，2016，32（7）：485-487.

[16] 李茂生，邬志美. 我国重性精神疾病患者病耻感问

15

题及对策分析. 中国医学伦理学，2017，30（3）：
383-387.

[17] 于林，肖爱祥，韦红梅，等. "互联网+"重性精
神疾病中医特色管理新模式应用展望，中医药临
床，2017，9：1386-1389.

15

第十六章

精神专科医院未来发展展望

本章要点：医院"做大做强"是众多医院管理者追求的目标，精神专科医院同样面临做大与做强的选择。精神专科医院"做大"或"做全"，如何处理诸如传染病管理、产妇管理，开展神经外科的议题，等等，都涉及医院如何定义"做大"，以及界定服务的边界。此外，"做强"更多涉及发展亚专科、开展更前沿的基础研究，等等，这些同样是医院管理者必须思考的战略性问题。本章主要探讨精神专科医院做大做强的辩证关系，以及在实践探索中的经验。案例介绍医院在此方面的思考和实践，从医院发展战略的角度，探讨及展望中国精神专科医院未来发展的可能路径。

第一节　医院发展战略研究现状

医院的发展与学科的进步、管理模式的创新、大众的关注程度密切相关。近年来，精神专科医院得到了较快速的发展，这得益于精神医学学科的进步和专科医院自身管理模式的不断改进。传统的公立精神专科医院主要依靠政府扶持，缺乏市场竞争压力，然而现今，市场转型，私立或民营医院的队伍不断壮大。如何在日益激烈的竞争环境下立于常胜地位，如何突出优势发挥特长保持可持续发展，是每家医院都将面临的挑战和每位管理者都需要思考的问题。下面就将从精神医学的发展入手，简要回顾一下精神专科医院的发展历程和已有的成绩。在过去的基础上，为更好地发展医院，战略性管理已成为当今促进医院发展不可或缺的重要方式，如何有效地实施战略性管理需要大家共同探索。

一、精神医学的历史

精神专科医院的发展与精神医学的进步息息相关。精神医学最初源自于古希腊语，古人的世界观认为人存在肉体与灵魂，而肉体与灵魂皆可患病，自此精神医学第一次为人所知。纵观精神医学的历史，在 18 世纪以前，精神疾病被视为魔鬼附体，那时的治疗方式则是将精神病患者送往疯人院、寺庙内进行驱鬼，并不会认为这是一种疾病，更不会有专门的机构来收纳和治疗精神疾病患者。十八世纪工业革命之后，精神疾病被认为是一种病理状态，精神医学逐渐与宗教等概念分离开，被世人逐步接纳。为改善精神疾病患者的治疗和降低社会歧视，疯人院也被改为了精神专科医院，但那时精神专科医院的规模往往较小，大多数人仍抱着对待"疯子"的态度来看待精神疾病患者。在新中国成立之前，我国精神病学发展极为缓慢，许多群众对于精神医学完全没有认识，与精神疾病有关的医疗机构不足十所，从事相关精神领域的专科医师不满 100 人，床位不到 1000 张。

自新中国成立开始，我国的精神卫生事业得到了飞速发展，医疗机构与床位数量均有大幅度增加，并且伴随着医疗设备和技术水平的明显改善。这与我国总体的医疗卫生事业的发展息息相关，也反映出精神医学正逐步得到民众的重视。但是传统精神专科医院往往由政府扶持，没有生存的压力。随着人们精神需求的日益增长和对医疗服务质量要求的不断增高，为适应新形势和新环境，医院要制定出长远的发展战略计划。

16

二、医院发展战略研究背景

与市场管理模式及企业管理模式相比，战略性管理已成为当今医院管理体系的主流。我国目前对医院发展战略的研究层出不穷，对不同专科医院发展战略的研究则极为罕见，精神专科医院的研究文献更鲜有报告。纵观目前我国对医院发展战略的研究，大致分为医院硬件发展及业务发展两个方面，而且我国医院的发展离不开政策的支持。2015 年 3 月，政府工作报告中提出了"健康中国"的概念，并将其定位为深化医改的主要方向。同年，党的十八届五中全会提出了"推进健康中国建设"的新目标。在 2016 年底的全国卫生与健康大会专门强调"要加大心理健康基础性研究；做好心理健康知识和心理疾病科普工作；规范发展心理治疗、心理咨询等心理健康服务"。健康中国 2030 规划纲要中指出：健康是促进人们全面发展的必然要求，是经济社会发展的基础条件，是民族昌盛和国家富强的重要标志，也是广大人民群众的共同追求，并要加强心理服务体系建设和规范化管理。习近平总书记也曾强调"没有全民健康，就没有全面小康"，并提出"要把人民健康放在优先发展的战略地位"。这一系列举措使得"健康中国"上升为国家战略计划之一，其中，心理健康是实现"健康中国"的重要环节。这些政策的实施为精神专科医院的发展提供了保障和支持。

三、医院发展战略研究现状

随着新形势下，大部分医院发展理念已慢慢从专注自身发展向区域协同发展方向转变，从专注卫生向融合健康产业转变。现今很多医院的发展战略已向健康中国战略主题靠拢，其中医联体建设已为医院的常规工作内容，各级医疗卫生机构在医联体体系内，按照不同的功能定位开展相关工作，以促进医疗资源的全面共享和帮助医疗服务连续性的有效建立。同时大型公立医院在明

16

确自身定位的基础上也逐渐发挥技术的辐射和带动作用，协助中小型、社区医院等的发展和建立。通过对口帮扶、医联体等多种方式，促进医疗资源的整合，引导优质医疗资源下沉，提升基层医疗机构的服务能力，推动构建分级诊疗模式。

同时，医院发展的战略模式还可分为开辟外部市场与提升内部素养两种方式。开辟外部市场需要深化普及群众的医学知识，尤其是精神疾病，更需普及，包括让群众正确认识精神疾病，并让群众和患者抛去对精神医学以及精神疾病患者的一些错误的观念，科学地接受治疗、转诊并配合医院和医师的工作。这样不仅减少了医疗资源的浪费，还可以增加群众对精神心理健康的重视。而提升内部素养则是要切实贯彻医教研一体化、规范化的管理制度，使高水平的业务能力得以保持，坚持走可持续发展路线，加大对医疗人员的培养，细化专科等。

最后需要强调的是在医院建设过程中要始终保持政治思想的正确性和先进性，并同时保证医疗保健任务得以圆满完成。政治思想工作应与医疗保健工作、医院发展战略体系紧密相连并相互促进。

第二节　精神专科医院做大做强的辩证关系

随着国家对于精神卫生事业的重视，国家和政府对于精神专科医院的投入越来越大，精神专科医院取得了飞速的发展。截至 2016 年底，中国精神科床位数已经达到每万人 2.75 张，年门诊人数达到 3405.7 万人，无论在规模还是在服务能力上都有了巨大的提升。十九大报告强调实施"健康中国战略"，"要完善国民健康政策，为人民群众提供全方位全周期健康服务。深化医药卫生体制改革，全面建立中国特色基本医疗卫生制度、医疗保障制度和优质高效的医疗卫生服务体系，健全现代医院管理制度"，同时也对精神心理健康进行了深入的阐

16

述。对精神卫生事业的发展提出了新的要求，未来精神专科医院的发展机遇与挑战共存。

一、精神专科医院发展面临的问题

目前制约精神专科医院发展的因素仍然很多。首先，最新调查结果显示，我国各类精神障碍总患病率17.7%；虽然精神卫生机构的服务能力有了很大提升，但是精神疾病患者接受治疗的比例较低，精神专科医院的服务能力迫切需要进一步的提升。其次，国家对于精神卫生财政投入较低，根据世界卫生组织的数据显示，2011年发达国家精神卫生支出占总医疗投入的比例可达5%，就全球平均而言精神卫生支出占总医疗投入的比例为2.8%，而我国的投入占比仅有2.3%。第三，精神专科医院分布不平衡，我国东部地区、城市地区的精神专科医院数量、床位数和专业人员数目均高于西部地区、农村地区。第四，在计划经济时期，卫生部、公安部和民政部三位一体的精神卫生机构设置取得了良好的社会效益；但随着市场经济的到来和卫生体制改革的推进，卫生系统下的精神卫生机构赢得了发展的先机；民政和公安部门的精神卫生机构由于政策的限制发展滞后。此外，精神专科医院还面临着精神卫生需求快速释放与服务能力提升缓慢、精神卫生康复服务缺乏、人员流失以及发展定位不明确等相关的问题。第五，根据原国家卫计委2016年的统计数据显示，我国卫生领域医务人员总数为11 172 945，其中精神专科医院医务人员数为149 039，共有1026家精神专科医院。对比我国卫生领域的弱势学科——儿科医学，同年，我国儿科专科医院约117所，儿科专科医院医务人员数为61 643，约平均每所儿科医院有约527名医务人员，而平均每所精神专科医院仅有约145名医务人员。这说明我国精神卫生领域人才严重短缺，远落后于其他专科医院，相较于我国精神疾病患者庞大的基数，精神科医务人员数量更显短缺。此外，对于精神科这种较为特殊的学科，还需要其他类型的专

16

业人员如陪护人员、康复人员、心理治疗师等，但这些人员在我国就更为稀少。由此可见，精神医学领域在我国也是医疗卫生事业的弱势学科，更突出了我国精神医学发展的迫切需求，要求我们对现有资源的进一步优化。

二、当前精神专科医院发展的方向

为应对当前发展面临的各类问题，精神专科医院在发展模式和方向上结合国际的经验进行了探索。包括通过建立现代医院管理制度实行所有权与经营权分离，实现医院治理体系和管理能力现代化；部分精神专科医院提出"大专科、小综合"的发展设想，在做好精神科的基础上，压缩封闭病房，增设开放病房，建立心身医学科、早期干预科、神经症病房、老年病房，设立神经内外科、康复病房、戒毒病房等，甚至摸索开展内、外综合科，扩大业务范围，为精神病患者解决综合科疾病诊疗问题，为精神科的发展保驾护航；也有的精神专科医院通过建立精神卫生诊疗服务的医疗联合体或者联盟，采用分级诊疗、双向转诊、急慢分治、全程干预等形式来解决资源分布不均的问题。这些措施对于改善当前精神专科医院的经营状况，适应新形势下的发展需求产生了重大的影响。特别是"大专科、小综合"的发展设想对于解决精神疾病和躯体疾病共患的问题，拓宽精神专科医院的收入来源发挥了巨大的作用，这种经营模式也符合当前医药卫生体制改革中对于精神卫生服务的定位，即：精神卫生服务应为包括医师、护士、心理治疗师、社会工作师、康复师等共同参与的综合服务模式，也应该与妇幼、传染病防控等一起纳入公共卫生体系，促进精神卫生服务的均等化。

三、精神专科医院做大与做强的辩证关系

当前精神专科医院的发展呈现两个方向：一，集中力量发展特色专业，在医院原有的科室、人员和资源的基础上，加大对学科建设和科研的投入，集中力量打造

16

优势学科，将科室和学科做强；二，适度扩大医院的规模，通过改扩建医院，增加床位，拓展科室促进医院的发展。即，向"强"发展或向"大"规划。做大还是做强是当前精神专科医院管理者需要做出的抉择，两者并进也是对优秀管理者提出的更高的要求。

做大不仅仅是精神专科医院规模的扩大以及床位和人员的增加，还包含大综合的意义，即建设具有精神专科特色综合学科的医院，将精神科与神经科两大专科强项联合。其目标是所有因神经、精神方面的问题来就诊的，都能在医院内得到有效的诊治。此外，为了满足患者多方面的就医需求，有很多精神专科医院也设置了内科、外科等相对综合的科室。更有一些医院对精神科本身的服务范围也进行了扩大，开展联络会诊、儿童与青少年情绪问题、老年精神卫生、重大灾难的危机干预、围产期妇女心理健康疏导等服务。

做强则是指做专科。通过加大投入，以学科的建设带动医院的发展。精神专科医院或通过以"资源共享、优势互补、协作攻关"的方式组建学科联合体；或者遴选出基础条件好、有发展前景的优势学科；或者按照学科的专病化模式，以适应疾病谱变化、专科病领域细分、医学科技的发展和人们对医疗保障需求等模式来设立重点发展的学科或者学科组团，通过将学科发展强大，以学科发展引领医院发展，以医院发展带动学科建设，最终实现"以较少投入达到最大倍数的产出"的整体目标。

发展大的规模和强的专科可兼顾并行。扩大规模需要雄厚的资本投入和广泛的服务群体，保证规模能够扩大且扩大后能够产生相应的效益，而做强学科需要的投入相对较少，但需要锐利的眼光发现医院的强势学科和特色科室，能够挖掘出潜在的需求和驱动医院发展的新动力。如果能将两者有机地结合起来，则可以开创精神专科医院"强专科，大综合"的蓬勃发展局面。

16

四、精神专科医院"强专科、大综合"的策略

传统的精神专科医院管理方式已不能应对市场需要，无法突出精神专科医院的特色、品牌和服务优势。精神专科医院要有长远发展，首先要自我定位，根据病源特点、自身优势、竞争对手等的不同，进行市场调研，找准自身特色和发展方向。资源总是有限的，不可能无限扩展，保证优势学科达到国内甚至国际一流，要处理好"有所为"与"有所不为"的关系，防止资源过度"稀释"。突出重点和特色，必须有所舍弃；思考学科布局，不应追求齐全、热门，而应追求特色、优势和高起点。着眼国际视野，立足国内，来判断学科的发展前途，明确优势所在。依托创新，持续推进精神专科医院发展，做到管理创新、服务创新、宣传创新、医疗创新和护理创新等。通过灵活组织、合理配置、制度和流程化的管理以及科学的绩效考核实现员工的高效管理，发挥普通员工的积极性。通过新的服务和技术手段、一体化的覆盖生命周期的服务模式等的研发和建立吸引患者，留住患者。通过建立基础临床并重、医教研防协同的发展策略推动医院的持续发展。

第三节 精神专科医院
未来发展展望

近年来，精神卫生工作受到社会各界的空前重视，全国人民代表大会常务委员会于 2012 年 10 月颁布了《中华人民共和国精神卫生法》，住建部、国家发改委 2016 年批准发布了《精神专科医院建设标准》［建标（2016）267号］等，这些都为精神卫生工作提供了强有力的法律依据和政策保障。国家和地方先后都投入大量资金，用于精神专科医院建设，许多精神专科医院如雨后春笋，得到新建、扩建或者改造，人才队伍得到了充实完善，设备得到

16

了补充和更新，门诊量、住院患者数逐年攀升，焕发出勃勃生机。同时，我国不同程度、不同类型的精神障碍患者群体庞大，精神卫生工作迎来了前所未有的历史发展机遇，可谓任重而道远。作为精神专科医院，如何展望未来，抢抓机遇，更好地担当担责，我们认为，以下三项重点工作是精神专科医院未来的发展方向所在。

一、分级分类，做精品精神专科医院是发展的主流和主线

在我国，至今仍然存在着精神障碍患者群体庞大与精神卫生服务资源短缺、精神疾病治疗率较低之间的矛盾，而且这一矛盾由于各种原因，短期内难以解决。这些，都是精神专科医院今后不断发展壮大的内在动力和迫切需求。"有需求就需要配套服务，就需要市场"，为此，精神专科医院要更好地把握时机，挖掘一切潜力，提升医院内涵，把医院打造成精品。

（一）着力建设一流精神专科医院

《精神专科医院建设标准》明确规定"避免出现一个地区有多家医院的情况……不鼓励建设 500 张床位以上的精神专科医院"，对于精神专科医院而言，这既是契机，更是挑战，精神专科医院发展建设应找准功能定位和切入点，量力而行。由于各级医院之间发展的不平衡性，国家级、省级三级精神专科医院，承担着重大复杂精神障碍疾患的诊治、康复以及教学科研等任务，"大专科、小综合"是其发展方向，其规模、硬件建设应明显强于二级精神专科医院。对于地市级二级精神专科医院，其主要功能定位是收治一般的精神障碍患者，"大专科、精专科"是其发展方向，其规模、建设仍应以满足一般精神障碍疾患治疗为主，可以整改重组，不可盲目扩张，避免医疗资源浪费。

（二）加强精神专科医院人才梯队建设

目前，我国从事精神卫生工作的医生仅有 3 万多人，尚不能满足精神卫生服务的需求，且医务人员层次不齐，

16

人才梯队青黄不接，整体技术水平有待提高。人才是医院发展的决定因素，作为精神专科医院，一定要发挥其人才资源优势，通过多途径、调动多资源加强精神专科医生的培养，充分发挥"学科带头人"和"学术带头人"的作用，要对精神卫生学科带头人重点保护，加强退休人员返聘，对专科接班人重点培养，优秀苗子重点带教，要加强高学历、留学归国人才的引进，制订合理的人才引进培训计划，以人才作为核心竞争力、可持续发展力，用一流的专业人才团队、一流的技术水平树立口碑，赢得市场，高质量地服务于广大群众。

（三）适宜增添高新设备

高新设备可明显提升医院的持续竞争力，适时引进是精神专科医院不可回避的现实问题。近年来，将影像学技术广泛用于重性精神疾病如精神分裂症及抑郁症的研究不断涌现，最新成果层出不穷，已经成为当今脑科学、精神病学和影像学共同关注的焦点。虽然国家《精神专科医院建设标准》提出"大型医用设备不是精神专科医院必备的设备"，但是，作为承担国家级、省级重大复杂精神疾病的诊治、康复以及教学科研等艰巨任务的三级专科医院，为了提高医疗水平，研发新型干预手段，减少医疗成本，降低医疗风险，避免患者就诊转诊当中的诸多不便，应当配备 CT、MRI、PET 等专科高新设备，在院内及时、全面获取病患的医学影像资料供临床研究，以神经影像学的研究进展带动精神疾患诊治的整体研究水平。二级精神专科医院尽量减少大型设备的配备，避免资源浪费，防止负债经营，以共享当地三级、二级综合医院影像等检查资料为主，但应及时添置专科发展适宜设备。

（四）加强人文建设

随着医学模式的改变，传统的生物医学模式已被生物—心理—社会医学模式所替代。精神专科医院也应适应医学模式的变革，规划建设应始终朝着人文化方向发展。精神疾病患者集精神、心理、生理、生化等综合因

16

素于一体，由于其病情特殊、治疗周期长，故医院建设应突出以人为本，以患者为中心的原则，园林化、微社会化是其发展建设的主流方向之一，这体现出医院的人文环境更有利于患者疾病的康复。同时，鉴于服务对象的特殊性，完善的无障碍设施、严格高效的消防防火设施、健全的供暖供水供电等设施也是重要的配套设备。另外，还要注意改善医务人员的工作条件，使其能够在较好的环境中为患者提供良好的服务。

二、改革医院经营管理模式是发展壮大的不竭动力

目前已经有越来越多的综合性医院开设精神科门诊（或病房），并赢得了患者的信赖。面对综合医院的发展态势，大部分精神专科医院发展现状普遍令人担忧，甚至路子越走越窄。在全国医疗卫生体制改革强力推进的新形势下，精神专科医院要顺应历史潮流，积极回归公益性，在经营、管理、业务、科研等方面全面创新，重点开花，在夹缝中"杀出一条血路"。

（一）组建医联体

积极筹建医联体，将更加有助于精神专科医院做好精神障碍患者的"收"与"放"工作。我国现已形成了精神障碍患者三级专科医院—二级专科医院—社区康复站分级诊疗模式，即急性发作期在专科医院住院或是门诊治疗，非急性发病期回社区康复站进行后期康复。但是一方面由于基层、社区精神专科医生水平有限，许多患者后期康复治疗跟不上，从而前功尽弃。另一方面，未能及时与当地综合医院精神专科（或门诊）有效衔接，缺乏系统治疗，进一步加剧了精神障碍患者的诊治困难。为解决这一问题，省、市级精神专科医院须主动与当地综合医院的精神专科（或门诊）建立有效衔接或者成立医联体，定期派驻人员诊疗带教，下级医院定期派员赴上级医院参加培训、轮训，把先进的知识带下去，把专科人员培训好送回去，将适宜患者收住，将康复对

16

象下送，从而全面、科学做好精神病患者的"收"与"放"工作，这也是对于精神疾病患者从治疗到康复一体化服务的体现。

（二）推进信息化建设

良好的信息化平台可支持保障精神障碍患者全程治疗，精神专科医院更应该重点研究应用。信息技术是当前全世界发展的重点技术，医院信息化建设程度代表着医院现代化管理水平的高低和服务能力的强弱，其一直以数据准确可靠、信息公开透明、查询统计便捷、工作效率高等优势深受各家医院青睐。精神专科医院应根据自身的特点、功能需求和未来发展的需要，选择经济适用、适度超前、可扩展的信息化平台，为精神患者建立全面系统的就诊档案，做到定期跟踪、监测，定期指导治疗。建立省级、地市级医院之间的远程诊疗系统，及时对疑难患者讨论会诊，避免由于诊断不准确、治疗康复缺乏系统性、准确性等问题，从而影响患者的全面康复。同时，通过院内检索、统计有关诊疗数据，不断总结提高、巩固指导临床治疗效果。条件成熟的，可使用信息化平台实现科研攻关。

（三）细化分工，设置精神亚专科

发展精神亚专科、拓展医疗业务范围是精神专科医院亟须开展的重要工作之一。根据世界卫生组织对中国精神疾病治疗率的调查，精神分裂症患者的就诊率仅为30%，抑郁症及双相情感障碍、惊恐障碍治疗比例仅为10%，强迫症、酒精依赖、自杀、自伤的治疗干预率更低。为此，精神专科医院应积极发展精神亚专科，如老年科、儿童科、成瘾治疗科（戒酒戒毒与网络成瘾治疗病房），还可设立心理治疗门诊、抑郁症/神经症门诊、妇女与家庭心理门诊、儿童心理门诊、心身疾病门诊、慢性疼痛门诊、戒酒戒毒门诊、网络成瘾门诊、自杀预防中心、心理危机干预中心等。医务人员不仅要学医学精神病学、心理学，还要学哲学、逻辑学、社会学、社会医学、医学人类学等等，促进精神专科向更精、更细

16

的方向发展，不断拓展业务范畴，从而满足不同精神障碍患者的就医需求。

（四）努力提高自主科研水平

加强科研攻关，不断研发新疗法、新型精神科治疗药物是精神专科医院的职责所在。据中国产业信息网发布的《2015-2020 年中国精神药物行业深度评估与投资前景分析报告》，近年来我国抗精神病药物需求呈明显增长态势，抗精神病药物行业潜在市场空间大。目前，精神专科用药整体品种偏少，新药研发缓慢，多数药物仍依赖于国外研发和供给，新型疗法也有待研究和推广创新。另外，基因研究风生水起，精神疾病遗传学家已发现与不同精神疾病相关的潜在位点。三级精神专科医院应充分利用其资源优势，把握国际发展的大趋势，结合临床实践，不断开发新疗法、新型精神治疗药物，为广大精神障碍疾患解除病痛。对于条件较好的精神专科医院，可前瞻性地设置神经外科，借助医学影像学的发展，创新性地在精神科开展颅脑、神经外科等治疗手段，不断推进精神医学学科的发展。

（五）优化服务

立足优质服务是精神专科医院发展的最佳捷径。精神患者住院治疗部分实行自愿原则，医院的服务是吸引患者前来就医的重要因素。精神专科医院的服务对象是精神病患者，而这一特殊群体的需求与普通患者相比有很大的差异，普遍存在对疾病强烈的恐惧心理、不认同心理。为了吸引更多的精神病患者，医院应站在患者角度，以他们为出发点，加强人文关怀，为其提供一些区别于其他医院的服务，以差异取胜。

三、政府主导、回归公益、全社会支持是发展的最好归宿

精神障碍患者由于其治疗周期长，精神障碍对患者的社会功能和工作能力影响较大，长期治疗的费用对严重精神障碍患者是沉重的经济负担。据统计，我国仅有

16

为数不多的精神障碍患者接受了住院或社区、门诊治疗，且大部分患者治愈率低。对于因经济困难等原因未能接受治疗的精神障碍患者而言，其直接和潜在的社会危害性不容小视，应引起各界普遍重视。从这种层面来讲，切实做好精神障碍患者的救治工作就是最大的公益行动，在医院做好自身工作的同时，政府应继续完善相关法规，主动担当起主导作用。

（一）完善法律法规和救助制度

在"健康中国"战略的推动下，精神卫生法律法规应继续完善。现有的法律法规和规章制度更多的是对精神卫生事业的发展提出要求，对于损害精神疾病患者及其家属权益、影响精神专科医院发展的不利因素尚无相关的治理政策。国家和政府应从政策上进行调控，为精神卫生事业的顺利发展排除阻碍。此外，商业保险应依法参与到精神障碍患者的救治中来。积极倡导国家出台强制性措施，如每一个上市商业保险公司都必须开发针对不同精神障碍患者的产品，满足多层次精神卫生服务需求。精神专科医院在产品的开发、精神障碍程度的评定等方面应向国家和政府提出建设性意见，以适应不同需求精神专科医院的发展。

（二）调整医院管理模式，更好为患者服务

精神专科医院应将加强内部管理，将如何为患者减少医药费用作为今后管理的重点研究内容之一。加强医务人员医德医风教育和业务培养，针对不同病情，为患者量身打造治疗方案，尽量减少大型医疗设备检查频次，杜绝不合理检查、不合理用药、重复用药等行为。作为医院管理层，即使在没有外界支持的情况下，亦不可片面追求经济效益，忽视社会效益。

（三）形成政府、社会、社区、家庭共同支持的局面

精神专科医院应主动向有关部门如实呈现反馈问题，动员全社会参与，为精神障碍患者争取全社会的支持。一是积极倡导中央和地方财政共同、及时、足额保障精神专科医院基本设施投入、基本运营经费和人员工资福

16

利，减轻精神专科医院运营压力。二是认真落实医保、农村合作医疗政策，按照基本用药目录，诊疗费用报销政策，为患者及时、足额报销医疗费用，呼吁政府提高精神障碍患者医疗费用报销比例。三是积极多方融资，鼓励新药研发企业参与精神病患者救治活动，为贫困精神病患者免费体验用药，呼吁相关工厂为精神障碍患者提供工疗机会，减轻其经济负担，适当增创收入，让精神障碍患者感受到自身劳动价值，促进病情康复。四是与公安、民政、慈善等部门做好联动，鼓励社会爱心人士参与到救助精神疾病患者的队伍中来，实施"基金救助计划"，进一步减轻患者经济负担。

此外，动员组建家庭和社会干预中心，加强对患者家属的培训和社会公众的宣传教育，是精神专科医院思考行动的方向。研究表明，在精神障碍患者的后期康复过程中，家庭成员的良好参与发挥着重要的作用，家属是患者生活和康复的重要因素。精神专科医院可定期组织相关教学培训，为精神障碍患者家属宣讲必要的精神医学知识和演示基础的康复技能，强调家庭在患者康复过程中的重要性；还应制作相关的宣传教育片，定期向社会公众播放，提高普通人群的精神卫生知识和科学认知水平，减少对精神患者的歧视与偏见，为精神患者提供良好的工作、生活环境。

总之，精神专科医院正处在一个快发展、大变革、大转型的特殊时期。同时，各级各地医院的发展情况也很不平衡，有的门庭若市，有的门前冷落，呈现着"一边是海水、一边是火焰"的两极分化情况。不谋发展不足以谋生存，发展才是硬道理，作为精神专科医院，一定要主动承担自己的社会职责，时刻发挥精神卫生工作"领头羊"的作用，积极适应"适者存、劣者亡"的自然法则，不断创新服务，转变诊疗模式，主动争取政府和全社会支持，在激烈的竞争当中站稳脚跟，崛起壮大，为精神障碍患者提供更加专业完善的治疗和康复服务，给精神病患一个更光明的未来，这对于我国未来经济、

16

政治、文化的科学发展以及和谐小康社会的创建等，都具有十分重要和深远的意义。

第四节　精神专科医院声誉 排行榜与评估指标概览

一、中国医院科技影响力排行

中国医院科技影响力排行是中国医学科学院医学信息研究所于 2014 年首度推出医院科技影响力排行，该年排行以全国 846 家三级甲等医院为评价对象，主要从医院的科技综合影响力和学科影响力两个角度进行评价，根据国家《学科分类与代码》，对"临床医学"下的二级类目，以及"内科学"和"外科学"两个二级类目下的三级类目，共计 20 个学科开展了医院科技影响力评价。医院科技影响力评价指标体系包括科技投入、科技产出、学术影响 3 个一级指标，9 个二级指标和 21 个三级指标，其中科技投入主要是衡量医院科技基础实力，科技产出是衡量医院科技创新能力，而学术影响则是衡量科技投入的产出效果，各指标的权重则是通过层次分析法确定。该排行每年发布一次。

在 2018 年 12 月 23 日最新发布的 2017 年度排行榜中，首次提出并运用"科技量值"（science and technology evaluation matrics，STEM）这一概念，STEM 评价指标体系包括科技产出、学术影响和科技条件 3 个一级指标、8 个二级指标和 21 个三级指标，进而反映医院科技活动影响广度和深度的综合测算值，其中科技产出包括期刊论文、专利和标准以及科技奖励等方面，学术影响包括论文引用、杰出人才和团队以及学术任职等方面，科技条件包括科研项目和科研平台等方面。本次评价对象为 1662 家三级医院，评价学科为 29 种。在"精神病学"排行中，排行前十名的分别是北京大学第六医院、中南大学湘雅二医院、四川大学华西医院、上海市精神卫生中心、首都医科大学

16

附属北京安定医院、广州市惠爱医院（广州医科大学附属脑科医院）、重庆医科大学附属第一医院、北京回龙观医院、南京医科大学附属脑科医院、中国医科大学附属第一医院（表16-1）。其中，北京大学第六医院连续四年位居排行榜第一位。

表 16-1　2017 年度中国医院科技
量值精神病学排行榜（前十）

排名	医院名称	科技产出	学术影响	科技条件	量值
1	北京大学第六医院	30.63	34.37	35.00	100.00
2	中南大学湘雅二医院	34.97	20.46	25.35	80.78
3	四川大学华西医院	33.50	19.10	23.82	76.42
4	上海市精神卫生中心	25.48	17.94	30.18	73.60
5	首都医科大学附属北京安定医院	22.30	9.43	24.21	55.94
6	广州市惠爱医院（广州医科大学附属脑科医院）	21.49	6.12	19.87	47.48
7	重庆医科大学附属第一医院	20.47	9.51	16.86	46.84
8	北京回龙观医院	19.16	8.15	19.22	46.53
9	南京医科大学附属脑科医院	19.85	4.52	19.52	43.89
10	中国医科大学附属第一医院	19.35	7.49	16.93	43.77

16

二、中国医院专科声誉排行榜

中国医院及专科声誉排行榜是由复旦大学医院管理研究所从 2010 年开始推出的，是一项独立第三方的医院管理学术机构开展的公益性项目，通过对各医院学科进行评分，树立各专科内的标杆，为患者就医提供选择，也扩大了优秀专科医院的影响力。该排行榜主要借鉴美国最佳医院排行榜专科声誉评比方法，邀请国内优秀专家对医院或是学科进行评审。评审专家主要来自于中华医学会和中国医师学会等，涉及 37 个临床专科，在综合考虑学科建设、临床技术与医疗质量、科研水平等三方面因素后，各专业所有专家的投票将进行加权统计，分别形成 37 个专业的中国医院专科排行榜；上述结果再结合医院 SCI 和科研奖项，评选本专业领域内中国排名第一到第十的医院，形成该年度的中国医院排行榜。

2018 年 11 月 17 日最新发布的 2017 年度中国精神专科医院声誉排行榜中，北京大学第六医院、上海市精神卫生中心、中南大学湘雅二医院、四川大学华西医院、首都医科大学附属北京安定医院、南京脑科医院、北京回龙观医院、广州市精神卫生中心（广州市惠爱医院）、武汉大学人民医院和深圳市精神卫生中心十家专科医院上榜（表 16-2）。而从该声誉榜发布起，北京大学第六医院连续九年蝉联榜首。

表 16-2　2017 年度中国精神专科医院声誉排行榜

排名	医院名	平均声誉值
1	北京大学第六医院	10.954
2	上海市精神卫生中心	9.215
3	中南大学湘雅二医院	8.708
4	四川大学华西医院	7.308

16

续表

排名	医院名	平均声誉值
5	首都医科大学附属北京安定医院	6.446
6	南京脑科医院	4.123
7	北京回龙观医院	3.723
8	广州市精神卫生中心（广州市惠爱医院）	3.708
9	武汉大学人民医院	2.923
10	深圳市精神卫生中心/深圳市康宁医院	1.338
获提名	河南省精神病医院、重庆医科大学附属第一医院、中国医科大学附属第一医院、昆明医科大学第一附属医院	

第五节 医院发展意愿与实践探求实例

案例 美国麦克莱恩医院

国家医疗卫生体制的改革、精神卫生服务模式的转变和人民精神心理健康意识的提高等新形势对精神专科医院的发展提出了更严的要求、划定了更高的标准，如何主动作为、抓住机遇、迎接挑战，实现医院持续、稳定、健康的发展是医院管理者需要思考的首要问题。下面就以国外优秀的精神卫生机构为例，简要介绍一下精神专科医院的功能定位和发展方向，为国内精神专科医院的发展提供借鉴。

与国内精神专科医院声誉排行榜一样，美国也有专门针对不同医院不同专科进行评估的机构（US News Best Hospitals，https：//health.usnews.com/best-hospitals），以

16

便于了解不同医院的发展动态。在 2017-20 年的精神专科医院排行榜中，美国麦克莱恩医院 精神专科医院排行榜首位。

（一）医院发展历程

美国麦克莱恩医院是哈   学医学院附属的最大的精神专科医院，位于   塞州，是美国联盟医疗体系的合作单位之一   成立于 1811 年 2 月，最初是麻省总医院的   ，1818 年成为独立的精神专科医院，这是   成立的第四家专门治疗精神疾病的医院。在   ，当时任麦克莱恩医院负责人的 Luther V.   合其他 12 位医院的管理者创建了美国精神疗   （American Psychiatric Association），极大地   美国乃至世界精神医学的发展，这也是医院带   学科发展的典型表现。1872 年，麦克莱恩医院的 John Tyler 博士成为哈佛大学医学院的首位精神医学领域教授。十九世纪九十年代，麦克莱恩医院成立世界首家精神科护理教学中心，并率先创办了基础和临床研究实验室以研究精神疾病的生物学发病机制和临床干预策略。至此，麦克莱恩医院已发展成为集聚临床、教学、科研三位一体的精神专科医院，在精神疾病诊治、精神卫生专业人员培养、精神医学研究方面均处于世界领先水平。

（二）临床服务

麦克莱恩医院的临床服务对象几乎涵盖了所有精神疾病患者，从儿童期精神疾病到老年精神障碍，其宗旨是向不同时期的不同精神疾病患者提供个体化诊疗，努力为患者营造一个自由、关爱和受尊重的就医氛围。麦克莱恩医院的临床诊治方向主要分为 9 方面，分别为成瘾、焦虑和强迫症、双相障碍和精神分裂症、边缘性人格障碍、儿童和青少年心理健康、抑郁症、进食障碍、老年期精神疾病、创伤性疾病等。现在麦克莱恩医院可同时容纳住院患者九千余名，日门诊量可达五万八千余次。

16

除了常规的临床工作外，麦克莱恩医院还开展了一些具有特色的心理健康保健和临床诊治项目，以扩大服务范围、优化服务质量、提高全民的心理健康和精神卫生资源的利用率。

1. 大学精神健康计划　大学精神健康计划（College Mental Health Program）于 2008 年开始实施，旨在帮助有心理问题和社会适应不良的大学生，通过与学生本人、家属、学校机构等进行合作沟通，为大学生提供最适合和最有价值的心理健康保障和疏导工作，提高学生的适应和应对能力。每年大约有 600 名伴有心理健康问题的大学生得到麦克莱恩医院大学精神健康计划的帮助。当有心理问题的大学生来到麦克莱恩医院后，医生会依据患者的具体情况为其安排系统的干预措施，包括心理健康教育、治疗咨询以及与已经接受过治疗的大学生的座谈会等，从多个角度解决患者的问题。大学心理健康计划也负责为在校学生进行精神医学专业知识的普及工作，转变学生对精神疾病的错误认识，提高学生面对社会的心理素质。

2. 诊断服务

（1）临床评估中心（clinical evaluation center）：当急性精神疾病患者来到麦克莱恩医院时，并不是直接被送到诊室进行诊治，而是到临床评估中心，这里的大夫会先稳定患者的病情，并对患者的情况进行整体评估，视患者的病情为其安排住院或是门诊治疗。对于住院治疗的患者，临床评估中心还会为其提供一系列的后续随访工作，包括药物治疗和行为干预等。若患者无需住院治疗，临床评估中心会视具体情况为其安排门诊治疗或是转诊到社区，以减少医院的医疗压力。

（2）内科和初级保健科（internal medicine and primary care clinic）：精神疾病患者常伴发躯体疾病问题，麦克莱恩医院为了加强对精神疾病患者躯体病的管理，专门设立了内科和初级保健科，每周 7 天每天 24 小时均

16

有内科医生值班。该科室的主要任务包括协助精神科医生初评新患者的躯体健□况和为医院的所有患者提供初级的内科疾病诊治。这□□的成立填补了精神专科医院躯体疾病诊治的空白，□□于精神疾病患者整体健康的康复。

（3）神经疾病咨询服务组（□□□gy consultation service）：针对共病复杂神经疾病的□□麦克莱恩医院专门为其提供神经疾病诊治和咨询□神经疾病咨询服务组的医生是经过系统训练的神□□的大夫，服务内容包括多种神经内外科疾病的检测□断和治疗，此外，神经疾病咨询服务组也提供与神□病相关的实验室检查、神经心理学诊断测评、脑电□和磁共振成像检测等。该服务组隶属于麻省总医院，也是哈佛大学医学院精神科和神经科住院医师的重要培训地点之一。

（4）神经心理和心理测评服务组（neuropsychological and psychological testing service）：麦克莱恩医院的心理测量学的发展始于二十世纪初。目前神经心理和心理测评服务组承担全院患者的涉及认知、情绪、人格等多方面的心理测评工作。一般情况下，针对每位患者的不同状况，神经心理和心理测评服务组将提供 2~12 小时的评估服务，以帮助医生全面认识患者的精神状态。麦克莱恩医院神经心理和心理测评服务组还设立了成人和老年人临床神经心理学博士后奖学金，这是一个为期 2 年全日制的博士后培育计划，该项目自 1995 年开始，现已为全球培养了 40 余名心理测量学的专家。

3. 院外辅助治疗计划　院外辅助治疗计划（Lincoln Residence）是麦克莱恩医院专门为出院后的精神疾病患者制定的院外治疗项目，以帮助患者更快地适应从疾病状态到健康水平角色的转换。院外辅助治疗计划可为患者提供非医院环境下住宿的地方，也会继续为患者提供院外治疗和评估，促进患者社会功能的恢复。在院外辅助治疗计划还设有一些物理治疗室，可进行

16

无抽搐电休克治疗和经颅磁刺激治疗等，为患者提供更全面的治疗选择，也是在患者病情反复时的急救措施。这是院外辅助治疗计划帮助精神疾病患者重回社会的重要一步。

4. 麦克莱恩影像中心　麦克莱恩影像中心（McLean Imaging Center）是全球最早建立的影像中心之一，承担精神疾病诊断、脑功能研究、影像学教学等工作。麦克莱恩影像中心不仅只提供脑成像检测，还可进行颈、脊柱、腹部、骨盆、骨骼肌肉等扫描。该中心最大的优势在于成立了多个与影像学技术、脑功能研究等密切相关的实验室，如脑成像中心、行为精神药理学研究组、认知和神经临床影像核心组、神经发育实验室、光-磁研究组、睡眠研究实验室、转化影像中心等，在领域内产生了较大的学术影响力。

5. 灵性与精神健康组　在国外，超过一半的精神疾病患者会诉求存在灵性层面的问题，希望医生在使用常规手段治疗疾病的同时，可以提供灵性教育。灵性与精神健康组（Spirituality and Mental Health Program）组织了护士、社会工作者、精神健康顾问、心理治疗师、精神科医生等共同解决精神疾病患者的灵性需求，这是麦克莱恩医院人性化治疗的一种体现。

（三）科学研究

麦克莱恩医院拥有全美最大的神经科学和精神病学研究项目，采用最先进的技术探索精神疾病的发病机制、寻找新型干预手段并促进临床转化，其现有实验室或是科研中心约 50 个，专职科研人员 400 余名。麦克莱恩医院的科研亮点主要是有自主的脑库和行动计划。

1. 脑库　1978 年，哈佛脑组织资源中心在麦克莱恩医院成立，这是一个面向全美国收集人脑组织的研究机构。该机构储存的人脑组织主要分为四大类：健康人脑组织、精神疾病患者脑组织、神经疾病患者脑组织、神经发育障碍患者脑组织和一些特殊类型如肌

16

张力障碍患者脑组织、不宁腿综合征患者脑组织和罕见病者脑组织等。通过收集和储存这些脑组织、提取和分析相应的数据，麦克莱恩医院组建了国家级脑数据共享平台。在 2002-2007 这五年的时间，脑库（brain bank）共接收了 1474 名捐赠者的脑组织，经过处理后向美国不同的研究者提供了 1 万 4 千余份脑标本。在哈佛脑组织资源中心的官网上详细介绍了脑组织的捐献步骤以及对不同脑组织的解剖、处理和储存流程。

2. 行动计划　为了更好地促进全球精神疾病研究者的合作、共享研究和教育资源，麦克莱恩医院发布了一些行动计划（initiatives）以鼓励精神疾病的研究者跨地区交流和促进精神医学知识的传播。如 Brains Matter，这是麦克莱恩医院创办的一个教育推广项目。Brains Matter 工作组的成员使用大脑样本和模型来向大众展示大脑的复杂性，并解答群众关于大脑如何工作等的科普问题，以促进人们了解神经科学，达到传播知识的目的。麦克莱恩医院还与我国的学者有密切的合作联系，如麦克莱恩医院和中华医学会精神病分会共建精神疾病行动计划（McLean Hospital-Chinese Society of Psychiatry Initiative in Psychiatry）。该计划主要是为麦克莱恩医院、哈佛大学医学院和中国精神科学者提供相互学习和交流合作的机会，倡导精神疾病的跨文化研究，提供互利信息和资源，重点是关注双相障碍等重性精神疾病以及儿童精神病学。这一系列的行动纲领，不仅有助于精神医学的发展，也扩大了麦克莱恩医院在国际精神医学领域的影响力。

（四）教学工作

麦克莱恩医院承担哈佛大学医学院的教学工作已有近 200 年的历史，为世界各地输出了一大批优秀的精神医学领域人才。麦克莱恩医院的教学任务分工较为细致，针对不同背景不同阶段的医务工作者均有专门的

16

培养计划。对于愿意从事精神卫生事业的大学毕业生，麦克莱恩医院开设了为期两年的奖学金计划项目，旨在培养卓越的精神科临床医学、护理人才或是有创造性的科研工作者，此外，该项目也承担了为社区卫生中心培养精神卫生服务者的任务。不仅是对学生，对于实习医生、社会工作者、精神科护理人员等均有专门的培训计划。麦克莱恩医院还提供了许多短期学习的机会，如开展国际性的培训班，鼓励世界各地的精神医学领域的人员参与。

美国麦克莱恩医院作为一家历史悠久且受广泛关注和认可的医院，与其自身的快速发展密不可分。麦克莱恩医院在医教研方面均有较为突出的成绩，这也得益于其长远的眼光。在临床工作上，麦克莱恩医院的突出工作不仅在于只关注精神疾病患者的诊治，而是将精神疾病的诊疗流程化，真正实现了精神疾病的全病程管理，在做好治疗和干预疾病的同时，最大限度地实现了帮助患者社会功能的恢复，同时结合本土患者的特点，麦克莱恩医院还开设了专门的灵性与精神健康组，以解决患者的实际需求。在科学研究上，人脑组织是研究精神疾病等脑功能障碍最为直接和有效的手段，但因资源受限，脑库的建立常常颇有难度，麦克莱恩医院的脑库不仅有助于提高本院的科研水平，更可加强与国内外学者的合作，提升自我的国际影响力。此外，一些行动计划的发布也体现出麦克莱恩医院在这一领域的贡献和力量。麦克莱恩医院为我们国内精神专科医院提供了很好的借鉴平台，不光要做专更要做细，立足精神医学大趋势，把握国家医药发展的重要契机，共同努力，打造精品精神专科医院。

院长点评——陆林（北京大学第六医院 院长）

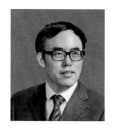

近年来，全球精神卫生事业突飞猛进，尤其是发达国家在精神卫生领域的投入比例日渐增高，为精神专科医院的发展提供了机遇、创造了条件。美国麦克莱恩医院作为美国精神专科医院排行榜首位的医院，从医疗、教学、科研等各个方面均展示了其强大的实力和良好的管理、创新能力。在医疗方面，麦克莱恩医院不仅关注疾病的诊治，也注重潜在高危人群的精神心理健康，以减少精神心理疾病的发生，反映了其社会担当。在后期的康复环节，麦克莱恩医院为患者制定了人性化的干预方案，以回归社会为目的，结合本土特点，从精神躯体健康和社会功能恢复两个层面着力促进患者康复。此外，一个好的精神专科医院的发展离不开医教研的协调进步。麦克莱恩医院在教学和科研方面也都有自己独特的建树。麦克莱恩医院立足于美国，放眼全球，颁布行动计划，制定指南，注重引领整个精神医学学科的发展，为全球输出精神卫生专业人才，这一系列举动使其成为全球精神专科医院的标兵。

虽然目前国内精神专科医院也在不断进步，探索新型管理模式，但在发展管理这一软实力的基础上，也应加强在医教研方面的硬实力。新形势下的精神专科医院要做到肩负起振兴我国精神医学学科的重任，内外兼修，在保证精神专科医院稳健运营的同时，坚持高起点，履行社会职责，注重科普宣传教育，开展高水平的科学研究，努力超越现有墨守成规的管理体制，打造出精品专科医院。

（卢婷婷　孙思伟　张　霞　李怡雪

白　杨　师　乐　陆　林）

16

参考文献

［1］Brown EM. Healing the mind：A history of psychiatry from antiquity to the present ［J］. Journal of the History of the Behavioral Sciences，1998，34（4）：391-392.

［2］肖月. 推进健康中国建设的目标、任务及路径浅析 ［J］. 人口与计划生育，2016，2（33）：32 -34.

［3］刘文生. 医院排行的科技维度 ［J］. 中国医院院长，2016（6）：72-73.

［4］陆林. 沈渔邨精神病学. 6版. 北京：人民卫生出版社. 2018.

16